Colin Goldner
Vorsicht Tierheilpraktiker!

Für Aaron, Afra, Arco, Arthur, Astor, Bubbles, Cassandra, Coba, Cora, Einstein, Fido, Franco, Higgins, Ivana, Jago, Karli, Katchuma, Kira, Klara, Konrad, Kuni, Lana, Limone, Lisa, Litty, Lukas, Luna, Merlin, Missie, Nandi, Nemo, Newman, Onas, Opium, Paloma, Pico, Polli, Prinzi, Robin, Rocky, Samson, Sarah, Sera, Sophie, Stevie, Sugar, Tessy, Tobi, Vroni, Yorki, Zappa und all die anderen...

Colin Goldner

# Vorsicht Tierheilpraktiker!

„Alternativveterinäre" Diagnose- und Behandlungsverfahren

Alibri Verlag

2006

Colin Goldner, klinischer Psychologe (promov.) und Wissenschaftspublizist. Leiter einer psychologischen Beratungsstelle. Autor, Co-Autor und Herausgeber von mehr als dreißig Büchern, zudem Autor zahlloser Fachartikel in *Der Spiegel, Konkret, MIZ, Psychologie heute, Skeptiker* u.v.a. Als Mitbegründer von *4pawsnet* ist er aktiv in der Tierrechtsbewegung tätig. Kontakt: www.4pawsnet.de

Das für das Cover verwendete Bild des Berliner Malers und Illustrators G. Mützelsee zeigt den romantisch-verklärten Blick auf Tiere „in freier Wildbahn", wie er für das ausgehende 18. und beginnende 19. Jahrhundert bezeichnend war: einen Blick, der mit der tatsächlichen Lebensgegenwart der dargestellten Tiere in Afrika ebensowenig zu tun hat wie mit jener in den zeitgleich aufkommenden Menagerien und Zoos in Europa. Das Bild, ein quasireligiöser Rückfall hinter das Naturverständnis der Aufklärung, entstand um 1820.

Alibri Verlag
www.alibri.de
Aschaffenburg
Mitglied in der Assoziation Linker Verlage (aLiVe)

1. Auflage 2006

Copyright 2006 by Alibri Verlag, Postfach 100 361, 63703 Aschaffenburg

Umschlaggestaltung: Claus Sterneck, Hanau
Druck und Verarbeitung: GuS Druck, Stuttgart

ISBN 3-86569-004-1

# Inhaltsverzeichnis

Absicht des vorliegenden Buches ist eine kritische Untersuchung der „alternativen" Tierheilkunde. Es wendet sich an Interessierte und Ratsuchende, die wissen wollen, was genau es mit Berufsstand und Qualifikation von Tierheilpraktikern, Tierhomöopathen, Tierpsychologen und dergleichen auf sich hat, was unter den Verfahren und Methoden zu verstehen ist, die sie anbieten und wie diese zu bewerten sind.

Es gliedert sich in acht Abschnitte. Kapitel 1 beschreibt das Tätigkeitsbild des Tierheilpraktikers, Kapitel 2 befasst sich mit den rechtlichen Grundlagen tierheilpraktischen Tuns. In Kapitel 3 werden Schulen und Ausbildungseinrichtungen vorgestellt, die entsprechende Lehrgänge und Kurse anbieten (geordnet nach ungefährer Studiendauer). Kapitel 4 dreht sich um Fragen des Tierschutzes in der Tierheilpraxis. In Kapitel 5 werden die gängigsten Methoden der Tierheilpraxis (in alphabetischer Reihenfolge) untersucht und kritisch bewertet. Kapitel 6 bietet einen Überblick über die einschlägige Literatur, Kapitel 7 stellt die einzelnen Fach- und Berufsverbände der alternativen Tierheilerszene vor. In einem abschließenden Kapitel 8 werden konkrete Handlungsmöglichkeiten eröffnet.

Ein im Anhang aufzufindendes Register erlaubt gezieltes Nachschlagen einzelner Begriffe, Namen und Methoden. Die im Text anzutreffenden Pfeile sind als Querverweise zu verstehen: der jeweilige Begriff wird an anderer Stelle des Bandes, nachzuschlagen über das Register, näher erörtert.

# 1. Einleitung

Die *Bundesagentur für Arbeit* informiert über die „Tätigkeit des Tierheilpraktikers/der Tierheilpraktikerin": „Der Zugang zur Tätigkeit ist nicht geregelt. Üblicherweise wird eine abgeschlossene Ausbildung als Tierheilpraktiker/in erwartet. Jedoch ist weder die Qualifikation zum Tierheilpraktiker/zur Tierheilpraktikerin rechtlich geregelt, noch ist die Berufsbezeichnung Tierheilpraktiker/in geschützt. Da die Ausübung der Heilkunde bei Tieren keinem Erlaubnisvorbehalt unterliegt und damit ohne behördliche Genehmigung ausgeübt werden kann, darf jeder im gesetzlich erlaubten Rahmen berufs- und gewerbsmäßig Tiere behandeln - entsprechendes Können und Wissen vorausgesetzt."[1]

So weit, so richtig. Abgesehen von der Formulierung, es werde „üblicherweise eine abgeschlossene Ausbildung als Tierheilpraktiker/in erwartet": *Wer* erwartet solche Ausbildung? Und *auf welcher Grundlage*, wenn doch der Zugang zur Tätigkeit nicht geregelt ist? Und gibt es überhaupt eine standardisierte Ausbildung, deren Abschluss, von wem auch immer, erwartet werden könnte?

Die *Bundesagentur für Arbeit* weiß dies alles wohl selbst nicht. Die Informationen, die sie zum Tätigkeitsbild des Tierheilpraktikers bereithält, vernebeln jedenfalls mehr als sie erhellen. Immerhin werden ein paar Anhaltspunkte geliefert, was man sich unter „entsprechendem Können und Wissen" vorzustellen habe, das Voraussetzung sei für tierheilpraktisches Handeln: ein eigener „Kompetenzenkatalog" listet hierzu eine Reihe an Begriffen auf: „Anamnese, Diagnose, Naturheilkunde, Naturheilverfahren, Therapie, Tierkrankheiten, Tierphysiologie, Tierpsychologie; Akupunktur, Bach-Blütentherapie, Homöopathie, Hydrotherapie, Balneotherapie, Neuraldiagnostik und -therapie, Phytotherapie, Isopathie; Beratung und Tierschutz".[2]

Ungeachtet des Umstandes, dass die Bundesarbeitsbehörde Bach-Blütentherapie offenbar für ein seriöses Heilverfahren hält - die *online*-Datenbank der Agentur weist zum Stichtag 13.1.2005 nicht weniger als 57 einschlägige Kurse aus -, sollen die kommentarlos aneinandergefügten Begriffe wohl bedeuten, dass der Tierheilpraktiker „irgendwie" Ahnung davon haben müsse. Zur Frage, wie das Vorliegen der geforderten Kompetenzen überprüft werden solle, wenn noch nicht einmal deren Erwerb verpflichtend geregelt ist, gibt es keinen Hinweis.

Gänzlich abstrus werden die Angaben der *Bundesagentur für Arbeit* unter dem Stichwort „Ausbildungsdauer/-zeit": Die Ausbildung zum Tierheilpraktiker dauere „in der Vollzeitform in der Regel zwei Jahre, in verschiedenen Teilzeitformen (Blockunterricht, Wochenendveranstaltungen und so weiter) 8-36 Monate. Als Fernunterricht mit Nahunterricht beträgt die Ausbildungsdauer zwischen 12 und 24 Monate."[3] Offenkundig hat sich in der Arbeits-

behörde niemand die Frage gestellt, wie eine *Teilzeit*ausbildung im Block- oder Wochen-
endunterricht in acht Monaten zu absolvieren sein soll, während eine auf dasselbe Berufsziel
hinführende *Vollzeit*ausbildung zwei Jahre dauere. Auch scheint niemand die angebotenen
Kurse selbst überprüft zu haben: eine Vollzeitausbildung zum Tierheilpraktiker gibt es nicht
und hat es nie gegeben.[4]

In der behördlichen Datenbank finden sich aktuell zweiundzwanzig Tierheilpraktikerschulen aufgelistet (Stand 3/2005). Bei Lichte besehen handelt es sich allerdings um eine sehr
viel geringere Zahl an Einrichtungen: *Akademie für Tiernaturheilkunde, animalmundi-
Schule für Tierhomöopathie, Deutsche Paracelsus-Schulen, Freies und Privates Ausbildungsinstitut für Alternative Tierheilkunde, Heilpraktikerschulen Gehl, Heilpraktiker-Schule Kiel,
Informations- und Ausbildungsstätten für ganzheitliche Therapien W. Bürschel, Institut für
berufliche Weiterbildung, Institut für Huforthopädie, Private Schule für Tierheilpraktiker
Schichtl, Schulungszentrum für biologisch-veterinäre Medizin* und *Vet. med. Akademie für
Naturheilkunde*. Ein paar davon werden, aus welchem Grunde immer, doppelt und dreifach
angeführt.[5] Sämtliche der genannten Einrichtungen führen ausschließlich Teilzeit- beziehungsweise Selbststudienkurse im Angebot, andere Modelle gab und gibt es, wie gesagt,
nicht.

Der Umstand, dass nur weniger als ein Drittel der bestehenden Schulungseinrichtungen
für Tierheilpraktiker in der Datenbank der *Bundesagentur für Arbeit* aufgelistet ist, suggeriert eine qualitativ bedingte Auswahl. Tatsache ist indes: die nicht erwähnten Schulen unterscheiden sich von den erwähnten nicht im Geringsten. Die Aufnahme in die Datenbank
wird offenbar völlig willkürlich und ohne irgendwelche Überprüfung vorgenommen, sie hat
in Hinblick auf die Qualität der jeweiligen Einrichtung nicht den geringsten Aussagewert.

Die Angaben der Arbeitsbehörde zu Ausbildung und Tätigkeitsbild des Tierheilpraktikers
sind alles andere als verlässlich, vielfach sind sie grob irreführend oder auch rundheraus
falsch. Sie spiegeln die insofern vorherrschende Ahnungslosigkeit in weiten Teilen der Bevölkerung wider, die auszugleichen ihre eigentliche Aufgabe wäre. Das vorliegende Buch
sucht die eklatanten Wissenslücken in Hinblick auf Berufsstand und Qualifikation von
Tierheilpraktikern, Tierhomöopathen, Tierpsychologen und dergleichen zu schließen; desgleichen Wissenslücken hinsichtlich der Verfahren und Methoden, derer sie sich bevorzugt
bedienen.

## 2. Rechtliche Fragen

Gleichwohl der so genannte Tierheilpraktiker veterinärmedizinisch zu nichts befugt und nur zu wenig befähigt ist - die entsprechenden Ausbildungsgänge an ⇨ (Tier-) Heilpraktikerschulen vermitteln nicht einmal die elementarsten Grundlagen zu einer auch nur ansatzweise ernstzunehmenden Heilbehandlung gleich welchen Tieres -, darf er sich doch nach Belieben niederlassen und nach Gutdünken ordinieren. Der Grund liegt darin, dass es den Beruf des Tierheilpraktikers in engerem Rechtsverständnis gar nicht gibt, mit der Folge, dass auch kein rechtliches Reglement für tierheilpraktische (Erwerbs-)Tätigkeit existiert.

In solch enger gefasstem Sinne gilt ein Beruf nur dann als solcher, wenn das Berufsbild exakt definiert und die dazugehörige Ausbildung rechtlich eindeutig geregelt ist. Bei Tierheilpraktikern ist dies nicht der Fall: sie gehören weder den Heilberufen an, noch den Heilhilfs- oder Heilnebenberufen. Ihre Tätigkeit findet insofern in einem juridischen Freiraum statt: sie dürfen im Rahmen der für *jedermann* geltenden (Tierschutz-)Gesetze praktizieren, dürfen also all das, was jeder Hunde- oder Pferdehalter mit seinen Tieren auch darf, und dürfen all das nicht, was jedem sonstigen veterinärmedizinischen Laien auch untersagt ist.

Die Frage nach veterinärmedizinischer Qualifikation eines Tierheilpraktikers beziehungsweise deren Überprüfung stellt sich dem Gesetzgeber nicht - da es, wie gesagt, den Beruf des Tierheilpraktikers genau genommen gar nicht gibt. Es ist also noch nicht einmal erforderlich, einen der zahlreich angebotenen „Studiengänge" zum Tierheilpraktiker zu durchlaufen: jeder, der sich berufen fühlt, kann sich ein Messingschild gravieren lassen, das ihn als „Tierheilpraktiker" - wahlweise auch als „Tierhomöopathen", „Tierpsychologen" oder „Tiertherapeuten" - ausweist, es an die Haustür montieren und hinfort alternativveterinäre Ordination abhalten.[6] Niemand stellt die Frage nach fachlicher Qualifikation, niemand überprüft die Praxisgepflogenheiten und niemand kann den Tierheilpraktiker für seine Ratschläge und Maßnahmen zur Rechenschaft ziehen (sofern er sich an die sonstig geltenden [Tierschutz-/Arzneimittel-/Seuchen- etc.-]Gesetze hält). Wie es in einem einschlägigen Fernlehrgang sehr treffend heißt: „Da die Tätigkeit nicht genehmigungspflichtig ist, bedarf es keiner Genehmigung".[7]

Auch wenn Tierheilpraktiker sich assoziativ gerne mit (Human-)Heilpraktikern einssetzen, ist ihr Tun noch nicht einmal in der marginalen (und dringlichst einer Verschärfung bedürfenden) Weise geregelt, wie bei diesen. Die Minimalerfordernis nach Paragraph 2 der Durchführungsverordnung zum Heilpraktikergesetz von 1939, die für angehende (Human-) Heilpraktiker neben dem Nachweis sittlicher Zuverlässigkeit und gesundheitlicher Eignung zumindest einen Hauptschulabschluss vorschreibt,[8] gilt für Tierheilpraktiker nicht: jedermann, egal ob mit oder ohne Eignung, Befähigung, Erfahrung oder Fachausbildung, kann als solcher privat oder gewerblich praktizieren.

Insofern gibt es auch die für angehende (Human-)Heilpraktiker gesetzlich vorgesehene amtsärztliche Überprüfung (nach § 2 DVO zum HeilPrG) - es wird dabei überprüft, ob der Kandidat eine „Gefahr für die Volksgesundheit" darstellen könne, sprich: ob er weiß, was er als Heilpraktiker nicht darf - für Tierheilpraktiker nicht. Auch das Verbot für den (Human-) Heilpraktiker, „im Umherziehen" zu praktizieren (§ 3 HeilPrG), gilt für den Tierheilpraktiker nicht: letzterer kann seine Dienste auch über „Hausbesuche" anbieten, ohne eigene Praxisräumlichkeiten vorhalten zu müssen; und selbst wenn er über Praxisräume verfügt, gibt es für diese keinerlei Ausstattungsvorschriften: der Tierheilpraktiker kann grundsätzlich auch von einem Hinterzimmer seiner Privatwohnung aus ordinieren.

Die wesentliche Parallele zwischen Human- und Tierheilpraktiker besteht darin, dass keiner von beiden eine fachliche Ausbildung nachweisen muss. Auch der (Human-)Heilpraktiker kann tätig werden, ohne eine Heilpraktikerschule durchlaufen oder ein medizinisches Studium absolviert zu haben; anlässlich der amtsärztlichen Überprüfung werden seine tatsächlichen heilpraktischen Fähigkeiten nur in sehr oberflächlicher Weise getestet. Aber, um es zu wiederholen: nicht einmal das gibt es für Tierheilpraktiker.

Zur Wahrung ihres heil*beruflichen* Selbstverständnisses verweisen Tierheilpraktiker und ihre Verbandsorganisationen gerne darauf, dass es die Tätigkeitsbezeichnung „Tierheilpraktiker" bereits seit 1905 gebe.[9] Schon aus geschichtlichem Grunde könne und müsse man insofern von einem eigenständigen und anerkannten Berufsbild sprechen. Unabhängig davon, dass keine Quelle angegeben wird und von daher nicht nachprüfbar ist, ob überhaupt und wenn ja in welchem Kontext der Begriff „Tierheilpraktiker" vor hundert Jahren gebraucht wurde, sagte allein der Umstand, dass eine (gewerbliche) Tätigkeit über eine längere Tradition verfügt und/oder auf historische und womöglich zu früherer Zeit durchaus akzeptierte Vorbilder zurückgreifen kann, nichts aus über ihre aktuelle Wertigkeit: gerade im Bereich der Heilkunde haben sich viele Ansätze, die vielleicht vor wenigen Jahrzehnten noch als unumstößlich richtige Vorgehensweisen galten - Aderlass etwa bei Lungenentzündung oder der Einsatz von Quecksilber bei Leukämie -, im Lichte moderner medizinischer Erkenntnis als fatale Irrtümer herausgestellt. Gleichfalls sagt der Umstand, dass unter (Tier-)Heilpraktikern - teils auch unter (Tier-)Ärzten [!] - nach wie vor eine Vielzahl längst als unbrauchbar ausgewiesener „Traditionsverfahren" eingesetzt wird, Homöopathie vorneweg, nichts über deren tatsächlichen klinischen Wert aus. Die Gründe, dass unbrauchbare Verfahren angewandt werden, können schlicht in ökonomischem Druck liegen: wenn die Kundschaft homöopathische Präparate verlangt, mag mancher Mediziner, der um deren Unsinnigkeit weiß, sich im Interesse seines Praxisumsatzes verleitet sehen, sie gleichwohl zu verschreiben; der Placebogedanke rechtfertigt insofern vieles. Viele Heilkundige, ob nun approbiert oder nicht, halten allerdings Homöopathika für tatsächlich wirksam: sie weigern sich mit teils gnadenloser Ignoranz, zur Kenntnis zu nehmen, dass es für die behauptete Wirksamkeit der homöopathischen Kügelchen bis heute, zweihundert Jahre nach ihrer Einführung durch Samuel Hahnemann, *keinerlei* tragfähigen Beleg gibt.[10]

Nochmal: Der traditionelle Bestand eines Gewerbes sagt über dessen aktuelle Wertigkeit überhaupt nichts aus. Ob es Tierheilpraktiker schon vor hundert Jahren gegeben habe oder, wie gelegentlich behauptet wird, bereits vor 3000 Jahren oder gar seit Anbeginn der Menschheit, ist insofern gleichgültig. Entscheidend ist, ob eine Tätigkeit nach dem Stand heutiger wissenschaftlicher Erkenntnis (noch) brauchbar ist oder nicht.

Auch der Umstand, dass es für Tierheilpraktiker eigene Ausbildungseinrichtungen gibt – dutzende einschlägiger Schulen und (Tier-)Heilpraktikerzentren buhlen allein in der Bundesrepublik um zahlende Kundschaft –, ist *per se* wenig aussagekräftig. Diese Schulen sind reine Privatunternehmen, die völlig willkürlich und nach Gutdünken der jeweiligen Betreiber strukturiert sind; die Rahmenbedingungen unterliegen ebensowenig einer öffentlichen Kontrolle wie die Qualifikation der Dozenten und/oder die jeweiligen Lehrinhalte. Konsequenterweise kann man sich an einigen dieser Schulen nicht nur zum Human- und Tierheilpraktiker sondern gleichzeitig auch zum Astrologen beziehungsweise „Astro-Therapeuten" ausbilden lassen; von anderen höchst zweifelhaften Angeboten, die sich in den jeweiligen Programmen vorfinden – Kinesiologie, Geistheilung, Reiki und dergleichen mehr –, gar nicht zu sprechen.[11]

Im Falle der Tierheilpraktik fehlt jede verbindliche Definition, was überhaupt darunter zu verstehen sei und insbesondere jede rechtliche Regelung, die die vierbeinigen oder gefiederten Patienten vor Scharlatanerie und Missbrauch schützen könnte.

Seitens der Gesetzgebung sieht man offenbar keinen Handlungsbedarf. Es gilt nach wie vor die Antwort der seinerzeitigen Bundesregierung (CDU/CSU/FDP) auf eine „Kleine Anfrage" vom 11. Oktober 1995, mit der eine Gruppe von SPD-Abgeordneten um Ursula Buchardt, Marianne Klappert und Horst Sielaff wissen wollte, was es mit Erwerb und Führung der Berufsbezeichnung „Tierheilpraktiker" auf sich habe. In Sonderheit wurde die Bundesregierung gefragt, ob es 1. rechtsverbindliche Vorschriften darüber gebe, was Tierheilpraktiker tun dürfen und was nicht; ob 2. die Bezeichnung „Tierheilpraktiker" eine zulässige Berufsbezeichnung sei; ob 3. die Ausbildungsstätten der Tierheilpraktiker und diese selbst einer behördlichen Kontrolle unterlägen (und wenn ja, nach welchen Kriterien diese ausgeübt werde, und wenn nein, weswegen hierfür keine Notwendigkeit gesehen werde); ob 4. die Auffassung geteilt werde, dass der Beruf des Tierheilpraktikers – analog dem des Heilpraktikers – einer staatlich anerkannten Ausbildung bedürfe (und wenn ja, ob die Bundesregierung bereit sei, Vorgaben an Ausbildung und Prüfung sowie die Zulassung von Tierheilpraktikern festzuschreiben, und wenn nein, weswegen nicht); und ob 5. die Auffassung geteilt werde, dass ein Tierheilpraktikergesetz – ähnlich dem Heilpraktikergesetz – für Transparenz und Kontrolle in diesem Bereich sorgen und damit die Verbraucher vor Missbrauch der Berufsbezeichnung „Tierheilpraktiker" schützen könne und sollte (und wenn ja, ob die Bundesregierung bereit sei, solches Gesetz vorzulegen, und wenn nein, weshalb nicht).[12]

In ihrer Antwort vom 26. Oktober 1995, übermittelt durch das *Bundesministerium für Gesundheit*, teilte die Bundesregierung Folgendes mit (O-Ton): „(ad 1.) Die Aus-

bildung zum Tierheilpraktiker ist in der Bundesrepublik Deutschland nicht gesetzlich geregelt, eine Erlaubnis ist nicht vorgesehen. Tierheilpraktiker brauchen daher
ihre Fähigkeit zur Ausübung der Tierheilkunde nicht nachzuweisen. Die Berufsausübung eines Tierheilpraktikers ist jedoch in der Bundesrepublik Deutschland durch
eine Vielzahl von Rechtsvorschriften eingeschränkt; hierzu gehören insbesondere
arzneimittelrechtliche, tierseuchenrechtliche, tierschutzrechtliche und betäubungs-
mittelrechtliche Vorschriften. Die in diesen gesetzlichen Regelungen genannten, ausschließlich dem Tierarzt vorbehaltenen Tätigkeiten darf der Tierheilpraktiker nicht
ausüben. (ad 2.) Regelungen über die Zulässigkeit der Berufsbezeichnung bestehen
nicht. Nach gängiger Rechtsprechung darf die Berufsbezeichnung 'Tierheilpraktiker'
nur mit dem Hinweis geführt werden, dass es für die Ausübung dieses Berufes keiner
staatlichen Erlaubnis bedarf. (ad 3.) Die Unterrichtsstätten stehen weder unter fachlicher Aufsicht des Bundes noch hat der Bund Einfluss auf die Unterrichtsinhalte und
die Unterrichtsgestaltung. Wie in der Antwort zu Frage (ad 1.) ausgeführt wird, unterliegt die Ausübung der Tierheilkunde durch andere Personen als Tierärzte rechtlichen Beschränkungen. Die Einhaltung der spezialrechtlichen Vorschriften wird
durch die zuständigen Länderbehörden überwacht. (ad 4.) Die Einführung einer
staatlich anerkannten Ausbildung als Voraussetzung für die Ausübung des Berufs des
'Tierheilpraktikers' würde einen Eingriff in das Grundrecht auf Berufsfreiheit aus
Artikel 12 des Grundgesetzes darstellen und wäre deshalb nur unter engen Voraussetzungen zulässig. Insbesondere derartige subjektive Zulassungsvoraussetzungen sind
nur dann verfassungsrechtlich unbedenklich, wenn sie zum Schutze wichtiger Ge-
meinschaftsgüter erforderlich und im Hinblick darauf gerechtfertigt sind. Es liegen
keine Anhaltspunkte dafür vor, dass diese Voraussetzungen im Falle der 'Tierheilpraktiker' vorliegen. Die Bundesregierung sieht vielmehr keinen Bedarf zur Schaf-
fung einer gesetzlichen Grundlage der Tätigkeit der 'Tierheilpraktiker', weil kein öf-
fentliches Interesse für eine gesetzliche Regelung für diese relativ kleine Berufsgruppe
gesehen wird. Auch für den Beruf des Heilpraktikers ist keine staatlich anerkannte
Ausbildung vorgesehen. (...) (ad 5.) Aus den in der Antwort zu Frage ad 4. dargelegten
Gründen ist die Bundesregierung nicht der Auffassung, dass die Tätigkeit der 'Tierheilpraktiker' gesetzlich geregelt werden sollte. Der gegenwärtige Zustand reicht aus
der Sicht der Bundesregierung aus, um Verstöße gegen spezialrechtliche Regelungen
zu verfolgen."[13]

Auf einen kurzen Nenner gebracht erklärt die Bundesregierung, es sei weder eine
staatliche Erlaubnis für die Aufnahme der Tätigkeit eines Tierheilpraktikers erforderlich noch sei die Tätigkeit eines Tierheilpraktikers zu kontrollieren, da dieser als
veterinärmedizinischer Laie Gesetzen unterliege, die eine Gefahr für das Tier von
vorneherein ausschlössen. (Weitere Anfragen zum Thema wurden seither nicht mehr
gestellt. Auch unter der nachfolgenden rot-grünen Bundesregierung wurde der SPD-
Vorstoß nicht wiederholt, was Kritiker vor allem in der Politik der Grünen bedingt

sehen, in deren Reihen ausgesprochene LobbyistInnen des Esoterik- und Alternativ-heilermarktes sitzen.[14])

Seitens der Tierärztekammer wollte man diese Auffassung nicht widerspruchslos hinnehmen. Man versuchte, auf dem Wege des Wettbewerbsrechts eine gesetzliche Regelung - möglichst ein Verbot der Tierheilpraktik - durchzusetzen.[15] Über die *Zentrale zur Bekämpfung unlauteren Wettbewerbs* (WBZ) wurde Anfang 1996 exemplarisch eine der bundesweit agierenden Schulen für Naturheilverfahren beklagt, die sowohl Kurse zum Heilpraktiker als auch zum Tierheilpraktiker anbot. Die Klage wurde vor der 1. Kammer für Handelssachen des Landgerichtes München I verhandelt.

Die Klägerin (= WBZ) trug vor, sie halte die Bezeichnung Tierheilpraktiker für irreführend und nehme die Beklagte (= Heilpraktikerschule) auf Unterlassung der Werbung für eine entsprechende Ausbildung in Anspruch. Die angesprochenen Verkehrskreise zögen zu einem jedenfalls nicht unerheblichen Teil eine sich nach dem Wortsinn aufdrängende Parallele zu der Berufsbezeichnung Heilpraktiker im Humanbereich. Heilpraktiker könne dort aber nur sein, wer die staatliche Zulassung gemäß dem Heilpraktikergesetz besitze. Dagegen gebe es keine gesetzlichen Voraussetzungen für die Tätigkeit als Tierheilpraktiker. Durch die Verwendung dieser Bezeichnung werde die Fehlvorstellung ausgelöst, der so bezeichnete Tierbehandler sei ebenso behördlich geprüft wie ein Heilpraktiker. Die Bevölkerung bringe einem staatlich zugelassenen Behandler größeres Vertrauen entgegen als Menschen, die ohne staatliche Zulassung als Tierbehandler praktizierten. Die Klägerin beantragte, der Beklagten zu untersagen, im geschäftlichen Verkehr zu Zwecken des Wettbewerbs mit einer Ausbildung zum „Tierheilpraktiker" und/oder mit einer dafür verwendeten Abkürzung „THP" zu werben.

Die Beklagte trat dem entgegen und trug vor, es gebe keine vorgeschriebene Ausbildung für den Heilpraktiker im Humanbereich und keine besondere Prüfung, so dass die angesprochenen Verkehrskreise keiner Irreführung erlägen, selbst wenn sie Parallelen zwischen dem Heilpraktiker im Humanbereich und dem Tierheilpraktiker zögen. Zudem sei der gesetzlich nicht geregelte Begriff Tierheilpraktiker seit Jahrzehnten in breiten Bevölkerungskreisen bekannt und eingeführt, ohne dass es zu Fehlvorstellungen gekommen sei. Die Berufsbezeichnung Tierheilpraktiker werde vielfach benutzt.

Das Landgericht wies die Klage ab, auf Berufung der Klägerin wurde die Beklagte indes vom Oberlandesgericht antragsgemäß verurteilt. Die Beklagte legte Revision ein, die vor dem Bundesgerichtshof zur Aufhebung des Berufungsurteils führte: die Berufung der Klägerin gegen das Urteil des Landgerichts München I wurde damit zurückgewiesen.[16]

Die Tierheilpraktikerszene nahm dieses Urteil mit Hurrageschrei auf, stellte es doch höchstrichterlich fest, dass die Tätigkeitsbezeichnung „Tierheilpraktiker" nicht irreführend im Sinne von § 3 UWG und damit (zumindest insofern) rechtens sei. Auf nahezu jeder Praxis-, Schul- oder Verbandswebseite wurde und wird das BGH-Urteil breitausgewalzt als Rechtsgrundlage tierheilpraktischen *Tuns* dargestellt - ungeachtet des Umstandes, dass es hierzu überhaupt keine Aussage getroffen hat.[17]

Um es auf den Punkt zu bringen: das viel zitierte BGH-Urteil dreht sich ausschließlich um die wettbewerbsrechtliche Frage, ob der *Begriff* „Tierheilpraktiker" durch seine assoziative Nähe zum Begriff „Heilpraktiker" irreführend sei. Diese rein formale Frage wurde höchstrichterlich verneint. Der *Tätigkeit* des Tierheilpraktikers kommt durch diese Feststellung keinerlei erweiterte Legitimität zu.

Um ihre - ungeachtet allen Frohlockens - durch das BGH-Urteil *gerade nicht* stabiler gewordene Rechtssicherheit nicht zu gefährden, raten einige Tierheilpraktiker-verbände ihren Mitgliedern, sich in ihren Selbstdarstellungen ausdrücklich von (Human-)Heilpraktikern und sonstigen Heil(hilfs)beruflern abzugrenzen. Ratsam sei, bei der zahlenden Kundschaft zumindest *pro forma* darauf hinzuweisen - etwa in einer Fußnote der Werbeverlautbarungen -, dass die angebotene tierheilpraktische Tätigkeit *nicht* mit Diagnose und/oder Therapie von Krankheiten im Sinne des Heilpraktikergesetzes befasst sei. Erst im Windschatten solcher Formalabgrenzung könne rechtssicher diagnostiziert und therapiert werden.[18] Andere Verbände halten derlei Vorsichtsmaßnahmen für erübrigbar, nach dem Motto: Wenn schon das höchste Bundesgericht keine Irreführung erkennen konnte, müsse der einzelne Tierheilpraktiker sich nicht gesondert und von vorneherein gegen mögliche Fehlinterpretation seiner Kundschaft verwahren.[19]

In Ermangelung eines spezifischen Rechtsrahmens für die Tätigkeit als Tierheilpraktiker wird von Schulen und Verbänden gerne darauf hingewiesen, dass ebendiese bei der *Bundesagentur für Arbeit* als eigenständiges Berufsbild aufgeführt sei. Tatsache ist, dass nach geltendem Recht nur insofern gegen diese Auflistung nichts eingewendet werden kann, als Tierheilpraktiker ihrem Selbstverständnis zufolge eine „auf Dauer angelegte, Arbeitskraft und -zeit überwiegend in Anspruch nehmende Tätigkeit, die im allgemeinen zur Gewinnung des Lebensunterhaltes dient", ausüben.[20] Vor demselben rechtlichen Hintergrund ist auch die Erwerbstätigkeit „Astrologe/Astrologin" bei der *Bundesagentur für Arbeit* aufgeführt.[21]

In Deutschland gibt es neben 364 exakt definierten und rechtlich geregelten Ausbildungsberufen mehr als 10.000 rechtlich nicht geregelte und nur ungenau definierte, gleichwohl aber bei der *Bundesagentur für Arbeit* gelistete Erwerbstätigkeiten (Stand 10/2004); zu letzteren zählen besagte Erwerbstätigkeiten des Tierheilpraktikers oder des Astrologen. Hinzu kommt eine nicht fassbare Zahl überhaupt nicht definierter Erwerbstätigkeiten, zu denen etwa die eines Pferdehomöopathen oder Hundephysiotherapeuten gehören; selbst Kinesiologen, Qi-Gong- oder Reiki-Lehrer finden auf der Webseite der Arbeitsbehörde hochoffizielle Erwähnung.[22] Der Umstand im Übrigen, dass jede dieser Erwerbstätigkeiten steuerlich erfasst werden kann, besagt in Hinblick auf berufsrechtliche Fragen gar nichts.

# 3. Tierheilpraktikerschulen

Dutzende privater Ausbildungseinrichtungen bieten in Deutschland Kurse zum „Tierheilpraktiker" an. Vielfach treten diese Einrichtungen unter Begriffen in Erscheinung, wie sie im Hochschulbereich üblich sind: sie nennen sich „Akademien" oder „Institute", bieten „Seminare" und „Studiengänge" an, bezeichnen ihre Teilnehmer als „Studenten" und verleihen „Diplome". Es lässt sich indes aus diesen Bezeichnungen weder auf ein höheres Niveau der Ausbildungsangebote schließen noch darauf, dass die einzelnen Einrichtungen irgendetwas mit wissenschaftlicher oder wissenschaftsähnlicher Arbeit zu tun hätten. Die Verwendung dieser (gesetzlich nicht geschützten) Begriffe dient vor allem der Absicht, Seriosität und abgesicherte Lehrinhalte zu suggerieren.

Das Niveau der Lehrgänge ist sehr unterschiedlich, die Angebote reichen von ein paar photokopierten Seiten im Fernkursus hin zu (Wochenend-)Studienprogrammen, die sich über mehrere Jahre und mehr als 2.000 Ausbildungsstunden erstrecken. Indes kann selbst der (relativ) anspruchsvollste Kurs den Erfordernissen einer seriösen tiermedizinischen Tätigkeit nicht einmal ansatzweise genügen. In anderen europäischen Ländern gibt es eine vergleichbare nicht-akademische Ausbildung für veterinäre Heilkunde nicht.

Die meisten Tierheilpraktikerschulen verleihen den Absolventen ihrer Lehrgänge schulinterne Diplome, was diesen die Möglichkeit eröffnet, auf Briefköpfen und Visitenkarten als „Diplom-Tierheilpraktiker" und insofern unter dem Signet vorgeblich akademischer Qualifikation zu firmieren. Der Trick, mit dem „Diplom" irgendeiner Privatlehranstalt oder eines Fernlehrinstituts einen akademischen Abschluss vorzugaukeln, ist in der alternativen (Tier-)Heilerszene weit verbreitet.[23] Tatsächlich haben nicht wenige der unter einem „Diplom" ordinierenden Tierheiler nie eine Hochschule von innen gesehen. Sie bauen auf die verbreitete Unkenntnis, dass Tierheilpraktik nicht nur nicht an Universitäten gelehrt wird, sondern dass es überhaupt keine geregelte Ausbildung für diese - in strengem Rechtssinne gar nicht existente - Tätigkeit gibt. Selbstredend ist dieser Trick prinzipiell rechtswidrig und kann nach Paragraph 132a StGB strafrechtlich verfolgt werden, allerdings nur, wenn Verwechslungsmöglichkeiten zu tatsächlich bestehenden akademischen Diplomabschlüssen bestehen (§132a [2] StGB). Ein „Diplom-Tierheilpraktiker" oder „Diplom-Tierhomöopath" kann das pseudoakademische Diplom ganz legal führen, da es ein verwechselbares Hochschuldiplom in eben diesen Disziplinen nicht gibt.

Im Folgenden werden einzelne Tierheilpraktikerschulen mit ihren jeweiligen Besonderheiten vorgestellt. Ein Anspruch auf Vollständigkeit besteht nicht, zumal die Szene fortlaufend expandiert und ständig irgendwelche Praxen, Institute, Zentren und Schulen neu begründet werden; die angebotenen Kurse und Lehrgänge werden häufig umbenannt oder umstrukturiert, so dass der folgenden Darstellung eher exemplarischer Charakter zukommt. Die gesamte Bandbreite an Tierheilpraktikerschulen ist indes erfasst: Einrichtungen mit seriöserem Angebot gibt es nicht. Schulen, an denen nur ein spezifisches Verfahren unterrichtet wird (Akupunktur, Homöopathie, Physiotherapie etc.), finden sich unter der jeweiligen Verfahrensrubrik beschrieben. Die Reihenfolge orientiert sich grob an der Ausbildungsdauer.

## 3.1.  Institut Kappel

Zu den ältesteingesessenen „Fernlehreinrichtungen" des deutschsprachigen Raumes zählt das Wuppertaler *Institut Kappel*, das als „Europäisches Studienkolleg für Aus- und Weiterbildung in Studiengängen zu Hause" eine Vielzahl „ganzheitsmedizinischer" und „naturheilkundlicher" Kurse anbietet.[24]

Neben dem obligaten Lehrgang zum „Heilpraktiker" (1.320 Euro) qualifizieren weitere zum „Heilpraktiker für Psychotherapie" (1.800 Euro)[25] oder zum zertifizierten „Gesundheitstrainer" (1.320 Euro). Daneben weist das Programm „Diplom-Kurse" in „Traditioneller chinesischer Akupunktur" (760 Euro) oder „Chinesischer Antlitzdiagnose" (475 Euro) auf, auch Lehrgänge zum „Reflexzonen-Masseur" (475 Euro), „Bach-Blütentherapeuten" (475 Euro) oder „NLP-Trainer" (720 Euro). Zu besonderer Qualifikation wird ein Studiengang zum zertifizierten „Tarot-Analytiker" (475 Euro) anempfohlen, denn: „Tarot-Analytiker (Kartenleger) werden von zahlreichen Ratsuchenden aufgesucht. (...) Früher nannte man sie Wahrsager und sie waren genauso beliebt, als dass man sie auch verfolgte" [sic!].[26]

Seit je bezieht sich ein wesentlicher Teil des Kappelschen Fernlehrangebotes auf „Alternative Tierheilkunde": Es finden sich Lehrgänge zum „Tierheilpraktiker" (1.800 Euro) im Sortiment, wahlweise auch zum zertifizierten „Pferdehomöopathen" oder zum „Pferdeakupunkteur" (je 760 Euro). Selbstredend werden auch Kurse in „Tierpsychologie" (1.800 Euro) angeboten, dazu Lehrgänge in „Tiermassage", „Bachblüten-Therapie für Tiere" oder „Reiki für Tiere" (je 475 Euro). Einschlägige Vorbildung oder Vorerfahrung ist nicht vonnöten: jedermann kann die Lehrgänge samt Zertifikaten käuflich erwerben. Das Institut bewirbt sein „Studienprogramm" flächendeckend in zahlreichen (Tier-)Zeitschriften; darüber hinaus auf veterinärmedizinischen „Ratgeberseiten" im Internet, beispielsweise www.hundedoctor.de, die tatsächlich aber von *Kappel* und in erster Linie zu Werbezwecken betrieben werden.

Die *Kappel*-Kurse bestehen jeweils aus einem zu erwerbenden Geheft an Skripten, so genannten „Lehrordnern", die der Studierende per Post zugestellt bekommt und in Eigenregie bearbeitet. Eine tutorielle Studienbegleitung oder Lernzielkontrolle seitens *Kappel* findet nicht statt, wodurch, wie es in einer Werbebroschüre des Instituts heißt, „enorme Kosten für Akademikerhonorare eingespart [werden], die ansonsten für Korrekturen und Kommentierungen erhoben werden müßten".[27]

Gleichwohl erhält der Studierende - wie gesagt: ohne irgendwelche Überprüfung eventuell erworbener Kenntnisse und ohne den geringsten Nachweis praktischer Befähigung - ein Abschlusszertifikat, das ihn, je nach belegtem Kursus, als „Tierheilpraktiker (IK [= Institut

Kappel])", „Praktischen Tierpsychologen (IK)" oder als „Pferdehomöopathen (IK)" etc. ausweist.

   Jedermann kann nach dem Erwerb der jeweiligen *Kappel*-Gehefte das dazugehörige Zertifikat beantragen und damit auf Kundenfang gehen. Ohne Weiteres ließe sich über Kappel
ein Zertifikat etwa über „Pferdeakupunktur" erwerben, ohne dass der solchermaßen Zertifizierte je ein leibhaftiges Pferd gesehen oder eine Akupunkturnadel in der Hand gehalten
haben müsste. Der von *Kappel* zertifizierte „Tierheilpraktiker (IK)" verfügt womöglich über
keine andere Qualifikation als die Lektüre von ein paar - in Hinblick auf die Befähigung
selbst zu simpelster Tierheilbehandlung völlig indiskutablen - Blättergeheften.

   Außerhalb jeder Diskutierbarkeit steht insbesondere der *Kappel*-Kurs „Reiki für Tiere"
(475 Euro), der den Teilnehmer befähige, durch Handauflegen „kosmische Energie" auf das
zu behandelnde Tier zu übertragen und damit sozusagen „wie Jesus zu heilen". O-Ton Kappel: „Die universelle Lebensenergie - Reiki - war nicht nur den Japanern bekannt. Auch in
vielen anderen Kulturen wie: bei den Christen der Heilige Geist, bei den Chinesen das Chi,
bei den Hindus Prana, bei den Ägyptern Ka (...) und auch bei dem Königssegen der europäischen Königs- und Herrscherhäuser es sich eben um diese Energie handelt, die also vielerorts
bekannt ist und geschätzt wird." [sic!][28]

   Obgleich die *Kappel*-Lehrgänge nicht durch die *Staatliche Zentralstelle für Fernunterricht* (ZFU) zugelassen sind, sollen laut Schulprospekt die Lehrgangskosten von der Steuer
abgesetzt werden können.[29]

## 3.2.    Institut für berufliche Weiterbildung

Seit über fünf Jahrzehnten im Geschäft ist das *Institut für berufliche Weiterbildung* (ibw) in
Lörrach, vormals *Technikum Weil am Rhein*, das verschiedenste „Diplom-Lehrgänge",
sprich: Selbststudienprogramme per Post, anbietet: für Beträge zwischen 816 und 1.296 Euro
kann man sich unter anderem in „Bio-Kosmetik", „Mentaltraining", „NLP", „Reflexzonentherapie" oder auch „Seniorenbetreuung" ausbilden und diplomieren lassen; selbstredend
auch in „Bach-Blütentherapie", einem laut *ibw*-Programm „voll im Trend" liegenden Verfahren.[30] (Erwähnenswert die „faire Preispolitik", mit der sich das *ibw* anpreist: im Studien-
führer 1997 waren gleichartige Lehrgänge noch zu je 265 DM [=ca. 135 Euro] erhältlich.[31])

   Als zentrale - und damit kostspieligste - Kurse gelten auch beim *Institut für berufliche
Weiterbildung* jene zum „Heilpraktiker" beziehungsweise zum „heilpraktischen Psycho-
therapeuten" (je 2.340 Euro).[32] Daneben finden sich drei veterinäre Lehrgänge im Angebot:
„Tierhomöopath" (816 Euro), „Tiertherapeut" (1.392 Euro) und „Tierheilpraktiker" (1.524
Euro), bestehend jeweils aus zwei respektive vier Loseblattordnern. (Im Programm 1997 gab
es noch eigene Lehrgänge, sprich: Loseblattgehefte, zu Hunde- beziehungsweise Katzen-
krankheiten, zur Praxis sowie zu den Behandlungsmethoden der Tierheilkunde [je 265
DM/ca. 135 Euro], mit deren Abschluss je eigene Urkunden erworben werden konnten; nach
Absolvieren aller vier Kurse konnte man sich umstandslos zum Tierheilpraktiker diplomie-

ren lassen. Weitere Lehrgänge zum Tierhomöopathen, Tierpfleger oder Tiertherapeuten mit jeweils drei beziehungsweise zwei durchzuarbeitenden Geheften folgten demselben Prinzip.)

Ein wie auch immer geartetes Tutorium gab und gibt es bei keinem der *ibw*-Lehrgänge, denn: „Selbst-Studium heißt Selbst-verantwortlich studieren. (...) Sie sind absolut frei, wann und wie viel Sie studieren, da keine (...) Einsendungen notwendig sind."[33] Bei einigen der *ibw*-Programme werden eigene Seminartage angeboten, deren Besuch indes, bis auf wenige Ausnahmen, fakultativ ist. Für die Lehrgänge in Tierheilkunde gibt es keine Seminartage. Darüber hinaus steht den Studierenden eine telephonische „Existenzgründungsberatung" sowie ein (gesondert kostenpflichtiges) „Existenzgründerseminar" zu Gebot.

Nach Abschluss eines Lehrganges kann die Ausstellung einer „Urkunde" als „Qualifikationsnachweis" beantragt werden (35 Euro), zu der durch Einreichen einer (näher nicht definierten) schriftlichen Arbeit, wahlweise auch durch Ablegen einer schulinternen Prüfung, ein „Diplom" hinzuerworben werden kann (120 Euro). (Im *ibw*-Programm von 1997 reichte der „Nachweis einer mindestens einjährigen Berufspraxis im Ausbildungsbereich" nach Beendigung des jeweiligen Lehrganges, um solches „Diplom" zu erhalten. Diplomierungskosten seinerzeit: 140 DM [ca. 72 Euro].)

Ein gemäß Studienprogramm von 1997 ausgebildeter „Diplom-Tiertherapeut (ibw)" hat, so unfasslich es klingt, nicht mehr absolviert als zwei Selbststudiengehefte zu je 135 Euro (zuzüglich 72 Euro Diplomgebühr); desgleichen ein „Diplom-Tierpfleger (ibw)". Ein „Diplom-Tierhomöopath (ibw)" hat drei solcher Fernlehrbriefe bearbeitet, ein „Diplom-Tierheilpraktiker (ibw)" immerhin vier davon. Das aktuelle *ibw*-Studienprogramm (Stand 10/2004) unterscheidet sich insofern nur unwesentlich: Nach wie vor ist es möglich, sich etwa zum „Diplom-Tiertherapeuten (ibw)" graduieren zu lassen, vorgeblich qualifiziert, „Verhaltensstörungen und psychisch bedingte Krankheiten beim Tier zu behandeln",[34] ohne je mit einem verhaltensauffälligen oder sonst einem Tier zu tun gehabt zu haben. Die tierheil*praktische* Befähigung durch die *ibw*-Lehrgänge ist *gleich null.*[35]

Die Loseblattsammlung des Lehrganges zum „Tierheilpraktiker (ibw)" beinhaltet neben einer oberflächlichen Darstellung der häufigsten Haustiererkrankungen einen Katalog an „Behandlungsmethoden der alternativen Tiermedizin", in dem „hauptsächlich auf Verfahren wie Homöopathie, Bachblüten, Akupunktur, Aromatherapie, Massagen, Wickel und auf pflanzliche Präparate eingegangen [wird]. Die Anwendungen werden so praxisorientiert beschrieben, dass sie vom Tierheilpraktiker leicht umgesetzt werden können".[36] Tatsächlich fallen die einzelnen Darstellungen, auch zu Anamnese, Diagnostik oder Notfallversorgung, weit zurück hinter die einschlägige Ratgeberliteratur für tiermedizinische Laien (aus der sie vermutlich entnommen wurden), von Wissenschaftsliteratur ganz zu schweigen. O-Ton *ibw*: „Hunde neigen gerne zu Entzündungen im Halsbereich. Meist werden sie durch Schnee fressen oder das Trinken von zu kaltem Wasser verursacht." Ratsam seien in solchem Fall „warme Wickel, homöopathische Mittel und Inhalationen nach der Aromatherapie".[37] Großenteils findet sich einfach nur substanzloses Geschwätz: „Das Tier muss immer als Ganzes betrachtet werden. Für den Tierheilpraktiker heißt dies, dass er nicht ein Symptom, eine Störung oder eine diagnostizierte Krankheit behandelt, sondern das erkrankte Tier."[38] Dazu

kommen zahlreiche Seitenhiebe gegen die Schul(veterinär)medizin mit teils völlig unverant-
wortbaren Maßgaben: „Viele Hauterkrankungen der Tiere haben als Ursache eine Störung bei
der Ausleitung von Giftstoffen. Daher sollten Hauterkrankungen keinesfalls mit Cortison
behandelt werden."[39]

Als „eines der wichtigsten Dinge" für den angehenden Tierheilpraktiker weist der Lehrgang auf „das Erscheinungsbild der Praxis und des Tierheilpraktikers selbst" hin. Die Ar-
beitskleidung des Tierheilpraktikers solle „aus einem weißen Arztkittel oder einer weißen
Hose und einem weißen Hemd bestehen" und stets sauber sein. Im Übrigen trügen ein
hochglanzpoliertes Praxisschild sowie gedruckte Briefbögen und Visitenkarten ganz wesentlich zum „professionellen Erscheinungsbild des Tierheilpraktikers" bei.[40]

Die *ibw*-Ausbildung zum „Tiertherapeuten" verläuft entsprechend: Die Loseblattordner
bieten auch hier kaum mehr als eine simple Aneinanderfügung tierhalterischer Binsenweis-
heiten, wie sie in den „psychologischen" Ratgeberecken jeder Tierzeitschrift zu finden sind:
„Eine erhöhte Temperatur, Verletzungen, Verweigerung von Fressen, Durchfall, ein mattes
Fell oder eine Schwellung der Lymphknoten können auf das Vorliegen einer körperlichen
Erkrankung hinweisen." Empfehlenswert sei insofern die Konsultation eines Tierheilpraktikers. Oft wird das Niveau dieser Ratgeberecken noch erheblich unterschritten: „Wird das
Tier, besonders in jungen Jahren, nicht darauf trainiert, dass es stubenrein ist (...) so kann
dies zu einem kleineren, aber auch zu einem gravierenden Problem werden." Streckenweise
bedarf es eines gerüttelten Maßes an Phantasie, um herauszufinden, was gemeint sein könnte:
„Aufgrund zahlreicher Studien konnte kein signifikanter Unterschied zwischen Besitzern
problematischer Hunde und Besitzern unproblematischer Hunde festgestellt werden. Der
Grad der 'Verwöhnung' scheint daher erwiesenermaßen keinen Einfluss auf spätere
Verhaltensstörungen zu haben. Daraus kann jedoch nicht geschlossen werden, dass das ver-
wöhnende Verhalten sei einem Haustier nicht mitursächlich für die Entstehung oder die
Entwicklung von Störungen ist" [sic!].[41]

Als „Methoden ganzheitlicher Tiertherapie" werden Homöopathie einschließlich Noso-
den- und Schüssler-Therapie, Traditionelle Chinesische Medizin, Phytotherapie, Bachblüten,
Kinesiologie, Farb-, Licht- und Musiktherapie vorgestellt. Die gesonderte Darstellung verhal-
tenstherapeutischer Maßnahmen spricht jedem klinischen Selbstverständnis Hohn, ganz
abgesehen davon, dass der vorgenommene simple Transfer aus der Humanbehavioristik
weder theoretisch noch empirisch in irgendeiner Form unterlegt und daher völlig unstatthaft
ist: Die *ibw*-Behauptung, „viele Grundsätze (der Tierverhaltenstherapie) konnten aus der
menschlichen Verhaltenstherapie abgeleitet werden, da es in vielen Bereichen Parallelen
gibt",[42] muss als grober Unfug gewertet werden.

Das *Institut für berufliche Weiterbildung*, dessen Werbeanzeigen in kaum einem einschlägigen Magazin fehlen, rühmt sich über 450.000 erfolgreich zertifizierter beziehungsweise
diplomierter Kursteilnehmer. Eine Zulassung der Lehrgänge durch die *Staatliche Zentralstelle für Fernunterricht* (ZFU) besteht nicht, dafür wird mit einer „Qualitätsgarantie"
geworben, die sich aus einer Akkreditierung des Instituts durch ein *European Committee for
Quality Assurance* (EEIG) in Brüssel herleitet: „Mit dieser umfassenden und internationalen

Überprüfung wurde sowohl die Qualität der Ausbildungen als auch der Referentinnen sowie der Kundenservice und die didaktischen Ansätze nach EUC überprüft."[43] Laut www-Selbstauskunft besagten „Komitees für Qualitätssicherung" sei solche Akkreditierung „für alle Unternehmen, Personen und Produkte möglich, die im Bereich der Aus- und Weiterbildung anzusiedeln sind". Maßgeblich hierbei sei, dass der jeweilige Wissenstransfer „in einem professionellen Umfang angeboten und durchgeführt wird. Das heißt, mit dieser Norm können nur Unternehmen oder Personen akkreditiert werden, die dies nicht zu Hobby- oder Unterhaltungszwecken ausüben."[44] Voraussetzung für die Akkreditierung ist im Wesentlichen die Vorlage einer „Dokumentation über das Unternehmen", sprich: eine simple Selbstdarstellung der jeweiligen Einrichtung respektive des zu verkaufenden Produktes; zudem die Benennung eines „Qualitätsmanagementbeauftragten", die Führung eines „Qualitätsmanagementhandbuches" sowie eine „Qualitätsmanagementverfahrensdokumentation". Was das alles sein soll, lässt sich der Website des *European Committee for Quality Assurance* nicht entnehmen; ebensowenig, wer eigentlich als Träger hinter dieser Einrichtung steckt.[45] Klar wird nur eines: Eine qualitative Begutachtung, Bewertung oder Anerkennung der jeweiligen Studien*inhalte* findet offenkundig nicht statt, die Akkreditierung, unabhängig von deren eigenem Wert, trifft hierzu gerade *keine* brauchbare Aussage.

## 3.3.   Kurator-Institut

Das im schwäbischen Heroldstatt ansässige *Kurator-Institut* ist seit Anfang der 1990er im Fernlehrgeschäft zugange. Begründet von einem Ehe- und Partnervermittler namens Wolfgang Küther, der wahlweise auch als Heilpraktikerdozent und „Dr. h.c. für alternative Medizin" firmiert, und geleitet von einem Peter Pollety, seines Zeichens „Fachberater für alternative Human- und Veterinärmedizin", führt das Institut eine Reihe heil- und tierheilpraktischer „Studienlehrgänge" im Angebot. Die Ausbildung zum Heilpraktiker umfasst 33 Lehrbriefe und kostet (einschließlich Fachliteratur, je einer Audio- und Videokassette sowie einigen Diagnostikmaterials) 2.106 Euro; der auf Psychotherapie beschränkte Heilpraktikerlehrgang, bestehend aus 22 Lehrbriefen, beläuft sich (einschließlich Literatur, einer Audiokassette sowie eines PC-Programmes „Bach-Blütentherapie") auf 1.476 Euro. Daneben finden sich im *Kurator*-Proramm Kurse zum diplomierten „Persönlichkeitstrainer" (mit den Schwerpunkten Bach-Blütentherapie und Lüscher-Farbentest [18 Lehrbriefe/1.104 Euro]) sowie eigene Diplom-Lehrgänge u. a. in Aroma-, Bach-Blüten-, Edelstein-, Farb- und Reflexzonentherapie (je 12 Lehrbriefe/564 Euro).[46]

In gleichem Umfang wie die humanheilpraktischen Kurse und diesen völlig identisch aufgemacht stellen sich die veterinären Lehrgänge des *Kurator*-Instituts dar. Der Kurs zum „Tierheilpraktiker" führe „zielsicher zur Selbständigkeit", denn: er „beschränkt sich nicht alleine auf das Gebiet der Naturheilkunde sondern umfasst auch die notwendigen Bereiche der herkömmlichen Medizin. (...) Alle notwendigen Kenntnisse werden in leicht verständlicher Form vermittelt und garantieren Ihnen später eine erfolgreiche Praxisführung und Ihren Patienten eine rasche Genesung." Voraussetzungen gibt es keine: „Haupt- bzw. Volksschulabschluss nicht unbedingt notwendig, aber von Vorteil". Der Kurs, bestehend aus 36 Fernlehrbriefen plus einer Lehr-CD, einiger Fachliteratur sowie einem Erste-Hilfe-Video, kostet, einschließlich eines Abschlussdiploms, 2.250 Euro. Ein fakultativ zu belegendes „Live-Wochenend-Seminar" schlägt mit zusätzlichen 150 Euro zu Buche.[47]

Ein weiterer Kurs, bestehend aus 27 Lehrbriefen, führt zum Diplom als „Verhaltenstherapeut für Tiere". Der Schwerpunkt der Ausbildung, die nach Angaben der Schule die notwendigen Kenntnisse zu „verhaltenstherapeutischem Eingreifen bei Hunden, Katzen und Pferden" vermittle, liegt auf Bach-Blütentherapie: den Lehrbriefen ist insofern ein komplettes Set „gebrauchsfertiger Blütenessenzen" beigefügt. Die Gesamtkosten, einschließlich Literatur und Diplom, belaufen sich auf 2.106 Euro. Selbstredend gibt es auch eine separate Ausbildung zum „Bach-Blütentherapeuten für Tiere", sie umfasst 12 Lehrbriefe sowie besagte Blütenessenzen und kostet 564 Euro. Vergleichbare Lehrgänge, unterteilt in die Behandlung von Hunden und Katzen, werden unter der Rubrik „Naturheilkunde" angeboten: die Kosten dieser Kurse – Schwerpunkte: Phytotherapie, Homöopathie und Reiki – liegen bei ebenfalls 564 Euro.

Eine Reihe eigener Kurse dreht sich um alternative Pferdeheilkunde. Eine analog zum regulären Tierheilpraktikerlehrgang angebotene Ausbildung zum „Pferdeheilpraktiker" bildet den Teilnehmer laut Informationsbroschüre zu einem „Spezialisten in der alternativen Pferdemedizin" aus und kostet 1.818 Euro. Die versandten 36 Lehrbriefe beinhalten u. a. drei auch separat zu belegende Kurse in pferdespezifischer Bach-Blütentherapie, Homöopathie und Akupunktur (je 612 Euro), so dass nach Abschluss des Gesamtlehrganges der Absolvent vier Diplome verliehen bekommt. In der *Kurator*-Studieninformation heißt es hierzu: „Neben zahlreichen, beruflichen Möglichkeiten in der Pferdewirtschaft, eröffnet sich Ihnen damit die Möglichkeit zur Gründung einer naturheilkundlichen, alternativen Pferdeheilpraxis, wobei Sie sich durch die verschiedenen Diplome als kompetente Fachkraft ausweisen können."[48]

Als besonderes Qualitätsmerkmal und einen der Gründe, „warum Sie gerade jetzt ein KURATOR-Studium beginnen sollten", benennt das Institut den Umstand, dass die angebotenen Kurse „keine Fernlehrgänge im Sinne des FernUSG [=Fernunterrichtsschutzgesetz, CG]" seien, vielmehr stellten sie „hochmoderne Studienlehrgänge [dar], die die Beschlüsse der Kultusministerkonferenz berücksichtigen".[49] Um welche Beschlüsse es sich dabei handeln soll, erschließt sich freilich ebensowenig wie der Grund, weswegen die *Kurator*-Kurse von den gesetzlichen Bestimmungen des FernUSG ausgenommen sein sollen.[50]

## 3.4. B.V.I.-Institut

Das *B.V.I.-Institut – Aus- und Fortbildung alternative Tiermedizin* mit Geschäftssitz in Wiehl ist eine klassische Fernlehreinrichtung: die angebotenen „Studiengänge" werden per eMail – *B.V.I.* steht als Kürzel für „Bildung Via Internet" – oder in Form von Lehrbriefen per Post versandt. Eine weitergehende Betreuung der „Studierenden" seitens der Schule gibt es nicht.

In den Studieninformationen wird als Besonderheit des Kursangebotes hervorgehoben, es handle sich bei *B.V.I.* um das „einzige Institut in Deutschland, das eine tierartspezifische und fachspezifische Aus- und Weiterbildung anbietet". Abgesehen davon, dass sich durchaus auch an anderen Einrichtungen tierartspezifische Ausbildungsgänge finden lassen – das ⇨ *Kurator*-Institut beispielsweise bildet zum „Pferdeheilpraktiker" aus, das ⇨ *Bildungswerk für thera-peutische Berufe* in hundespezifischer Bioresonanztherapie oder Akupunktur –, erscheinen die von *B.V.I.* angebotenen Kurse und Kurskombinationen zur Behandlung von Hunden, Katzen, Pferden und Nagern nur schwer voneinander unterscheidbar.

Soweit den reichlich verworrenen Angaben des vom *B.V.I.* versandten beziehungsweise ins Netz gestellten Informationsmaterials gefolgt werden kann, beinhaltet der Kurs „Tierheil-praktiker: Tierartspezifische Ausbildung Hund" eine sowohl „didaktisch als auch pädago-gisch aufbereitete" Unterweisung in Aroma-, Bach-Blüten-, Farb-, Phyto- und Verhaltens-therapie sowie Homöopathie und Akupressur und kostet, einschließlich eines Abschluss-diploms, 2.200 Euro. Hundespezifische Bach-Blütentherapie und Akupressur sind auch als „Einzelstudiengänge" zu belegen (je 470 Euro), desgleichen unspezifische Bach-Blütenthera-pie für sämtliche Tierarten (470 Euro). Desweiteren kann hundespezifische Bach-Blütenthera-pie auch mit Verhaltenstherapie kombiniert werden, wahlweise auch Verhaltenstherapie mit hundespezifischer Akupressur (je 2.050 Euro). Verhaltenstherapie gibt es gleichwohl auch als „Einzelstudiengang" (1.660 Euro). Ähnlich kombinier- und untereinander austauschbar stellen sich auch die sonstigen Programme des *B.V.I.*-Instituts zur Ausbildung von Katzen-, Pferde- und Nagerheilpraktikern dar.[51]

Das *B.V.I.*-Institut ist Mitglied der *Arbeitsgemeinschaft Deutscher Tierheilpraktiker* (ADT) sowie des *Freien Verbandes Deutscher Heilpraktiker* (FVDH).

## 3.5. Schulungsinstitut für Tierheilpraktiker

Das in Bonn ansässige *Schulungsinstitut für Tierheilpraktiker* (SIT) führt nur ein einziges Bildungsangebot im Programm: einen Fernlehrgang zum „diplomierten Tierheilpraktiker", der mittels einer zu erwerbenden „Studiensoftware-CD" am heimischen Computer zu absol-vieren ist. Die einzelnen Studienabschnitte werden regelmäßig, das heißt: nach Entrichtung der monatlichen Kursgebühren, durch einen per eMail übermittelten Code freigeschaltet.

In den Studienausschreibungen des *SIT* steht in merkwürdiger Formulierung zu lesen: „Der Tierheilpraktiker als umfangreiche Ausbildung befähigt Sie zu einem selbständigen Arbeiten mit Tieren allgemein, wobei wir unseren Schwerpunkt auf Hunde legen. Unsere Ausbildung unterliegt vor allem einem individuellen Lernplan, der Sie befähigt, nicht nur Krankheiten zu diagnostizieren, sondern auch entsprechend zu behandeln." Zu den per CD fernunterrichteten Verfahren zählen Homöopathie, Akupressur, Phytotherapie, Bach-Blüten-therapie, Aromatherapie und Farbtherapie.

Die *SIT*-Ausbildung zum Tierheilpraktiker kann nur in Kombination mit einer Ausbil-dung zum „Verhaltenstherapeuten Hauptschwerpunkt ‚Fachrichtung Hund'" absolviert wer-den, die auf der „Studiensoftware-CD" mitenthalten ist. Aufgrund praktischer Erfahrung sei man zu der Auffassung gelangt, dass es für die „spätere Arbeit als Tierheilpraktiker unabläs-sig ist, sich auch im verhaltenstherapeutischen Bereich auszukennen. Dies gilt natürlich auch umgekehrt. Ein Hund lässt sich zum Beispiel am effektivsten therapieren, wenn auch sein Verhalten und seine Reaktionen gedeutet werden können. Oder umgekehrt, manches nicht zu akzeptierende Verhalten eines Hundes ist auf körperliche Ursachen zurückzuführen. Sie sehen, eins gehört zum anderen, deshalb haben wir eine sinnvolle Kombination aus zwei Studiengängen miteinander verbunden." Der Lehrgang umfasst laut Ausschreibung „All-gemeine Einführung in die Verhaltenstherapie, Verschiedene Verhaltensweisen bei Hunden (u. a. Meideverhalten, Aggression, Angst, Stress, Gehorsamsprobleme), Verschiedene Therapie-ansätze, Kommunikation mit dem Hund, Kommunikation mit dem Hundehalter, Welpen-training" [sic!].[52] Um es zu wiederholen: es handelt sich um einen *Fernkursus* ohne den ge-ringsten Praxisanteil.

Die Verknüpfung von Tierheilpraktik und Verhaltenstherapie, so das Institut, habe sich „als sehr effizient bei unseren Studenten bewährt und spart gleichzeitig auch Geld". Der Kombikurs beläuft sich auf 2.600 Euro, nach Abschluss sämtlicher Studienabschnitte wird ein eigenes „Diplom" erteilt. Das *SIT* firmiert ausdrücklich als Mitglied der *Arbeitsgemein-schaft Deutscher Tierheilpraktiker* (ADT).

## 3.6.   VetSchool London

Seit Mitte der 1990er bietet eine so genannte *VetSchool London* Fernlehrgänge in „Tier-psychologie", „Tierernährung" und „Alternativer Tiermedizin" an. Angeschlossen an eine *Open University of Veterinary Science* führen diese Kurse zu (vorgeblich) akademischen Abschlussgraden in „Animal Psychology", „Veterinary Naturopathy" oder „Veterinary Science".

Ganz offenkundig handelt es sich bei besagter *Open University of Veterinary Science* um eine real gar nicht existierende Einrichtung, die lediglich ein Postfach in London unterhält, um den Eindruck eines britischen Firmensitzes zu erwecken; das gleiche gilt für ein so ge-nanntes *International Higher Education Institute London*, über das die Kurse beziehungs-weise Abschlussgrade der *Open University of Veterinary Science* approbiert seien. Die Korre-spondenz der *VetSchool London* wird vom bayerischen Mainburg aus geführt.[53]

Interessenten an einem der in zahlreichen Tiermagazinen angepriesenen deutschsprachi-gen „Studiengänge" müssen zur Anforderung näherer Informationen erst einmal einen Be-trag von drei Euro (in deutschen Briefmarken) an eine Postfachanschrift in London schi-cken.[54] Sie erhalten dafür die Studienbedingungen sowie einen Antrag zur „Immatrikulation zum Studium der Veterinärwissenschaften/Tiernaturheilkunde an der VetSchool London of the Open University of Veterinary Science". Das Fernstudienmaterial, wie es in diesen Unter-lagen heißt, sei „leicht verständlich, so dass eine höhere Schulbildung nicht erforderlich ist". Am wenigsten müsse eine Hochschulzugangsberechtigung vorgelegt werden: „Nutzen Sie die Möglichkeiten zum Studium an einer EU-Universität ohne Abitur". Im Übrigen könne das gesamte Studium bequem von zu Hause aus absolviert werden: „Eine Anwesenheit in London ist - auch für Diplomprüfungen - nicht erforderlich."[55]

Das angebotene „Studium der Tierpsychologie" umfasst fünfzehn Lehrbriefe (Grundlagen [4], Hund [4], Katze [4], Pferd [3]) zu je 190 Euro und führt nach Beantwortung eines 50 Fragen umfassenden Prüfungsbogens (31 Fragen müssen richtig beantwortet sein) zum akademischen Grad eines „Bachelor of Animal Psychology". Aufbauend darauf kann über weitere vierzehn Lehrbriefe (Ernährungsphysiologie [9] und Tierhomöopathie [5]) der Grad eines „Master of Veterinary Science" (bzw. eines „Master of Veterinary Naturopathy") erworben werden. Gesamtkosten für den Master-Studiengang, einschließlich 300 Euro Einschreibe- und 650 Graduierungsgebühr: 6.460 Euro. Der Erwerb des „Doctor of Veterinary Science"-Grades verdoppelt den Kostenaufwand. Die unleserlich signierten Urkunden werden gegen Einreichung des letzten Schecks an das Kontaktpostfach - es gibt weder eine reale Adresse noch eine Kontoverbindung - per Post versandt.

Es erübrigt sich der Hinweis, dass die Abschlüsse der *VetSchool London of the Open University of Veterinary Science* keinerlei rechtlichen Wert in sich tragen (auch wenn in Tierzeitschriften immer wieder von „internationaler Anerkennung" die Rede ist[56]); sie dienen, wie die Diplome anderer Tierheilpraktikerschulen auch, bestenfalls als (teurer) Wandschmuck. Gleichwohl das Führen der von der *Open University of Veterinary Science* verliehenen Pseudograde nach Paragraph 132a StGB ausdrücklich verboten ist - es besteht Verwechslungsmöglichkeit zu tatsächlich bestehenden akademischen Graden in Veterinärmedizin -, lassen sich allenthalben Werbeannoncen von *VetSchool London*-Absolventen finden, die ganz ungeniert unter dem Signet „Doctor of Veterinary Science", meist abgekürzt zu „DVS", auftreten. Nicht selten tauchen Absolventen der Londoner Pseudouniversität als Dozenten an (Tier-)Heilpraktikerschulen auf: eine Andrea Delveaux beispielsweise, „Bachelor of Animal Psychology" und „Master of Veterinary Science" besagter Einrichtung, leitet an den ⇨ *Paracelsus*-Heilpraktikerschulen den Ausbildungsgang „Tierpsychologie", der mithin zu Diagnose und Therapie tierischer Verhaltensstörungen befähige.[57] In ihrer privaten Praxis für Homöopathie, Bach-Blüten- und Verhaltenstherapie in Oberhausen firmiert Frau Delveaux frech unter dem Signet „Veterinärwissenschaften".[58] Eine andere Absolventin, Katrin Julia Fiegert, leitet als „Doctor of Veterinary Science" bei *Paracelsus* den Lehrgang „Tierakupunktur".

Laut verschiedener Werbeeinträge im Internet haben sich Absolventen der *VetSchool London of the Open University of Veterinary Science* sowie des offenkundig gleichermaßen nur auf dem Papier existierenden *European College of Ethology* (auch: *Europäisches College für Verhaltenskunde*), ansässig vorgeblich in Alicante/Spanien, zu einem *Verband der HaustierPsychologen e.V.* (HdV) zusammengeschlossen, in den aufgenommen werden kann, wer an einer dieser Einrichtungen einen „Ausbildungsgang" belegt hat.[59] Als Vorsitzende firmiert eine Elisabeth Krause, ihres Zeichens „Doctor of Veterinary Science", als stellvertretende Vorsitzende eine Denise Seidl, die mit den akademischen Titeln „Bachelor of Veterinary Naturopathy", „Master of Veterinary Science" und „Doctor of Veterinary Science" aufwartet. Über ihren Verein empfehlen die beiden ausdrücklich ein Studium an der *Open*

*University of Veterinary Science* oder am *European College of Ethology*, was den Verdacht nährt, dass sie selbst hinter diesen Fernlehrgängen stecken.

Interessant, was Frau Krause zur Konkurrenz auf dem Fernlehrmarkt zu sagen weiß: „Es gibt ein großes Problem mit unqualifizierten Leuten und Leuten, die meinen, damit schnelles Geld machen zu können."[60] Insofern sei dringend eine seriöse Ausbildung anzuempfehlen, wie sie die von ihrem Verein genannten Institute anböten. Frau Seidl gibt auf ihrer Webseite Einblick in die tierpsychologische Erkenntnis, die ihr offenbar aus den Lehrbriefen der *VetSchool London* oder des *European College of Ethology* erwachsen ist: „Beobachten Sie Ihren Hund genau, denn Umherlaufen und Schnüffeln können andeuten, dass er gleich 'muss'. (...) Loben Sie Ihren Hund, wenn er sein 'Geschäft' an der richtigen Stelle erledigt hat. Er wird so rasch lernen, wo er darf und wo nicht".[61]

Interessant ist auch die Selbstdarstellung der Hamburger „Tierpsychologin" Ramona Meissner, die auf ihrer Website von dem „wissenschaftlich fundierten, seriösen Studiengang" schwärmt, den sie absolviert habe: „Ich studierte mehrere Semester an einer Universität für Veterinärwissenschaften in England ('Open University of Veterinary Science, London') und erwarb nach dem Abschlussexamen den nach EU-Recht international anerkannten akademischen Grad 'Bachelor of Animal Psychology'."[62] Gänzlich ungeniert gibt Frau Meissner sich als akademisch qualifizierte Tierverhaltenstherapeutin aus. Die Freiburger Hundeschulbetreiber Elvira Knöbel und Hans Menskes (*Connys Hundeschule*) behaupten gar dreist, an der „Uni London" studiert und dort ihre akademischen Grade erworben zu haben.[63] Und eine „Tierpsychologin" Sybille Denhoff aus Münster hält sich für besonders qualifiziert, weil sie mit ihrem Bachelor-Papier in besagtem *International Higher Education Institute* eingetragen sei.[64]

Seit Juli 2005 wird gegen die *Open University of Veterinary Science London*, den Hauptverantwortlichen Bernhard Döpper und die zahlreichen „Absolventen" staatsanwaltlich ermittelt.[65]

## 3.7. Bildungswerk für therapeutische Berufe

Seit Anfang der 1980er bietet das Remscheider *Bildungswerk für therapeutische Berufe* (BTB), auch als *NatureMed* bekannt, Aus- und Fortbildungskurse per Post sowie in einer „Kombination aus Fernstudium und Wochenendseminaren" an. Neben den üblichen Ausbildungen zum „Heilpraktiker" (2.472 Euro) oder zum heilpraktischen „Psychotherapeuten" (1.416 Euro)[66] sowie einem Sortiment an Sonderlehrgängen etwa zum „Entspannungspädagogen" oder zum „Ernährungsberater" (je 1.296 Euro), wahlweise auch zum „Feng-Shui-Berater" (1.140 Euro), bietet das *BTB* auch gesonderte Ausbildungsgänge zum „Tierheilpraktiker" an. Hauptschulabschluss wird vorausgesetzt.

Der als Fernlehrgang konzipierte Kurs zum Tierheilpraktiker beläuft sich auf 2.544 Euro, zuzüglich 230 Euro für Fachliteratur sowie 384 Euro für drei fakultativ zu absolvierende Wochenendseminare (total: 3.158 Euro). Dafür erhält der Teilnehmer 30 „Studienbriefe"; die im Selbststudium zu bearbeiten sind. Den Briefen beigefügte Fragebögen sind auszufüllen und an das *BTB* einzusenden; sie werden dem Teilnehmer korrigiert zurückgesandt. Nach dem (fakultativen) Besuch der drei Wochenendseminare und einer internen Abschlussprüfung wird dem Teilnehmer ein Diplom als „Tierheilpraktiker (BTB)" erteilt.

Die Lehrbriefe bieten eine Einführung in die Anatomie und Physiologie von Haustieren (8 Briefe), dazu gibt es eine Erörterung verschiedener Erkrankungen (10 Briefe) sowie deren Therapie auf der Grundlage von Naturheilverfahren, von Heilpflanzenkunde und Homöopathie (3 Briefe). Hinzu kommen Briefe zu Allgemeiner Pathologie und Infektionslehre, zu Diagnostik, Hygiene, Tierpsychologie, Tierhaltung und Berufskunde (7 Briefe), sowie je ein Brief mit Literaturbesprechung und den Prüfungsfragen. Wie diese Lehrbriefe einen veterinärmedizinischen Laien dazu befähigen sollen, „schulmedizinisch austherapierte und chronische Krankheiten" zu behandeln – eben dies ist laut *BTB*-Studienplan Aufgabe des Tierheilpraktikers –,[67] bleibt unerschließlich.

Die Lehrbriefe, die zu großen Teilen aus einschlägigen Lehrbüchern abgeschrieben erscheinen,[68] suchen durch die insofern massierte Verwendung biologischer und medizinischer Fachbegrifflichkeit wissenschaftliche Seriosität zu suggerieren: „Es werden prokaryonte Zellen von eukaryonten Zellen unterschieden. (...) Innerhalb [der Zelle] befinden sich das Zytoplasma und alle Zellorganellen. Membranen verhindern die freie Diffusion. Wichtig ist jedoch, dass diese Plasmamembran nicht nur eine Grenze und Abschottung darstellt, sondern auch für bestimmte Stoffe durchlässig ist. Sie ist selektiv-permeabel. (...) Da die Konzentration nichtpermeabler Stoffe im Intrazellularraum größer ist als außerhalb der Zelle, sieht sich die Zelle beim Eindringen von Wasser oder anderen permeablen Stoffen dem Problem der osmotischen Aufschwellung gegenüber."[69]

Es finden sich allerdings auch praxisrelevante Einschübe: „Sie begutachten den Wurf einer Cockerspanielhündin. Eines der Welpen besitzt Hoden, aber keinen Penis sondern eine Scheide. Eine weitere Untersuchung ergibt, dass die kleine Hündin auch Eierstöcke, Gebärmutter und Eileiter besitzt. Hier handelt es sich um eine Aufbauabweichung innerhalb der Chromosomen. Da der Genitaltrakt der Hündin normal gebaut ist, kann sie, sollte der Wunsch später einmal bestehen, gedeckt werden und konzipieren." Ungeachtet der Frage, wie ein Tierheilpraktiker das Vorhandensein von Eierstöcken, Gebärmutter und Eileitern bei einem Hundewelpen feststellen will, führt der Lehrbrief in unmittelbarem Anschluss in die Besonderheiten der Chromosomenlehre ein: „Auf den Chromosomen liegen die Gene. Die Information für die Entwicklung und spezifischen Funktionen der Zellen und Geweben ist in den Genen niedergelegt. Grundlage der Gene sind die komplexen, langkettigen DNS-Moleküle (Anm.: Desoxyribonukleinsäure wird in der internationalen Literatur als DNA (A für acid = Säure) abgekürzt). Die DNS setzt sich aus zwei Nukleinsäureketten zusammen, die in Form einer Doppelhelix schraubenförmig um eine gedachte Achse gewunden sind. Die Bausteine der DNS sind Nucleotidbasen, ein Zucker (Desoxyribose) und Phosphatreste. Die Reihenfolge der Basen im DNS-Molekül ist der Code für die genetische Information."[70] Was das alles mit besagtem Cockerspanielwelpen zu tun haben soll, bleibt im Dunkeln.

Auch die an die Schulleitung einzureichenden (multiple-choice-)Fragebögen zur Überprüfung des Kenntnisstandes suggerieren Wissenschaftlichkeit: „Wie heißen die Muskeln, die

Körperöffnungen verschließen können? a) Flexores, b) Extensores, c) Sphinkteres, d) Rotatores, e) Abduktores". Auf demselben Prüfungsbogen finden sich freilich auch Fragen wie: „Der Hund hat an seinen Vorderpfoten a) 5 Zehen, b) 4 Zehen, c) 6 Zehen".[71]

Die drei Wochenendseminare zu den Themen Anamnese/Untersuchung, Injektionstechniken/Notfallmedizin und Labor/Praxismanagement, die in privaten Tierheilpraxen stattfinden, erweitern die veterinärmedizinische Kompetenz der Teilnehmer nur unwesentlich; im Übrigen sind sie nicht obligat zu absolvierender Bestandteil des Lehrganges. Ebensowenig können die optional angebotenen (und eigens zu bezahlenden) Wochenendseminare etwa zu Hydro-, Bioresonanz- oder Bach-Blütentherapie beziehungsweise zu den Themen „Akupressur beim Hund" oder „Trigger-Point-Massage für Pferde" als seriöse Fachqualifikation gelten. Die Wochenenden umfassen jeweils neun Ausbildungsstunden.

Zusätzlich zu besagter Tierheilpraktikerausbildung kann der *BTB*-Studierende sich in „Klassischer Homöopathie" beziehungsweise „Phytotherapie" fortbilden: die 30 Tierheilpraktiker-Lehrbriefe werden insofern um jeweils 12 Lehrbriefe erweitert. Diese Zusatzlehrbriefe sind keineswegs veterinärspezifisch angelegt, vielmehr handelt es sich um exakt die gleichen Kurse, die auch für Humanheilpraktiker und sonstige Interessierte angeboten werden. Die Kosten erhöhen sich bei der Ausbildung zum „Tierheilpraktiker mit zusätzlicher Fachrichtung 'Heilpflanzentherapie'" auf 3.914 Euro (einschließlich 380 Euro für Fachliteratur sowie 384 Euro für die drei Wochenendseminare), bei der Ausbildung „mit zusätzlicher Fachrichtung 'Homöopathie'" auf insgesamt 3.974 Euro. Dafür bietet das *BTB* seinen Kursabsolventen kostenfreie Weiterbildungs-, Berufs- und Existenzgründungsberatung an, dazu die Möglichkeit eines Praktikums in einer der angeschlossenen Privat-Tierheilpraxen. (Anfang 2005 führte das *BTB* als Neuerung einen Fernlehrgang „Klassische Veterinärhomöopathie" ein, bestehend aus 12 Lehrbriefen plus optional zu absolvierendem Wochenendseminar. Kosten, einschließlich Diplomurkunde: 1.296 Euro, zuzüglich 300 Euro Fachliteratur plus 128 Euro für das Seminar. Derselbe Lehrgang, allerdings ohne Wochenendseminar, wird auch als „Fachfortbildung für Tierärzte" angeboten. Auch die Ausbildung zum „Tierheilpraktiker mit zusätzlicher Fachrichtung 'Homöopathie'" wurde entsprechend modifiziert: den 30 Tierheilpraktiker-Lehrbriefen werden nunmehr die 12 Lehrbriefe „Klassische Veterinärhomöopathie" angehängt. Zudem umfasst der Kurs nunmehr vier, statt wie bisher drei, fakultativ zu abolvierende Wochenendseminare.[72])

Ausdrücklich wirbt das *Bildungswerk für therapeutische Berufe* mit „staatlicher Kontrolle und Zulassung" sämtlicher angebotenen Lehrgänge: diese würden „im Auftrag der *Staatlichen Zentralstelle für Fernunterricht* (ZFU) in Köln von unabhängigen Gutachtern geprüft. (...) Nur wenn allen fachlichen, didaktischen und formalen Qualitätsanforderungen entsprochen wird, wird ein Lehrgang staatlich zugelassen." Wie die *ZFU* indes klarstellt, werde „lediglich geprüft, ob die Materialien geeignet sind, auf das definierte Lehrgangsziel hinzuführen, die Vertragsformulare den gesetzlichen Bestimmungen entsprechen und die Beschreibung des Fernlehrgangs, die Interessenten auf Anfrage zugesandt bekommen, den Lehrgang korrekt beschreibt. Nicht geprüft wird in diesem Zusammenhang das Lehrgangsziel." Mit der Zulassung werde insofern lediglich bestätigt, dass der jeweilige Lehrgang geeig-

net sei, auf *die vom Anbieter definierte* Tätigkeit vorzubereiten: „Eine Bewertung des Gegen-
standes des Kurses ist damit nicht verbunden." Und selbstredend bedeute die Zulassung
eines Fernlehrganges keine staatliche Anerkennung des jeweiligen Tätigkeitsbildes.[73] Laut
*ZFU* sei im Übrigen gegen eine Zulassung des *BTB*-Lehrganges „Tierheilpraktiker" nichts
einzuwenden gewesen, da in diesem „Wissen seriös unter Überwindung räumlicher Distanz
vermittelt und der Lernerfolg kontrolliert werden" könne.[74] Das gleiche gilt für die *ZFU*-
zugelassenen „kombinierten Ausbildungen" des *BTB* zum „Tierheilpraktiker mit zusätzlicher
Fachrichtung 'Klassische Homöopathie'" respektive „Fachrichtung 'Phytotherapie'", für die
jeweils zwei „Diplome" ausgestellt werden.


## 3.8.   med-con

Unter der Bezeichnung *med-con* bietet seit Anfang 2003 der Wattenscheider Geschäftsmann
Wolfgang Lammery (vermutlich ein Pseudonym) einen Consultingservice für Dienstleister
des alternativen Gesundheits- und Wellnessmarktes an. Der Service besteht vor allem in
rechtlicher und betriebswirtschaftlicher Beratung, zu der Lammery seine Kundschaft vor Ort
aufsucht (960 Euro/Tag plus Reisespesen). Zur *med-con*-Klientel zählen sowohl Heilpraktiker mit formaler Zulassung zur Ausübung der Heilkunde als auch Alternativ-, Geist- und
Wunderheiler, die weder über eine Ausbildung noch eine Zulassung verfügen.

Auf einer weitläufigen Webseite sowie in wöchentlich per eMail versandten *Newsletters*
erteilt Lammery kostenfreien Rat zu jeder nur erdenklichen Frage des Gesundheitswesens:
von „verschwiegenen Impfschäden" und sonstigen „Lügen der Ärzte" über „Bioenergiekyber-
netik" und „Heilung durch Engel" hin zu „Busenvergrößerung durch Reiki". Daneben vertreibt er eine Vielzahl selbstverfasster Bücher und Broschüren und ist in zahllosen www-
Gesundheitsforen aktiv. Seine Auslassungen und Kommentare sind streckenweise von keinerlei Fachkenntnis angeflogen – er gibt als Berufsbezeichnung „Medical Consult" an –, was in
einzelnen Foren auf teils vehementen Widerspruch stößt: der Frankfurter Kinderarzt Ralf
Behrmann etwa bezeichnet ihn öffentlich als „zynischen Dummschwätzer", „hemmungs-
losen Volksverblöder" und „gefährlichen Psychopathen". (Anfang 2005 erstattete Behrmann
Strafanzeige gegen Lammery beziehungsweise den seinen Recherchen zufolge hinter diesem
Namen operierenden Geschäftemacher Werner Korotin. Unmittelbar darauf verschwand
dieser von der Bildfläche.)[75]

Das Schwergewicht der publizistischen Tätigkeit Lammerys liegt – neben wiederkehren-
den Ausfällen gegen die Schulmedizin und ihre Vertreter – in Anregungen zu rechtlicher
Absicherung und wirtschaftlicher Optimierung des Alternativheilermarktes. Seitenweise stellt
er einschlägige Gesetzestexte und Urteile ins Netz, Arzneimittel-, Gewerbe-, Gebühren- und
Preisangabenverordnungen, Geschäftsbedingungen, Behandlungsverträge und vieles mehr.
Heilern ohne heilpraktische Formalzulassung eröffnet er die Möglichkeit, über einen von
ihm entwickelten Fernlehrgang (12 Briefe plus ein Unterrichtswochenende) die zum Beste-
hen der Prüfung erforderlichen Minimalkenntnisse zu erwerben (975 Euro) oder über die
Mitgliedschaft in einer von ihm begründeten *Arbeitsgemeinschaft Biopraktik* (AGBP) die

Bestimmungen des Heilpraktikergesetzes einfach zu umgehen: Die *AGBP* bescheinigt ihren Mitgliedern (gegen einen Aufnahme- und Jahresbeitrag von je 120 Euro sowie eine Zertifizierungsgebühr von 300 Euro), als „Biopraktiker" und insofern „*unterhalb* der klassischen Heilberufe Arzt und Heilpraktiker und außerhalb der staatlich reglementierten Heilhilfs- und Heilnebenberufe" tätig zu sein.[76] Biopraktiker verfolgten *per definitionem* keine Heilungsabsicht und unterlägen deshalb nicht den rechtlichen Bestimmungen zur Ausübung der Heilkunde. So sei beispielsweise Akupunktur, gleichwohl „nach der Verkehrsauffassung grundsätzlich Heilverfahren [als] Biopraktische Akupunktur - ohne Heilanspruch und ohne Verwendung von Akupunkturtafeln - grundsätzlich ausübbar und zertifizierbar". Auch „Biopraktisches Reiki" sei nach Zertifizierung durch die *AGBP* „rechtssicher möglich," desgleichen Biopraktische Ayurveda-, Shiatsu-, Craniosakral- oder Dorn-Therapie. Selbstredend zertifiziere die *AGBP* auch Geistheiler: „Damit kann dann der Beruf eines Biopraktikers - Fachgebiet Geistheilung - als Gewerbetreibender legal ausgeübt werden. Eine Heilpraktiker-Zulassung ist dann nicht erforderlich. Mit der Zertifizierung erhält der Geistheiler eine Bescheinigung für das Gewerbeamt, das Finanzamt und die Berufsgenossenschaft und fallweise für das Gesundheitsamt."[77]

Nahtlos ins Bild passt Lammerys Angebot für Tierheilpraktiker, deren Tätigkeit er von der des Humanheilpraktikers abgrenzt mit der Begründung, dass letztere „ein spezielles Wissen oder eine spezielle persönliche Befähigung voraussetzt. Das ist beim Tierheilpraktiker grundsätzlich nicht gegeben." Denn: „Tierheilpraktiker kann jeder ohne Ausbildung und behördliche Zulassung sein, der sich hierzu berufen fühlt." Es handle sich bei der Tierheilpraktik insofern um eine „Tätigkeit im Sinne der Gewerbeordnung und nicht etwa wie beim Menschenheilpraktiker um einen freien Beruf. (...) Um diese Schwierigkeiten der Zuordnung rechtssicher zu umschiffen, haben wir den Beruf des Tierheilpraktikers unter dem Dach des allgemeinen Berufs Biopraktiker eingeordnet, so dass durch die Arbeitsgemeinschaft Biopraktik (AGBP) auch eine Standesvertretung möglich ist."[78]

Die Ausbildung zum „Biopraktischen Tierheilpraktiker" umfasst drei Lehrbriefe (1. Berufs- und behandlungsrechtliche Bestimmungen, 2. Arzneimittelrechtliche Bestimmungen für die Behandlung von Tieren, 3. Anwendung alternativ- und komplementärmedizinischer Verfahren in der Tierheilkunde), deren Basiskosten, einschließlich Anmeldegebühr, bei 384 Euro liegen. Nach richtiger Beantwortung der jedem der Lehrbriefe angehängten (Banal-) Fragen wird eine „Vorläufige Zertifizierung für den Beruf Tierheilpraktiker (AGBP)" erteilt (30 Euro), die nach Absolvieren eines eintägigen Praxisseminars sowie einer mündlichen Prüfung zur endgültigen Zertifizierung umgewandelt wird. Diese stelle den Nachweis dar, „dass Sie den Beruf [des Tierheilpraktikers] sach- und fachgerecht ausüben können" (180 Euro). Gegen eine Aufnahme- und Jahresmitgliedsgebühr von je 120 Euro kann der fertige Tierheilpraktiker Mitglied in der *Arbeitsgemeinschaft Biopraktik* werden und sich hinfort „Biopraktiker" oder „Biopraktischer Tierheilpraktiker" nennen. Zudem erhält er eine Bescheinigung für die Gewerbebehörde, dass er nun ebendies sei und dass seine Tätigkeit „in fachlicher Hinsicht von der AGBP - auch bezüglich der Abgrenzung zum Heilbegriff - getragen und überprüft wird".[79]

Seit Ende 2004 kann man sich über den Erwerb von drei Lehrbriefen auch als „AGBP-Tierschutzbevollmächtiger" zertifizieren lassen. Wozu dies gut sein soll - außer dass der solchermaßen Zertifizierte eine beeindruckende „Urkunde" erhält und sich den Begriff als „Berufsbezeichnung" auf seine Visitenkarten drucken lassen kann - ist nicht erschließlich. Die Kosten liegen bei 586 Euro.

### 3.9.  Impulse-Schule für freie Gesundheitsberufe

Die in Wuppertal ansässige *Schule für freie Gesundheitsberufe* (SfG) versteht sich ausschließlich als Fernlehrinstitut. Die angebotenen Studiengänge führen zu den Berufszielen „Gesundheitsberater", „Heilpraktiker", „Psychologischer Berater" und „Tierheilbehandler"; daneben gibt es einen Kurs in „Psychotherapie".[80]

Die *SfG* dient seit 1997 als Aus- und Weiterbildungsarm des Anfang der 1990er begründeten *Impulse e.V.*, eines privaten Vereins, der laut Selbstauskunft „interessierten Menschen Kenntnisse und Fähigkeiten in den Bereichen Gesundheitsvorsorge und Gesundheitsentwicklung unter einem ganzheitlichen Denkansatz zu vermitteln" bestrebt ist.[81]

Die angebotenen Lehrgänge bestehen durchwegs aus einem Paket von Lehrbriefen mit einzusendenden Testaufgaben sowie einer Anzahl an Präsenzseminaren. Die Ausbildung zum „Psychologischen Berater" beispielsweise umfasst achtzehn Briefe plus acht Seminartage und kostet 1.215 Euro; der auf die amtsärztliche Überprüfung vorbereitende Kurs „Psychotherapie" umfasst zwölf Briefe plus zwei weitere Seminartage. Kosten: 780 Euro.

Die Ausbildung zum „Tierheilbehandler" erfolgt über vierundzwanzig Lehrbriefe „mit Übungsaufgaben sowie Einsendeaufgaben, die von Ihren Dozenten korrigiert werden". In den Briefen „mit einem durchschnittlichen Umfang von 55 Seiten" werden laut Studienplan „Anatomie, Physiologie, Krankheitslehre, Behandlungsmöglichkeiten mit naturheilkundlichen Mitteln, Untersuchungsmethoden, Injektionstechniken, Labormedizin, Praxisführung" vermittelt. Hinzu kommen sechs jeweils 9-stündige Wochenendseminare, die verteilt über zwei Jahre an verschiedenen Studienorten absolviert werden können. In diesen Seminaren werden die „für die Ausbildung unverzichtbaren praktischen Kenntnisse erworben". Im Klartext: Die *praktische* Ausbildung des *SfG*-„Tierheilbehandlers" findet in exakt 54 Unterrichtsstunden statt.

Die Kosten für den Lehrgang liegen, einschließlich aller Studienmaterialien, Seminar- und Prüfungsgebühren, bei 1.620 Euro (zuzüglich 82,80 Euro für Fachliteratur). Die eigens herausgestellte Zulassung des Kurses durch die ⇨ *Staatliche Zentralstelle für Fernunterricht* (ZFU) in Köln besagt, wie bereits dargestellt, nicht viel. Eine Bewertung des Kursgegenstandes ist damit jedenfalls nicht verbunden.[82]

### 3.10.  Heilpraktikerschule Richter

Die 1985 begründete *Heilpraktikerschule Richter* in Kenzingen bei Freiburg führt neben der szeneüblichen Ausbildung zum Heilpraktiker (288 Std./2.160 Euro)[83] eine Vielzahl einschlägiger Sonderseminare im Sortiment, beispielsweise Akupunktur (30 Std./310 Euro), Craniosakraltherapie (15 Std./150 Euro) oder Feng-Shui (8 Std./80 Euro); ein Kurs in Eigenbluttherapie umfasst vier Unterrichtsstunden (45 Euro), einer in Schröpfen und Baunscheidtieren dreieinhalb (40 Euro) und einer in Blutegeltherapie drei Stunden (30 Euro).

Die seit Ende der 1990er angebotene Ausbildung zum Tierheilpraktiker gliedert sich in
einen fünf mal fünf Stunden umfassenden Grundkurs und einen ebenso umfänglichen Aufbaukurs. Im Grundkurs kann der Schüler aus sieben verschiedenen Themenblöcken (à 5 Std.)
jene fünf auswählen, die ihm am meisten zusagen: 1. Atem- und Herzkreislaufsystem, 2.
Verdauungssystem und Haut, 3. Harnsysteme und Geschlechtsorgane, 4. Nervensystem und
Sinnesorgane, 5. Bewegungsapparat (jeweils einschließlich Anatomie, Krankheitslehre und
naturheilkundlicher Behandlungsmöglichkeiten), 6. Homöopathie, Bach-Blütentherapie,
Phytotherapie, Ernährungslehre nach der Traditionellen Chinesischen Medizin, 7. Akupressur von Hund und Katze. Laut Studieninformation müsse der Schüler „keine Themen belegen und bezahlen, die für ihn nicht von Interesse sind". Ein Einstieg in die regelmäßig sich
wiederholenden Grundkursblöcke ist jederzeit möglich. Der Aufbaukurs umfasst nur fünf
Themenblöcke (à 5 Std.), die komplett zu absolvieren sind: 1. Isopathie/Sanum-Therapie
nach Enderlein, 2. Aura-Lesen und Farbtherapie, 3. Traditionelle Chinesische Medizin einschließlich Akupunktur und Moxatherapie, 4./5. Homöopathie I und II.

Nochmal zur Verdeutlichung: die jeweiligen Themenblöcke, beispielsweise „Harnsysteme
und Geschlechtsorgane", werden samt einschlägiger Krankheiten und Funktionsstörungen
sowie deren naturheilkundlicher Behandlungsmöglichkeiten (zumindest von Hunden und
Katzen, im genannten Beispiel auch noch beiderlei Geschlechts), in fünf Unterrichtsstunden
abgehandelt; und wer sich dafür nicht interessiert, braucht sich überhaupt nicht damit zu
befassen. Auch die Traditionelle Chinesische Medizin wird, einschließlich Akupunktur und
Moxabehandlung, in fünf Stunden vermittelt. Die Kosten der Gesamtausbildung liegen bei
810 Euro.[84]

Als besonderes Kennzeichen ihrer Schule führt Leiterin Isolde Richter die „fundierte,
umfassende, verantwortungsvolle Ausbildung" an, die der Schüler geboten bekomme sowie
den Umstand, dass die einzelnen Kurse „trotz des hohen Ausbildungsniveaus äußerst preisgünstig" gehalten seien. Zum Dozententeam der Schule zählt die mit Abstand bekannteste
Tierheilerin des deutschsprachigen Raumes, die Tierkinesiologin ⇨ Rosina Sonnenschmidt,
die Sonderkurse in Homöopathie und Biochemie nach Schüßler anbietet.

## 3.11.  Deutsche Paracelsus-Schulen für Naturheilverfahren

Mit über fünfzig Filialen gelten die Ende der 1970er etablierten *Deutschen Paracelsus-Schulen für Naturheilverfahren* (DPS) als die mit Abstand größte Aus- und Fortbildungseinrichtung für alternative Heilkunde im deutschsprachigen Raum. Neben den „klassischen" Ausbildungsgängen zum Heilpraktiker (8.598 Euro zzgl. Studienmaterial) beziehungsweise zum
heilpraktischen Psychotherapeuten (6.996 Euro) führt *Paracelsus* Sonderqualifikationen in
jedem nur denkbaren Alternativheilverfahren im Sortiment: von Chiropraktik, Homöo-

pathie und Familienstellen nach Hellinger hin zu Ayurveda, Qi-Gong und Chinesischer Phytotherapie. Hinzu kommen Schulungsangebote in Fußreflexzonenmassage, Autogenem Training, Klang-, Hypnose- und Craniosakraltherapie, in Voice Dialogue, Shiatsu, NLP und weiteren einschlägigen Praktiken; auch zum „Anti-Aging-Trainer", „Facial Balancing Practitioner" oder „Beauty- und Wellness-Spezialisten" kann man sich ausbilden lassen (letztgenannter Kurs beispielsweise dauert 16,25 Tage und kostet 1.950 Euro). Den Kern des *Paracelsus*-Angebotes bildet indes eine umfangreiche Palette ausdrücklich esoterischer Diagnose- und Heilverfahren: Aromatherapie, Astrologie, Aura-Lesen, Bach-Blüten, Bioenergetik, Bioresonanztherapie, Chakrenheilung, Channeling, Dunkelfelddiagnostik, Edelsteintherapie, Edu-Kinestetik, Energetische Heilarbeit, Enneagramm, Farblichtpunktur, Feng-Shui, Handlesen, Hellsehen, Holistic Breath, Irisdiagnostik, Kartenlegen, Kinesiotherapie, Lunatismus, Mentalfeldtherapie, Metaphysisches Heilen, Numerologie, Pendeln, Psychophysiognomie, Reiki, Reinkarnationstherapie, Schamanismus, Spirituelle Lebensberatung, Tibetische Heilkunde, Traditionelle Chinesische Medizin (TMC), Wünschelrutentest und andere mehr.[85] Im Internet firmiert *Paracelsus* denn auch ausdrücklich als „Forum für Naturheilkunde, Psychotherapie und Esoterik".[86] (Es erübrigt sich der Hinweis, dass der klinische Wert der angeführten [Esoterik-]Verfahren bei null liegt.[87])

Selbstredend führen die *Paracelsus*-Schulen auch eine Ausbildung zum Tierheilpraktiker im Angebot, die an 29 Studienorten - in jeder größeren Stadt der BRD - absolviert werden kann. Sie besteht aus 31 Tagesseminaren, davon acht Tage Praxis, verteilt auf eineinhalb Jahre. In der Summe umfasst die gesamte Ausbildung nicht mehr als 168 Unterrichtsstunden. Laut Studieninformation erlerne der künftige Tierheilpraktiker in diesen Seminaren, „die Tiere zu untersuchen und Krankheitszeichen sicher zu interpretieren, um eine ganze Reihe naturheilkundlicher Erfolgstherapien zu Einsatz zu bringen". Dazu zählen: Akupunktur, Bach-Blütentherapie, Chirotherapie, Diätetik, Homöopathie, Hydrotherapie, Kinesiologie, Massagen, Neuraltherapie und Phytotherapie. Bei acht Praxistagen bleiben pro angeführtem Therapieverfahren im Durchschnitt weniger als fünf Stunden praktischer Ausbildung. Gleichwohl heißt es im Ausbildungsprospekt: „Hier wird (...) das Lebewesen als Ganzes gesehen und behandelt: Nicht die Symptome sollen überdeckt, sondern die Ursache von Störungen und Krankheiten erkannt und für immer beseitigt werden." Der sonstige Unterricht beinhaltet Anatomie und Pathologie von Pferd, Hund, Katze, Vogel und Reptil, Notfallmedizin, Labor, Erste Hilfe, Tierpsychologie, Verhaltenslehre sowie Berufs- und Gesetzeskunde.[88] Nochmal zur Verdeutlichung: die Pathologie von Hund und Katze, ebenso wie die von Vogel und Reptil, wird in jeweils sechs Unterrichtsstunden abgehandelt. Kosten, einschließlich eines repräsentativen Zertifikates: 3.490 Euro.[89] Mit dem ⇨ *Verband deutscher Tierheilpraktiker e.V.* unterhält *Paracelsus* einen (haus)eigenen Berufsverband.

In erstaunlich scharfer Formulierung wendet sich die *Österreichische Tierärztekammer* gegen den Versuch der *Paracelsus*-Schulen, „auf der Jagd nach Kundschaft" ins Land zu drängen und dabei den Umstand einfach zu ignorieren, „dass sowohl Ausbildung wie Berufsausübung eines 'Tierheilpraktikers' in Österreich ungesetzlich ist (...). Überdies sind die angebotenen Kurse horrend teuer, wobei die Leichtgläubigkeit von Menschen, die eine Zuneigung zu Tieren haben und ihnen helfen wollen, schamlos ausgenützt wird. Gefahr droht den solcherart behandelten Tieren, weil Tierheilpraktiker mangels des Wissens über die ethologischen Grundlagen der Tierheilkunde sich bei der Behandlung von Tieren neben der Illegalität am Rande der Scharlatanerie bewegen. Das Tierarztstudium ist nicht umsonst das längste Studium, gilt es doch Wissen über die ungeheure Vielfalt der Tierwelt zu erlernen. (...) Man kann sicher sein, dass ein Schnellsiederkurs à la 'Paracelsus-Schulen' eine 12-15-semestrige konsequente wissenschaftlich fundierte und gegenüber ganzheitlichen Sichtweisen offene universitäre Ausbildung nicht ersetzen kann. Die Kursteilnehmer haben keine Hoffnung auf legale Berufsausübung. Laienhafte Behandlungsversuche sind nicht nur ungesetzlich, sondern schaden dem Wohlbefinden der Tiere mehr als sie nützen. Ausbildungswillige und Tierhalter seien gleichermaßen vor 'Paracelsus-Methoden' gewarnt."[90] (Auch anderweitig stehen die *Paracelsus*-Schulen seit je in der Kritik: jede Menge Beschwerden von Kursteilnehmern, die sich von den Versprechungen der Hochglanzprospekte getäuscht fühlen, den eingegangenen Vertrag aber nicht mehr kündigen könnten, liegen vor.[91])

Neben der „großen" Tierheilpraktikerausbildung bieten die *Paracelsus*-Schulen eine Reihe tiertherapeutischer Fachausbildungen an: Homöopathie (4 Tage/380 Euro), Tellington-TTouch/Reflexzonentherapie (6 Tage/590 Euro) oder Hunde- respektive Pferdephysiotherapie (10 Tage/900 bzw. 1.300 Euro). Hinzu kommen zahlreiche ein- bis zweitägige Aus- und Fortbildungsseminare: Laserakupunktur, Massage, Bach-Blüten-, Licht- und Farbtherapie, Kinesiologie, Shiatsu, Moxa, Reiki und anderes mehr. Die Kosten der Kurse liegen zwischen 90 und 220 Euro. Selbst zum zertifizierten „Hundeführer/Kynologen" kann man sich bei *Paracelsus* schulen lassen: „In dieser Ausbildung wird (...) das Wissen in Theorie und Praxis vermittelt, das einen guten Kynologen ausmachen sollte. Um sich von den herkömmlichen Hundeschulen, Hundeführern und Hundetrainern zu unterscheiden, muss man in der Lage sein, das Verhalten und Denken eines Hundes und das gemeinsame Leben im Rudel zu verstehen" [sic!]. Die Ausbildung ist in knapp eineinhalb Wochen zu absolvieren: sie umfasst vier aufeinanderfolgende Tage Theorie sowie fünf mal vier Stunden Praxis und beläuft sich auf 680 Euro. Mit dem *Paracelsus*-Zertifikat - genausogut aber auch ohne - kann jedermann eine eigene Hundeschule eröffnen.

Seit 1997 finden sich auch Ausbildungsgänge zum zertifizierten „Tierpsychologen" im Programm. Sie dauern je fünf Tage und kosten 550 Euro. In eigenen Lehrgängen von ebenfalls fünftägiger Dauer kann man sich auch artenspezifisch ausbilden lassen: der Kurs „für Pferde" umfasst 79 Unterrichtsstunden (à 45 Min./1.195 Euro), „für Katzen" 96 (1.450 Euro) und „für Hunde" 104 (1.570 Euro). (Wie 104 Unterrichtsstunden in fünf Schulungstagen mit Unterrichtszeit von 10-17 Uhr untergebracht werden sollen, bleibt das Geheimnis von Heilpraktiker Friedrich Bartl, der die jeweiligen Lehrgänge leitet; ganz abgesehen von der Frage, wie man Laien in fünf Tagen [netto max. 35 Stunden] zu fachkundigen „Tierpsychologen" qualifizieren will, die laut Kursprogramm kompetente Hilfe „bei Erziehungsfragen und Fragen der artgerechten Haltung" zu leisten befähigt seien und von denen „Verhaltensstörungen (...) erkannt und mittels der Lerntheorie therapiert" werden könnten.[92]) Weitere Kurse „Tierpsychologie für Hunde und Katzen" stehen unter der Leitung einer Reiki-Praktikerin Andrea Michels oder einer Andrea Delveaux, die als Qualifikation für ihre Dozententätigkeit den akademischen Grad eines „Bachelor of Animal Psychology" anführt (den sie an der Pseudohochschule ⇨ *Open University of Veterinary Science [VetSchool London]* erworben hat).[93] Unter dem Pseudograd eines „Doctor of Veterinary Science" (verliehen von der gleichen Einrichtung) bietet eine Tierheilpraktikerin Katrin Julia Fiegert Ausbildungen in Tierakupunktur an. „Sterbebegleitung für Hunde" dauert zweieinhalb Stunden (!) und kostet 40 Euro.[94]

### 3.12.   raum&zeit-akademie

Ein etwas aus dem Rahmen fallendes Konzept verfolgt die oberbayerische *raum&zeit-akademie*, die sich dem Lebenswerk des Wiener Naturheilers und Wünschelrutengängers Erich Körbler (1938-1994) verpflichtet sieht. Dieser hatte in seinem als „Neue Homöopathie" bezeichneten Therapieansatz alles und jedes zusammengemengt, was die Alternativheilerszene an „feinstofflichen" oder auch „ganzheitlich-energetischen" Verfahren zu bieten hat: von Aura-Reading (= Diagnose des Ätherkörpers), Bioenergetik und Chakrenarbeit hin zu Farb-, Klang- und Rhythmustherapie, Homöopathie, Kinesiologie, Radiästhesie, Elementen der Traditionellen Chinesischen Medizin (TCM) und Zilgrei (= yogaähnliches Verfahren der „Haltungskorrektur"), versehen mit einem wirren Theorieüberbau aus esoterischer, paramedizinischer und und pseudoquantenphysikalischer Begrifflichkeit. Sehr zu Recht wurde von Körblers Konzept keinerlei wissenschaftliche Notiz genommen, ebensowenig von seiner Erfindung einer Einhand-„Universalrute", einem radiästhetischen Messinstrument, mit dem die „Welt der Energie- und Informationssysteme zwischen Mensch und Natur" erschlossen werden könne. Die „Körbler®-Universalrute" besteht aus einem hölzernen Handgriff, an dem eine etwa 40 cm lange Stahlfeder mit einer kleinen Kugel am Ende befestigt ist.

Verlautbarungsorgan der Körbler-Anhänger ist die Zeitschrift *raum&zeit*, die sich, herausgegeben im hauseigenen *ehlers*-Verlag, zur Aufgabe gemacht hat, „Informationen zu veröffentlichen, die besonders von Fachzeitschriften, aber auch von den Massenmedien verschwiegen werden". Dazu zählen neben teils hanebüchensten „Erkenntnissen" zu Elektrosmog, Gentechnik oder AIDS mithin auch Informationen über den so genannten PSYPHY-*biometer*, das „einzige Gerät auf dem Weltmarkt", über das sich im Handumdrehen das zur jeweiligen Erkrankung passende Homöopathikum samt bestwirksamer Potenz ermitteln lasse.[95] Tatsächlich lässt sich über das physikalisch völlig unsinnige Gerät *überhaupt nichts* ermitteln. Ebenso unsinnig sind die sonstigen Körbler-Produkte, die über einen eigenen *raum&zeit*-Versandhandel vertrieben werden: verschiedene Wünschelruten, ein Set Bach-Blüten-ähnlicher „Körbler®-Baumblüten" oder eine „Lebensmittelregenerationsscheibe", die als „graphischer informationsphysikalischer Regenerator mit dem Gravitationsäther" interagiere und dadurch eine „signifikante Anreicherung mit Biophotonen bewirke; durch dergestalt angereicherte Nahrungsmittel „verbessert sich der Lichtstoffwechsel des Körpers, zugleich werden gespeicherte Schadstoffinformationen, die sich (...) als Linkszirkularität zeigen, gedämpft". Darüber hinaus gibt es Körbler®-Betttücher und -Kopfkissenbezüge, die wahlweise mit kleinen Kreuzen oder Ypsilonzeichen bedruckt sind: Die Kreuze seien in der Lage, energetische „Störinformationen" fernzuhalten, die Ypsilonzeichen hingegen bewirkten, dass der „Energiefluss im Körper wieder kohärent wird", denn: „nicht umsonst haben Proteine, die Viren bekämpfen, die Form eines Ypsilons. Sie laden nämlich damit die Zelle mit Energie auf, so dass kein Virus eindringen kann." Nicht zuletzt werden verschiedene Nahrungsergänzungsmittel angeboten, die bei Mensch, Tier und Pflanze zur „Stärkung des Immunsystems" beitrügen: das Präparat *Animal Biosa* beispielsweise „für Ihren Liebling zu Hause" führe zu „niedrigeren Sterblichkeitsraten v.a. bei Jungtieren und gesunkenen Tierarztkosten". Kosten: 34,50 Euro pro 1000ml, Wirknachweis: null.[96]

Die *raum&zeit-akademie*, bekannt auch als *naturwissen Ausbildungszentrum für Lebens-Energie und Biophysikalische Medizin*, führt Lehrgänge zum „Diplomierten Lebens-Energie-Berater/LEB®" beziehungsweise „Lebens-Energie-Therapeuten/L-E-T®" im Angebot (letztere für Teilnehmer mit Zulassung zur Ausübung der Heilkunde). Im Zuge der einzelnen Ausbildungsgänge, so Akademieleiter Ölwin Pichler, lerne man, „was Schulen und Universitäten nicht lehren: Hier lernen Sie, die Lebens-Energie-Prozesse grundlegend zu verstehen. Wer die Naturgesetze kennt und richtig anzuwenden weiß, kann ganzheitlich denken und handeln, zum eigenen wie zum Wohle aller lebendigen Systeme. (...) Sie lernen dabei Ihre sensitiven und medialen Begabungen ebenso wie Ihre Heilbegabung zu Ihrem wie zum Nutzen anderer zu entfalten."[97]

Die *naturwissen*-Kurse sind in aufeinander aufbauende und fortlaufend wiederholte Module unterteilt, die der einzelne Teilnehmer in individueller Zeitplanung durchlaufen kann. Die Module bestehen aus zwei- bis dreieinhalbtägigen Unterrichtseinheiten, zur Diplomierung in einem der fünf angebotenen Fächer sind zwischen vier und sechs solcher Module zu absolvieren. Die Ausbildung zum „Diplomierten Lebens-Energie-Berater/Neue Homöopathie nach Erich Körbler/LEB®/N.H." (11 Tage/1.555 Euro) beinhaltet vor allem den Umgang mit der „Körbler®-Universalrute", mit der „störende Umweltfaktoren" erkannt und ausgeglichen werden könnten; insbesondere erlerne man das „Aufspüren von geopathogenen Strahlungen" und erhalte einen „Einblick in die Chaostheorie, die Entropie und Negentropie, die Selbstorganisation von lebenden Organismen und die fraktale Dimension der Natur und des menschlichen Körpers". Der Kurs zum „Diplomierten Lebens-Energie-Therapeuten/Neue Homöopathie nach Erich Körbler/L-E-T®/N.H." (18 Tage/2.395 Euro) führt darüber hinaus in die Traditionelle Chinesische Medizin ein, größte Aufmerksamkeit wird dabei dem von Körbler entdeckten „Psychomeridian" zugemessen; hinzu kommen Aura- und Chakrenarbeit sowie der Einsatz der (Bach-Blüten-ähnlichen) „Körblerschen Baumblüten®". Die erworbenen Fertigkeiten mit der „Körbler®-Universalrute" können über einen entsprechenden Aufbaulehrgang vertieft werden, der mit einem eigenen Diplom als „Radiästhetischer Lebens-Energie-Berater/Energetisch-Therapeutische Radiästhesie - VIGOR VITAE/LEB®/R" abschließt (20 Tage/2.750 Euro); der Kurs kann auch eigenständig belegt werden.[98]

Ein weiterer Ausbildungsgang führt zum Abschluss eines „Diplomierten Lebens-Energie-Beraters für Körperbalance/NOWO-BALANCE®-Schulung für Körpertherapie/LEB®/K" (3x2,5 Tage/1.400 Euro), ein darauf aufbauender Kurs zum „Lebens-Energie-Therapeuten für Körperbalance/NOWO-BALANCE®-Systemische Körpertherapie/L-E-T®/K" (5x3,5 Tage/ 2.650 Euro). Unterrichtet wird ein von einem Franz Nowotny (=NOWO) entwickeltes Ver-fahren, das Elemente aus Ergotherapie und Krankengymnastik mit Yoga, Tanz und jeder Menge selbsterfundener Obskurantien kombiniert. Einzusetzen sei das Verfahren bei den „typischen und häufig auftretenden Krankheitsbildern aus Orthopädie, Chirurgie und Geriatrie", nämlich bei „Hüftarthrosen, Schultergelenksproblemen, Rückenschmerzen, Frakturen (...) Schlaganfall, Multipler Sklerose, Myositis, Nervenläsionen, Asthma... etc." Zudem lerne der Teilnehmer, „Trauma und psychische Störungen zu erkennen und in ge-eigneter Weise [zu] intervenieren".[99]

Eine vierte Fachrichtung dreht sich um „Medialität und Geistiges Heilen". Im ersten Teil des sechsmal vier Tage umfassenden Kurses werde der Teilnehmer laut Lehrplan „vom Hellfühlen und Hellhören über das 'Hellriechen und Hellschmecken', das natürlich auch möglich ist, bis zum Hellsehen spielerisch geschult". Das Konzept dieser „Schulung" basiert auf den Traktaten der so genannten Spiritisten, die gegen Ende des 19. Jahrhunderts ganz Europa mit ihrem gegenaufklärerischen Hokuspokus überzogen hatten - in erster Linie ging es ihnen um die Kontaktnahme mit den Seelen Verstorbener -, und deren Geisterséancen in einschlägigen Zirkeln, vor allem in England, bis heute am Leben erhalten wurden. Nach angeblich 15-jähriger Lehrzeit bei englischen Spiritisten und Geistheilern seien die *naturwis-sen*-Kursleiter ⇨ Rosina Sonnenschmidt und ⇨ Harald Knauss von diesen autorisiert worden, die Ausbildung zum „Diplomierten Sensitiven Lebens-Energie-Berater/Sensitivitäts- und Medialschulung/LEB®/S"anzubieten. In deren zweitem Teil lerne der Teilnehmer, „wie man mental Kontakt zu einem nicht anwesenden Menschen aufnimmt und wie man seinen In-spirationskanal für Heilenergie öffnet"; auch lerne man, „ Hände und Mentalkraft sensitiv zu gebrauchen", um „Heilenergie" senden zu können. Die Gesamtkosten des Kurses liegen bei 2.940 Euro.[100]

Seit Ende der 1990er führt die *raum&zeit-akademie* auch eine spezifisch veterinäre Aus-bildung im Programm. Der Kurs zum „Diplomierten Lebens-Energie-Berater für Tiere/ Sensitiv-radionische Tiertherapie/LEB®/T", entwickelt und angeleitet von besagter Geistheil-praktikerin Rosina Sonnenschmidt, dauert vier mal vier Tage und beläuft sich auf 2.060 Euro. (In der Anfangsphase umfasste die gesamte Ausbildung nur einen einzigen Viertage-block.) Im ersten Kursabschnitt erlerne der Teilnehmer das Erstellen einer „Ganzheitlichen Systemanalyse", die dazu verhelfe, das „Tier besser zu verstehen und in ihm mehr zu er-kennen als seine sichtbare Existenz. (...) Viele praktische Übungen dienen dazu, die eigene Sensitivität zu steigern, damit der Zugang zum Biofeld eines Tieres besser gelingt und damit die ganzheitliche Wahrnehmung optimiert wird." Die Übungen sind dem oben skizzierten Geistheilprogramm Sonnenschmidts entnommen. Die „Systemanalyse" erfolgt mittels Pendel und „Körbler®-Universalrute", desgleichen das „Austesten" von Futtermitteln und Medika-menten. Der zweite Abschnitt umfasst veterinäre Aspekte der Traditionellen Chinesischen

Medizin (TCM) sowie Farb- und Musiktherapie für Tiere. Vor allem die Musiktherapie stelle eine „effektive Heilmethode" dar: Der Kursteilnehmer erfahre, „warum eine Kuh so gerne Barockmusik, Hund und Katze gerne basslastige Musik, Vögel dagegen gerne sehr hell klingende Musik lieben. Pferde lieben Tanzmusik, weil sie rhythmische Bewegungstiere sind." Der dritte Block beinhaltet eine Ausbildung sowohl in Homöopathie als auch in „Systemischer Tieraufstellung"; in letzterer würden die „fundamentalen Erkenntnisse der 'Systemischen Familienaufstellung' nach Bert Hellinger auf die Tierhalter-Tier-Beziehung in seinem familiären Umfeld übertragen". Im vierten Ausbildungsteil erhalte der Teilnehmer Gelegenheit, die „erworbenen Fähigkeiten praktisch am Tier zu erproben".[101] Die Ausbildung zum „Diplomierten Lebens-Energie-Berater für Tiere/Sensitiv-radionische Tiertherapie/LEB®/T" umfasst exakt sechzehn Unterrichtstage.

Besonderen Zulauf erhält die LEB®/T-Ausbildung durch den Umstand, dass sie auf der deutschsprachigen Webseite des weltweit größten (Haus-)Tierfuttermittelherstellers *MARS Inc.* - Cesar, Frolic, Pedigree, Kitekat, Sheba, Whiskas, Winergy etc. - *redaktionell* beworben wird: „Schulungen für Tierhalter, Züchter, Tierheilpraktiker und interessierte Laien (...) finden bei der raum&zeit-Akademie in Wolfratshausen bei München statt. Diese Ausbildung (...) wurde entwickelt, damit mehr Gesundheitsvorsorge, mehr Früherkennung von Krankheiten, mehr Verständnis für die Beziehung von Mensch-Tier und mehr Sensitivität im Umgang mit Tieren möglich wird."[102] Neben LEB®/T bewirbt *MARS Inc.* auf seiner Ratgeberseite *mypetstop.com* nur noch eine weitere therapeutische Ausbildung: die zum ⇨ TTouch-Practitioner.

Kursleiterin Sonnenschmidt, die seit Ende der 1990er eine ganze Reihe alternativveterinärer Buchpublikationen vorgelegt hat, zählt zu den führenden Figuren der Tierheilerszene. Seit 2003 wird der LEB®/T-Kurs von ihrer langjährigen Assistentin, einer Tierärztin (!) namens Anke Domberg, geleitet. Sie selbst ist als Vortragsrednerin auf einschlägigen Kongressen und Symposien zugange und betreibt überdies eine eigene *Naturheilpraxis für Prozessorientierte Homöopathie und Therapeutische Kinesiologie* in Baden-Baden. Seit 2002 ist sie zudem stellvertretende Vorsitzende des *Dachverbandes Geistiges Heilen e.V.*

Zahlreiche LEB®-Tier-Praktiker bieten inzwischen ihre fragwürdigen Dienste an. Sie tun dies sowohl unter dem LEB®-Signet als auch unter den marktüblicheren (und lizenzgebührfreien) Bezeichnungen „Tierheilpraktiker", „Tiertherapeut", „Tierhomöopath" und dergleichen mehr.

## 3.13. Informations- und Ausbildungsstätten für ganzheitliche Therapien Bürschel

Die 1974 von dem Düsseldorfer Heilpraktiker Wolfgang Bürschel begründeten *Informations- und Ausbildungsstätten für ganzheitliche Therapien GmbH* (IAT) zählten über Jahre hinweg zu den marktführenden Schulungseinrichtungen in Nordrhein-Westfalen für Heilpraktiker, heilpraktische Psychotherapeuten, Lebens- und Eheberater etc.; Anfang der 1990er gelang es Bürschel gar, mit seinen an sieben Standorten vertretenen *Informations- und Ausbildungs-*

*stätten* zu den bundesweit führenden Einrichtungen ihrer Art aufzusteigen. Seit Mitte der 1990er standen auch Ausbildungen zum Tierheilpraktiker zu Gebot.

Ende der 1990er indes wurde es ruhiger um Bürschel, der als Professor und Doktor h.c. einer nicht näher ausgewiesenen Hochschule in Bolivien firmiert(e), seine bis dahin massive Werbepräsenz in den Medien nahm deutlich ab. Zeitweise schien er komplett von der Bildfläche verschwunden zu sein. Es ließ sich im Zuge der Recherchen zu diesem Buch zunächst nicht einmal zweifelsfrei ermitteln, ob die „Bürschel-Schulen", die in der *online*-Datenbank der *Bundesagentur für Arbeit* Anfang 2005 mit nicht weniger als zehn offiziellen Einträgen beworben wurden,[103] überhaupt noch existierten. Auf Bürschels Homepage www.iat-heilpraktikerschulen.de ließen sich jedenfalls keine verlässlichen Angaben finden. Mehrfache schriftliche Anfragen blieben unbeantwortet, am Telephon wollte Bürschel, den es, wie sich insofern herausstellte, noch gab, keine Auskunft über seine Schulen erteilen.[104]

Zum Frühsommer 2005 verschickte Bürschel überraschend Werbematerial für „neue Studienbeginne". In so genannten „Intensivseminaren" bietet er nunmehr an drei *IAT*-Studienorten (Düsseldorf, Essen und Köln) Ausbildungsgänge zum „Tierheilpraktiker mit Diplom und Vorbereitung auf die spätere Berufstätigkeit" an. Die Kurse erstrecken sich über einen Zeitraum von je achtzehn Monaten, tatsächlicher Unterricht findet allerdings nur an zwei Samstagen pro Monat statt (à 6 Std. = insgesamt 216 Std.). Die Ausbildung gliedert sich in ein 144 Stunden umfassendes „Grundlagenstudium" (Histologie, Pathologie, Endokrinologie, Infektionskrankheiten etc.) sowie ein 72 Stunden umfassendes „Klinisches Hauptstudium" (Homöopathie, Akupunktur, Phytotherapie, Physiotherapie, Labortechnik etc.). Die Kosten liegen bei 2.700 Euro, zuzüglich 145 Euro Einschreibgebühr.[105] (Ende 2005 wurde das „Studium" auf 12 Monate [144 Std./1.800 Euro] verkürzt.)

Ausdrücklich weist „Professor" Bürschel darauf hin, dass „Lateinkenntnisse oder medizinische Vorkenntnisse zum Studium nicht erforderlich" seien. Er erwarte jedoch von seinen Schülern „ein mindestens durchschnittliches Auffassungs- und Lernvermögen, eine gute Allgemeinbildung, Fleiß und Liebe zur Heilkunde". Und: „Teilnehmer, die älter sind als 55 Jahre, sollten jedoch besonders günstige Voraussetzungen mitbringen, insbesondere, was das Lernvermögen betrifft und die persönliche Einsatzbereitschaft".[106]

### 3.14. Tierheilpraktiker-Naturheilschule Prester

Die Ende der 1990er von der Tierheilpraktikerin und Reiki-Lehrerin Mechthild Prester begründete *Tierheilpraktiker-Naturheilschule* will laut Selbstdarstellung „eine Ausbildung von hoher Qualität und fachlicher Kompetenz" vermitteln. Angeschlossen an die Praxis Presters in der Nähe von Münster lege die Schule „sehr großen Wert auf eine Verbindung von theoretischem Wissen und Praxiskompetenz". Die Lehrinhalte seien „didaktisch, praxisbezogen und nachvollziehbar aufgebaut", so dass der Teilnehmer befähigt werde, „erfolgreich und selbständig in der Tierheilpraxis arbeiten [zu] können". Neben einer Reihe diagnostischer Verfahren umfasse die Ausbildung „ein ganzheitliches Angebot in Bach-Blütentherapie,

Phytotherapie, Homöopathie sowie der Akupunktur für Tiere". Auch Hospitationen in der Presterschen Praxis sind vorgesehen.[107]

Die Ausbildung erstreckt sich über einen Zeitraum von zwei Jahren mit wöchentlich 4 Stunden Vormittags- oder Abendunterricht (340 Std. à 45 Min.= 255 Std. netto). Die Kosten liegen bei 4.776 Euro zuzüglich 250 Euro Einschreibegebühr. Der gesamte Lehrgang ist auch als Fernkursus zu absolvieren, wobei der Teilnehmer die Lehrinhalte samt Hausaufgaben wöchentlich per eMail zugesandt bekommt. In vierteljährlichem Abstand werden Wochenendseminare veranstaltet, „an denen eine persönliche Anwesenheit sinnvoll ist". Die Kosten für die Fernausbildung sind identisch mit denen der Klassenzimmerausbildung. Neben der Tierheilpraktikerausbildung führt die Schule Fortbildungsseminare in Reiki, Pendeln und Heilsteintherapie im Sortiment. Frau Prester preist ihr Schulungsprogramm als „anerkannt durch den ⇨ Verband der Tierheilpraktiker Deutschlands e.V." (THP) an, in dem sie selbst den Vorsitz führt.

Interessant ist, was Frau Prester als Dozentin und Verbandsfunktionärin über die „Aufgabengebiete des Tierheilpraktikers" zu sagen weiß: „Ein Tierheilpraktiker findet ein breit gefächertes Betätigungsfeld vor. Er behandelt allgemeine Abwehrschwächen, Stoffwechselstörungen, akute und chronische Erkrankungen, Verhaltensstörungen, stressbedingte und umweltbedingte Krankheiten, bis hin zur akuten Infektion. (...) Für die erfolgreiche Behandlung hat der Tierheilpraktiker ein vielfältiges Spektrum zur Verfügung. Er kann apothekenpflichtige und rezeptfreie Arzneimitteln verordnen, Injektionen und Infusionen geben, Verbände anlegen, kleine Wunden nähen, Kastrieren, Geburtshilfe leisten, als Ernährungsberater und als Verhaltenstherapeut fungieren. Zudem kann er aus vielen Heilbehandlungen die jeweils geeignetste auswählen: Homöopathie, Phytotherapie (Kräuterheilkunde), Bach-Blütentherapie, Chiropraktik, manuelle Therapie, Osteopathie, Wärme- und Kältetherapie, Eigenblutbehandlung, Aderlass, Blutegeltherapie, Baunscheidtsches Reizverfahren, Schröpfen, Ausleitungsverfahren, Akupunktur, Akupressur, Magnetfeldtherapie, Bewegungstherapie, Lasertherapie, Zelltherapie."[108] Wie die von Prester veranstaltete 255-Stunden-Ausbildung respektive der von ihr angebotene Fernkursus zu einer insofern kompetenten Tätigkeit qualifizieren soll - unabhängig von der Unbrauchbarkeit der meisten angeführten Verfahren -, bleibt unerschließlich. Insbesondere erhebt sich die Frage, wie über einen Fernkursus die Versorgung und das Nähen von Wunden erlernt werden kann.

Im Übrigen führt die Behauptung Presters, Kastrieren gehöre zum Aufgabenbereich des Tierheilpraktikers, in Kollision mit § 5 (1) des geltenden Tierschutzgesetzes (TierSchG), demzufolge es verboten ist, an einem Wirbeltier ohne Betäubung einen mit Schmerzen verbundenen Eingriff vorzunehmen. Da Betäubungen von Tierheilpraktikern nicht vorgenommen werden dürfen, dürfen sie auch keine Kastrationen durchführen. Sollte Frau Prester das nach § 5 (3) erlaubte betäubungslose Kastrieren von unter vier Wochen alten männlichen Rindern, Schweinen, Schafen und Ziegen meinen,[109] als deren einzige „Indikation" das Mast- oder Haltungsinteresse des jeweiligen Züchters gilt, zöge sie sich den Vorwurf potentieller Tierquälerei zu; ganz abgesehen davon, dass sie qua Ausbildung als Tierheilpraktikerin *nicht die geringste Ahnung* von chirurgischen Eingriffen hat und haben *kann*.

## 3.15.  Rolf-Schneider-Seminare

Die in Kitzingen bei Würzburg ansässigen *Rolf-Schneider-Seminare* (RSS) bieten seit Mitte
der 1980er Ausbildungen in alternativen Naturheilverfahren an. Begründet und geleitet von
Heilpraktiker Rolf Schneider und dessen Ehefrau Melanie Schneider, eigenem Bekunden
zufolge Tierheilpraktikerin und Reiki-Meisterin, verfügt die Einrichtung heute über sechs
Dependancen im gesamten Bundesgebiet.

Verschiedenformatige Lehrgänge zum Heilpraktiker stellen den Kern des Schneiderschen
Angebotes dar: 2-Jahres-Kurse für medizinische Laien (3 Tage pro Monat à 5,5 Stunden
netto/5.100 Euro), verkürzt auf 18 Monate für medizinisch/pflegerisch vorgebildete Kandi-
daten (2 Tage pro Monat à 5,5 Stunden netto/3.300 Euro). Der Kurs wird auch als 16-teiliges
Fernstudium angeboten, als solcher kostet er, einschließlich von der Schule zu korrigierender
Hausaufgaben, 2.080 Euro.[110] Sonderseminare in Klassischer Homöopathie und Traditioneller Chinesischer Medizin (TCM) dauern je drei Jahre (1 Wochenende pro Monat) und
belaufen sich pro Kurs auf 6.600 Euro.

Die Ausbildung zum Tierheilpraktiker gliedert sich in einen 12-monatigen Basiskurs und
einen 6-monatigen, optional zu belegenden, Aufbaukurs. Der Basiskurs umfasst vier-
undvierzig Ausbildungstage (2 Wochenenden à 16 Unterrichtsstunden [= 12 Std. netto] pro
Monat), davon werden fünfeinhalb Wochenenden für Anatomie und Physiologie (Hund,
Katze und Pferd) aufgewandt, dreieinhalb für Pathologie (einschließlich klinischer Diagnostik, Seuchenlehre und Onkologie) und zwei für Untersuchungstechniken; an Therapieverfahren werden Homöopathie (2 Wochenenden), Bach-Blütentherapie (1 Wochenende),
Phytotherapie (1 Wochenende) und Blutegeltherapie (ein halbes Wochenende) unterrichtet.
Eingebunden in den Basiskurs finden laut Studienplan „praktische Pflichtseminare/Unter-
suchungskurse" statt, die indes von ihrem Umfang her nicht näher ausgewiesen werden. Die
Gesamtkosten des Basiskurses liegen bei 3.550 Euro. Die Ausbildung zum Tierheilpraktiker
ist auch als Fernstudium zu absolvieren, sie umfasst insofern 16 Lehrbriefe (mit Einsende-
aufgaben „zur freiwilligen Überprüfung") sowie zwei Praktikumswochenenden. Kosten: 2.200
Euro.

Ein Aufbaukurs für „fertige Tierheilpraktiker" bietet an zwölf Wochenenden „eine Vertiefung des bisher gelernten" an: In jeweils 16 Unterrichtsstunden werden die Themen „Mas-
sage/Stressmassage", „Hufkrankheiten", „Notfall-Akupunktur", „Verbandstechniken/Labor",
„Untersuchung Hund", „Untersuchung Pferd" abgehandelt; ein Wochenende dreht sich um
Fragen von Praxisgründung und/oder Praxisführung, ein weiteres um Fallbesprechung. An
den vier verbleibenden Wochenenden wird homöopathische Repertorisierung geübt. Kosten
des Aufbaukurses für *RSS*-Absolventen 1.800 Euro, für externe Teilnehmer 2.100 Euro.

In gesonderten Weiterbildungskursen, offen für jedermann, können Kenntnisse in „Klassischer Homöopathie für Tiere" erworben werden (6 Wochenenden/875 Euro für *RSS*-Schü-
ler, 1.200 Euro für Externe), vergleichbare Kurse gibt es auch in „Physiotherapie" und
„Akupressur". Eine eigene „Ausbildung zum Tierkommunikationstrainer" befähige die Teilnehmer, sich „an die Fähigkeit zur intuitiven Kommunikation zu erinnern", mit der „wir
alle geboren werden". Unter fachkundiger Anleitung von Tierheilpraktikerin und Reiki-

Meisterlehrerin Avana Ebertz lerne man in sechs Wochenenden, „auf intuitive Weise mit Tieren zu sprechen". Das Wiedererlernen der Intuition, so Frau Ebertz, basiere „auf der Entdeckung des eigenen Ichs. Sie lernen nicht nur sich, sondern können dadurch auch Ihr Tier verstehen" [sic!]. Die Ausbildung sei sehr praxisorientiert, „alle Wochenenden beinhalten Übungen auf spirituelle und indianische Art". Kosten für *RSS*-Absolventen 990 Euro, für Externe 1.300 Euro.[111]

## 3.16.  Heilpraktikerschule Westfalen

Die 2003 begründete *Heilpraktikerschule Westfalen* mit Sitz in Hamm und Münster bietet unter dem Motto „Der Mensch im Mittelpunkt einer ganzheitlichen Betrachtung" die üblichen Kurse zum Heilpraktiker (360 Stunden/5.100 Euro) sowie zum Heilpraktischen Psychotherapeuten (48 Stunden/954 Euro);[112] daneben eine Vielzahl viertägiger „Fachausbildungen", von Antlitzdiagnose, Chakra-Healing und Holistischer Iridologie (= Irisdiagnostik) hin zu Reiki, Wirbelsäulenbehandlung nach Dorn und weiterer Szeneverfahren (350 bis 380 Euro).

Ein eigener Zweig widmet sich der Ausbildung zum Tierheilpraktiker. Dessen Tätigkeit, so ein Informationspapier der Schule, „gewinnt immer mehr an Bedeutung und Anerkennung bei den Tierbesitzern, denn die Erfolge der alternativen Heilmethoden sind nicht von der Hand zu weisen. Der Tierheilpraktiker behandelt nicht die Symptome, sondern sucht die eigentlichen Ursachen der Erkrankung." Das zu diesem Zwecke erforderliche veterinärmedizinische Wissen – schwerpunktmäßig für die Behandlung von Pferd, Hund und Katze – wird dem angehenden Tierheilpraktiker in zwölf Wochenenden vermittelt, einschließlich eines halben Wochenendes zum Thema Infektionskrankheiten; als therapeutische Methode steht fast ausschließlich Homöopathie auf dem Lehrplan, es werden sechs Wochenenden dafür aufgewandt. Insgesamt umfasst die Ausbildung zum Tierheilpraktiker vierundzwanzig Wochenenden (288 Stunden netto [nach Lesart der Schule freilich „incl. Pausen insgesamt 374 UStd."), etwaige Praxistage sind nicht ausgewiesen. Die Kosten liegen bei 5.236 Euro.[113]

Auch die Tierheilpraktikerabteilung führt eigene „Fachausbildungen" im Sortiment: Bach-Blüten für Tiere (2 Tage/224 Euro), Pflanzenheilkunde für Tiere (4 Tage/448 Euro), Kinesiologie für Tiere (6 Tage/672 Euro) sowie Akupunktur für Tiere (12 Tage/1.344 Euro). Dergestalt „ausgerüstet mit dem Erfahrungsschatz von Generationen und ausgestattet mit natürlicher Begabung", so das Infopapier der Schule, sei der Tierheilpraktiker „auch in Zukunft ein selbstständiger Beruf, der sein Auskommen neben den akademisch ausgebildeten Tierärzten findet". Letzteren wird nahegelegt, ihre „Aggressivität" der unliebsamen Konkurrenz gegenüber zurückzunehmen und gefälligst etwas Toleranz walten zu lassen. Der Tierheilpraktiker nämlich sehe sich „nicht als Konkurrenz zum Tierarzt, sondern als Alternative und Ergänzung zur Schulmedizin".[114]

Zum Tätigkeitsbild des Tierheilpraktikers gehöre insofern der „Einsatz von naturheilkundlichen Verfahren wie z.B. (...) Pflanzenheilkunde, Traditionelle Chinesische Medizin, Akupunktur und -pressur, Magnetfeldtherapie, Zelltherapie [und] manuelle Therapie". Laut

Lehrplan der *Heilpraktikerschule Westfalen* werden ebendiese Verfahren in *insgesamt* einem halben Unterrichtstag (!) abgehandelt werden. Vollends indiskutabel werden die Vorstellungen der *Heilpraktikerschule Westfalen*, wenn von tierheilpraktischen Tätigkeiten wie „Injektionen (...), Blutprobeentnahmen, Aderlass (...), Nähen von Wunden, Einziehen eines Nasenringes usw., sofern sie ohne Betäubung möglich sind", die Rede ist, zu denen der Kursteilnehmer befähigt werde. Selbst für „Eingriffe an Tieren, die ohne Betäubung gestattet sind, wie Kastration, Kupieren, Enthornung von Tieren bis zu einem bestimmten Alter" erhalte der angehende Tierheilpraktiker eine „fundierte Ausbildung".[115]

Abgesehen davon, dass allein die „handwerkliche" Befähigung zur Vornahme derlei tiefgreifender und äußerst schmerzhafter Maßnahmen in den wenigen Ausbildungsstunden gar nicht erworben werden *kann,* sprechen derlei Praktiken jedem ernsthaften Tierschutzgedanken Hohn – auch wenn sie von geltendem ⇨ Tierschutzrecht gedeckt sein mögen.[116]

## 3.17.  Institut für Tierheilkunde

Mit „hohem Praxisanteil am Tier" bewirbt das Viernheimer *Institut für Tierheilkunde* (ifT) seinen auf vierundzwanzig Monate angelegten Studiengang zum Tierheilpraktiker. Laut Werbebroschüre gliedere sich das Studium in zwei Teilbereiche: „Im ersten Abschnitt werden umfassende Grundlagen der Tiermedizin (Anatomie, Physiologie und Pathologie von Pferd, Hund und Katze; Untersuchungsmethoden und Diagnoseverfahren) gelehrt. (...) Der zweite Abschnitt dient dem Vertiefungsstudium in Akupunktur, Homöopathie, Phytotherapie, sowie weiterer diverser Naturheilverfahren." Hinzu kommen „Gesetzeskunde, Kenntnis der melde- und anzeigenpflichtigen Infektionskrankheiten, Tierpsychologie, Einführung in die Praxisgründung und Praxisführung".[117]

Tatsächlich besteht das „qualifizierte" und zu „ausgiebiger Praxiskompetenz" führende Studium aus nicht mehr als einem Wochenendseminar pro Monat, verteilt auf zwei Jahre (288 Ausbildungsstunden netto). Selbst wenn die in der Werbebroschüre angegebene „hohe Zahl an praktischen Unterrichtsstunden" bei fünfzig Prozent der gesamten Unterrichtszeit liegen sollte (vermutlich liegt sie weit darunter), entfielen, aufgeteilt auf die genannten Therapieverfahren (Akupunktur, Homöopathie, Phytotherapie, Akupressur, Bach-Blüten-, Laser- und Magnetfeldtherapie), auf jede Tierart (Hund, Katze, Pferd) nur jeweils knapp sieben Stunden; bei Einbeziehung der Untersuchungsmethoden und Diagnoseverfahren in den praktischen Unterricht verringerte sich diese Stundenzahl noch weiter. Die werbewirksame Behauptung eines „hohen Praxisanteils" der Ausbildung, der zu „ausgiebiger Praxiskompetenz" führe, erweist sich insofern als reine Farce; desgleichen die dazugehörige Behauptung von Institutsleiter Michael Haas: „Wir legen Wert auf die Feststellung, dass unsere Studenten nicht lediglich einen kurzen Einblick erhalten, sondern intensiv und umfassend in den Naturheilverfahren ausgebildet werden."[118] Die *ifT*-Ausbildung zum Tierheilpraktiker kostet, einschließlich einer Sammlung an Skripten, der Prüfungsgebühr und einer eigenen Existenzgründungsberatung, 3.695 Euro.

Neben dem Tierheilpraktikerstudium führt das *ifT* drei weitere Studiengänge im Angebot, die die eigens unterstrichene „Ausbildungs-Philosophie", derzufolge „die Vermittlung von Anwendungskompetenz (...) im Vordergrund" stehe, auf den Begriff bringen:

1. Das „achtmonatige Studium" zum diplomierten „Pferde-Akupunkteur" besteht tatsächlich nur aus acht Wochenendseminaren (einmal pro Monat) und kann auf Wunsch zu einem Selbststudium des Skriptenmaterials plus anschließender „Intensivseminarwoche" (fünfeinhalb Tage/38 Std. netto) zusammengezogen werden. Sollte der praktische Teil der „Intensivwoche" die Hälfte der Unterrichtszeit ausmachen (was er vermutlich nicht tut), hätte der mit Diplom ausgestattete „Pferde-Akupunkteur" gerade einmal neunzehn (Gruppen-)Ausbildungsstunden „am Pferd" absolviert. Kosten: 1.450 Euro.

2. Eine analoge Ausbildung führt zum diplomierten „Kleintier-Akupunkteur", der hinreichend qualifiziert und vor allem praxiskompetent sei zur Behandlung von Hunden und Katzen: „Durch die umfassende theoretische Ausbildung und die hohe Zahl an praktischen Unterrichtsstunden, werden unsere Studenten unmittelbar nach Abschluss des gewählten Studiums befähigt, selbständig Pferde, Hunde und Katzen zu therapieren. Weitere Praktika sind nicht erforderlich."

3. Der Mitte 2004 neu eingeführte Studiengang „Akupressur für Pferd und Kleintier", der laut *ifT*-Werbung die „Grundlagen der chinesischen Medizin (...) Yin und Yang, 5 Elemente, Funktionskreise, Meridiane, Lage der wichtigsten Akupressurpunkte, ausgewählte westliche Krankheitsbilder und deren Therapiemöglichkeiten" beinhaltet, kann *an einem Wochenende* (14 Std. netto) absolviert werden. Eine „besondere medizinische Vorbildung ist nicht notwendig", also noch nicht einmal tierheilpraktische Kenntnisse. Bei einem (angenommenen) Praxisanteil von fünfzig Prozent liegt die (Gruppen-)Ausbildungszeit an Hund, Katze oder Pferd, die zur „Behandlung bei zahlreichen Krankheitsbildern" befähigen soll, bei rund zwei Stunden pro Tierart. Kosten: 195 Euro.[119]

## 3.18.   Akademie für Ganzheitliche Tierheilkunde

Ausgewiesen als „zweijähriges Studium" stellt sich die Ausbildung zum Tierheilpraktiker an der *Akademie für Ganzheitliche Tierheilkunde* (GTH) im schwäbischen Kirchardt - vormals *Heilpraktiker-Akademie Heilbronn* - vor. Tatsächlicher Unterricht findet allerdings nur an einem Wochenende pro Monat statt (24 mal 16 Unterrichtsstunden à 45 Minuten [= 288 Stunden netto]). Laut Studieninformation werden in einem viermonatigen Basiskurs „Kenntnisse in Allgemeiner Anatomie und Pathologie, Zell- und Gewebekunde sowie Grundkenntnisse der Homöopathie" vermittelt, der anschließende Fortgeschrittenenkurs umfasst eine Vertiefung der homöopathischen Kenntnis, dazu eine „Einführung in weitere alternative Therapieformen: z. B. Bach-Blüten, Symbioselenkung nach Dr. Enderlein, Phytotherapie, Bio-Resonanz-Therapie, Reiki, Einführung in die Verhaltenskunde bei Hund, Katze und Pferd, Praxisführung und -management, Gesetzeskunde, Praktische Übungen". Nach Bestehen einer schulinternen Prüfung wird eine Urkunde verliehen, die den Absolventen als „Ganzheitlichen Tierheilpraktiker" ausweist. Wie es im Informationspapier der Schule heißt, seien weder

Prüfung noch Urkunde „zur Ausübung der Tiernaturheilkunde (...) zwingend notwendig, die Erfahrung lehrt jedoch, dass der Nachweis einer qualifizierten Ausbildung [= ein beeindruckendes Zertifikat an der Wand, CG] beim Patientenbesitzer ein größeres Gefühl der Sicherheit über die Wahl des Therapeuten hervorruft". Die Kosten der von einer Tierheilpraktikerin und Reiki-Meisterin namens Sabine Martini-Hansske geleiteten Ausbildung liegen bei 4.800 Euro, zuzüglich der Kosten für Lernmaterial.

Neben der Ausbildung zum Tierheilpraktiker bietet Frau Martini-Hansske Sonderqualifikationen zum „Reiki-Therapeuten für Tiere" (1 Wochende/130 Euro [1. Grad]) sowie zum „TCM- [=Traditionelle Chinesische Medizin] Therapeuten für Tiere" (7 Wochenenden/ca. 900 Euro) an.[120]

## 3.19. Vet. med. Akademie für Naturheilkunde

Die auf eine Dauer von zwei Jahren angelegte Ausbildung zum „Tierheilbehandler" an der Bochumer *Vet. med. Akademie für Naturheilkunde* verspricht neben Schulung in „Anatomie, Physiologie und Pathologie der Veterinärmedizin" sowie einschlägiger Gesetzeskunde eine grundlegende Qualifikation in „naturheilkundlicher Therapie". Gemeint sind: Homöopathie, Akupunktur, Phytotherapie, Physiotherapie/Osteopathie und Bach-Blütentherapie.

Als Leiter der im Herbst 2002 begründeten Akademie firmiert ein Gustav A. Gaberscik, eigenen Angaben zufolge „Mag. med. vet., Heilpraktiker und Homöopath", der durch „intensive, didaktisch komprimierte Unterrichtsgestaltung" sicherstellen will, dass die von seiner Schule abgehenden Tierheilbehandler „eine echte Ergänzung, Erweiterung und Bereicherung der tiermedizinischen Hilfe sein können".[121]

Tatsächlich bedeutet die „zweijährige Ausbildung" an der *Vet. med. Akademie* Unterricht an lediglich zwei Samstagen pro Monat *verteilt auf zwei Jahre*, zuzüglich zweier Praxistage pro Semester. Die Gesamtkosten für den ingesamt rund 300 Stunden umfassenden Lehrgang liegen bei 4.100 Euro: „Nach bestandener Prüfung attestieren wir Ihnen mit dem an unserer Schule vergebenen Diplom den hohen Ausbildungsstandard für den wir überregional bekannt sind und den Sie sich in Ihrer zweijährigen Studienzeit erworben haben!"[122]

## 3.20. Freies und Privates Ausbildungsinstitut für Alternative Tierheilkunde

Als „älteste und eine der renommiertesten Schulen" der Branche überhaupt stellt sich das Anfang der 1980er begründete *Freie und Private Ausbildungsinstitut für Alternative Tierheilkunde* (FAT) Gelsenkirchen vor.

Im Studienprogramm wird von Schulleiterin Heide Simon die Notwendigkeit alternativer Tierheilverfahren beschworen: Da viele Tierbesitzer sich eine „schonende, natürliche und umwelt- und artgerechte Therapie" für ihr Tier wünschten, sich insofern aber „von der modernen Schulmedizin (...) im Stich gelassen" fühlten, habe man sich „zum Glück an Heilmethoden erinnert - sie gelten heute als 'Alternative Heilverfahren' - die sich bereits seit

Generationen bewährt haben". Gemeint sind in erster Linie Akupunktur, Homöopathie und Physiotherapie, Verfahren also, die „den Patienten mit seiner Erkrankung aus einem anderen Blickwinkel [betrachten] und dadurch oft auch solchen Tieren Hilfe bieten [können], denen andernorts nicht mehr geholfen werden kann".

Hervorgehoben wird insbesondere der „Sportpferde- und Sporthundebereich": „Vor allem im Profibereich der Traber und Galopper sind Therapien gefragt, die effektiv und erlaubt (also kein Doping) sind. Hier greift neben der Homöopathie vor allem die Akupunktur. Sowohl Schutz- als auch Sporthunde, seien es Schlitten-, Renn- oder Turnierhunde, reagieren ebenfalls dankbar mit ihren rassespezifischen und sportbedingten Problemen auf die Therapie eines Tierheilpraktikers, zumal auf diesem Gebiet auch die beratende, prophylaktische Funktion gefragt ist."[123]

Das *FAT* führt zwei Studiengänge im Angebot: zum diplomierten Tierheilpraktiker (einschließlich akupunktureller und homöopathischer Schulung [20 Monate]) und zum diplomierten Tierphysiotherapeuten (24 Monate). Beide Berufsbilder fänden nicht nur in der Öffentlichkeit immer mehr Anerkennung, sie seien mittlerweile selbst „beim Regierungspräsidenten in Münster anerkannt". Es sollte daher „für die Ausübung dieser Berufe eine solide und fundierte Ausbildung in der Alternativen Tiermedizin selbstverständlich sein". Ebensolche biete sich über das *FAT*: die Lehrgänge seien „straff organisiert und intensiv, da innerhalb relativ kurzer Zeit das nötige Wissen und die Erfahrung vermittelt werden muss, die notwendig sind, um verantwortungsvoll (...) zu arbeiten. (...) Kompetente Dozenten und Autoren (Human- und Tierärzte) sichern eine hohe Ausbildungsqualität."[124]

Tatsache ist: beide Lehrgänge umfassen nicht mehr als ein Wochenende pro Monat, sprich: zwanzig beziehungsweise vierundzwanzig mal sechzehn Unterrichtsstunden. Der theoretische Teil der Ausbildung zum Tierheilpraktiker wird nach dreizehn Wochenendeinheiten abgeschlossen, an den verbleibenden sieben Wochenenden wird „das im Grundlagenstudium erworbene Wissen praktisch erprobt und vertieft. Qualifizierte Dozenten zeigen Ihnen u. a. wie Untersuchungen durchgeführt werden müssen. Außerdem werden die Anwendungen verschiedenster Naturheilverfahren wie Akupunktur, Neuraltherapie etc. demonstriert." Allerdings: „Aus Gründen des Tierschutzes ist es leider nicht möglich, dass Sie diese Therapieformen und Injektionstechniken am Tier selber ausprobieren." In anderen Worten: der mit einem *FAT*-Diplom ausgestattete Tierheilpraktiker hat im Zuge seiner Ausbildung *nicht die geringste* praktische Erfahrung therapeutischen Umganges mit einem Tier erworben.

Nicht nur dieses Umstandes wegen erschien eine Nachfrage bei der Bezirksregierung in Münster angezeigt, ob denn die werbewirksame Behauptung, das Berufsbild des Tierheilpraktikers sei „beim Regierungspräsidenten anerkannt" - was eine zumindest indirekte staatliche Anerkennung auch des *FAT* suggeriere -, tatsächlich zutreffe. Mit Antwortschreiben vom 2.12.2004 wurde diese Frage verneint: man habe dem *FAT* eine „ausschließlich steuerliche Aspekte berührende Bescheinigung" ausgestellt und sonst gar nichts; zugleich wurde dem *FAT* verboten, besagte Falschbehauptung (die sich auch auf das Berufsbild des Tierphysiotherapeuten bezog) weiterhin aufzustellen.[125]

Die Kosten für jeden der beiden *FAT*-Kurse belaufen sich, einschließlich unterrichtsbegleitender Skripten und Diplomurkunde, auf 3.500 Euro zuzüglich 352 Euro Einschreibegebühr. Das *Freie und Private Ausbildungsinstitut für Alternative Tierheilkunde* (FAT) ist praktisch identisch mit der ⇨ *Deutschen Gesellschaft der Tierheilpraktiker & Tierphysiotherapeuten e.V.* (DGT).

## 3.21. Akademie für Tierheilkunde

Mitte 2005 nahm eine bundesweit agierende *Akademie für Tierheilkunde* (AfT) ihren Betrieb auf mit dem erklärten Ziel, „in Deutschland eine Basis gut ausgebildeter, professioneller und konkurrenzfähiger Tierheilpraktiker zu etablieren". Denn, so das Studienprogramm: „Gerade in Zeiten hoher Arbeitslosigkeit ist eine gute Ausbildung, die Perspektiven bietet, umso wertvoller."

An (geplanten) sieben Standorten quer durch die Republik verspricht die mit Hauptsitz in Düsseldorf niedergelassene Akademie ein Kursangebot, das eine „neue Dimension in der Tierheilkunde" einläute: „Sie lernen alternative Heilmethoden jenseits der Schulmedizin kennen, die bemerkenswerte Erfolge erzielen. Daneben erhalten Sie auch fundiertes Wissen in den Bereichen Anatomie, Physiologie und Pathologie, so dass Sie keine wissenschaftliche Diskussion scheuen müssen."[126]

Als Begründerin und Geschäftsführerin der Akademie firmiert eine Diplom-Tierheilpraktikerin Rachel Woelki, Absolventin der Bad Bramstedter ⇨ *Akademie für Tiernaturheilkunde*. Die Ausbildung an der *AfT* erstreckt sich über einen Zeitraum von zwei Jahren, tatsächlicher Unterricht findet allerdings nur an je einem Wochenende pro Monat statt (insgesamt 312 Stunden); zur Vorbereitung der Wochenendseminare erhält der Teilnehmer jeweils ein Skript zugesandt (bzw. wird ihm solches zum Download freigeschaltet). Die Teilnahme an den Seminartagen ist nicht verpflichtend, ebensowenig die Teilnahme an einem fünftägigen Praktikumsblock.

Die Ausbildung wird abgeschlossen mit einer schulinternen Prüfung, mit deren Bestehen dem Teilnehmer ein Zertifikat ausgehändigt wird. Ausdrücklich wird darauf hingewiesen, dass es „derzeit noch keine staatliche Regelung" der Ausbildung und Zertifizierung von Tierheilpraktikern gebe. Gleichwohl sei „die Ausbildung im Rahmen der AfT dem Niveau der staatlichen Prüfung angeglichen, so dass ein Bestehen derselben möglich ist".[127] Welche staatliche Prüfung das denn sein soll, erschließt sich aus den Werbeunterlagen der Schule nicht.

Ebensowenig erschließt sich, worin die „neue Dimension der Tierheilkunde" bestehen soll, die sich im Kursangebot der *AfT* zeige: tatsächlich erhält der Teilnehmer neben dem szeneüblichen (Banal-)Unterricht in Anatomie, Physiologie und Krankheitslehre allenfalls eine oberflächliche Einführung in Akupunktur, Homöopathie, Phyto- und Humoraltherapie (Aderlass etc.). Die Behauptung Woelkis, es werde die an ihrer Schule vermittelte „hohe Qualität der Behandlung dazu beitragen, das Ansehen des Berufes des Tierheilpraktikers positiv zu verstärken", kann insofern nur als Farce gewertet werden. Die Kosten der Ausbildung liegen bei 4.250 Euro, zuzüglich 350 Euro Einschreibegebühr.

Für angehende oder bereits ordinierende Tierheilpraktiker, die sich „nicht sicher genug für die eigene Praxisführung" fühlen, bietet die *Akademie für Tierheilkunde* einen so genannten „Intensivpraxiskurs", der die erforderliche Sicherheit und Kompetenz zu vermitteln verspricht. Der Kurs erstreckt sich über 5 Abende (insgesamt 20 Stunden) und kostet, einschließlich eines eigenen Zertifikates, 380 Euro.

## 3.22. Sanara

Die in Dortmund ansässige *Sanara-Fachschule für Naturheilkunde und Psychotherapie* führt neben den szeneüblichen Ausbildungsgängen zum Heilpraktiker (24 Monate/7.520 Euro) und zum Psychologischen Berater (24 Monate/5.460 Euro) eine Reihe nebenberuflich zu absolvierender Aus- und Fortbildungsmöglichkeiten im Angebot: Traditionelle Chinesische Medizin/Akupunktur (600 Std./7.316 Euro), Homöopathie (413 Std./4.675 Euro), Osteopathie (240 Std./320 Euro), Ernährungsberatung (158 Std./1.789 Euro) und andere mehr, von Aroma- und Eigenbluttherapie über Feng-Shui, Irisdiagnostik und Kinesiologie hin zu „Klostermedizin" (⇨ Hildegard) und „Japanischem Reiki".[128]

Die tierheilpraktische Abteilung, so die Eigenwerbung der Schule, beruhe auf „neuesten Erkenntnissen, sowie langen Erfahrungen und wurde aus der Praxis für die Praxis geschaffen. Es werden die schulmedizinischen Grundlagen, die für die Diagnose am Tier wichtig und nötig sind, unterrichtet. Anatomie, Physiologie und Pathologie von Hund, Katze und Pferd bilden die medizinische Basisausbildung." Als therapeutische Maßnahmen werden Akupunktur, Aroma-, Bach-Blüten-, Neural- und Phytotherapie gelehrt, dazu Manuelle Therapien und Homöopathie (einschließlich Nosodentherapie); desweiteren ist eine „Einführung in die Tierpsychologie Teil dieser Ausbildung".

Die tierheilpraktische Ausbildung dauert zwei Jahre und ist entweder in Form zirkulierender Wochenendmodule (je ein verlängertes Wochenende pro Monat [insgesamt 345 Std./2.990 Euro]) oder als Tagesunterricht (2 Vormittage pro Woche [insgesamt 450 Std./4.550 Euro]) zu absolvieren. Jeder Teilnehmer erhält Arbeitsskripte sowie ein zweiteiliges Lehrbuch ausgehändigt. Für Teilnehmer ohne medizinische Vorkenntnisse ist ein „18-tägiger Vorbereitungskurs" vorgesehen (der allerdings nicht mehr als 18 je 2,5-stündige Abendseminare umfasst [insgesamt 45 Std./250 Euro]). Die Abschlussprüfung wird vor dem ⇨ *Verband der Tierheilpraktiker Deutschlands Bundes- und Fachverband e.V.* abgelegt, der auch entsprechende Zertifikate ausstellt.

Ganz nach dem Motto der Schule: „Höchstmögliche Qualität ist für uns das Wichtigste!" führt Sanara auch im Bereiche der Tierheilpraktik eine Reihe methodenspezifischer Aus- und Fortbildungskurse im Sortiment: eine auf 10 Wochenenden angelegte Qualifikation in Tierhomöopathie (100 Std./1.080 Euro) etwa oder an je einem verlängerten Wochenende zu absolvierende Ausbildungsgänge in veterinärer Neuraltherapie oder in Verhaltenslehre/Tierpsychologie (je 16 Std./170 Euro). Fachqualifikationen in Allergologie oder Ernährungslehre beziehungsweise in Hygiene und Desinfektion in der Tierheilpraxis können an je einem Tag (!) absolviert werden (je 6 Std./65 Euro).

## 3.23.  Akademie für Naturheilkunde

Angeschlossen an ein *Zentrum der Naturheilkunde* in Wachtberg bei Bonn - tatsächlich handelt es sich hierbei um eine simple Privatheilpraxis, begründet und geleitet von einer früheren Juristin und jetzigen Heilpraktikerin namens Petra Meyer - findet sich eine *Akademie für Naturheilkunde*, über die Frau Meyer Ausbildungen sowohl zum Human- als auch zum Tierheilpraktiker anbietet.[129] Während erstere, hergeleitet aus der humanheilpraktischen Tätigkeit Meyers - von Akupunktur, Bioresonanz- und Colon-Hydro-Therapie (Darmspülung) hin zu Meditation, Qi-Gong und Yoga - noch als legitim gelten können, erschließt sich die Legitimität für letztere aus dieser nicht: Tierheilbehandlungen führt Frau Meyer nicht im Sortiment. Inwieweit die drei von ihr beschäftigten „Dozenten" den Anspruch rechtfertigen, die Wachtberger Akademie unterscheide sich *gerade* durch deren „große Praxiserfahrung" von anderen Schulen, steht dahin. In den Schulverlautbarungen ist jedenfalls nur von *zwei* Veterinärdozenten die Rede: einem ehemaligen Gestütsleiter Werner John sowie einem Ferdinand Weltersbach, der sich ansonsten als Leiter einer Tierheilmittelfirma *BioVet* um den Vertrieb homöopathischer Hochpotenzpräparate kümmert, die er selbst entwickelt und unter dem Namen „Insul-Präparate" auf den Markt gebracht hat. Szeneüblich doziert Weltersbach, es nähmen „allergische Erkrankungen, unter denen die Tiere leiden, von Jahr zu Jahr drastisch zu. Durchfälle, Fellverlust, nässende Ekzeme, quälender Juckreiz sind Symptome, mit denen uns tagtäglich Patienten in der Praxis vorgestellt werden. Viele dieser Tiere haben eine wahre Odyssee hinter sich, von Tierarzt zu Tierarzt über spezialisierte Hautkliniken bis hin zu Unikliniken - mit letztendlich unbefriedigenden Behandlungserfolgen. Mit einer individuell ausgerichteten naturheilkundlichen Behandlung können wir hingegen dem größten Teil dieser Patienten entscheidend helfen. (...) Ebenso viel versprechend ist die Behandlung bei Erkrankungen des Bewegungsapparates, in erster Linie beim Hund. Arthritis, Arthrose, Hüftgelenksdysplasie, Dackellähme, Spondylose - bei all diesen akuten bzw. chronisch-degenerativen Erkrankungen stehen uns hervorragende Naturheilmittel zur Verfügung." Als solche versteht Weltersbach ganz offenbar seine „Insul-Präparate", die er in Ultrahochpotenzen bis LM6 herstellt (LM6 bedeutet ein Verhältnis von 1 Teil Heilmittel in Ursubstanz auf exakt 156250000000000000000000000000 Teile Lösungsmittel).[130] Konsequenterweise werden die angehenden Tierheilpraktiker in erster Linie in Homöopathie unterrichtet.

Die Ausbildung zum „Tierheilpraktiker mit Schwerpunkt Haus- und Kleintiere" an der Meyerschen *Akademie für Naturheilkunde* umfasst 40 Unterrichtstage (320 Std.) verteilt auf 15 Monate und kostet 2.600 Euro; dieselbe Ausbildung mit „Schwerpunkt Pferd" weist sechs Unterrichtstage mehr aus (368 Std.) und beläuft sich auf 2.995 Euro.[131]

## 3.24.  Deutsche Tierheilpraktiker Union

Mit einem eigenen Ausbildungsgang zum Tierheilpraktiker wartet die ⇨ *Deutsche Tierheil-praktiker Union e.V.* (DTU) auf, die sich als „Berufsverband praktizierender Tierheilprakti-ker" veranlasst sieht, dem Wildwuchs innerhalb der eigenen Szene entgegenzutreten: In einem Informationsblatt weist die *DTU* darauf hin, es seien „in jüngerer Zeit zahlreiche Schulen für Tierheilpraktiker eröffnet worden, welche teilweise durch Fernlehrgänge, andern-teils durch unqualifizierte Lehrprogramme eine Ausbildung erreichen wollen. Dies kann je-doch keine Basis sein für eine gewissenhafte und solide Arbeit am kranken Tier!" Bereits 1983, im Jahre ihrer Begründung, habe die *DTU* deshalb die Schule eines Gründungs-mitgliedes, an der schon seit 1980 tierheilpraktische Ausbildungen durchgeführt worden waren, zur Verbandsschule erklärt. Aufgabe dieser Schule sei es von Hause aus gewesen, „durch fundierte Ausbildung qualifizierten Nachwuchs heranzubilden und ihn auf die Arbeitsgebiete Homöopathie, Biochemie, Naturheilkunde usw. - nach gründlicher Unter-richtung in Anatomie, Physiologie und Pathologie - hinzuführen". Die *DTU*-Schule sei in-sofern die „erste und älteste" Ausbildungseinrichtung für Tierheilpraktiker in der BRD.[132] Ungeachtet des Umstandes, dass auch andere Einrichtungen, beispielsweise das ⇨ *Freie und Private Ausbildungsinstitut für Alternative Tierheilkunde* in Gelsenkirchen, für sich in Anspruch nehmen, die älteste Schule der Branche zu sein, räumt die *DTU* ein, dass es jeden-falls bis Anfang der 1980er *keinerlei* formale Ausbildung für Tierheilpraktiker gegeben habe, dass also bis dahin tätige Tierheilpraktiker - einschließlich des Betreibers der angegliederten Schule - sich allemal per Selbstakklamation zu solchen ernannt haben *müssen*.

Die Schule der *DTU* nahe Günzburg wird geleitet von einer Tierheilpraktikerin Edeltraud Hanser, die zugleich als 1. Vorsitzende der *DTU* firmiert. Die im Wesentlichen auch von Hanser selbst durchgeführte Ausbildung erstreckt sich über 22 Monate und um-fasst 400 Stunden, von denen 50 Stunden allein auf Propädeutik (= begriffliche Einführun-gen) entfallen, je 20 Stunden auf Krankheitslehre und Recht, 160 Stunden auf Anatomie, Pathologie, Zytologie und Gewebe, sowie 150 Stunden auf „praktische Übungen am Pa-tienten". Eingebunden in den Unterricht findet eine Hinführung zu Homöopathie, Bach-Blütentherapie, Schüßler-Salzen, Neuraltherapie und ähnlichem statt.[133] Die Gesamtkosten liegen bei 6.555 Euro.

In Relation zur Anzahl der geleisteten Unterrichtsstunden zählt die Verbandsschule der *DTU* zu den teuersten der Szene.


## 3.25.  naturopath-Schule

Die im Jahre 2000 von den Heilpraktikern Stefan Salzmann und Sylvie Tschumakoff be-gründete *naturopath*-Schule in Darmstadt führt neben den üblichen Lehrgängen zum Heil-praktiker (ca. 4.885 Euro) und Homöopathen (2.400 Euro) eine Vielzahl an „Fachausbildun-gen" im Sortiment: von Antlitzdiagnose und Bioresonanztechnik (je 1 Tag/75 Euro) über Ausleitungsverfahren (= Baunscheidtieren, Cantharidenpflaster etc.) und Therapie mit

Schüßler-Salzen (je 2 Tage/150 Euro) hin zu Fußreflexzonentherapie (8 Tage/720 Euro); eine „Fachausbildung" in Bach-Blütentherapie dauert eineinhalb Tage und kostet 120 Euro.

Darüber hinaus steht eine Ausbildung zum Tierheilpraktiker im Angebot, die sich über einen Zeitraum von immerhin 30 Monaten erstreckt. Unterricht findet allerdings nur an einem Abend pro Woche statt (4x45 Minuten). Während der Ferienzeiten an regulären Schulen bleibt auch bei *naturopath* geschlossen, so dass die „zweieinhalbjährige Ausbildung" tatsächlich nur etwa 380 Unterrichtsstunden umfasst; hinzu kommen 10 Praxistage.

Die Kosten der Ausbildung zum Tierheilpraktiker liegen bei 5.400 Euro. Wie Salzmann und Tschumakoff darauf verfallen, das insofern besonders „faire Konzept" der *naturopath*-Schule anzupreisen, das diese von vergleichbaren Einrichtungen abhebe, bleibt unerfindlich. Teile des Tierheilpraktikerkurses können auch extern belegt werden: Homöopathie (16 Abende/800 Euro), Phytotherapie (5 Abende/250 Euro) und Bach-Blütentherapie (3 Abende/150 Euro). Ein einjähriges Vertiefungsstudium „Homöopathie für Tiere" für Absolventen des Tierheilpraktikerkurses – ein Abend pro Woche (= ca. 150 Unterrichtsstunden) – kostet 1.200 Euro.[134]

## 3.26. Pegasus-Schule

Die 1996 begründete *Pegasus-Tierheilpraktikerschule* stellt sich als Ableger der *Medius-Heilpraktikerschulen Münsterland* vor, die ihrerseits als „offizielle Verbandsschulen des Freien Verbandes deutscher Heilpraktiker e.V. (FVDH)" firmieren. *Pegasus* gilt insofern als Verbandsschule der ⇨ *Arbeitsgemeinschaft deutscher Tierheilpraktiker im Freien Verband deutscher Heilpraktiker e.V.* (ADT im FVDH).

*Medius*, unter dem Motto „Klarheit, Kompetenz, Vertrauen" an vier Standorten der Region vertreten (Münster, Osnabrück, Rheine, Werl), bietet die szeneübliche Ausbildung zum Heilpraktiker (berufsbegleitend 4.575 Euro/Vollzeit 10.365 Euro) sowie die gleichermaßen üblichen „Fachqualifikationen" in Akupunktur (320 UStd./4.480 Euro), Homöopathie (180 UStd./2.250 Euro), Chakrendiagnostik I und II (38 UStd./532 Euro), Reiki I und II (33 UStd./462 Euro), Bach-Blütentherapie (32 UStd./448 Euro), Neuraltherapie (18 UStd./225 Euro), Klangschalenmassage (16 UStd./224 Euro), Eigenbluttherapie (9 UStd./126 Euro) und vielem anderem.[135]

Die gleichfalls (allerdings nur am Standort Münster) angebotene Ausbildung zum Tierheilpraktiker passt ins Bild. Ausgewiesen als zweijähriges Studium findet Unterricht tatsächlich nur an einem Abend pro Woche plus einem Wochenende pro Monat statt. Auf der Grundlage eines im ersten Jahr vermittelten „breiten Wissens" in Anatomie, Physiologie und Pathologie verschiedener Tierarten wird der Teilnehmer im zweiten Jahr in Ernährungslehre, Erster Hilfe, Bach-Blütentherapie etc. beschult, desgleichen in Gesetzeskunde und Praxisorganisation. Zudem wird er klinisch-therapeutisch ausgebildet, wobei er zwischen zwei Qualifikationsmodellen wählen kann: Modell 1 sieht eine zweigleisige Fachausbildung in Klassischer Homöopathie und Traditioneller Chinesischer Medizin vor (470 Utd./7.010 Euro), Modell 2 in Klassischer Homöopathie und Phytotherapie (406 UStd./6.090 Euro). Darüber

hinaus führt *Pegasus* - als einzige Schule der BRD - eine Vollzeitkombiausbildung zum Tier-
und zugleich Humanheilpraktiker im Programm. Die Dauer dieser Ausbildung ist mit „ca.
24-30 Monate" angegeben, die Kosten werden dem Interessenten nur in einem persönlichen
Gespräch vor Ort mitgeteilt; sie dürften nicht unter 15.000 Euro liegen.[136]

## 3.27.  Heilpraktikerschulen Gehl

In Erweiterung ihrer Ausbildungsgänge zum Heilpraktiker sowie zum heilpraktischen Psychotherapeuten führen die *Heilpraktikerschulen Gehl,* ansässig im hessischen Püttlingen
(mit Zweigstelle in Trier), seit Geraumem auch einen Ausbildungsgang zum Tierheilpraktiker
im Angebot.

Wie üblich im Genre der alternativen Heilkunde basiert auch das Programm der *HP-
Schulen Gehl* in erster Linie auf parawissenschaftlichen beziehungsweise esoterischen Ansätzen („Spirituelle Therapie"): der angehende Humanheilpraktiker wird insofern in Homöopathie und Biochemie nach Schüßler eingeführt, dazu in die (klinisch gleichermaßen zu nichts
tauglichen) Verfahren von Irisdiagnostik, Kinesiologie oder „Heilen mit Steinen". Eigene
Fachkurse qualifizieren in Bach-Blüten-, Craniosakral- und Fußreflexzonentherapie, weitere
in Ohrakupunktur oder Shiatsu (jeweils durchschnittlich 4 Tage/320 Euro); selbst die (ewig-
gestrige) Nasenformforschung nach Carl Huter wird unterrichtet. Schulleiter Hans-Jörg Gehl
betätigt sich höchstpersönlich als Reiki-Lehrer (Grad I: 2 Tage/180 Euro, Grad II: 2 Tage/680
Euro). Die 520-Stunden-Heilpraktiker-Ausbildung beläuft sich auf 3.850 Euro.

Konsequenterweise wird auch der angehende Tierheilpraktiker mit den Grundlagen von
Homöopathie und Schüßler-Salzen vertraut gemacht, darüber hinaus mit Bach-Blüten- respektive „Eifelblüten"therapie und einer Reihe sonstiger (Pseudo-)Heilverfahren aus dem
„ganzheitlichen" *Gehl-*Sortiment. Die auf vier Semester angelegte „Fachausbildung" umfasst
zwei Abende pro Monat plus fünf Wochenenden pro Halbjahr (insgesamt ca. 420 Std.) und
kostet 4.100 Euro; zuzüglich 130 Euro Einschreibgebühr und 400 Euro für „Begleitmate-
rial".[137]

## 3.28.  Heilpraktiker-Schule Kiel

Die Anfang der 1980er begründete und in Kiel ansässige Einrichtung bildet neben Human-
heilpraktikern seit 1999 auch Tierheilpraktiker - für Hund, Katze und Pferd - aus. Die
berufsbegleitend zu absolvierenden Kurse umfassen exakt einunddreißig Wochenendseminare, verteilt auf einen Zeitraum zwischen vierundzwanzig und dreiunddreißig Monaten;
eingebunden ist ein vierwöchiges Praktikum.

Nach einem „Grundstudium" mit Einführung in Anatomie, Physiologie und Krankheitslehre (19 Wochenenden/312 Std.) besucht der angehende Tierheilpraktiker „Praxis-
Seminare zu Diagnostik und Therapie" (12 Wochenenden/164 Std.), in denen jeweils ein
Wochenende (12-16 Std.) für „Tierpsychologie", „Labordiagnostik" oder „Körperuntersu-
chung" aufgewandt wird; in ebenfalls einem Wochenende erfolgt eine Einführung in die

„Traditionelle Chinesische Medizin", sprich: in Akupunktur und Akupressur, in einem weiteren in die Phytotherapie (Pflanzenheilkunde). Für Homöopathie werden zwei Wochenenden veranschlagt. Insgesamt umfasst die Ausbildung 634 Stunden (einschließlich des Praktikums) und kostet 4.464 Euro, zuzüglich 66 Euro für Einschreibung sowie 240 Euro für
Zwischen- und 180 Euro für Examensprüfungen.

In Sonderseminaren kann sich der (angehende) Tierheilpraktiker zusätzlich in „Magnet-
feld-Resonanz-Therapie" (4 Std.), „Ausleitverfahren" (= Behandlung mit Blutegeln, Baunscheidtieren u. a. [12 Std.]) oder „Physiotherapie für Tiere" (16 Std.) fortbilden.

Die Behauptung im Studienprogramm, es gälten als Voraussetzung zur gewerblichen
Ausübung des Berufes eines Tierheilpraktikers „nachweisbare Kenntnisse im Bereich der
Tiermedizin, der Hygiene-Vorschriften sowie des Tierschutz-Gesetzes" - erwerbbar mithin an
der *Heilpraktiker-Schule Kiel* -, ist falsch: es bedarf *keinerlei* nachweisbarer Kenntnisse,
*niemand* überprüft die fachliche Befähigung des Tierheilpraktikers und *niemand* kann ihn
bei fehlerhafter Behandlung zur Rechenschaft ziehen (sofern er nicht gegen das für *jeder-*
*mann* geltende Recht verstoßen hat).[138]


## 3.29. Natura-Medica-Institut

Das in Köln ansässige und mit zwei Dependancen in Viersen und Moers vertretene *Natura-*
*Medica-Institut für naturheilkundliche und psychologische Erwachsenenbildung* - begründet
und geleitet von der Heilpraktikerin, Kosmetikerin und Fußpflegerin Miriam Erkens - führt
neben den szeneüblichen Ausbildungsgängen zum Heilpraktiker (24 Monate/1 Vormittag +
1 Abend pro Woche) und Heilpraktischen Psychotherapeuten (24 Monate/2 Abende pro
Woche) sowie einer Reihe einschlägiger Fortbildungsseminare (Homöopathie, Hypnose,
Neuraltherapie, Reiki etc.) auch eine Ausbildung zum Tierheilpraktiker im Sortiment. Der
Veterinärzweig von *Natura-Medica* firmiert insofern als Ausbildungsträger der ⇨ *Arbeits-*
*gemeinschaft deutscher Tierheilpraktiker im Freien Verband deutscher Heilpraktiker e.V.*
(ADT im FVDH).

Die tierheilpraktische Ausbildung ist in drei Abschnitte unterteilt: einen 6-monatigen
Grundkurs, in dem den Studierenden die „Grundlagen für das medizinische Verständnis
beigebracht" würden, einen 12-monatigen Hauptkurs, der die „medizinische und naturheilkundliche Basisausbildung am exemplarischen 'Säugetier Mensch'" vermittle - dieser Kursteil
findet insofern zusammen mit den Schülern für Humanheilpraktik statt - sowie einen 6-
monatigen Spezialisierungskurs, in dem das „erworbene Wissen auf die entsprechenden Erkrankungen und Behandlungsmethoden bei Tieren umgesetzt" werde. Im Rahmen der Spe-
zialisierungskurse würden auch Praxistage angeboten, an denen die Schüler „am lebenden
Objekt ihr erlerntes Wissen umsetzen und vertiefen können".

Die auf insgesamt zwei Jahre ausgelegte Ausbildung findet tatsächlich nur an wenigen
Unterrichtstagen statt: der Grund- und Hauptkurs umfasst einen Vormittag plus einen
Abend pro Woche (= 30 Std./Monat), der Spezialisierungskurs drei Abende plus einen Vor-
mittag pro Monat (=14 Std./Monat). Der tierspezifische Teil der Ausbildung, einschließlich

der Praxistage in einem Viersener Tierheim, wird insofern in gerade einmal 84 Stunden abgehandelt. Die Kosten liegen bei 4.752 Euro, zuzüglich 150 Euro Einschreibe- und Prüfungsgebühr.[139]

## 3.30.  Scola Animilia

Die Ausbildung zum Tierheilpraktiker beziehungsweise Tierhomöopathen an der Odenwäl-
der *Scola Animilia* [sic!] ist zeitlich nicht genau eingegrenzt: laut Studienprogramm dauert
sie zwischen zweieinhalb und drei Jahren. Unterricht findet an jeweils einem Wochenende
pro Monat statt, acht Wochenenden sind als Praktika ausgewiesen. Als integraler Bestandteil
der Ausbildung gelten Kurse in Erster Hilfe und Massage (jeweils für Hund und Pferd) sowie
Hufberatung (Pferd). Die Kosten liegen je nach Ausbildungsdauer zwischen 6.000 und 7.200
Euro, zuzüglich 50 Euro Prüfungsgebühr.

Als Begründerin, Leiterin und Hauptdozentin der Schule firmiert eine Tierheilpraktikerin namens Barbara Wetteroth, die ihren Studenten eine „fundierte, ausgewogene, auf neuesten Erkenntnissen beruhende Ausbildung" zusichert, denn: zu den „Voraussetzungen für den
erfolgreichen Tierheilpraktiker" zähle neben der „Integration der Grundgedanken Hahnemanns" (= Homöopathie) vor allem „Seriosität und Fachlichkeit".[140]

Neben der Ausbildung zum Tierheilpraktiker führt die *Scola Animilia* eigenständige
Lehrgänge zum „orthopädischen Hufpfleger" im Programm. Diese dauern laut Lehrplan
„mindestens eineinhalb bis zwei Jahre", im Klartext: neun bis zwölf Wochenenden, die auf
eineinhalb bis zwei Jahre verteilt werden. Kosten einschließlich Zertfikat: 900 bis 1.200 Euro.

## 3.31.  Akademie für Tiernaturheilkunde

Die Mitte der 1980er als *Norddeutsche Tierheilpraktikerschule* begründete Einrichtung führt
umfangreiche Ausbildungsgänge in alternativer Tierheilkunde im Sortiment. Die Lehrgänge
finden nicht nur am Sitz der Schule in Bad Bramstedt bei Hamburg statt, vielmehr kann die
Ausbildung zu großen Teilen an neun weiteren quer über die Bundesrepublik verteilten
Standorten absolviert werden. Die *Akademie für Tiernaturheilkunde* steht in engem Verbund
mit dem ⇨ *Fachverband Niedergelassener Tierheilpraktiker e.V.* (FNT).

Zentraler Gegenstand der angebotenen Ausbildung zum „Tierheilpraktiker" ist die Homöopathie, die sowohl als Teil eines mehrere therapeutische Verfahren umfassenden Studiums erlernt werden kann als auch in Form eines Intensivstudiums, das sich ausschließlich
darum dreht.

Seit Ende der 1980er wird auch und insbesondere auf „alte Mittel und Methoden",
sprich: Phytotherapie (Pflanzenheilkunde) und Humoraltherapie (z. B. Aderlass oder Behandlung mit Blutegeln) abgestellt: „1989 erhielt unsere Schule den neuen Namen 'Akademie für
Tiernaturheilkunde'. Mit Gründung der Akademie wurde es uns möglich, mit dem Erfahrungsgut der Volksmedizin der vergangenen Jahrhunderte intensiver zu forschen." Was das
eine mit dem anderen zu tun hat, erschließt sich aus dem Studienprogramm nicht. Die in-

tensive Beforschung habe jedenfalls dazu geführt, dass die „alten Mittel (...) nach neuen
Weisheiten gezielter und präziser" eingesetzt werden könnten: „Wir können heute auch Prognosen stellen."[141]

Das „Tierheilpraktikerstudium" dauert zwei Jahre und stellt sich als „im deutschsprachigen Raum (...) sicherlich vom Umfang der Themen, von der Unterrichtsstundenzahl sowie
von der Kompetenz der Dozenten mit Abstand führend" vor. Es umfasst neben den genannten Verfahren auch Akupunktur und Physiotherapie, dazu Baunscheidtieren oder Cantharidenbehandlung (= parawissenschaftliche Methoden der „Körperentgiftung" über Reizung der
Haut), Organotherapie (= ein äußerst dubioses „Zellerneuerungsverfahren" mittels Injektion
gefriergetrockneter Zellextrakte aus Rinder- und Schweineembryonen) sowie sauerstoff- beziehungsweise ozontherapeutische Maßnahmen. Es bezieht sich ausschließlich auf die Behandlung von Hund, Katze und Pferd.

Laut Ausbildungsordnung besteht das Studium aus vierundzwanzig Wochenend- sowie
zehn fünftägigen Blockseminaren, ergänzt durch drei fünftägige Praktika. Der Unterricht
findet einmal pro Monat (Samstag/Sonntag) am gewählten Studienort statt - entweder in
einem Hotel oder in angemieteten Universitätsräumen -, für die im Durchschnitt alle acht
Wochen veranstalteten Blockseminare muss der Teilnehmer jeweils nach Bad Bramstedt
(bzw. nach Siegen) reisen; auch die Praktika werden - in Großgruppen - in den Bad Bramstedter Schulräumen absolviert. In der Summe umfasst die Ausbildung rund 900 Stunden
(à 45 Minuten), laut Hochglanzprospekt der Schule „das z.Zt. umfangreichste Studium der
Tiernaturheilkunde". Die Kosten, einschließlich Skriptenmaterial, liegen bei 4.862 Euro
zuzüglich 80 Euro Prüfungs- und Diplomgebühr.[142]

Bei einer Spezialisierung - entweder auf Hund/Katze oder Pferd - verringert sich der
Studienaufwand (neben den 24 Wochenenden) auf fünf Blockseminare und zwei Praktika,
die Kosten reduzieren sich auf 4.212 Euro. Auch ein Studium unter kompletter Weglassung
der Blockseminare ist möglich, optimal geeignet für „Therapeuten, die über ein recht umfangreiches praktisches Wissen verfügen und z.B. Reiki, Bachblütentherapie, Kinesiologie,
Akupunkturmassage praktizieren, ohne solide Grundlagen der medizinischen Fächer zu
besitzen." Kosten: 3.445 Euro.[143]

Neben dem „Tierheilpraktikerstudium" bietet die *Akademie für Tiernaturheilkunde* in
ihrem 2003 in Betrieb genommenen Schulungszentrum Bad Bramstedt drei weitere eigenständige Lehrgänge an:

1. ein einjähriges „Studium der Tierpsychologie", das, systematisch aufgebaut und fest-
gemacht an verschiedenen Tierarten - „vom Stichling über den Vogel bis hin zu den Prima-
ten" -, tierisches Verhalten „vor allem im Zusammenhang mit ethologischen, psychologischen und physiologischen Aspekten behandelt. Neben Themen wie Sozialverhalten, Verhal-
tensökologie, Verhaltensgenetik, Verhaltensonto- und phylogenese [spielen] auch Inhalte der
Neurophysiologie, der Endokrinologie und der biologischen Rhythmen eine Rolle." Das
Studium sei darauf angelegt, „eine Quelle des rationalen Verständnisses tierischen Verhaltens
[zu] sein und das Grundwissen für eine verhaltenstherapeutische Praxis [zu] liefern". Der
hierzu erteilte Unterricht umfasst vierhundert Stunden (à 45 Minuten), verteilt auf einund-

zwanzig Wochenenden und zwei viertägige Blöcke (Allgemeine Ethologie [48 Std.], Psychologie und Verhaltenstherapie des Pferdes [144 Std.], des Hundes [176 Std.], der Katze [32 Std.]). Der größte Teil der Ausbildung wird für Verhaltenstherapie aufgewandt: diese „kann nämlich nicht nur dem Besitzer das Leben mit dem Tier erleichtern und seine Beziehung zum Tier verbessern, sie ist häufig sogar eine gewisse Alternative zur Euthanasie" [sic!].[144] Die Gesamtkosten liegen bei 4.140 Euro.

2. ein dreijähriges „Studium der Tierhomöopathie", das wesentliche Teile sowohl der Tierheilpraktiker- als auch der Tierpsychologenausbildung beinhaltet und insofern auch als „Tierheilpraktikerstudium mit Spezialisierung auf Tierhomöopathie" firmiert: „Dieser Lehrgang unterscheidet sich von dem Tierheilpraktikerstudium dadurch, dass nur die Homöopathie als einzige Therapieart intensiv gelehrt wird. Andere Therapien sind durch die Tierpsychologie ersetzt worden", denn: „nur ein Tierpsychologe kann ein guter Tierhomöopath sein und das schon aus dem Grunde, weil die Verhaltenssymptome in der Hierarchie der homöopathischen Symptome neben den kausalen an oberster Stelle stehen". Das Studium umfasst exakt 712 Unterrichtsstunden, verteilt auf 37 Wochenendenseminare – durchschnittlich ein 2-Tage-Seminar pro Monat – plus drei 5-Tage-Blöcke und kostet 7.400 Euro.[145]

3. „Seminare zur Tierphysiotherapie", die berufsqualifizierendes „Wissen über Krankheiten des Bewegungsapparates beim Pferd und beim Hund sowie deren Therapie" zu vermitteln vorgeben. Neben relativ harmlosen Methoden wie „Klassische Massage" und „Manuelle Lymphdrainage" werden auch zweifelhafte Verfahren wie Bindegewebs- oder Knochenhautmassage unterrichtet; hinzu kommt die so genannte Chiropraktik, ein veterinärmedizinisch durch nichts abgesichertes Sammelsurium äußerst kritisch zu wertender Manipulationstechniken an Gelenken, Bändern und Sehnen.[146] Die „überwiegend praxisorientierte" Ausbildung umfasst zehn Wochenenden (je 16 mal 45 Minuten): gleichermaßen verteilt auf Hund und Pferd bleibt für jedes der aufgeführten Verfahren genau ein (!) Wochenende. Kosten: 1.800 Euro.

Bezeichnenderweise können die „Studien" in Tierpsychologie und Tierhomöopathie auch als Fernlehrgänge absolviert werden. Über eine 1995 eigens begründete Filiale in der Schweiz bietet die *Akademie für Tiernaturheilkunde* entsprechende Kurse per Post an.

Das „Fernstudium" der Tierpsychologie, das laut Werbebroschüre eine „Niederlassung als Tierverhaltenstherapeut für Hunde, Katzen oder Pferde" erlaubt, sei von hochqualifizierten Wissenschaftlern (u.a. der FU Berlin sowie der Universitäten Kiel und Wien) konzipiert worden. Ob dies zutrifft, kann dahingestellt bleiben, dem Studieninteressenten wird jedenfalls mit Erkenntnissen aufgewartet wie: „Hunde beginnen vielleicht zu bellen, auszuscheiden oder sie zerfetzen sogar Möbel, wenn sie zu Hause allein gelassen werden. Eventuell fangen sie an zu beißen. (...) Auch Katzen können ihren Besitzern ernsthafte Verletzungen zufügen, oder das Koten und Urinieren außerhalb des Katzenklos nimmt ein solches Ausmaß an, dass der Schaden an Teppichen und Möbeln in die Tausende geht. (...) Bei Pferden finden sich neben Stereotypien auch problematische Verhaltensweisen wie Scheuen, Kleben, Steigen, Schlagen, sich nicht verladen lassen, sich nicht satteln lassen, Aggressivität gegenüber Artgenossen usw." All dies erfordere tierpsychologischen beziehungsweise tierverhaltenstherapeutischen Sachverstand, der, „optimal zugeschnitten", über ein Fernstudium an der *Akademie für Tiernaturheilkunde* erworben werden könne.[147]

Das Studium „nur Hund" umfasst vierzehn Skripten plus sieben Videofilme und kostet, einschließlich (vorformatierter) Korrektur der jedem Skriptum angehängten *multiple-choice*-Kontrollfragen und „wissenschaftlicher Beratung durch den jeweils zuständigen Dozenten", 1.988 Euro zuzüglich 90 Euro Prüfungs- und Diplomgebühr. „Nur Katze" (12 Skripten/7 Videos) kostet 1.740 Euro, „nur Pferd" (11 Skripten/5 Videos) 1.380 Euro; das Gesamtpaket „Hund, Katze und Pferd" (24 Skripten/13 Videos) beläuft sich auf 2.976 Euro netto. (Seit Ende 2005 werden zusätzlich bis zu 16 optional zu besuchende Wochenendseminare angeboten, die Kosten des Gesamtpakets erhöhen sich insofern auf 3.792 Euro.)

Das „Fernstudium" der Tierhomöopathie, das analog zum „Präsenzstudium" in Bad Bramstedt als komplettes und insofern berufsqualifizierendes „Tierheilpraktikerstudium" ausgegeben ist, besteht aus sechsundzwanzig Skripten, vierzehn Videofilmen und zwei Handbüchern; hinzu kommt ein viertägiges Blockseminar. Die Kosten, einschließlich Korrektur der Kontrollfragen, liegen bei 3.250 Euro zuzüglich Prüfungs- und Diplomgebühr.[148]

In der BRD sind die Fernlehrgänge der *Akademie für Tiernaturheilkunde* durch die ⇨ *Staatliche Zentralstelle für Fernunterricht* (ZFU) in Köln zugelassen (was indes keinerlei Qualifizierung des jeweiligen Kursgegenstandes darstellt: es wird lediglich die Eignung des jeweiligen Kurses bestätigt, auf die *vom Anbieter* definierte Tätigkeit vorzubereiten.)[149]

Zu den Hauptwerbeträgern der Schule zählt der österreichische Tierarzt ⇨ Wolfgang Becvar, der lange Jahre als Dozent in Bad Bramstedt tätig war. Becvar ist Autor einer ganzen Reihe an Standardbüchern zur „naturheilkundlichen" Behandlung von Hunden, Katzen, Pferden, Rindern, Schweinen und Schafen, in denen die geläufigsten Verfahren der Tierheilpraxis, von Bach-Blütentherapie bis Reiki, in komplett unkritischer Manier vorgestellt und beworben werden.[150] Becvars Bücher sind in nahezu jeder Tierheilpraxis zu finden, auch unter Tierhaltern erfreuen sie sich größter Beliebtheit.

### 3.32. animalmundi

Die mit Abstand kostspieligste Ausbildung (abgesehen von den ⇨ *Pegasus*-Kombikursen) findet sich an der *animalmundi-Schule für Tierhomöopathie*, die an zwei Orten - bei Hamburg und in der Nähe von München - vertreten ist. Wie der Komplettname der Einrichtung andeutet, liegt der Schwerpunkt des Kursprogrammes auf Homöopathie: in die vierjährigen Diplom-Lehrgänge zum „Klassischen Tierhomöopathen" sind, als Nebenfächer sozusagen, Kurse in „Tiermedizin" und „Verhaltenskunde" integriert. Der auch separat zu belegende Tiermedizin-Kurs gilt als eigenständige Ausbildung zum Tierheilpraktiker (dessen therapeutische Kompetenz indes der des Tierhomöopathen weit unterlegen sei: eine nur tierheilpraktische Ausbildung ohne homöopathischen Überbau reiche zu mehr als „bloßem Beseitigen von Symptomen" nicht hin). Als Gründer und Leiter der 1998 etablierten *animalmundi-Schule* firmiert der Tierhomöopath Peter Mohr.

Eine vierjährige Ausbildungszeit - immerhin zwei Drittel der Dauer eines veterinärmedizinischen Hochschulstudiums - spricht für einen hohen Qualitätsstandard; desgleichen die für Tierheilpraktikerschulen sehr hohe Zahl an Unterrichtseinheiten. Laut Studienordnung umfasst der Lehrgang „Klassische Tierhomöopathie" 2.400 Stunden. Davon entfallen indes nur 1.200 Stunden auf „Präsenzunterricht", 800 Stunden sind als internetgestütztes „Fernstudium" ausgewiesen, die verbleibenden 400 Stunden werden als „Praktika" in einer schuleigenen Tierheilpraxis absolviert beziehungsweise zur eigenständigen Nachbereitung des Unterrichts und zum Erstellen einer „Diplomarbeit" aufgewandt. Hierfür bezahlt der angehende Tierhomöopath, einschließlich Einschreibe- und Prüfungsgebühr, 11.270 Euro (!).[151]

Bei Lichte besehen - und bei genauer Lektüre der Studienordnung - zeigt sich, dass die „vierjährige Ausbildung" keineswegs, wie man angesichts der enormen Kosten annehmen könnte, ein Vollzeitstudium darstellt, sondern lediglich als berufsbegleitend zu absolvierendes Feierabendprogramm zu verstehen ist: Tatsächlicher Unterricht findet nur alle drei Wochen für jeweils ein Wochenende (16 Stunden) statt. Interessant, was die Werbebroschüre von *animalmundi* zu ebensolchen Wochenendkursen zu sagen weiß: „Man muss sich darüber im Klaren sein, um eine Therapiemethode sicher und erfolgreich anwenden zu können, muss man sie in einer umfangreichen Ausbildung erlernt haben. Einige wenige Wochenendseminare können da nicht ausreichen und machen Sie eher zu einer Gefahr als einer Hilfe für ein krankes Tier."[152] Die eigens hervorgehobenen „Praktika" stellen sich als vierundzwanzig über das vierte Ausbildungsjahr verteilte Hospitanztage in der privaten Tierheilpraxis des Schulleiters heraus.

Sämtliche Bestandteile des Studienganges „Klassische Tierhomöopathie" können auch gesondert belegt werden: „Tiermedizin" mit 376 Präsenzstunden plus 200 Stunden Fernstudium (3.665 Euro), „Verhaltenkunde" mit 96 plus 65 Stunden (1.780 Euro), „Tierhomöopathie" mit 216 plus 120 Stunden (1.930 Euro) und „Materia Medica" (Homöopathische Arzneimittellehre) mit 312 plus 120 Stunden (1.880 Euro). Ein „Diplom" wird bei Einzelbelegung nicht erteilt, was allerdings keine Rolle spielt, da an Tierheilpraktiker- oder Tierhomöopathenschulen erworbenen Diplomen oder Zertifikaten ohnehin keinerlei rechtlicher Wert zukommt.

Neben den genannten Ausbildungsgängen führt *animalmundi* verschiedene Kurzseminare im Sortiment: ein Wochenende ⇨ Feng-Shui beispielsweise oder einen zweitägigen Kurs ⇨ „Familienaufstellungen nach Bert Hellinger mit Tieren", angeleitet von Peter Mohr höchstpersönlich.

## 3.33.  Sonstige Schuleinrichtungen

Angehende Tierheilpraktiker können ihre Berufsqualifikation nicht nur über eine der angeführten Tierheilpraktikerschulen erwerben - sofern sie überhaupt einen Kurs oder Lehrgang absolvieren -, vielmehr können sie dies auch über eine der zahlreichen „Privatschulen" tun, die „niedergelassene" Tierheilpraktiker neben ihrer Praxis betreiben. Abgesehen davon, dass *sämtliche* (Tier-)Heilpraktikerschulen rein private Unternehmen sind, suggerieren diese kleineren, direkt einer Praxis angegliederten Einrichtungen eine persönlichere Betreuung des einzelnen Kandidáten und vor allem: einen intensiveren Praxisbezug.

Tatsächlich bleibt es vielfach bei der Suggestion. Im Einzelfalle gibt es *keinerlei* persönlichen Bezug und *nicht die geringste* praktische Ausbildung, vielmehr werden, nach dem Modell ⇨ *Kappel, Kurator* oder *ibw,* Fernlehrgänge samt dazugehöriger Phantasiezertifikate verkauft. Die veräußerten Skripten unterscheiden sich in nichts von den Lehrbriefen der etablierten Einrichtungen, vielfach dienen letztere als Vorlage für die selbstzusammengebastelten und allenfalls mit ein paar Anekdoten angereicherten „Privatschul"-Gehefte (in anderen Worten: gewitzte Tierheilpraktiker verhökern die Skripten, die sie selbst für teueres Geld an irgendeiner Fernlehrschule erworben haben, in mehr oder weniger modifizierter Form, im Einzelfalle auch einfach photokopiert, an andere Interessenten weiter; nicht selten werden komplette Fernkurse, einschließlich kopierter Blanko-„Diplome", über *eBay* versteigert). Die *Private Schule für Tierheilpraktiker* im oberbayerischen Bad Aibling beispielsweise verschickt Fernlehrbriefe, die denen eines großen Anbieters auffallend ähnlich erscheinen.[153] Sie schulen den Teilnehmer (vorgeblich) in veterinärmedizinischer Berufs- und Gesetzeskunde, in Anatomie, Physiologie und Pathologie, Allgemeiner Krankheitslehre sowie einschlägigen Untersuchungsmethoden; darüber hinaus unterweisen sie ihn in „Homöopathie, Akupunktur, Haltung und Fütterung, Phytotherapie, Bachblütentherapie und weitere(n) naturheilkundliche(n) Methoden", beispielsweise Neuraltherapie, wodurch er befähigt werde, „ordentlich und sauber mit gutem Gewissen [zu] therapieren". Die Kosten des von einer Tierheilpraktikerin Birgit Schichtl angebotenen „Studienlehrganges" - beworben in der offiziellen Datenbank der ⇨ *Bundesagentur für Arbeit* - liegen bei 1.656 Euro, einschließlich vier fakultativ zu belegender Wochenendseminare bei 2.376 Euro.[154] Weitgehend identisch mit dem Angebot Schichtls, dafür aber eineinhalb mal so teuer, kommt ein Fernlehrgang daher, den eine Tierheilpraktikerin Britta Hoffmann über ihr so genanntes *TierTherapeutisches Centrum* vertreibt. An diesem *Centrum* - eine simple Tierheilpraxis in der Nähe von Dortmund - bietet sie, zusammen mit ein paar Kolleginnen, vor allem Homöopathie, Bach-Blütentherapie, TCM und Reiki an. Der Fernlehrgang kostet, inklusive halbjährlich veranstalteter Praxiswochenenden, 3.960 Euro; ohne Praxiswochenenden 2.880 Euro.[155] Auch das „Heimstudium", das eine in Hamburg als Heil- und Tierheilpraktikerin ordinierende Corinna Kischel anbietet, unterscheidet sich von den genannten Fernlehrgängen - abgesehen von grauenhafter Grammatik und Orthographie - in nichts: Lediglich der Preis, einschließlich der „Möglichkeit, 4x zum Unterricht zu kommen, um auch Live div. Dinge mit zu erleben", ist mit 2.000 Euro etwas moderater.[156]

Die hessische Tierheilpraktikerin ⇨ Jeanette Kilb bietet über eine eigene Schuleinrichtung, die sie angegliedert an ihre private Praxis betreibt, Ausbildungsgänge zum zertifizierten Tierheilpraktiker an. Die angehenden Tierheiler werden in zwei Jahren, sprich: an einem Unterrichtswochenende plus einem halben Tag Praktikum pro Monat in die Grundlagen veterinärer Anatomie, Physiologie, Pathologie usw. sowie in all jene „sanften" Verfahren eingeführt, die Frau Kilb in ihrer als *TierVital-Zentrum für bio'logische' Tierheilkunde* bezeichneten Praxis selbst anbietet: Aura-Soma, Bach-Blüten-, Farb-, Edelstein-, Orthomolekular-,

Physio-, Phyto- und Schüßler-Salztherapie, dazu Akupunktur, Homöopathie und Klangschalenmassage: „In angenehmer Atmosphäre können Sie hier nebenberuflich und praxisnah Ihren Traumberuf erlernen." Kosten: 5.640 Euro zuzüglich 300 Euro Einschreibegebühr.[157]

Ein weiteres Schulungsangebot zum Tierheilpraktiker findet sich angeschlossen an ein *Zentrum für Tiernaturheilkunde* im schwäbischen Buch-Rennertshofen. Es handelt sich hierbei um die private Tierheilpraxis einer Claudia Obermeier, die in Personalunion auch als Schulleiterin und einzige Dozentin firmiert. Wie genau die 9.000 Euro teuere Ausbildung strukturiert ist und was sie im Einzelnen umfasst, lässt sich den Bekundungen Frau Obermeiers nicht entnehmen. Sie schreibt (O-Ton): „Seit Jahren kommen zu mir Patienten die nicht selten von der Schulmedizin aufgegeben wurde, doch nach einigen Besuchen und Auswertungen konnte man diesen Patienten durch Naturmedizin das Leben schmerzfrei und im Familiärenumfeld um so manches Jahr versüßen. Ein Tierheilpraktiker muss allerdings auch seine Grenzen kennen das heisst in schwerwiegenden Fällen auch mal die Meinung oder die Maschinelle Unterstützung der Schulmedizin zu Rate ziehen. Es ist sehr wichtig mit seine Kollegen einen Wissensaustausch vorzunehmen den zwei Köpfe haben mehr Ideen als einer, oder besser gesagt mit Teamgeist eine erfolgreiche Praxis aufbauen, das ist auch mein Motto der Schule. (...) Ich habe die verschiedensten Tiere von Hund, Katze, Pferd, Rind bis hin zu Exotischen Tieren in Behandlung. Ich arbeite (...) mit dem Magnetfeld, mit den Bachblüten, mit dem Tensor, Farbtherapien, mit der Pyramidentherapie einige Qualifikationen in den Bereichen Feng-Shui, Reiki, Edelsteinen u.v.m." [sic!] Erfolgreichen Absolventen ihrer Schule erteilt Frau Obermeier ein Diplom.[158]

Eine spezielle Ausbildung zum Hufheilpraktiker bietet ein bei Bamberg ansässiges *Institut für Hufheilpraktik & ganzheitliche Pferdepflege* an. Das Konzept der Ausbildung basiert auf den Vorstellungen der Alternativveterinärin Hiltrud Straßer, die die Mehrzahl aller Erkrankungen und Funktionsstörungen des Pferdes durch den obligaten Beschlag der Hufe verursacht sieht. Ihr 1987 erschienenes Buch *Ohne Eisen* gilt unter alternativ angehauchten Pferdeliebhabern als Offenbarungsschrift schlechthin.[159] Frau Straßer legt ihre Erkenntnisse in steter Regelmäßigkeit und wechselnden Verlagen immer wieder neu auf, Ende 2004 kamen sie unter dem Titel *Pferdehufe ganzheitlich behandeln* bei ⇨ *Sonntag* auf den Markt. Auch der Studienkatalog des 2001 von Straßer-Schüler Detlev Urban begründeten Bamberger Instituts betont die prinzipielle Verwerflichkeit von Hufbeschlag: Über die Hälfte aller Erkrankungen beim Pferd seien Lahmheiten, die ihrerseits fast immer in Hufproblemen bedingt seien; deren Ursache wiederum sei in „nicht artgerechter Haltung, unphysiologischer Hufbearbeitung und Hufbeschlag zu suchen. Die dadurch verursachte Einschränkung der Huffunktionen führt nicht nur zu Schäden im Huf, sondern betrifft den gesamten Organismus des Pferdes. (...) Erkrankungen an Huf und Bein werden fast immer mit orthopädischem Beschlag, begleitet von diversen anderen Maßnahmen behandelt. Wenn man aber um die krankmachende Wirkung des Beschlages weiß, wird man erkennen, dass dies nur eine Symptomunterdrückung ist und nicht zur Heilung führt."[160] Die Tätigkeit des Hufheilpraktikers bestehe darin, „ganzheitlich die Ursachen für die Erkrankung zu suchen und durch eine konsequente Heilbehandlung zu beseitigen". Im Klartext: Der Hufheilpraktiker entfernt den permanenten Hufschutz (= Hufschuh/Hufeisen), da dieser „nachweislich Huf und Pferd krank macht. Das Ziel ist ein gesunder Huf, welcher keinerlei Schutz benötigt." Der Huf des nunmehr „barfüßigen" Pferdes werde, orientiert am natürlichen Huf des Wildpferdes, „physiologisch" weiterbearbeitet, wodurch selbst „die Heilung der schulmedizinisch immer noch als unheilbar geltenden Hufkrankheiten Hufrollenentzündung und Hufrehe möglich" werde.[161]

Ausdrücklich wird darauf hingewiesen, dass die „Hufbearbeitung nach Straßer" wissenschaftlich nicht anerkannt sei und „deutlich von dem abweicht, was an Hufbeschlagsschulen und Universitäten gelehrt und allgemein als richtig angesehen wird"; desweiteren, dass die Ausbildung zum Hufheilpraktiker „derzeit keine gesetzliche Grundlage" besitze und „demnach keine staatlich anerkannte Berufsausbildung" darstelle. Ebendies habe freilich den eminenten Vorteil, „auch keinen staatlichen Reglementierungen unterworfen zu sein und so unseren Qualitätsanspruch und die Reinheit der Methode bewahren zu könne".[162] Die Ausbildung zum Hufheilpraktiker umfasst neben einem viertägigen Grundlagenseminar sechzehn weitere Unterrichtstage. An diesen im Abstand von sechs bis sieben Wochen stattfindenden ein- bis zweitägigen Seminaren werden neben der praktischen Arbeit am Huf unterschiedlichste Themenschwerpunkte behandelt (Umgang mit dem Pferd, Gangbeurteilung, Ernährung, Sättel und Zäumungen etc.). Die Auswahl der Themen steht im freien Ermessen des Schülers, der insofern auch die Dauer seiner Ausbildung selbst bestimmt. Ein wichtiger Themenschwerpunkt dreht sich um „Schulmedizinische Behandlungsmethoden", in den Studieninformationen heißt es hierzu: „Da die Ansichten, welche wir vertreten und lehren, in vielen Teilen von den allgemein für richtig gehaltenen Ansichten abweichen, sollte man wissen, welche schulmedizinischen Behandungsmethoden für die verschiedenen Huf- und Beinerkrankungen zur Anwendung kommen und wie sie wirken sollen, um unseren Kunden erklären zu können, warum wir diese ablehnen."[163] Für die Zulassung zur (schulinternen) Prüfung muss der angehende Hufheilpraktiker überdies vier Skriptenpakete zu Anatomie, Physiologie und Pathologie des Pferdes bearbeiten sowie fünfzehn Hospitationstage auf einem Reiterhof o. ä. nachweisen. Zudem muss er den Nachweis führen, dass „eigene Pferde ohne permanenten Hufschutz" gehalten werden. Insgesamt umfasst die Ausbildung 217 Unterrichtsstunden (à 45 Min.) und kostet, einschließlich der Skripten und „zeitlich limitiertem Telephonsupport", 6.295 Euro.

Letztlich zu erwähnen ist eine in der Nähe von Trier ansässige *Akademie für ganzheitliche Tiergesundheit*, die, getragen von einem gemeinnützigen *Verein für ganzheitliche Tiergesundheit e.V.*, die „Situation der Tierhaltung, Tierernährung, Pflege und besonders der Tiermedizin [...] durch mehr Anwendung ganzheitlicher Methoden" zu verbessern sucht. Die Mitglieder des Trägervereins - Tierärzte [!], Tierheilpraktiker und Tierbesitzer der Region - bieten eine Vielzahl einschlägiger Ausbildungsseminare an: „Da die westlichen Bildungsstätten nicht genug (oder auch nichts) für die Naturheilverfahren tun, bilden wir unsere eigene Wissenschaft durch Verknüpfung unserer Ideen und Erfahrungen." Im Programm der Akademie finden sich insofern neben „Meridian-Massage" oder „Akupressur" (für den Hund) auch Seminare zu „Telepathischer Kommunikation mit Tieren", „Edelsteinarbeit" oder

„Reiki". Interessant ist der Umstand, dass die Mehrzahl der Seminare in den Räumen der örtlichen Tierklinik stattfindet, deren ärztlicher Direktor, Thomas Backhaus, Mitglied besagten Trägervereins ist. Der Kurs beispielsweise in „Telepathischer Tierkommunikation" dauert zwei Tage und kostet 130 Euro.[164]

Als Allerletztes erwähnt sei eine Tierheilpraktikerschule *Katz und Co* in München, deren Betreiber, ein gewisser Franz Wilhelm, als zentralen Befähigungsnachweis für seine Tätigkeit als Tierheilpraktikerausbilder seine Graduierung zum „Reiki-Meister" anführt; Wilhelm, eigenem Bekunden zufolge akademisch hochqualifizierter Wissenschaftler, firmiert zudem als Tierpsychologe, Medizinprodukteberater (⇨ BEMER) und Diplompsychokinesiologietherapeut.[165]

## 3.34. Zertifikate und Diplome

All die beeindruckenden „Urkunden", „Zertifikate" und „Diplome", die einen Tierheilpraktiker - dito: Tiertherapeuten, Tierhomöopathen, Tiernaturheilbehandler etc. - als solchen ausweisen, haben keinerlei Rechtsrelevanz, sie sind, juristisch besehen, gänzlich wertlos. Es ist dabei völlig egal, ob sie von einem Fernlehrinstitut, einer (Tier-)Heilpraktikerschule oder einer Privatperson verliehen wurden oder ob ein Tierheilpraktiker sich seine Zertifikate auf dem PC oder einem Photokopiergerät selbst hergestellt hat.

Es ist auch egal, ob das jeweilige Institut beziehungsweise der jeweilige Lehrgang von der *Staatlichen Zentralstelle für Fernunterricht* (ZFU) oder einer sonstigen Akkreditierungsagentur überprüft, genehmigt oder zugelassen ist; desgleichen, ob eine Einrichtung von irgendeinem (Tier-)Heilpraktikerverband empfohlen wird und/oder bei der *Bundesagentur für Arbeit* oder sonst irgendwo als Ausbildungsstätte für Tierheilpraktiker gelistet ist oder nicht.

> Ins Bild passt eine Urkunde, mit der die Oberhaveler Tierheilpraktikerin Sandra Schulz ihre besondere fachliche Qualifikation zu unterstreichen sucht. Neben ihrem (Fernlehrgangs-)Abschlussdiplom des *Bildungswerkes für therapeutische Berufe* (BTB) weist sie auf ihrer Homepage eine Urkunde vor, derzufolge ihr im Mai 2004 der Grad eines „Doctor of Metaphysics" verliehen wurde.[166] Der Pseudograd stammt von der so genannten *Universal Life Church* (ULC), einer in den USA weit verzweigten Organisation, deren Wesentliches darin besteht, in einer Art *franchise system* Lizenzen für weitere *ULC*-Kirchengründungen zu verkaufen. Jedermann kann sich innerhalb der von einem gewissen Kirby J. Hensley Ende der 1950er Jahre gegründeten „Kirche" zum Priester ordinieren und sich wahlweise zum Diakon, Monsignore oder Bischof weihen lassen; auch eine Ernennung zum Metropoliten, Rabbiner, Imam oder einem von hundert weiteren Titeln und Würden ist möglich. Gegen *cash* gibt es auch jenen akademischen Titel, mit dem Tierheilpraktikerin Schulz sich schmückt.[167]

Es erscheint grotesk genug, wenn eine ganze Reihe der oben beschriebenen Tierheilpraktikerschulen, darunter das *Freie und Private Ausbildungsinstitut für Alternative Tierheilkunde* oder die *animalmundi-Schule für Tierhomöopathie*, auf der offiziellen Webseite der ⇨ *Bundesagentur für Arbeit* aufgeführt ist.[168] Dass diese Einrichtungen damit über Steuergelder beworben und mit dem Image einer „staatlichen Anerkennung" versehen werden – um es zu wiederholen: sie finden sich auf einer Behörden-Webseite (!) –, ist schlichtweg skandalös.

Zuletzt sei auf ein höchst aufschlussreiches (wenngleich streckenweise nur als Realsatire zu begreifendes) www-Forum hingewiesen, in dem ehemalige, aktuelle und prospektive Kursteilnehmer praktisch sämtlicher Tierheilpraktikerschulen sich über ihre Erfahrungen, Probleme und Wünsche austauschen: www.natur-forum.de/forum/viewforum.php?f=33. Zusammen mit Erörterungen jedes nur denkbaren Aspekts alternativer (Tier-)Heilpraktik weist das Forum weit über 40.000 Einträge auf (Stand 7/2005). Ein sehr ähnliches Forum – es gibt in der Tat dutzende derartiger www-Plattformen – wird von einer *Arbeitsgruppe für Tierheilpraktiker* (ag-thp) betrieben, deren Ziel es ist, die „wirtschaftliche Situation der THP und die gesellschaftliche Anerkennung des THP-Berufsstandes zu verbessern, um auf eine staatliche Anerkennung hinzuarbeiten" [sic!]. Webmaster des Forums sind die Tierheilpraktikerinnen Petra Stein und Maria Mengwasser: www.ag-thp.de. Erwähnenswert ist der Umstand, dass die *Arbeitsgruppe für Tierheilpraktiker* zu den Aufgabengebieten des Tierheilpraktikers ausdrücklich auch „schulmedizinische Methoden" zählt, dann nämlich, „wenn es dem Wohl des Tieres dient". Darunter fallen: „Wundversorgung mit Naht oder Klammer", „kleinere Operationen" (z. B. Spalten von Abszessen) sowie auch und insbesondere Maßnahmen veterinärer Geburtshilfe: „einfache Geburtshilfe bei allen Haustieren / schwierige Geburten mit und ohne Haltungsberichtigung / Retorsion von Gebärmutterverdrehungen / Ablösen der Nachgeburt bei Kühen und Stuten / Scheidenverschlüsse".[169] (Für die Spaltung eines Abszesses berechnet Frau Mengwasser im Übrigen einen an der Gebührenordnung für approbierte Tierärzte [!] orientierten Stundensatz von 61,36 Euro, für Geburtshilfe von 122,72 Euro [jeweils zuzüglich Nebenkosten]. Billiger sind Zahnextraktionen: pro Zahn verlangt sie 5,11 Euro, Schnabelkürzen kostet pro Vogel 4,09 Euro.[170]) Was Tierheilpraktiker zu alledem qualifizieren soll, bleibt unerfindlich.

# 4. Tierschutz Fehlanzeige

Unabhängig von der völlig unzureichenden inhaltlichen Qualifikation, die über die verschiedenen Tierheilpraktikerschulen vermittelt wird, verfügen all die Tierheilpraktiker, Tierhomöopathen und Tierakupunkteure, die da in Tierzeitschriften, Reformhauspostillen und insbesondere in den Mitteilungsblättern der zahllosen Pferde-, Hunde-, Katzen- und sonstigen Haustierclubs und -verbände ihre zweifelhaften Dienste anbieten, von Werbewebsites im Internet ganz zu schweigen, über keinerlei veterinärmedizinische Befugnis. Sie dürfen, um es nocheinmal zu betonen, lediglich im Rahmen der für *jedermann* geltenden Tierschutzgesetze praktizieren, chirurgische, orthopädische, röntgenologische oder sonstig klinische Maßnahmen - Impfungen, Narkosen etc. - sind ihnen untersagt (auch wenn von manchem Tierheilpraktiker anderes suggeriert oder behauptet wird); selbstverständlich auch die Verschreibung, Abgabe oder Verabfolgung verschreibungspflichtiger Medikamente.

Dass sie sich dennoch und völlig ungeniert auf dem alternativen Heilermarkt breitmachen können, liegt an der insoweit völlig unzureichenden Rechtslage. Konsequent umgesetzter Tierschutz - seit 17. Mai 2002 ist Tierschutz Teil des Grundgesetzes (Artikel 20a GG) - müsste längst auch Schutz vor unzureichend qualifizierten Tierheilpraktikern bedeuten, die ohne die geringste Ahnung von seriöser Diagnosestellung, ohne Ahnung von Indikation und ohne Ahnung von klinisch wirksamen Heil- und Hilfsmaßnahmen mit irgendwelchen Pseudodiagnostik- und Pseudoheilverfahren herumdilettieren, die dem behandelten Tier im besten Fall nicht schaden, die aber eine Gesundheitsgefährdung mittelbar dadurch zur Folge haben können, dass das rechtzeitige Erkennen eines ernsten Leidens beziehungsweise der rechtzeitige Einsatz einer sinnvollen und verfüglichen Therapie womöglich verzögert wird, weil der Tierheilpraktiker über die hierzu erforderliche veterinärmedizinische Fachkenntnis nicht verfügt. Eine mittelbare Gefahr dieser Art besteht dabei besonders dann, wenn die tierheilpraktische Behandlung - vom Tierheilpraktiker selbst und/oder von dem Besitzer beziehungsweise Halter des jeweiligen Tieres - als Ersatz für eine tierärztliche Behandlung angesehen wird.

Wie dargestellt ist noch nicht einmal die miserabelste Ausbildung als Tierheilpraktiker erforderlich, um als solcher eine Praxis eröffnen zu können. Da es das Berufsbild in engerem Rechtsverständnis nicht gibt, kann jedermann sich per Selbstakklamation, also ohne irgendeine fachliche Ausbildung absolviert zu haben, zum Tierheilpraktiker graduieren. Dasselbe gilt für die (Pseudo-)Berufsbezeichnungen des Tierheiltherapeuten, Tiernaturheilkundigen, Alternativen Veterinärnaturopathen und dergleichen mehr; selbstredend auch dann, wenn die Heilerbezeichnung mit einem spezifischen Tierbegriff verbunden ist: Pferdeakupunkteur,

Hundehomöopath, Katzenkinesiologe oder Ganzheitlicher Vogelfarbheilberater. Lediglich der Begriff „Tierarzt" ist geschützt.

Vielfach setzen sich Tierheilpraktiker mit aktivem Tierschutz ineins.[171] Sie suggerieren, die von ihnen vertretene „sanfte" und „nebenwirkungsfreie" Heilkunde bewahre das erkrankte Tier vor den invasiven Apparaten und prinzipiell schädlichen Pharmaprodukten entseelter Schulveterinäre, denen sie jedes persönliche Interesse am Wohlergehen ihrer Patienten absprechen.

Selbst wenn diese Kritik generell zuträfe – worauf es trotz der unsäglichen Rolle, die (Amts-)Tierärzte etwa in der Haltung und Verwertung so genannter „Nutztiere" spielen,[172] keinen Hinweis gibt –, wäre die alternative Tierheilkunde keine Alternative: Die in der Tierheilpraktik eingesetzten Verfahren bewirken über einen (allemal möglichen) unspezifischen Placeboeffekt hinaus *überhaupt nichts;* hingegen kann es, abgesehen von der Vielzahl an riskanten und keineswegs unschädlichen Methoden, die es in der Tierheilpraktik durchaus gibt, eine zusätzliche Gesundheitsgefährdung für das betroffene Tier bedeuten, wenn durch alternativtherapeutisches Herumquacksalbern eine sinnvolle Behandlung verzögert oder verhindert wird. Solch sinnvolle Behandlung, die selbstverständlich auch apparative Diagnose-, Eingriffs- und Nachsorgeverfahren umfasst, desgleichen den Einsatz wirküberprüfter Pharmazeutika, gibt es in der Tierheilpraxis nicht.

Es ist nicht oft genug zu wiederholen: Der Tierheilpraktiker ist weder befähigt noch befugt, ernstzunehmende Veterinärmedizin ausüben. Die von ihm eingesetzten Verfahren sind zu Diagnose- und Therapiezwecken untauglich. Insofern müsste *gerade* aus tierschutzrechtlichen Gründen das Treiben von Tierheilpraktikern gesetzlich unterbunden werden.

Jedermann kann, *ohne die geringste veterinäre Qualifikation* aufweisen zu müssen, völlig legal als Tierheilpraktiker firmieren: er kann als solcher Briefköpfe und Visitenkarten drucken lassen, ein entsprechendes Schild an der Tür anbringen, Werbeannoncen schalten und eine Tierheilpraxis betreiben. Niemand kontrolliert das Geschehen in dieser Praxis, solange der Rahmen der allgemeinen (Tierschutz-/Seuchen-)Gesetze sowie des Gewerberechtes nicht überschritten wird. Innerhalb dieses Rahmens kann der (selbsternannte) Tierheilpraktiker mit seinen vierbeinigen, gefiederten oder geschuppten Patienten treiben, was ihn gutdünkt. Selbst wenn es, wissenschaftlich oder veterinärmedizinisch besehen – von Ethik ganz zu schweigen – der gröbste und für das betroffene Tier nachteiligste Unfug ist.

Recht und Gesetzgebung verlangen vom approbierten Tierarzt die „erforderliche Sorgfalt" bei der Ausübung seiner Tätigkeit und ahnden im Schadensfall die Nichtbeachtung akzeptierter und verbindlicher Normen als fahrlässige Handlung.[173] Der Tierheilpraktiker indes kann für Schäden, die durch seine Behandlung entstanden sind, grundsätzlich nicht haftbar gemacht werden. Da es ihn in engerem Rechtsverständnis nicht gibt, kann seine Behandlung auch an keinen rechtlichen Vorschriften gemessen werden. Er kann also *de jure* keinen Fehler machen, nichts verabsäumen, keinen falschen Rat erteilen. Selbst wenn durch seine Fehleinschätzung oder Fehlbehandlung ein Tier zu Tode kommt, ist er, im Gegensatz zum approbierten Tierarzt, rechtlich nicht belangbar.

Dasselbe gilt natürlich auch für all die Pferde-, Hunde- und Katzenhalter, für die Besitzer von Vögeln, Schlangen, Lurchen, Spinnen oder Fischen, die sich nach Belegen eines Tierheilpraktiker- oder Tierhomöopathen(fern)lehrganges als „tierheilkundig" vorkommen - letztlich können sie (sich selbst) sogar ein entsprechendes Zertifikat vorweisen - und nun an ihren eigenen wie auch an den Tieren ihrer Bekannt- und Verwandtschaft herumdoktern. Und selbstredend gilt das gleiche für Besitzer, Halter oder Züchter von „Nutztieren" beziehungsweise von Tieren, die zu zirzensischen, sportiven oder sonstig tierschutz- beziehungsweise tierrechtswidrigen Zwecken eingesetzt werden.

Wie die Marburger Rechtsmedizinerin Irmgard Oepen feststellte, könne man sich bei all den Außenseitern und Laienbehandlern des Alternativheilermarktes oftmals des Eindruckes nicht erwehren, dass „Geltungsbedürfnis, Selbstgefälligkeit, Sensations- und Gewinnstreben mehr im Vordergrund stehen als echte Hilfsbereitschaft";[174] mehr als die vielbeschworene „Liebe zum Tier", so wäre zu ergänzen, die von alternativ *veterinären* Praktikern stets als Hauptmotivation für ihr Tun angeführt wird, allemal.

Reichlich zynisch erscheint da beispielsweise die Werbung für ein Lehrbuch zur physiotherapeutischen Behandlung von Pferden: „Der enorme Leistungsdruck, der heute auf Sportpferden lastet, führt die Tiere zunehmend an die physiologischen Grenzen der Belastbarkeit ihres Bewegungsapparates. Überanstrengung führt zur Entstehung von Schäden, nach deren Beseitigung bzw. Heilung unweigerlich Folgen zurückbleiben." Die vorgestellte Methodik könne „einen beträchtlichen Beitrag zur erfolgreichen klinischen Behandlung von Erkrankungen des Bewegungsapparates leisten, da sie sich nicht nur mit der Schädigung selbst beschäftigt, sondern sich darüber hinaus für die funktionellen Folgen interessiert, die zu Bewegungseinschränkungen führen. (...) Sie bietet sich daher überall dort an, wo Sport getrieben wird, also nicht nur im Hochleistungs-, sondern auch im Breitensport."[175] Im Klartext: erst werden Tiere als „Sportgeräte" missbraucht und so lange zu Höchstleistung genötigt, bis sie Schädigungen zeitigen, dann tritt der Tierphysiotherapeut auf den Plan, ebendiese zu reparieren und die Tiere wieder leistungsverfügbar zu machen. Die prinzipielle Tierrechtswidrigkeit des (leistungs-)sportiven Einsatzes von Tieren, der diese vorsätzlich schädigt beziehungsweise Schädigungen fahrlässig in Kauf nimmt, wird nirgendwo thematisiert.

Der (szenetypische) Gipfel aber an Heuchelei und Zynismus findet sich in der Ausschreibung des Lehrganges zum Tierheilpraktiker der *Heilpraktikerschule Westfalen*: Unter Verweis auf das geltende Tierschutzgesetz (TierSchG) wird eine Reihe an Maßnahmen aufgelistet, die ausdrücklich zu den Tätigkeiten eines Tierheilpraktikers zu rechnen seien: „Injektionen (s.c., i.c., i.v., i.m.), Blutprobeentnahmen, Aderlass, Infusionen, Anlegen eines Verbandes, Nähen von Wunden, Einziehen eines Nasenringes usw., sofern sie ohne Betäubung möglich sind; Eingriffe an Tieren, die ohne Betäubung gestattet sind, wie Kastration, Kupieren, Enthornung von Tieren bis zu einem bestimmten Alter".[176]

In der Tat wird das strikte Verbot nach § 5 (1) TierSchG, an einem Wirbeltier ohne Betäubung einen mit Schmerzen verbundenen Eingriff vorzunehmen, durch zahlreiche Ausnahmeregelungen unterlaufen: Nach § 5 (3) ist „eine Betäubung nicht erforderlich 1. für das Kastrieren von unter vier Wochen alten männlichen Rindern, Schweinen, Schafen und Ziegen (...), 2. für das Enthornen oder das Verhindern des Hornwachstums bei unter sechs Wochen alten Rindern, 3. für das Kürzen des Schwanzes von unter vier Tage alten Ferkeln sowie von unter acht Tage alten Lämmern, 4. für das Kürzen des Schwanzes von unter acht Tage alten Lämmern mittels elastischer Ringe, 5. für das Abschleifen der Eckzähne von Ferkeln (...), 6. für das Absetzen des krallentragenden letzten Zehengliedes bei Masthahnenküken, die als Zuchthähne Verwendung finden sollen, während des ersten Lebenstages" und so weiter und so fort.[177] All diese Maßnahmen, die mit erheblichen Schmerzen einhergehen, dürfen *ohne jede Betäubung,* das heißt: *von jedermann,* durchgeführt werden; also auch von Tierheilpraktikern. Als einzige „Indikation" gilt das Mast- oder Haltungsinteresse des jeweiligen Züchters, eine medizinische Indikation ist ebensowenig erforderlich wie eine fachlich-chirurgische Qualifikation zur Durchführung der Eingriffe. Anstatt nun gegen derlei - vom Tierschutzgesetz (!) gedeckte - Tierquälerei zu opponieren und sich den genannten Praktiken zu verweigern, wie es dem Ethos der „Tierliebe" entspräche, dem die Tierheilpraktik in besonderem Maße verpflichtet zu sein vorgibt, verweist die *Heilpraktikerschule Westfalen* eigens auf die professionelle Verursachung namenlosen Tierleides - Einziehen eines Nasenringes, Kastration, Kupieren, Enthornung, jeweils ohne Anästhesie (!) - als Tätigkeitsfeld, sprich: Einkommensmöglichkeit für Tierheilpraktiker.[178] Auch die Vorsitzende des *Verbandes der Tierheilpraktiker Deutschlands e.V.,* eine gewisse ⇨ Mechthild Prester, zählt Kastrieren zu den originären „Aufgabengebieten des Tierheilpraktikers". Frau Prester betreibt nicht nur eine eigene Praxis sondern leitet zudem eine Schule für Tierheilpraktiker.[179]

# 5. Methoden der alternativen Tierheilpraxis

Die Verfahren der Tierheilpraktik sind durch gesetzliche Regelungen stark beschränkt. Die meisten veterinärmedizinischen Diagnostik- und Therapieverfahren, wie insbesondere die verschreibungspflichtige Medikation, sind dem approbierten Tierarzt beziehungsweise der tiermedizinischen Klinik vorbehalten. Chirurgische oder orthopädische Eingriffe, die eine Betäubung erfordern, dürfen von Tierheilpraktikern ebensowenig vorgenommen werden wie Impfungen oder röntgenologische Maßnahmen.[180]

Die Verfahren, die der Tierheilpraktiker im Sortiment führt, entstammen durchwegs der so genannten „alternativen (Human-)Heilkunde", sie sind im günstigsten Falle wissenschaftlich durch nichts belegt, im ungünstigen längst als pseudowissenschaftlicher oder esoterischer Firlefanz ausgewiesen (der Umstand, dass einige davon gelegentlich auch in tierärztlichen Praxen anzutreffen sind oder von Tiermedizinern beworben werden, macht sie nicht brauchbarer). Mit Naturheilverfahren in klassischem Sinne - Hydro-, Bewegungs-, Ernährungs-, Phyto- und Ordnungstherapie (Psychagogik) - haben sie, wenn überhaupt, nur entfernt zu tun, die meisten basieren auf magisch-metaphysischen Vorstellungen.[181] Insbesondere die im Zentrum der alternativen (Tier-)Heilkunde stehende ⇨ Homöopathie hat mit Naturheilkunde nicht das Geringste gemeinsam.

Die (implizite) Behauptung, die alternativen Heilverfahren wirkten in der Tierheilkunde auf demselben Wege und mit den gleichen Erfolgsaussichten wie in der Humanheilkunde - beispielsweise seien homöopathische Eisenhut-Kügelchen (*Aconitum* D6) sowohl beim Menschen wie auch bei Hund, Katze oder Meerschweinchen äußerst wirksam gegen plötzlich auftretendes hohes Fieber[182] -, ist durch keinerlei bekannte Studien an irgendwelchen Tieren gestützt. Es werden einfach Behauptungen aus der alternativen Humanheilkunde in die alternative Tierheilkunde übertragen.

Solch wissenschaftlich völlig unzulässiger Transfer findet nun keineswegs nur in Hinblick auf die Behandlung von Säugetieren statt, für die ihm vielleicht noch eine gewisse Plausibilität zukommen könnte, vielmehr wird auch in der Behandlung von Vögeln, Lurchen, Reptilien, Fischen, Spinnen und sonstigem Getier, das organismisch keinerlei Ähnlichkeit mit dem menschlichen Organismus aufweist, dergestalt „analog" vorgegangen: ein Leguan beispielsweise, der einen irgendwie schlappen Eindruck macht und die Nahrungsaufnahme verweigert, wird auf dieselbe Weise (symptom-)behandelt - etwa mit ⇨ Bachschen Hainbuchen-Tropfen (*Hornbeam*) - wie ein Mensch, der über Antriebs- und Appetitlosigkeit klagt.[183]

Sofern sich eine Symptomanalogie zwischen Mensch und Tier bei bestem Willen nicht entdecken lässt, wird solche freihändig konstruiert. Die Kiemeninfektion eines Goldfisches etwa, für die es kein eigenes alternativheilerisches Repertorium gibt, wird genauso behandelt - Kiemen und Lungen werden dabei als „Organe der Sauerstoffaufnahme" schlicht ineinsgesetzt - wie die Atemwegsinfektion eines Menschen: beispielsweise durch die Gabe eines homöopathisch aufbereiteten Tollkirschpräparates (*Belladonna* D12), durch Auflegen eines ⇨ Heiledelsteines, hier Jade, und/oder durch ⇨ farbtherapeutische Bestrahlung mit blaugrünem Heillicht.[184] (Im Falle des erkrankten Goldfisches wird das homöopathische Präparat direkt in das Aquarienwasser verabfolgt, desgleichen der pulverisierte Heilstein; die Farbbestrahlung erfolgt von außen durch das Glas des Aquariums.)

Zu einer näheren Untersuchung respektive Diagnose gleich welchen Tieres ist der Tierheilpraktiker nicht einmal ansatzweise qualifiziert, ebensowenig zu einer über die simple Symptombehandlung hinausreichenden Form medizinischer Betreuung, was, unabhängig von der Wirksamkeit der eingesetzten Methode, den Anspruch der „Ganzheitlichkeit", unter dem die alternative Tierheilkunde stets auftritt, als reinen Etikettenschwindel ausweist.

Die tatsächlich einzige Parallele zwischen alternativer Humanheilkunde und alternativer Tierheilkunde besteht darin, dass es weder hier noch dort einen tragfähigen Wirkbeleg gibt. Insofern steht zu *vermuten*, dass die eingesetzten Alternativverfahren in der Tierheilkunde *genauso unwirksam* sind wie - nachgewiesenermaßen - in der Humanheilkunde; zieht man den bei Tieren deutlich geringeren, wenn überhaupt auftretenden Placeboeffekt ab, sind sie hier sogar noch unwirksamer.

Die ständig angeführten „Erfolge" der alternativen Tierheilverfahren beruhen in der Regel darauf, dass unterschiedlichste Beeinträchtigungen der Gesundheit nach einer Zeit „von selbst" wieder verschwinden, ohne dass sie in irgendeiner Weise behandelt worden wären. Besitzer oder Halter von Tieren mit derlei Beeinträchtigung suchen häufig „alternative" Heiler auf, die dann, ebenso wie die Tierhalter selbst, natürliche oder spontane Heilungsverläufe (bzw. zyklische Besserungen) als Ergebnis der jeweiligen „Behandlung" interpretieren. Da die alternativen Verfahren einen Heilerfolg stets nur „langfristig" in Aussicht stellen, kann eine „irgendwann" eintretende Besserung allemal der jeweiligen Behandlung zugutegeschrieben werden, auch wenn diese mit dem Heilungsverlauf überhaupt nichts zu tun hat.

Auch Realitätsverzerrungen spielen eine Rolle: selbst wenn keinerlei objektive Verbesserung nachweisbar ist, können Anhänger alternativer Heilverfahren davon überzeugt sein, dass ihrem Tier geholfen wurde. In der klinischen Psychologie ist dieses Phänomen bekannt als „Reduktion kognitiver Dissonanz". Der Neuropsychiater Barry Beyerstein hierzu: „Keine Besserung zu erhalten, nachdem man Zeit, Geld und Ruf in eine alternative Behandlung (und vielleicht in die dahinterstehende Weltanschauung) investiert hat, würde einen Zustand der inneren Disharmonie entstehen lassen. Weil es psychologisch zu beunruhigend wäre, sich selbst und den anderen einzugestehen, dass alles Verschwendung war, besteht ein großer psychologischer Druck, einen ausgleichenden Wert in der Behandlung zu finden."[185]

Keineswegs jedoch können die Alternativverfahren, deren „Sanftheit" und/oder „absolute Nebenwirkungsfreiheit" allenthalben beschworen wird, als letztlich harmlose Form einer „wenn's-schon-nicht-hilft-dann-schadet's-wenigstens-nicht"-Medikation gelten: sie werden für ein erkranktes Tiere spätestens dann hochgefährlich, wenn dessen Besitzer oder Halter im

Vertrauen auf ihre propagierte Wirksamkeit eine notwendige veterinärmedizinische Diagnostik respektive Behandlung versäumt oder gar ablehnt. Ganz abgesehen davon, dass viele davon keineswegs so sanft oder nebenwirkungsfrei sind, wie stets behauptet wird.

Vielfach werden die Verfahren der alternativen Tierheilpraxis auch ohne Konsultation eines Tierheilpraktikers in Eigenregie des jeweiligen Tierhalters eingesetzt. Über eine Vielzahl an Ratgeberbüchern werden die hierzu nötigen Grundkenntnisse vermittelt, die Kummerkasten- und Ratgeberecken, die sich in den zahllosen Tierzeitschriften finden, tun ein Übriges. Warnende Hinweise, die zu kritischem Umgang mit diesen – letztlich durch nichts belegten – Verfahren anleiten könnten, finden sich nirgendwo. Selbst *ausgewiesen* unbrauchbare Verfahren werden völlig unkritisch beworben.

> Erwähnt sei an dieser Stelle, dass die häufig anzutreffenden Markenschutz- oder Copyrightzeichen (™, ®, © u. a.) *keinerlei* Hinweis auf überprüfte Qualität der damit versehenen Verfahren oder auf sonst irgendeinen inhaltlichen Wert darstellen. Sie weisen allenfalls ein Exklusivrecht auf die Nutzung des jeweiligen Begriffs aus und können grundsätzlich für alles und jedes beantragt werden. Im Übrigen werden derlei propagandawirksame Zeichen vielfach angeführt, ohne dass eine entsprechende Registrierung vorgenommen worden wäre.

Auch die um sich greifenden Internetforen, in denen Tierhalter ihre jeweiligen Erfahrungen austauschen können, haben sich zu einer ungeheueren Börse für Pseudoheilverfahren jeder Art entwickelt. Kein noch so abwegiges Verfahren der Alternativheilkunde, das nicht vor dem Hintergrund irgendeiner Anekdote zum Wundermittel schlechthin aufgeblasen würde. Eingerichtet und betrieben werden diese Foren in erster Linie von der Futtermittel- und Zubehörindustrie, daneben aber auch von Tierheilpraktikerverbänden und -schulen, Tier- und Tierschutzvereinen sowie von Züchtern und einschlägigen Publikationsorganen. Genutzt werden sie nicht nur von rat- und hilfesuchenden Tierhaltern, sondern auch von Tierheilpraktikern, Tierhomöopathen und Tierpsychologen, die auf diesem Wege Werbung für sich und ihr Verfahrenssortiment betreiben können. Eine korrigierende Moderation findet selbst bei hanebüchensten Einträgen nicht statt.[186]

Im Folgenden werden die in der Tierheilpraxis eingesetzten diagnostischen wie auch therapeutischen Verfahren im Einzelnen dargestellt (der Übersichtlichkeit wegen in alphabetischer Reihenfolge). Sofern verlässliche Daten vorliegen, wird neben einem Blick auf den geschichtlichen Hintergrund der jeweils aktuelle Stand skizziert. Das theoretische Konzept, falls solches existiert, wird erörtert, der Verfahrensablauf selbst wird vorgeführt. Dass konzeptionelle Überlegungen oder praktische Herangehensweisen bei den einzelnen Vertretern eines Verfahrens auch geringfügig voneinander abweichen können, versteht sich hierbei von selbst. In einigen Kapiteln wiederholen sich einzelne Aspekte, was sowohl an den weltanschaulichen Parallelen liegt, die die einzelnen Verfahren zueinander aufweisen, als auch daran, dass sie vielfach in engem Verbund miteinander eingesetzt werden: einzelne Tierheilpraktiker führen zwanzig und mehr methodische Ansätze im Sortiment. Sämtliche der nachfolgend beschriebenen Verfahren werden an Tierheilpraktikerschulen unterrichtet und/oder finden sich im Angebot tierheilpraktischer Behandler.

## 5.1.  Aderlass / Schröpfen

Das vielfach im Kontext der ⇨ Eigenbluttherapie anzutreffende Verfahren des Aderlasses – dem Patienten wird dabei mittels einer Flügelkanüle venöses Blut abgezapft (= „ausgeleitet") beziehungsweise eine größere Menge Blut entnommen als in aufbereiteter Form zurückgegeben – ist als Relikt falscher Vorstellungen des Mittelalters über physiologische Abläufe zu sehen. Laut Pferdeheilpraktikerin Anja-Christina Krüger mute der Aderlass indes nur mittelalterlich an, tatsächlich stelle er, „obgleich mit Aufkommen der modernen Medizin in den Bereich der Quacksalberei verbannt", bei vielen Erkrankungen das „Mittel der Wahl" dar; im Übrigen sei er heute „weitestgehend rehabilitiert". Für einen Aderlass, so Krüger, „werden 10-15% der Gesamtblutmenge (ca. 1% des Lebendgewichtes) mithilfe einer Aderlasskanüle oder Braunüle aus der Drosselvene [am Hals, CG] entnommen. Bei einem 500 kg schweren Pferd sind das immerhin ca. 5 Liter Blut." Das „ausgeleitete" Blut werde vom Organismus „durch Flüssigkeitsverschiebungen" ersetzt: das Pferd verfüge insofern über „große Flüssigkeitsspeicher in Gewebe und Darm". Durch den Aderlass könne „die Viskosität des Blutes um bis zu 15% reduziert werden. (...) Die Durchblutung der Kapillargebiete wird dadurch deutlich verbessert. In diesen Gebieten kommt es dann zu einer gesteigerten Ent- und Versorgung des Gewebes, angesammelte Schlackestoffe werden abtransportiert und die Heilung und Regeneration des geschädigten Gebietes gefördert." Indikationen für den Aderlass seien mithin „Stauungsödeme, degenerative Veränderungen des Bewegungsapparates, Lungenödeme, Hauterkrankungen und Stoffwechselstörungen".[187] Tatsächlich ist nichts davon auch nur ansatzweise belegt, wohingegen Aderlass bei Durchblutungsstörungen im Gehirn oder bei Blutgerinnungsstörungen hochgefährlich werden kann; desgleichen bei Herzrhythmusstörungen, Angina pectoris oder Anämie.[188] Die Behauptung des szenebekannten „Ganzheitsmediziners" Ingfried Hobert, der Aderlass sei eine „gut verträgliche Behandlungsmaßnahme, die in der Regel von Patienten gern angenommen wird",[189] weist allenfalls auf die Verantwortungslosigkeit von Alternativheilern hin, diese untaugliche Methodik überhaupt noch anzuwenden.

Dasselbe gilt für das gleichermaßen obsolete Verfahren des „Schröpfens", das vor allem in der Pferdeheilpraxis bis heute vielfach anzutreffen ist (die 1. Vorsitzende des ⇨ *Verbandes der Tierheilpraktiker Deutschlands e.V.,* Mechthild Prester, zählt Schröpfen gar zu den ureigensten Aufgabengebieten des Tierheilpraktikers[190]). Das zu behandelnde Tier wird an den vorgesehenen Körperstellen, bevorzugt am Rücken, rasiert. Anschließend wird die Haut mit einem Skalpell kreuzförmig angeritzt („skarifiziert") und eine glockenförmige Glaskuppel mit fünf bis sechs Zentimetern Durchmesser aufgesetzt. Diese Kuppel, der so genannte „Schröpfkopf", wird zuvor mit Hilfe eines brennenden Wattebausches vakuumiert, so dass beim Aufsetzen Sog auf die Haut ausgeübt wird (wahlweise werden auch Plastikschröpfköpfe verwendet [= „Hailsauger"], bei denen der Sog allein durch Zusammendrücken der Kuppel entsteht). Der Schröpfkopf füllt sich innerhalb weniger Minuten mit Blut – bei acht bis zehn zu beiden Seiten der Wirbelsäule aufgesetzten Schröpfköpfen können auf diese Weise bis zu zweieinhalb Liter Blut „ausgeleitet" werden –, was eine ähnliche Heilwirkung freisetze wie der Aderlass.[191] Tatsache ist allenfalls, dass das Schröpfen als genauso überholt zu bewerten ist und mit den gleichen Risiken einhergeht wie dieser. Auch in seiner „unblutigen" Form, bei der die Haut nicht angeritzt wird, sondern durch den Vakuumsog lediglich Blutergüsse auf der Haut hervorgerufen werden – es soll dies bei Durchblutungsstörungen, Rückenschmerzen, Asthma und sogar Tuberkulose hilfreich sein –, ist das Schröpfverfahren völlig untauglich. Die Behauptung, es ließen sich durch auf den Rücken aufgesetzte Schröpfköpfe „reflektorisch" innere Organe erreichen, ist durch nichts belegt.[192]

Die Bad Bramstedter ⇨ *Akademie für Tiernaturheilkunde*, deren Programm hauptsächlich auf das „Erfahrungsgut der Volksmedizin der vergangenen Jahrhunderte" abstellt, legt besonderes Augenmerk auf verschiedene Methoden der so genannten Humoraltherapie, deren Ziel es ist, eine gute „Mischung der Körpersäfte" (Blut, Schleim, gelbe und schwarze Galle) herbeizuführen.[193] Die Humoraltherapie, die auf die bis in die Neuzeit hinein gültige Säftelehre des römischen Arztes Galenus von Pergamon zurückgeht (2. Jhdt. u. Z.), umfasst neben ⇨ Blutegeltherapie, Baunscheidtismus und Cantharidenbehandlung vor allem den Aderlass.[194] An der ⇨ *Heilpraktikerschule Westfalen* kann man die Anwendung ebendieser vier Verfahren, zuzüglich des Schröpfens, in einer zehn Unterrichtsstunden umfassenden „Fachausbildung" erlernen. Kosten: 140 Euro. Eine Ausbildung nur in Schröpfen und Baunscheidtieren an der badensischen ⇨ *Heilpraktikerschule Richter* umfasst dreieinhalb Stunden und kostet 40 Euro. Auch das 2004 erschienene ⇨ *Lehrbuch für Tierheilpraktiker* empfiehlt diese Verfahren ganz ausdrücklich.[195]

## 5.2.   Aloe Vera

Gepriesen als „Wunderheilmittel" schlechthin finden sich Aloe-Vera-Präparate in buchstäblich jeder Tierheilpraxis sowie im Medikamentenschrank jedes alternativheilkundlich angehauchten Tierhalters: Aloe Vera, das heißt der Presssaft aus dem Mark oder der Blattrinde der afrikanischen Wüstenlilie *(Aloe Vera Barbadensis Miller)*, soll, aufbereitet als Spray, Salbe oder Gel, bei Verletzungen und Erkrankungen jedweder Art von größtem Nutzen sein. Der Katalog an äußeren Einsatzmöglichkeiten umfasst Schnittwunden, Verbrennungen, Dermatosen, Ekzeme, auch Quetschungen, Verstauchungen, Zerrungen und vieles mehr. Der wahre Wert der angeblich „ältesten Heilpflanze der Welt"[196] zeige sich indes erst bei innerer Anwendung: Aloe-Vera-Präparate seien hilfreich nicht nur bei Asthma, Blasenschwäche, Katarrh und Verstopfung, sondern auch bei Herz-Kreislauf-Störungen, Lungenerkrankungen, Magengeschwüren, Nierensteinen, Herpesinfekten und Zysten; selbst bei Krebs wirke die „Heilkraft aus der Wüste" in kaum glaubhafter Weise,[197] ganz abgesehen von der „hochwirksamen Hilfe bei radioaktiven Strahlenschäden".[198] Bezeichnend ist insofern die Propaganda der Aloe-Vera-Vertriebskette *Forever Living Products*®: „Keine andere Pflanze besitzt eine so große Wirkstoffvielfalt, deren einzigartige Kombination und Konzentration dieses unglaubliche Wirkungsspektrum hervorruft."[199] Laut Aloe-Vera-Experte Jürgen Hüneborn sei „eine der herausragenden Leistungen [der Pflanze] ihre Eigenschaft die Entgiftung des Körpers zu unterstützen. Gerade in der heutigen Zeit mit ihren vielen Umweltgiften tut es dem Körper gut, von diesen schädlichen Ablagerungen auf sanfte Weise befreit zu werden."[200] Wie dies alles vonstatten gehen solle, wird nirgendwo erklärt.

Zur Behandlung von Tieren werden üblicherweise die in der Humanheilpraxis verwendeten Produkte eingesetzt – und dies in völliger Beliebigkeit: Für Indikation oder Dosierung sind keinerlei veterinärspezifische Erkenntnisse oder Maßgaben ersichtlich. Seit geraumer Zeit finden sich allerdings auch Präparate auf dem Markt, die eigens für veterinären Einsatz vorgesehen sind: Die Ahlener Firma *LR-International Cosmetic & Marketing* beispielsweise führt Aloe-Vera-Produkte im Sortiment, die besonders „auf die Bedürfnisse von Hund, Katze und Pferd abgestimmt" seien. Neben ein paar Fellpflegemitteln ist vor allem das so genannte „Aloe Vera Quick Help Spray" der große Renner, das man „bei erforderlicher Anwendung einfach aufsprühen" müsse.[201] Auch ⇨ Synergistische Nahrungsergänzungsmittel enthalten häufig Aloe-Vera-Anteile, hilfreich angeblich bei sensiblem Magen oder bei Appetitlosigkeit. Als Werbeträger dient mithin die in hoher Auflage vertriebene Kundenzeitschrift *Fressnapf-Journal*, in deren redaktionellem Teil Aloe-Vera-Produkte „für Nager ebenso wie für Katzen, Hunde, Schafe, Schweine, Kühe und Pferde" angepriesen werden.[202]

Ungeachtet aller Behauptungen über mehr als 6.000-jährige Erfahrung mit der „Königin der Heilpflanzen": es gibt bis heute *keinerlei* seriösen Hinweis auf eine therapeutische Wirksamkeit von Aloe Vera.[203] Insbesondere hat Aloe Vera *keinerlei* antiseptische, antibakterielle, antimykotische oder gar antivirale Wirkung, wie in (tier-)heilpraktischen Werbeartikeln immer wieder zu lesen steht.[204] Hingegen wurde in kritischen Publikationen von schweren Allergien und Hautausschlägen nach der Verwendung Aloe-Vera-haltiger Cremes berichtet, auch von potentiell krebserregenden Veränderungen der Darmschleimhaut bei oraler Verabfolgung Aloe-Vera-haltiger Säfte und Tinkturen.[205] Nach jahrelangem Rechtsstreit verbot das Landgericht München I Mitte Mai 2005 einem Hersteller von Aloe-Vera-Produkten, seine irreführenden Reklamebehauptungen über deren therapeutische Wirksamkeit weiter aufrechtzuerhalten.[206]

## 5.3.   Anthroposophische Heilkunde

Die anthroposophische Heilkunde ist untrennbar mit der Figur ihres Begründers, des Okkultfunktionärs Rudolf Steiner (1861-1925), verbunden. Schon in früher Kindheit, wie die Legende es formuliert, sei Steiners „primäre Erfahrung die der Welt des Seins hinter der sinnlichen Welt" gewesen.[207] Als junger Erwachsener zeigte er Symptome, die, aus heutiger psychiatrischer Sicht, auf den Beginn einer schizoiden Persönlichkeitsstörung hinweisen.[208] Die von ihm ab Anfang der 1920er entwickelten Vorstellungen einer „geisteswissenschaftlichen" Heilkunde sind, wie auch seine sonstigen Beiträge zu Pädagogik, Psychologie, Kunst, Philosophie und anderem, durchzogen von Ideen und Begrifflichkeiten, die sich ihm in

„mystischer Schau" offenbart hätten. Steiners Vorstellungen stehen in diametralem Widerspruch zu den Erkenntnissen der modernen Naturwissenschaft.

Anthroposophische Heilkunde versteht sich ausschließlich als Humanheilkunde, der es weniger um die Behandlung von Krankheitserscheinungen geht als vielmehr um die Wiederherstellung des Gleichgewichtes der von Steiner postulierten „Äther-", „Astral-" und „Ich-Leiber", die den physischen Körper in aurischen Hüllen umgäben; Tierheilbehandlung kommt bei Steiner nicht vor (gleichwohl die Anthroposophie Tieren durchaus einen „Astralleib" zuspricht: „Im Tiere ist der astralische Leib völlig verkörpert. In ihm ist das seinem Ursprunge nach übersinnliche Wesensglied, das der Träger der Erlebnisse und Triebe ist, in die Region der Sichtbarkeit herabgestiegen [...]. Der Vierfüßler hat sich der Erde anheimgegeben, Fische und Wale sind ins Flüssige, Vögel und Fledermäuse ins Luftige hineingepaßt."[209])

Sofern Tierheilpraktiker sich der anthroposophischen Heilkunde bedienen - aus persönlicher Neigung zum anthroposophischen oder waldorfpädagogischen Weltbild oder als Angebot an entsprechend geneigte Tierhalter - geschieht dies insofern in Gestalt rein symptomorientierten Einsatzes anthroposophischer Medikamente, sprich: unter weitgehender Weglassung des metaphysischen Leiber- und Seelenüberbaus; auch die anthroposophiespezifischen Vorstellungen von Karma und Wiedergeburt kommen in der Behandlung von Tieren, wenn überhaupt, nur am Rande vor.

Die anthroposophischen Medikamente bestehen aus pflanzlichen, tierischen oder mineralischen Grundstoffen, die ausgepresst, getrocknet, gekocht oder verascht, in homöopathieähnlicher Aufbereitung und Verdünnung eingesetzt werden.[210] Huflattich, Pestwurz oder Eibisch beispielsweise sind Bestandteile von Präparaten gegen Lungenerkrankungen, Feige, Klette, Mauerpfeffer von Mitteln gegen Magen-Darm-Probleme. Die Zuordnung der Pflanzen zu bestimmten Organen beziehungsweise Organstörungen erfolgt mithin über Farb- und Formassoziationen: Gelbe Löwenzahnblätter etwa oder Javanischer Gelbwurz dienen als Therapeutika bei Erkrankungen der Leber, die bekanntlich Haut und Augen gelb färben (können). Andere Präparate werden aus Bienen, Wespen, Hornissen oder Ameisen hergestellt; diese werden in der Regel lebend zermalmt oder püriert, um ihre „Lebenskraft" in das Medikament zu übertragen. Daneben werden anthroposophische Heilmittel auch aus Spinnen- und Schlangengiften, Krötensekreten, Sepiatinte, Schwammskeletten oder „Magensteinen von Flusskrebsen" gefertigt; desweiteren aus Haifisch- oder Rindergalle, Hirschhorn, Maulwurfshaaren, Drüsensekreten von Bisam, Biber und Skunk sowie „Absonderungen aus dem Darm des Pottwals". Die Kreuzspinne beispielsweise trage laut Steiner „viel planetarisches Leben in sich" und sei „eingespannt in kosmische Zusammenhänge außerirdischer Natur". Da mit ihr die astralischen Kräfte angeregt werden könnten, die sich besonders in der Bewegung äußerten, empfehle sich ihre Anwendung bei Muskelerkrankungen und Nervenstörungen, die mit Bewegungsimpulsen zusammenhängen. Mineralpräparate enthalten unter anderem Quarz, Onyx, Jaspis, Flintstone oder Opal als Kieselverbindungen; sie werden eingesetzt bei Störungen des „Sinnes-Nervensystems".

Eine Sonderstellung innerhalb der anthroposophischen Heilkunde nehmen die so genannten Metallpräparate ein, hergestellt aus den Metallen des „inneren Planetensystems": Blei, Eisen, Gold, Kupfer, Quecksilber, Silber und Zinn. Blei korrespondiere mit Saturn und sei deshalb bei Milzerkrankungen einzusetzen, Eisen mit Mars, was eisenhaltige Präparate zur Behandlung von Gallenproblemen prädestiniere; Silber als Mondmetall sei bei Störungen des Mondorgans angezeigt: des Gehirns. Neben Präparaten mit Metallen in „natürlicher" Form werden bevorzugt solche mit „vegetabilisierten Metallen" eingesetzt.[211] Streng nach den Vorgaben Steiners werden hierbei die zur Rede stehenden Metalle aufwändigen Glüh-, Abrauch- und Fällungsprozessen ausgesetzt, bis nur noch poröse Rückstände übrigbleiben; aus diesen wird ein so genannter „Urdünger" hergestellt, der in einer Wasserverdünnung von 1:1.000.000 auf die Saat der entsprechenden Heilpflanze ausgebracht wird. Johanniskraut beispielsweise wird mit Gold-Urdünger behandelt *(Hypericum Auro cultum)*, Brunnenkresse mit Quecksilber *(Nasturtium Mercurio cultum)* Wegwarte mit Zinn *(Stannum per Cichorium)*. Nach der vollen Entfaltung der Pflanze werden die oberirdischen Teile (unter Beachtung von ⇨ Mondphasen und astrologischen Planetenkonstellationen) abgeschnitten, gehäckselt und in der Sonne angewelkt; anschließend werden sie mit reifer Gartenerde vermischt und in Tontöpfen kompostiert. In einer zweiten Stufe wird der so erhaltene Kompost auf eine neue Saat ausgebracht, deren voll entfaltete Pflanzen derselben Prozedur unterworfen werden wie die Pflanzen der ersten Stufe. Der Vorgang wird noch ein drittes Mal wiederholt. Die in der dritten Stufe, sprich: nach drei Jahren „ganz vom Metallprozess durchdrungenen" Pflanzen werden zu ⇨ homöopathieähnlichen Lösungen und Injektionsmitteln aufbereitet. *Chamomilla Cupro culta* (kamillenvegetabilisiertes Kupfer) beispielsweise sei unentbehrlich in der Behandlung von Blähungskoliken;[212] *Aurum Equisetum arvense* (ackerschachtelhalmvegetabilisiertes Gold), ausdrücklich empfohlen im *Lehrbuch für Tierheilpraktiker*, zur Behandlung von Niereninsuffizienz und Herzmuskelschwäche.[213] Auch Präparate mit „animalisierten" Metallen werden verwendet, hergestellt in gleichermaßen ritualisierter Form aus den Organen von Schlachttieren - meist junge Rinder, Schweine oder Schafe -, denen zu Lebzeiten entsprechende Metalle verabfolgt worden waren.

Anthroposophische Heilmittel kommen häufig als Kombipräparate verschiedener Substanzen zum Einsatz. Der anthroposophische Pharmabetrieb *Weleda* stellt eine Vielzahl entsprechender Mittel her: das Präparat „Digestodoron N" beispielsweise, bestehend aus Engelsüß, Weidenblättern und Hirschzungenfarn, sei angezeigt bei sämtlichen Störungen des gastrointestinalen Systems, bei Durchfällen ebenso wie bei Verstopfungen oder chronisch entzündlichen Darmerkrankungen; das Präparat „Scieron", bestehend aus Blei, Honig und Rohrzucker, wirke gegen Gefäßsklerose und vorzeitigen Altersabbau. Sogar mit einem „universellen Heilmittel" weiß die Anthroposophie aufzuwarten: Das von *Weleda* hergestellte Präparat „Kephalodoron", bestehend aus Quarz, Eisen und Schwefel, wirke harmonisierend auf die drei Systeme des physischen Leibes (Nerven-Rhythmik-Stoffwechsel). In der auf Steiners mystischer Schau basierenden Konzeption des Präparates liege insofern ein „Urheilungsprinzip" vor.[214]

Die Zuordnung der einzelnen Präparate beziehungsweise der darin enthaltenen Stoffe zu bestimmten Störungen oder Erkrankungen ist rational nicht nachvollziehbar und naturwissenschaftlich durch nichts belegt. Ähnlich wie die Mittel der Homöopathie unterliegen auch die Mittel der anthroposophischen Heilkunde einer arzneimittelgesetzlichen Ausnahmeregelung: ihre Wirkung muss nicht anhand der wissenschaftlichen Kriterien nachgewiesen werden, die Maßstab der Zulassung jedes anderen Medikaments sind. Eine klinisch-kontrollierte Arzneimittelprüfung außerhalb des anthroposophischen Binnenkontexts findet nicht statt.[215] Auch Nebenwirkungen, beispielsweise der verwendeten Blei- und Quecksilberpräparate, werden nicht kontrolliert überprüft.[216] Bezeichnend ist insofern das Krankheitsverständnis anthroposophischer Medizin: „Jede Krankheit hat ihre eigenen und oft vielschichtigen Entstehungsbedingungen. Ihre Wurzeln können im vergangenen Erdenleben liegen (...) Karma wirkt aus der Vergangenheit. Gegen diese Schicksalsbestimmung kann der Arzt nicht heilen."[217]

Zu den bekanntesten Medikamenten der anthroposophischen Heilkunde zählen Mistelpräparate, die in erster Linie gegen Tumorerkrankungen eingesetzt werden. Der Glaube an die Wirkkraft der Mistel liegt in erster Linie im Analogiedenken der Anthroposophen begründet: Wie beim Krebs handle es sich auch bei der Mistel um einen Schmarotzer; wie der Krebs, der sich dem normalen Zellwachstum widersetze, widersetze sich auch die Mistel den Gesetzen der Natur: sie blühe im Winter, berühre die Erde nicht und wachse nicht dem Sonnenlicht entgegen.[218] Laut Steiner habe man „in den Kräften der Mistel das exakte Gegenbild zum Auseinanderweichen der Wesensglieder beim Entstehen der Krebskrankheit vorliegen, ein wirklich kausales Heilmittel", denn: „Die Mistel übernimmt als äußere Substanz dasjenige, was wuchernde Äthersubstanz beim Karzinom ist, verstärkt dadurch, dass sie die psychische Substanz zurückdrängt, die Wirkung des astralischen Leibes und bringt dadurch den Tumor des Karzinoms zum Aufbröckeln, zum In-Sich-Zerfallen."[219] Von entscheidender Bedeutung sei die indikationsbezogene Wahl der Wirtsbäume: auf Linden wachsende Misteln seien geeignet bei Nieren- und Lungentumoren, Eschenmisteln bei Leukämie und Knochenkrebs; zur Behandlung von Karzinomen des Urogenitaltraktes seien bei männlichen Patienten Mistelpräparate vom Wirtsbaum Eiche zu verwenden, bei weiblichen Patienten vom Wirtsbaum Apfel.[220]

In der anthroposophischen Diagnosestellung taucht sehr häufig der Begriff „Präkanzerose" (= Vorstadium eines Krebses) auf. Zu den spezifischen Methoden, mit denen diese Diagnose erstellt wird, zählt seit je der so genannte „Blutkristallisationstest": Man vermischt Blut des Patienten mit einer wässrigen Kupferchloridlösung und schließt aus der entstehenden Anordnung der Kristalle auf den „Kräftezustand" einzelner Organe. Beim „kapillardynamischen Bluttest" hingegen lässt man verdünntes Blut von Filterpapier aufsaugen; die Formen und Farbmuster, die sich dabei an den Randzonen bilden, werden als Hinweise auf mögliche (Krebs-)Erkrankungen gedeutet.[221] (Nicht zu verwechseln sind diese Verfahren mit dem nicht-anthroposophischen aber gleichermaßen unsinnigen Schwingkreisbluttest nach Aschoff, bei dem ein dem Patienten entnommener Blutstropfen einem elektromagnetischen Feld ausgesetzt wird; aus der unter dem Mikroskop erkennbaren „Vorzugsrichtung des magnetischen Spins" des Blutes werden Hinweise auf [kanzeröses] Krankheitsgeschehen her-geleitet.[222]) Bei diagnostizierter „Präkanzerose" wird in der Regel und rein vorsorglich zu Mistelinjektionen geraten; zu den insofern meisteingesetzten Präparaten zählen „Iscador" *(Weleda)* und „Iscucin" *(Wala)*, mit denen Zigmillionen-Umsätze erzielt werden. In der Tier-heilkunde kann die Mitteilung „Präkanzerose" den Halter des betroffenen Tieres in größte Sorge stürzen. Es sei dies umso verantwortungsloser, so die *Stiftung Warentest* in deutlichen Worten, „als diese 'Diagnostik' oft aus unbewiesenen Behauptungen besteht".[223] Über die Wirkung anthroposophischer Mistelpräparate – das *Lehrbuch für Tierheilpraktiker* empfiehlt deren Anwendung ganz ausdrücklich – gibt es keine ernstzunehmenden, sprich: unab-hängigen Untersuchungen. Wie Szenekritiker Klaus Bock schreibt, hätten es die Anthropo-sophen „seit über sechzig Jahren nicht fertig gebracht, für ihre Mistelpräparate einen den Kriterien der wissenschaftlichen Medizin genügenden Wirksamkeitsnachweis zu erbringen"; allenfalls rekurriere man auf Reagenzglasversuche, die für sich genommen aber überhaupt nichts besagten.[224] Das gleiche gilt für all die sonstigen Präparate der anthroposophischen Medizin, auch und insbesondere für jene Mittel, die in der alternativen Tierheilkunde zum Einsatz kommen: Die im *Lehrbuch für Tierheilpraktiker* von Sylvia Dauborn werbewirksam aufgelisteten Präparate der Firma *Weleda* – zum Beispiel *Apis/Rhus tox. Comp. Amp.* (Biene/Gerstenkorn) gegen akute Muskelverspannungen und Wirbelsäulenerkrankungen, *Naja comp. Amp.* (Brillenschlange) gegen allgemeine Schmerzzustände, *Vivianit Amp.* (Blau-eisenerz) gegen Lungenentzündung etc.[225] – genügen bestenfalls den Anforderungen des anthroposophischen Binnenkontexts. Mit naturwissenschaftlich begründeter Pharmakologie haben sie nichts zu tun.

## 5.4.   Aromatherapie

Der Begriff Aromatherapie wurde 1928 von dem französischen Chemiker René-Maurice Gattefossé eingeführt, der mittels zahlreicher Selbstexperimente die Heilwirkung von Duft-stoffen erforscht hatte. Ganz besonders hatte Gattefossé sich mit den vermeintlich antibakte-riellen Wirkungen bestimmter ätherischer Öle befasst, seine Untersuchungen wurden aber im Zuge der Entwicklung antibiotischer Wirkstoffe nicht weiter verfolgt.[226] Ende der 1970er Jahre, im Zuge des neuaufkeimenden Interesses an „alternativen" Heilverfahren, wurden die Schriften Gattefossés „wiederentdeckt". Der englische Heilpraktiker Robert Tisserand legte aktualisierte Gebrauchsanweisungen vor, die als Grundlage der heutigen Aromatherapie, bekannt auch als Osmotherapie (osmé: griech.= Duft), gelten.[227]

Die Aromatherapie bedient sich rund achtzig unterschiedlicher Duftöle, die in umfang-reichen Auflistungen bestimmten Problemen und Krankheiten zugeordnet werden. Ver-schiedene Lehrbücher weisen allerdings den jeweiligen Aromen ganz unterschiedliche Wir-kungen zu: wird beispielsweise Zimt von dem einen Autor bei Blutdruck- und Herzproble-men empfohlen, so vom nächsten bei Durchfall und von einem dritten bei Depression. Bergamotte sei, je nach Lehrmeinung, wirksam gegen mangelndes Selbstvertrauen, Blähun-gen, Appetitlosigkeit oder Blasenkatarrh;[228] das *Große Praxisbuch der Aromalehre* hält Ber-

gamotte gar für ratsam bei Krätze und Wurmbefall.[229] Der verantwortungsbewusste Aroma-
therapeut kontrolliert die Indikation des jeweiligen Öls insofern mit Hilfe des ⇨ Pendels
oder durch kinesiologische Testung.

In der Veterinärheilpraxis werden die Aromaöle in freier Analogie zu ihrer Verwendung
in der Humanheilpraxis eingesetzt: Sie werden entweder einmassiert - bevorzugt auf den
Verlaufslinien angeblicher „Energiemeridiane", wie sie aus ⇨ Akupunktur oder Shiatsu be-
kannt sind - oder über Duftlampen, Aerolosole oder Dampfgeräte in der Raumluft verteilt.
Gelegentlich wird das Öl auch unter das Futter des zu behandelnden Tieres gemischt. Bei
Hunden oder Katzen wird empfohlen, ein paar Tropfen auf das Halsband oder den
Schwanzansatz aufzutragen. Laut *Lehrbuch für Tierheilpraktiker* würden die Aromaöle „gut
über die Haut und Schleimhäute resorbiert, die heilenden Informationen beeinflussen im
Sinne einer Fernwirkung das gesamte bioenergetische System".[230]

In der Regel dient die Aromatherapie lediglich der Unterstützung oder Ergänzung weiterer „feinstofflicher" Verfahren - zur Verdichtung von ⇨ Reiki etwa -, gelegentlich wird sie
aber auch als eigenständiges tierheilpraktisches Verfahren angeboten.

Für einige der Öle gilt eine spezifische Wirkung in der Tat als nachgewiesen: Die Berliner
*Stiftung Warentest* berichtet beispielsweise von Hustenlinderung durch Inhalation vapo-
risierten Muskat-, Thuja- oder Zitronenöls.[231] Darüber hinausgehende Wirkungen von
Aromaölen konnten bislang nicht belegt werden. Ob eine Behandlung etwa mit Erdbeer-
aroma tatsächlich die motorische Unruhe eines Tieres zu mindern vermag, steht folglich
ebenso zu bezweifeln wie die Behauptung, Aufmerksamkeit und Lernfähigkeit ließen sich
durch Pfefferminz- oder Veilchenduft steigern.[232] In kritischen Publikationen ist vielmehr
von Magenschleimhautentzündungen die Rede, die durch die Aromen ausgelöst werden
können, auch von Bronchialkrämpfen sowie der Gefahr von Leber- und Nierenschädigung
(insbesondere bei Kleinnagern und Vögeln). Einige der Öle, insbesondere das häufig eingesetzte Teebaumöl, können zu schweren allergischen Reaktionen führen, vor allem, wenn sie
unverdünnt aufgetragen werden.[233]

Den Angaben der Aromaölhersteller über die therapeutische Wirkkraft ihrer Produkte ist
ebenso prinzipiell zu misstrauen wie den Angaben der einschlägigen Fachliteratur oder der
jeweiligen Praktiker. Die Behauptung beispielsweise, Geranienaroma „reinigt eine gestörte
Darmflora und bekämpft vor allem Kolibakterien, Typhusbakterien und Ruhrbakterien", ist
nicht nur durch nichts belegt, sie reicht in ihrer Suggestion, bei einer bakteriellen Magen-
Darm-Erkrankung seien Antibiotika durch irgendein Duftöl zu ersetzen, nahe ans Kriminelle heran; desgleichen Behauptungen über angeblich „antitoxische" oder gar „antivirale"
Wirkungen.[234] Im *Lehrbuch für Tierheilpraktiker* von Sylvia Dauborn heißt es unter „Infektionskrankheiten und Parasitosen", man solle „erkrankte Tiere separieren und (...) allgemein
antibiotische Maßnahmen einleiten wie z. B. Aromatherapie mit bestimmten Ölen: Rosen-
holz ist generell antiinfektiös wirksam, speziell bei akutem Auftreten von Infektionen. (...)
Fungizid wirken Eukalyptus, Lavendel, Geranium, Zedernholz und Patchouli. Bakterizid
wirken Muskatnuss und Teebaumöl. Viruzid wirken Eukalyptus, Teebaum, Melisse und
Schwarzer Pfeffer."[235] Andere Behauptungen, Aromastoffe führten „durch ihre Einwirkung

auf das limbische System (...) zu einer seelisch-geistigen Harmonie, die eine wichtige Säule für Gesundheit ist",[236] sind dagegen nur die szeneübliche und durch nichts belegte Propaganda. Der Einsatz von Aromaöl ist *keine* antibiotische Maßnahme und *kein* Ersatz für Antibiotika. Die Behauptungen des *Lehrbuches für Tierheilpraktiker* sind insofern gefährlicher Unfug. Im Übrigen ist *kein* Aromaöl tatsächlich wirksam gegen Pilz-, Bakterien- oder Virenbefall; ebensowenig gegen Zecken, Flöhe, Milben oder sonstige Parasiten.[237]

Aromatherapie ist ausdrücklicher Bestandteil etwa des Fernlehrganges zum Tierheilpraktiker am Lörracher ⇨ *Institut für berufliche Weiterbildung*, desgleichen in den Fernkursen des bei Bonn ansässigen ⇨ *Schulungsinstituts für Tierheilpraktiker*. Ein eigenständiges Seminar beispielsweise an den ⇨ *Parcelsus*-Heilpraktikerschulen dauert eineinhalb Tage und kostet 170 Euro. Eine internationale *Guild of Essential Oil Therapists for Animals* (GEOTA) mit Sitz in Oxfordshire/England bietet einschlägig tätigen Praktikern renommeesteigernde Mitgliedschaft. In zahlreichen Praxen zählt Aromatherapie zum Standardangebot, die Wetzlarer Tierheilpraktikerin Simone Zimmermann beispielsweise setzt sie zusammen mit ⇨ Homöopathie, Akupunktur, Behandlung nach den Mondphasen, Blutegel-, Bach-Blüten-, Phyto-, Eigenurin- sowie Edelsteintherapie ein.[238]

## 5.5.  Astrologie

Astrologie ist heute die mit Abstand weitestverbreitete und am höchsten wertgeschätzte Pseudowissenschaft. 97% aller Deutschen kennen „ihr" Tierkreiszeichen, jeder zweite glaubt, an Astrologie sei „etwas dran", durch die Sterne würde das Leben auf der Erde determinant beeinflusst.[239] Es ist insofern nicht verwunderlich, dass Astrologie auch Eingang in die Tierpsychologie beziehungsweise die alternative Tierheilkunde gefunden hat.

Die Tierastrologie basiert auf den gleichen Vorstellungen wie die herkömmliche Astrologie: aus dem Stand der Sterne zum Geburtszeitpunkt des jeweiligen Tieres ließen sich entscheidende Hinweise auf dessen Veranlagung, Temperament und Charakter entnehmen, desgleichen auf Krankheitsdispositionen, Unfallneigung, Lebenserwartung undsoweiter. Tierastrologie bezieht sich in erster Linie auf Hunde und Pferde, da bei anderen Tieren der für horoskopische Berechnungen erforderliche exakte Geburtszeitpunkt in aller Regel nicht dokumentiert wird. Sofern solcher Zeitpunkt sowie Angaben über den genauen Geburtsort vorliegen, kann grundsätzlich für jedes Tier, auch für Vögel, Lurche oder Reptilien, ein Horoskop erstellt werden.

Durch komplexe Begrifflichkeit erweckt die Astrologie den Anschein einer ernstzunehmenden Wissenschaft. Tatsächlich ist sie nichts als Mythos und Aberglaube.[240]

Erste astronomische Beobachtungen und Berechnungen, die über ein rein mythisches Verständnis kosmischer Abläufe hinausreichen, sind auf babylonischen Keilschrifttafeln aus dem 7. Jahrhundert v.u.Z. überliefert. Die Sterne erhielten feste Bezeichnungen und wurden mit gedachten Linien zu markanten „Sternbildern" verbunden, die die Orientierung am Himmel erleichterten. Den Beobachtern fiel auf, dass die meisten Sterne in ihrer gegenseitigen Position verharren, während einige sich bewegen. Die frühen Astronomen gewannen den

Eindruck, die Wandelsterne (Planeten), zu denen auch Sonne und Mond gerechnet wurden, zögen in einem unaufhörlichen Kreislauf um die Erde, wobei ihre Bahn sie jeweils an bestimmten Sternbildern vorbeiführe. Da diese Sternbilder zumeist mit Tiernamen bezeichnet waren, entstand so der Tierkreis (Zodíakus) als Bezeichnung für die Planetenbahnen. Die Griechen unterteilten den Tierkreis von insgesamt 360 Grad in zwölf Abschnitte zu je 30 Grad. Der Tierkreis beginnt mit dem Sternbild des Widders, in das die Sonne zum Frühlingsbeginn am 21. März eintritt. Im Laufe des Jahres durchwandert die Sonne - von der Erde aus besehen - auf einer vorgegebenen Bahn (Ekliptik) die zwölf Abschnitte des Zodiakus. Die exakte Beobachtung des Sternenhimmels diente im Altertum in erster Linie der Erschließung des Willens der Götter. Astronomische Beobachtung und Berechnung blieben bis in die Neuzeit weitgehend deckungsgleich mit astrologischer Deutung.[241]

Nachdem die Naturwissenschaften des 17. und 18. Jahrhunderts Astrologie als abergläubischen Unsinn enttarnt hatten, erlebte die Sterndeuterei ab Mitte des 19. Jahrhunderts eine ungeahnte Wiedergeburt. Erst nach 1945 ebbte das Interesse an astrologischer Vorsehung etwas ab. Im Zuge der esoterischen New-Age-Bewegung jedoch, die, ausgehend von den USA, Anfang der 1970er Jahre Europa überflutete, entwickelte sie sich zu einem Massenphänomen, das mittlerweile in buchstäblich jedem Lebensbereich anzutreffen ist.

Grundlage der astrologischen Deutung ist das Horoskop (griech.= Stundenschau), eine graphische Abbildung des Sternenstandes, wie er sich zum Zeitpunkt und am Ort der Geburt eines Individuums darbot. Man stellt nach klassischer Maßgabe den Horizont als Kreis dar, der in zwölf Abschnitte zu je 30 Grad eingeteilt wird. Diese Abschnitte stehen für die Sternbilder des Tierkreises, die, beginnend mit dem Zeichen Widder (Aries), die Sonne im Laufe des Jahres (scheinbar) durchwandert. Die Tierkreiszeichen werden assoziiert mit den Eigenschaften, für die die jeweiligen Tiere und Symbole stehen: dem Skorpion (Scorpio) etwa wird feuriges Temperament zugeschrieben, der Jungfrau (Virgo) Klugheit, der Waage (Libra) Ausgeglichenheit. Auf dieses Kreisschema wird nun ein zweiter Kreis projiziert, der ebenfalls in zwölf Abschnitte, die so genannten Häuser, aufgeteilt ist. Das erste Haus beginnt an der Position des Aszendenten, jenes Zeichens, das zur Stunde der Geburt am Osthorizont (astronomisch: am Schnittpunkt von Horizont und Ekliptik) auftauchte; die anderen folgen im entgegengesetzten Uhrzeigersinn. Jedes Haus hat eine bestimmte Bedeutung: das erste beispielsweise bezieht sich auf die geistige Veranlagung, das zweite auf materielle Werte, das dritte auf soziale Kontakte. Letztlich wird der Stand der einzelnen Planeten zum Geburtszeitpunkt in das Schema eingetragen. Die astronomischen Daten lassen sich über Sternenstandtabellen (Ephemeriden) errechnen. Die Planeten, einbezogen Sonne (Helios) und Mond (Luna), werden mit den Charakteristika der antiken Götter in Verbindung gebracht, deren Namen sie tragen: Zum Beispiel gilt Venus als Sinnbild für Beziehungsfähigkeit (Liebe), Jupiter symbolisiert Leistungsvermögen (Macht) und Mars steht für Durchsetzungsfähigkeit (Krieg). Nach der Stellung der Tierkreiszeichen, Häuser und Planeten zueinander ergeben sich die Werte des Horoskops. Von besonderem Interesse sind hierbei die sich abzeichnenden Winkelkonstellationen, Aspekte genannt, aus denen sich entscheidende Schlüsse ziehen lassen. Je nach astrologischer „Schule" fallen diese Schlüsse höchst unterschiedlich aus.

„Trivialhoroskope" beziehen sich lediglich auf das Tierkreiszeichen, in dem die Sonne zum Zeitpunkt der Geburt stand. Zwischen 23. Juli und 22. August Geborene sind demzufolge schlicht „Löwen", geprägt von entsprechend kraftvollem aber auch hochmütigem Charakter; zwischen 19. Februar und 20. März Geborene sind selbstlose, aber auch leicht wehleidige und schwermütige „Fische".[242] Die „wissenschaftlich" auftretende Astrologie wendet sich entschieden gegen derlei Horoskopie: Allein aus dem „Sonnenzeichen" charakterologische Bestimmungen oder Zukunftsprognosen herzuleiten, wird von den gehobenen Sterndeutern als dilettantische und stümperhafte „Vulgärastrologie" verurteilt. Die in der Schweiz tätige Astrologin Ursula Liechti, eigenen Angaben zufolge „führende Tierastrologin Europas", lässt sich indes von solchem Verdikt nicht beeindrucken: Die Sonne stelle den „Wesenskern und das Grundtemperament dar", insofern könne man beispielsweise über den „Widderhund" - das heißt: über *jeden* zwischen 21.3. und 20.4. geborenen Hund - sagen, er sei außerordentlich eigenwillig und benötige deshalb „einen Hundeführer mit einem guten und konsequenten Durchsetzungsvermögen"; dem „Stierhund" (21.4.-21.5.) dagegen sei es von Hause aus „ein Bedürfnis, seine Aufgaben zuverlässig und pflichtbewusst zu erfüllen". Auch der „Skorpionhund" (23.10.-22.11.) brauche einen Führer, „der ein ungestörtes Verhältnis zum Thema Macht hat und selbst viel Disziplin in die Arbeit einbringt"; der Hund wolle „seinen Meister ganz klar spüren", dann sei er „zu absolutem Gehorsam fähig". Nicht viel anders verhalte es sich mit dem „Steinbockhund" (21.12.-20.1.), der den Ehrgeiz habe, „auf dieser Welt etwas zu erreichen. Er ist mit dem Hundeführer einig, dass Arbeit und Gehorsam zusammengehören. (...) Er hat eine vorbildliche Arbeitseinstellung und mit ihm können hohe Ziele anvisiert werden."[243] Dasselbe weiß Frau Liechti auch dem „Trivialhoroskop" von Pferden zu entlesen.[244] (Auffällig in den Aussagen Liechtis ist die stete Hervorhebung von Leistung, Disziplin, Pflicht und Gehorsam. Schon Theodor W. Adorno wies auf die Vorliebe autoritär konditionierter Menschen für astrologisch-irrationalen Determinismus hin.[245])

„Seriöse" Horoskopie, wie auch Liechti sie anbietet (zum Preis von 90 Euro pro Astrogramm), erstellt aus der Beziehung der zwölf Häuser, der zwölf Tierkreiszeichen sowie der acht Planeten samt Sonne und Mond zueinander ein hochkompliziertes Geflecht, aus dem Charakter, Talent, Leistungsfähigkeit usw. eines Tieres detailliert ersichtlich seien. Von größter Bedeutung, so Liechti, sei das Horoskop beim Pferdekauf, bei dem es letztlich um erhebliche Summen gehe: „Am häufigsten wenden sich Pferdebesitzer und Reiter vor einem Kauf an mich. Einerseits um etwas über die Veranlagung, die Fähigkeiten, das Talent, die Gesundheit und über die Charaktereigenschaften ihres zukünftigen Pferdes zu erfahren. (...) Die Reiter möchten aber auch gerne wissen, ob das Pferd den eigenen Zielvorstellungen - wenn der Sport im Vordergrund steht - entspricht. (...) Oft kommt dieses Spezialgebiet der Astrologie bei Tieren zur Anwendung, die aus Übersee importiert werden sollen. Meistens haben meine Kunden das Pferd erst auf einem Videoband gesehen. Diese Reiter möchten nun von mir noch mehr zu seinem 'Innenleben' wissen. Mittels des individuellen astrologischen Geburtsbildes des Pferdes kann ich entsprechende Aussagen machen."[246] Fertige Horoskope lassen sich über eigene Computerprogramme in Sekundenschnelle erstellen, auch für die

„Interpretation" gibt es eigene Softwarebausteine. In der Regel bekommen Tierastrologen die von ihnen begutachteten Hunde oder Pferde nie zu Gesicht.

Astroheilpraktiker Nicolaus Klein erläutert die weiteren Möglichkeiten „ernsthaft" betriebener Astrologie: sie diene nicht nur zur „Diagnose der Persönlichkeitsstruktur", sondern darüber hinaus als „universelles Diagnoseinstrument zur Klärung von Krankheitsdispositionen ('Astromedizin') und Beleuchtung seelischer Hintergründe von Erkrankungen".[247] Löwegeborene etwa neigten zu Herz-Kreislauf-Problemen und müssten daher regelmäßig mit dem „astrologisch-homöopathischen Konstitutionsmittel" *Magnesium phosphoricum* D6 vorbeugebehandelt werden; Jungfraugeborene seien anfällig für Probleme mit dem Verdauungstrakt *(Kalium sulfuricum* D6), Waagegeborene mit den Nieren *(Natrium phosphoricum* D6) etc.[248] Seit Mitte der 1990er gibt es insofern eine eigene Datensammlung, in der die astrologischen Determinanten homöopathischer Diagnose und Therapie dargestellt werden; auch für den Einsatz von Akupunktur, Bach-Blüten oder Schüßler-Salzen findet sich entsprechende Astro-Erkenntnis.[249] Besonders angezeigt, so Heilpraktiker Klein, sei die astrologische Berechnung passender OP-Termine: „Abgeklärt wird dabei die Harmonie des Vorhabens mit der Zeitqualität des Augenblicks, in dem die Aktion beginnt."[250] Bei Tieren wird in erster Linie der geeignete Zeitpunkt für eine Kastration ermittelt, aber auch Deckungszeiten werden astrologisch abgeklärt; vor allem dem Stand des ⇨ Mondes wird hierbei große Bedeutung zugemessen.

In der Tierastrologie werden vielfach auch „Partnerhoroskope" erstellt, in denen das Astrogramm des zu beurteilenden Tieres mit dem seines Halters abgeglichen wird. Bei Hunden, so Astrologin Liechti, könne man dadurch „zum einen das Gesamtpotenzial (Charakter, Talent, Fähigkeiten, Beziehungsansprüche, Lernvermögen, Leistungsbereitschaft etc.) des Hundes erkennen und zum anderen die Veranlagung des Hundeführers ermitteln, damit der Hund dem Menschen gerecht werden kann und umgekehrt. (...) Dabei werden die beiden Geburtsbilder in Bezug zueinander gebracht und eine 'Verträglichkeitsprüfung' gemacht".[251] Noch aussagekräftiger sei insofern ein so genanntes „Compositthoroskop", bei dem die Winkelkonstellationen der beiden Einzelhoroskope halbiert und zu einem eigenständigen neuen Horoskop zusammengefügt werden. Sofern im Übrigen die genauen Geburtsdaten des Tieres nicht zu ermitteln seien, könnten auch die Daten verwendet werden, zu denen das Tier in den Besitz des jeweiligen Halters gekommen sei.

Ob nun Astrologie „niederer" oder „höherer" Weihe: Schon einfachste Grundkenntnisse in Astronomie führen das Sternedeuten *ad absurdum.* So sind die Zeichen des Tierkreises völlig willkürlich zu bestimmten Gebilden zusammengefasst. Sie erscheinen nur in zweidimensionaler Sicht - von der Erde aus - in einem Zusammenhang, den sie tatsächlich gar nicht haben. Zudem wird vernachlässigt, dass die Tierkreisbilder unterschiedlich breit sind, dass die Sonne beispielsweise zum „Lauf" durch den Skorpion nur eine Woche benötigt, durch die Jungfrau hingegen sechs Wochen. Nicht berücksichtigt wird auch das dreizehnte Tierkreisbild des Ophiuchus oder Schlangenträgers, zu dessen „Durchquerung" die Sonne immerhin zwanzig Tage braucht. Entscheidend aber ist, dass sich die Sternbilder des Zodiak heute gar nicht mehr in den ihnen vor zweieinhalbtausend Jahren zugeschriebenen Abschnitten befinden. Aufgrund der Kreiselbewegung der Erdachse verschiebt sich der Frühlingszeitpunkt auf der (vermeintlichen) Jahresbahn der Sonne kontinuierlich westwärts (im Zodiakus sozusagen rückwärts). Der Frühlingszeitpunkt gelangt so in Abständen von etwa 2.100 Jahren in ein jeweils neues Sternbild des Tierkreises. Er liegt also längst nicht mehr im Zeichen des Widders, wie zu Zeiten der Festlegung des astrologischen Deutungssystems, sondern befindet sich derzeit im ersten Viertel des Zeichens der Fische. Das Netz der zwölf Abschnitte und Zeichen ist schon seit eineinhalbtausend Jahren von den ihnen „zugehörigen" Sternbildern getrennt. Beispielsweise wird ein im Zeichen des Krebses geborener Hund in Wirklichkeit vom Sternbild der Zwillinge „bestrahlt" und ein „Steinbock"-Pferd ist in Wirklichkeit ein „Schütze"-Pferd.[252] Wäre der Frühlingszeitpunkt tatsächlich schon ins „Zeichen des Wassermannes" (Age of Aquarius) eingetreten, wie die Vertreter des „Neuen Bewusstseins" tatsachenwidrig aber symbolträchtig behaupten, wäre der Krebs-Hund ein Stier und das Steinbock-Pferd ein Skorpion. Wie der Blick in eine aktuelle Sternenkarte zeigt, hält der Frühlingszeitpunkt sich noch rund 600 Jahre in den Fischen auf.[253]

Astrologie ist seit Mitte der 1990er im Bereich von Tierpsychologie und alternativer Tierheilkunde vertreten. Nachdem findige Geschäftemacher den US-amerikanischen Haustiermarkt für esoterische Produkte und Dienstleistungen entdeckt hatten - insbesondere die Tierastrologie verzeichnete einen ungeheuren Zulauf -, schwappte das Interesse bald nach Europa und fand hier mit Hilfe der einschlägigen Boulevardmedien schnelle Verbreitung. In der BRD leistete das Wochenmagazin *Die Bunte* entsprechende Vorreiterdienste.[254] Zahlreiche Fachzeitschriften für Hunde und Pferde folgten dem Astro-Trend mit teils abgründigsten Beiträgen. Das Pferdemagazin *Pegasus* beispielsweise ließ seine Leserschaft wissen, wie „durch Astrologie mehr Harmonie zwischen Mensch und Pferd" entstehen könne. Die Sternendeutung, so *Pegasus*, sei eine uralte Lehre, deren Aussagen darauf basierten, „in welchem Verhältnis (freundlich oder feindlich) sich die Planeten gegenüberstehen. Diese Planeten stellen nichts anderes dar, als eine kosmische Energie. Es ist eine Energie, welche spürbar ist und auf alle Lebewesen wirkt." Diese kosmische Energie werde „beim Geburtmoment, beim ersten Atemzug eingeatmet, so als wenn jedes Lebewesen zu diesem Zeitpunkt seinen 'Handwerkskoffer' mit den unterschiedlichen Werkzeugen erhält". Mit Hilfe des Horoskops könne ein Blick in diesen Koffer geworfen und erkannt werden, mit welchen Talenten und Möglichkeiten das jeweilige Individuum - hier das Pferd - ausgestattet sei.[255]

Selbst in (vermeintlich) seriösen Verbandsorganen fanden und finden sich immer wieder tierastrologische Werbeartikel. Die renommierte *Schweizerische Kynologische Gesellschaft* beispielsweise machte ihre Mitgliederzeitung *Hunde* zu Beginn des Jahres 2002 mit einem affirmativen Titelbeitrag über Tierastrologie auf.[256] Der reguläre Haustierzubehörhandel hat längst reagiert: So führt etwa das Versandhaus *Alsa-Hundewelt* wie selbstverständlich das Liechti-Buch *Astrologie für Hunde* im Sortiment.[257] Als (vorläufige) „Spitze des Hokuspokus"[258] erschien im Dezember 2004 in der Reihe „Lebenshilfe & Psychologie" des Baden-Badener *Humboldt*-Verlages ein Buch des szenebekannten Sternedeuters Eduard Wimmer-Laur: *Das große Humboldt Hunde-Horoskop*. Autor Wimmer-Laur ist hauptberuflicher Dozent an einer Heilpraktikerschule.

## 5.6.    Aura-Healing

Der Begriff „Aura" (lat.= Lufthauch) bezeichnet ein Feld „magnetischer Energie", das angeblich jeden Organismus in Form einer ovalen oder pilzförmigen Schutzhülle umgibt. Dieses Energiefeld sei dem normalen Betrachter unsichtbar, dem geschulten Aura-Healer (= Aura-Heiler) jedoch zeige es sich in den sieben Farben des Regenbogens. Aus der Form und der Farbzusammensetzung des aurischen Energiefeldes ziehen Aura-Healer Rückschlüsse auf Erkrankungen, die sich lange vor ihrem tatsächlichen Ausbruch bereits in diesem abzeichnen sollen. Sich anbahnende Krankheiten erscheinen angeblich als Löcher oder Risse in der Aura.[259]

Bereits Mitte des 18. Jahrhunderts befasste sich der schwedische Hellseher Emanuel Swedenborg (1688-1772) mit den „spirituellen Sphären", die seiner Auffassung nach den menschlichen Körper umgäben. 1845 veröffentlichte der deutsche Chemiker Karl von Reichenbach (1788-1869) seine Entdeckung des „Od", einer Energie, die, wie er glaubte, allen lebendigen Organismen in Form einer hellstrahlenden „Lohe" entströme. Eine photographische Darstellung der ansonsten nur besonders sensitiven Menschen wahrnehmbaren „Od-Lohe" gelang Reichenbach trotz intensiver Bemühungen nicht. Dieses Kunststück brachte erst 1907 der französische Physiker Hippolyte Baraduc zuwege. Die vermeintliche Od- oder Aura-Abbildung erwies sich allerdings später als Resultat simpler Belichtungs- und Entwicklungsfehler.[260]

Ende des 19. Jahrhunderts stellte besonders die Theosophie, eine von der gebürtigen Ukrainerin Helena Blavatsky (1831-1891) begründete spritistisch-okkulte Bewegung, sowie die daraus hergeleitete ⇨ Anthroposophie Rudolf Steiners (1861-1925) auf die Existenz aurischer Energiefelder ab. Theosophisch-anthroposophischer Erkenntnis zufolge setze sich die Aura aus fünf „feinstofflichen" Körpern oder Hüllen zusammen, einem je spirituellen, kausalen, mentalen, astralen und ätherischen Körper, von denen der „grobstoffliche" Körper umgeben und durchdrungen sei.[261] Der englische Heiler Walter Kilner entwickelte um 1900 eine Filterscheibe, die es angeblich erlaubte, die Aura exakt wahrzunehmen. Diese Kilner-Glasscheibe, die lediglich blaues beziehungsweise ultraviolettes Licht passieren lässt, ist heute in Form so genannter „Aura-Brillen" im esoterischen Handel erhältlich. Laut Kilner bestehe die Aura nicht aus fünf, sondern nur aus drei Schichten, einer farblosen ätherischen sowie zwei weiteren in den Farben des Regenbogens.[262] Um die Aura sichtbar zu machen, wird auch die so genannte ⇨ Kirlian-Photographie eingesetzt.

Löcher, Risse oder bestimmte Verfärbungen in der Aura gelten, wie dargestellt, als untrüglicher Hinweis auf sich abzeichnende Erkrankungen. Die Therapie solch „aurischer Defekte" besteht vor allem in „Energieübertragung": Der Aura-Healer hält hierzu seine Hände im Abstand einiger Zentimeter über den Körper des Klienten, bevorzugt über die sieben als ⇨ Chakren (sanskr.= Räder/Wirbel) bezeichneten Energieeintrittstore zwischen Genital und Schädeldach, und lässt nun Energie, die er selbst aus dem Kosmos aufnehme, in diese einströmen.[263] Das Ganze ist dem ⇨ Reiki sehr ähnlich. Gelegentlich wird die Aura auch „massiert" - eine Art beidhändigen Herumgewedeles über dem Körper des Patienten -, farbbestrahlt oder mit Magneten beziehungsweise heilkräftigen Kristallen behandelt. Zur Stärkung der Aura sei es auch hilfreich, den grobstofflichen Körper mit ⇨ Aura-Soma-Ölen zu betupfen, um die „höheren, pulsierenden Energiekörperzenten zu höheren, mentalen Ebenen und zu Dimensionen außerhalb von Raum und Zeit" zu geleiten.[264] Eine gestärkte und intakte Aura schütze nicht nur gegen Krankheiten jeder Art, sie immunisiere auch gegen Erdstrahlen, Radioaktivität und Elektrosmog; selbst Unfälle könnten nicht mehr passieren. Im Umkehrschluss seien auftretende Krankheiten oder ein sich ereignender Unfall immer bedingt durch eine nicht intakte Aura.[265]

Diagnose und Therapie aurischer Defekte ist in der Tierheilpraxis weit verbreitet. Die zur Wahrnehmung von Auren erforderliche „Sensitivitätsschulung" wird in der Regel an Einrichtungen der Esoterik- oder Alternativheilerszene absolviert. Ein Kurs beispielsweise am Meckenbacher *Zentrum Naturheilkundliche Ausbildungen & Ganzheitliche Medizin* umfasst 2 mal 14 Unterrichtsstunden und kostet 316 Euro; im ersten Teil lerne der Kursteilnehmer die Aura zu sehen und zu scannen, im zweiten Teil, sie zu reinigen, aufzuladen und zu harmonisieren.[266] An den ⇨ *Paracelsus-Schulen für Naturheilverfahren* ist eine komplette Ausbildung „Aura-Sehen-Können" an vier Abenden zu absolvieren (14 Std./260 Euro), ein Aufbauseminar „Auraarbeit und Reiki" an zwei Nachmittagen (5 Std./90 Euro). Während die *Paracelsus*-Kurse besonders für Kinder- und Tierheilpraktiker sowie Pfleger in Behinderteneinrichtungen empfohlen werden, gibt es auch Lehrgänge, die gezielt auf die Erfordernisse veterinären Aura-Healings zugeschnitten sind. Die Ausbildung zum „Diplomierten Lebens-Energie-Berater für Tiere" an der oberbayerischen ⇨ *raum&zeit-akademie* beispielsweise stellt wesentlich darauf ab, im Tier „mehr zu erkennen als seine sichtbare Existenz. (...) Viele praktische Übungen dienen dazu, die eigene Sensitivität zu steigern, damit der Zugang zum Biofeld eines Tieres besser gelingt und damit die ganzheitliche Wahrnehmung optimiert wird."[267]

Auch an der ⇨ *Heilpraktikerschule Richter* ist Aura-Arbeit integraler Bestandteil der Ausbildung zum Tierheilpraktiker; eigene Workshops zum „Deuten der Aura unserer Tiere" führt die anthroposophische ⇨ *Tierkommunikatorin* Gudrun Weerasinghe im Angebot, die auch ein Handbuch zum Thema vorgelegt hat (dem zu entnehmen ist, dass jede Pferdeaura sofort einschrumpft und grau wird, wenn der Reiter aufsteigt).[268] Im Übrigen, so die Kölner *Tierheilpraxis Op den Rhein* auf ihrer Webseite, sei das ⇨ „Pendel ein guter 'Krückstock', wenn man die Aura noch nicht lesen kann".[269]

Tatsache ist: Es gibt *keinerlei* ernstzunehmenden Hinweis auf die Existenz irgendwelcher Auren, Astralkörper oder sonstigen Energie- oder Feinstoffhüllen. Die Wahrnehmung einer Aura mit Rissen, Löchern und Einfärbungen, wie sie von „Hellsichtigen" und „Sensitiven" behauptet wird, muss als Halluzination oder bewusste Täuschung gewertet werden.[270] In letztere Kategorie fallen sämtliche Mess- und Abbildungsgeräte, die der einschlägige Zubehörmarkt für Aura-Healing feilbietet. Ein so genannter „Egely-Wheel-Resonator" beispielsweise, ein batteriebetriebenes Gerät in der Größe eines Taschenkompass, stellt keineswegs einen „objektiven Indikator der Lebensenergie" dar, wie die niederbayerische Vertreiberfirma *BioTec-Produkte* behauptet, vielmehr reagiert das auch als „Vitality-Meter" bekannte und 245 Euro teure Gerät auf Hautwiderstand und/oder Körperwärme. Eine „Aura" zeigt es nicht an.[271]

## 5.7. Bach-Blütentherapie

Neben der ⇨ Homöopathie zählt zu den bevorzugten Verfahren der alternativen Tierheilpraxis die Therapie mit Bach-Blüten; in den meisten Tierheilpraktikerschulen gilt der Einsatz Bachscher Präparate als zentraler Unterrichtsgegenstand.

Inzwischen liegen zahlreiche Buchpublikationen zum Thema vor, es gibt kaum ein Haustier, für dessen Gattung sich nicht ein eigenes Behandlungsbuch fände. Auch in den zahllosen Tiermagazinen, die der deutschsprachige Zeitschriftenmarkt feilhält, finden sich in steter Regelmäßigkeit redaktionell aufgemachte Werbeartikel, desgleichen in den Mitteilungsblättern der ebenso zahllosen Pferde-, Hunde-, Katzen- oder sonstigen Haus- oder Nutztierverbände: Bach-Blütentherapie ist, vor allem in der Selbstmedikation, das Alternativheilverfahren schlechthin.

Nur die wenigsten Herrchen oder Frauchen indes, die - mit oder ohne Weisung eines Tierheilpraktikers - ihrem Tier Bach-Blüten verabfolgen, dürften wissen, was genau es mit den einzelnen Blütentinkturen auf sich hat. In einer - nicht-repräsentativen - Befragung überzeugter Bach-Blüten-AnwenderInnen zeigte sich jedenfalls, dass von den Befragten *niemand* auch nur die geringste Ahnung von den theoretischen Hintergründen der Bachschen Therapie und/oder dem Herstellungsprocedere der Tinkturen hatte. Die Kenntnis, was Bach-Blütentropfen eigentlich sind, erschöpfte sich in nur vage greifbaren Vorstellungen von „natürlicher", „sanfter" oder „ganzheitlicher" Heilkunde; verbunden jeweils mit abenteuerlichsten Behauptungen über angeblich selbst und/oder am eigenen Tier erfahrene Wirk- und Heilkräfte.[272]

Entwickelt in den 1930er Jahren durch den englischen Homöopathen und Reinkarnationsesoteriker Edward Bach (1886-1936) versteht die nach ihm benannte Therapie sich heute nicht nur als Allheilmittel gegen jedwede körperliche Erkrankung, sondern als ganz besonders „segensreich bei psychischen und psychosomatischen Störungen".[273]

Nachdem Bachs Vorstellungen nach dessen Tod im Jahre 1936 sehr schnell in der Versenkung verschwunden waren, wurden sie Ende der 1970er im Zuge der aufkeimenden New-Age-Bewegung von dem Esoterikjournalisten Wulfing von Rohr wieder ausgegraben und in der Folge von der Hamburger (Human-)Heilpraktikerin Mechthild Scheffer gewinnbringend vermarktet. Populär gemacht durch die Boulevard- und Regenbogenpresse erfreut die Scheffersche Bach-Blütentherapie sich seit Mitte der 1980er größter Beliebtheit quer durch sämtliche Bevölkerungsschichten. Eine mehrfache und völlig unkritische Promotion in der SAT1-Talkshow *Schreinemakers live* Mitte der 1990er ließ sie zum absoluten Renner unter den „alternativen Heilverfahren" werden.[274]

Auch in die alternative Tierheilkunde fand sie rasch Eingang - das erste „Lehrbuch" mit dem Titel *Bach-Blütentherapie für Haustiere* wurde 1989 vorgestellt -, gleichwohl anzunehmen steht, dass Bach-Blüten-gläubige Tierhalter ihre Tiere auch schon vorher mit Bach-Tropfen behandelten.[275] Vermutlich wurden die jeweils „passenden" Tinkturen einfach dem humanheilkundlichen Repertorium entnommen – die erste deutschsprachige Ausgabe des Bachschen Grundlagenwerkes *Heal Thyself* war bereits 1979 erschienen,[276] gefolgt von einer Unzahl einschlägiger Ratgeberbroschüren –, wie ja auch das besagte Veterinär-„Lehrbuch", verfasst von einer Tierheilpraktikerin Anne Lindenberg, nichts anderes tut, als Symptomauflistungen samt zugehöriger Blütentinkturen aus der Humanheilkunde in freier Phantasieübung auf die Tierheilkunde zu übertragen. Auf selbige Weise verfahren all die folgenden, einander weitgehend identischen Lehrbücher zur veterinären Blütentherapie. Bach selbst konzipierte sein Verfahren ausdrücklich für die Humanheilkunde; auf einen möglichen Einsatz im Bereiche der Tierheilkunde gibt es von ihm keinen Hinweis.[277]

Bach zufolge besteht jeder Mensch aus einer unsterblichen Seele, einer sterblichen Persönlichkeit und einem „Spirituellen Selbst", das zwischen Seele und Persönlichkeit vermittle. Mit Hilfe des „Spirituellen Selbst" suche die Seele in der Persönlichkeit jene Aufgaben zu verwirklichen, die dem jeweiligen Menschen als Teil eines größeren kosmischen Energiefeldes aus ebendiesem zugewiesen worden seien. Etwaige Störungen im Verhältnis zwischen diesen Aufgaben und dem tatsächlichen Lebensvollzug äußerten sich im Auftreten „negativer Seelenzustände", die ihrerseits als körperliche Erkrankungen in Erscheinung träten. Genau achtunddreißig solcher Negativzustände gebe es, von Angst, Eifersucht und Haß hin zu Misstrauen, Unsicherheit und Verzagtheit; auch Kritiksucht zähle dazu. Um zu gesunden gelte es, die hinter jeder Erkrankung stehenden „negativen Gedanken und Gefühle" mittels übergeordneter Schwingungen zu harmonisieren, so dass sie „hinwegschmelzen wie Schnee in der Sonne".[278] Hierzu bietet Bach ein Sortiment an achtunddreißig Blütenessenzen an,[279] deren jeweilige „Schwingungsfrequenz" mit je einer der negativen Seelenverfassungen korrespondiere: „Bestimmte wildwachsende Blumen, Büsche, Bäume höherer Ordnung haben durch ihre hohe Schwingung die Kraft, unsere menschlichen Schwingungen zu erhöhen und unsere Kanäle für die Botschaften unseres spirituellen Selbst zu öffnen, unsere Persönlichkeit mit den Tugenden, die wir nötig haben, zu überfluten und dadurch Charaktermängel auszuwaschen, die unsere Leiden verursachen."[280] Es finde insofern eine „Transformation, eine Erhebung der niedrigeren Schwingungsfrequenz in eine höhere ideale Ebene statt".[281]

In der alternativen Tierheilkunde hört sich das dann so an: „Die Bach-Blütenessenzen wirken als nichtmaterielle, subtile Impulsgeber. Sie vermitteln Informationen einer spezifischen hohen Frequenz, welche die seelischen Selbstheilungskräfte stimulieren. (...) Negative Schwingungen im Körper stellen für den Organismus Blockaden dar, zu denen sich dann bei längerem Bestehen körperliche Symptome gesellen und Krankheiten hervorrufen. Mit den Bach-Blütenessenzen werden positive Energien aktiviert (...), um die negativen Gemütszustände, die zu einer Krankheit führen können, oder Disharmonien, die aus einer organischen Störung (zum Beispiel nach Unfällen) herrühren, auszugleichen."[282]

Bei den Bach-Essenzen handelt es sich um „Wasserauszüge" aus verschiedenen Pflanzen. Allerdings werden keine Wirkstoffe in herkömmlichem Sinne extrahiert, vielmehr werden die Blüten oder Pflanzenteile lediglich für kurze Zeit in Quellwasser eingelegt und dem Sonnenlicht ausgesetzt; das Wasser reichere sich dadurch in einem Prozess „natürlicher Al-

chimie" mit dem „Schwingungsmuster" der jeweiligen Pflanze an (frühblühende Pflanzen
werden kurz in Quellwasser aufgekocht, weil, so Bach, „die Sonne in dieser Jahreszeit noch
nicht stark genug ist").[283] Entscheidend für den Prozess sei das strikte Einhalten ritueller
Vorschriften: beispielsweise müssen die Pflanzen zur Zeit zunehmenden Mondes an einem
sonnigen, wolkenlosen Tag vor 9 Uhr früh gesammelt werden; dabei dürfen sie nicht mit
bloßen Händen berührt werden, der Sammler muss unbedingt Handschuhe tragen. Nach
dem Einlegen in das Wasser (bzw. dem kurzen Aufkochen) - 120 Gramm Pflanzenteile auf
einen Liter - müssen sie mit einem Zweig derselben Pflanze herausgeholt werden. Das „angereicherte" Wasser wird mit der gleichen Menge Alkohol (40%iger Cognac oder Brandy)
versetzt und im Verhältnis 1:240 mit Wasser verdünnt:[284] aus fünf Litern Wasser, in die kurz
ein paar Blätter oder sonstige Pflanzenteile (600g) eingelegt wurden, entstehen dergestalt 250
Liter Bach-Blütenessenzen, die, abgefüllt in 25.000 so genannte „stockbottles" (Vorratsfläsch-
chen à 10ml), für sieben bis zehn Euro pro Fläschchen verkauft werden. Die „hochkonzen-
trierten" Essenzen der „stockbottles" müssen vom Anwender selbst auf Einnahmestärke verdünnt werden: drei Tropfen auf ein 30ml-Fläschchen, das zu 3/4 mit Wasser und zu 1/4 mit
Alkohol aufzufüllen ist.[285] (Bei rund 250 Tropfen pro „stockbottle" werden aus den ur-
sprünglichen fünf Litern Wasser auf diese Weise über 60.000 Liter Wasser mit einem Alko-
holanteil von etwa 12%.[286]) Die bei einigen der verwendeten Pflanzen phytopharmakologisch nachweisbare Wirkung - beispielsweise wirkt Geißblatt harntreibend oder Wegwarte
mild abführend - fällt in der Bachschen Verdünnung natürlich völlig weg.

Laut Legende habe Bach, ein Anhänger der metaphysischen Lehre C. G. Jungs, „intuitiv"
jene Pflanzen ausgewählt, die „positive archetypische Seelenkonzepte verkörpern und genau
*die* Schwingung besitzen, die uns fehlt, wenn wir uns in einem negativen Zustand befinden".[287] Für den Einsatz in der Veterinärheilkunde wurde das Bachsche System negativer
Seelenverfassungen völlig willkürlich auf die Tierwelt übertragen: ein insofern stimmiges
Vorgehen, als auch Bach selbst die Zuordnung irgendwelcher Blüten zu irgendwelchen Cha-
rakterstörungen respektive Erkrankungen in freier Phantasieübung vorgenommen hatte.
Ernstzunehmende Untersuchungen zur Wirkung der einzelnen Blütenessenzen gibt es weder
im Human- noch im Tierheilpraktikerbereich. *Keine einzige* Behauptung über irgendwelche
Wirkzusammenhänge ist belegt, vielmehr geht alles auf die „Medialität" oder das „feinstoffliche Gespür" Bachs zurück.

Rotbuchen-(*Beech*-)Essenz, die beim Menschen mithin gegen Intoleranz, Arroganz und
daraus herrührende Hautkrankheiten wirke, sei bei einem Hund angezeigt, der seine Artgenossen ablehne oder diese ohne Vorwarnung angreife; der sich aufsässig verhalte, „Mar-
kierverhalten in der Wohnung" oder „Protestpinkeln" zeige und insbesondere Haut- respektive Fellprobleme aufweise. Selbst „Instinktverlust durch Überzüchtung" lasse sich mit Rot-
buchen-Tropfen beheben. Roßkastanie (*Chestnut Bud*), ratsam für Menschen mit „mangelnder Einsicht in die eigenen Fehler", empfehle sich bei unaufmerksamen und ungelehrigen
Hunden, die sich womöglich auch noch „ungeschickt beim Deckakt anstellen"; korrespon-
dierend damit eigne sich die Kastanien-Essenz, wie beim Menschen auch, für chronisch ver-

schnupfte, asthmatische oder epileptische Tiere; darüber hinaus für solche, denen beim Autofahren ständig schlecht werde.[288]

Jeder der 38 Bach-Blüten – wer auf sich hält, verwendet die englischen Begriffe (z. B. *Chicory* [= Wegwarte], *Heather* [= Heidekraut], *Honeysuckle* [= Geißblatt] etc.) – werden dutzende von Charakter- beziehungsweise Krankheitssymptomen zugeordnet, zu deren Behebung die entsprechende Essenz zu verabfolgen sei. Hundeheilpraktikerin Michaela Stark listet, alphabetisch geordnet (dafür ohne geordnete Begrifflichkeit), mehr als fünfzig Symptomzuweisungen pro Präparat auf. Stechginster (*Gorse*) etwa sei angezeigt bei einem Tier, das eine oder mehrere der folgenden Auffälligkeiten zeige: „Abgemagert durch Trauer oder Leid, Abwehrschwäche, Akute Bauchspeicheldrüsenerkrankung, Antriebslosigkeit, Apathie, Appetitlosigkeit, (...) Bei schlecht heilenden Wunden, (...) Chronische Entzündungen, wiederkehrend, (...) Diabetes, (...) Hat lange Leidensgeschichte hinter sich, (...) Magenschleimhautentzündung, Müder und stumpfer Augenausdruck, (...) Pflegt und putzt sich nicht mehr, (...) Schwaches Immunsystem, Selbstaufgabe, Stumpfes Haarkleid, Trauert, Unsauberkeit, Vorzeitiges Altern, Wiederkehrende Infektionskrankheiten, Will nicht spielen oder Gassi gehen, Wurde gequält, Zeigt Desinteresse." [sic!][289]

Allemal hätten Stechginster-(*Gorse*-)Tropfen sich als „sehr hilfreich" erwiesen bei „sehr schwer kranken Tieren, physisch wie psychisch". Dabei könne „dieses Blütenmittel als so genannte Entscheidungshilfe eingesetzt werden. Das Tier hat damit die Möglichkeit, sanft das Leben zu verlassen oder einen großen Schritt ins Leben hineingebracht zu werden."[290] Dass das Tier womöglich das Leben verlässt, weil eine plötzlich auftretende Antriebs- oder Appetitlosigkeit nicht veterinärmedizinisch auf eine möglicherweise dahinterstehende ernsthafte Erkrankung hin abgeklärt, sondern so lange mit Ginster-Tropfen behandelt wird, bis es zu spät ist, passt nicht ins Weltbild der Bach-Blüten-Anhänger: Die Blütenessenzen seien ein hochpotentes Mittel, „Disharmonien zwischen Körper und Seele wieder in Einklang" zu bringen.[291] Es könne dies durchaus auch den Tod des Patienten bedeuten, in diesem Fall unterstützten die Blüten eben den Sterbeprozess. Möchte man „seinem treuen Kameraden Sterbehilfe leisten", der sich entschlossen habe, nicht mehr leben zu wollen, seien Walnuss-(*Walnut*-)Tropfen Mittel der Wahl: „Viele Hundehalter haben über den Frieden berichtet, den das Tier in seinen letzten Momenten ausgestrahlt hat", nachdem ihm *Walnut* verabfolgt worden sei. Nehme man dabei selbst ein paar Walnuss-Tropfen ein, tröste dies über den Verlust hinweg.[292] Im Übrigen, so Bach-Nachlassverweserin Mechthild Scheffer, seien Krankheiten vielfach durch karmische Blockaden aus früheren Leben bedingt, eine Heilung in diesem Leben könne insofern nur stattfinden, wenn der Patient die in der Krankheit wirkende karmische Lektion begriffen habe. Ob dies freilich auch für Tiere gelte, bleibt in den Schefferschen Auslassungen offen.[293] Tierheilpraktikerin Stark jedenfalls weiß zu beruhigen: „Keine Angst vor diesem Mittel [= Stechginster-Tropfen, CG], es bringt Ihren Hund nicht um!"[294]

Während die Blütentropfen üblicherweise und sofern möglich dem Tier direkt ins Maul geträufelt werden, gibt es auch andere Formen der Applikation: bei Abszessen, Räude oder Milbenbefall von Hunden beispielsweise sei das Auftragen der Tropfen – hier: Holzapfel

(*Crab Apple*) – direkt auf die Haut oder das Fell angezeigt. Leide ein Hund an Blasen-
beschwerden, seien Bauch und Pfoten mit Waldrebe (*Clematis*) einzureiben. Der übersteigerte Sexualtrieb eines Rüden lasse sich probat mit Kirschblüten-(*Cherry Plum*)Tropfen
dämpfen, aufzutragen direkt aufs Genital; bei entsprechender Verwendung von Zitterpappel
(*Aspen*) oder Lärche (*Larch*) stelle er überdies das Markieren von Laternenpfählen sowie das
Schnüffeln an der Hose fremder Menschen ein.[295]

Zur Behandlung schwererer Störungen oder Erkrankungen werden Blütenkombinationen
anempfohlen, die der Tierhalter aus den handelsüblichen Ein-Blüten-Essenzen selbst herzustellen hat: bei schweren Infektionen etwa Hainbuche (*Hornbeam*), Holzapfel (*Crab
Apple*) und Tausendgüldenkraut (*Centaury*), bei Krebs [!] hingegen Odermennig (*Agri-
mony*), Waldrebe (*Clematis*) und Waldtrespe (*Wild Oat*).[296]

Für besondere Notfälle hält das Bach-Sortiment so genannte „Erste-Hilfe-Tropfen" vor,
*Rescue Remedies*, kurz: *Rescue* oder „*Nr. 39*" genannt, eine „Essenz" aus fünf verschiedenen
Pflanzen (Milchstern [*Star of Bethlehem*], Kirschpflaume [*Cherry Plum*], Sonnenröschen
[*Rock Rose*], Springkraut [*Impatiens*] und Waldrebe [*Clematis*]), deren Einnahme Schock,
Panik und Ohnmacht verhindern soll. Es sei erwiesen, so Mechthild Scheffer, dass *Rescue*
nicht nur auf „alle Menschenrassen, Völker etc. gleich gut wirkt", sondern auch auf Tiere
jeder Art, Gattung und Rasse.[297] Anne Lindenberg, Pionierin veterinärer Bach-Blütentherapie, weiß dies zu bestätigen: *Rescue*-Tropfen seien aus der Tierheilpraxis schlechterdings
nicht mehr wegzudenken, sie seien hochwirksam bei „Amputationen, Bandscheibenvorfall,
Asthmaschub, Blutungen, Kaiserschnitt, Kastration, (...) Tierheimabgabe, Epilepsieanfall, (...)
Kolik, Krämpfen, (...) nach Kampf, Schock, überstandener Misshandlung, Unfall, Zahnope-
ration, (...) bei stumpfen Verletzungen, Verbrennungen, Vergiftungen, Verletzungen" sowie
„vor und nach einer Operation". Aber auch „in extremen Stresssituationen wie bei einer
Hundeausstellung oder einem Tierarztbesuch" seien die Tropfen äußerst hilfreich.[298] Die
Notfalltropfen werden dem zu behandelnden Tier alle paar Minuten auf die Zunge oder den
Hinterkopf geträufelt, sie können aber auch „bedenkenlos auf alle offenen Wunden und
Verbrennungen aufgetragen werden".[299]

Zur Anwendung der Bach-Blüten bedarf es keinerlei heilkundlicher, geschweige denn: veterinärmedizinischer Vorkenntnisse, jedermann kann sich unter den angebotenen Tinkturen
die geeignete selbst heraussuchen. Über zahllose Bücher, Broschüren und Artikel wird hierzu
Rat und Weisung erteilt: die Auswahl kann beispielsweise anhand vorgefertigter Symptom-
tabellen getroffen werden, die passende Essenz lässt sich aber auch mit ⇨ Pendel oder Wünschelrute, wahlweise auch mit Hilfe von Tarot- oder sonstigen Orakelkarten, ausfindig machen.[300] Längst bietet der einschlägige Zubehörhandel ein entsprechendes Set mit 38 Kärtchen an, auf denen die einzelnen Bach-Blüten abgebildet sind: man braucht die Kärtchen
nur verdeckt aufzulegen und „intuitiv" eines davon zu ziehen, um Hinweis auf das richtige
Heilmittel zu erhalten. Auch die ⇨ Astrologie gibt Hilfestellung: jedem der zwölf Tierkreiszeichen sind bestimmte Bach-Blüten zugeordnet, die als Allheilmittel für das unter dem
jeweiligen Zeichen geborene Tier eingesetzt werden könnten: Widder-Tiere (21.3.- 20.4.) beispielsweise seien mit Springkraut *(Impatiens)* oder Schottischem Heidekraut *(Heather)* zu

behandeln, Jungfrau-Tiere (23.8.-22.9.) hingegen mit Weißer Kastanie *(White Chestnut)*, Stechginster *(Gorse)* oder Herbstenzian *(Gentian)*.[301]

Wie Tierheilpraktikerin Lindenberg ausführt, bestehe eine weitere und sehr probate Auswahlmöglichkeit in „spontanem Greifen": „Der gesamte Satz an Bach-Blütenessenzen in den Stock Bottles [= also alle 38 Fläschchen, CG] wird aufgestellt. Mit einer Hand berühren Sie Ihr krankes Haustier, mit der anderen Hand greifen Sie, ohne lange zu überlegen oder hinzusehen, zwischen drei und sechs Fläschchen heraus. Diese sind als Heilmittel angebracht." Laut Frau Lindenberg werde bei dieser Methode die Schwingung des kranken Tieres intuitiv mit den Schwingungen der Blütenessenzen abgeglichen.[302] Wer sich nicht auf die eigene Intuition verlassen will, kann das kranke Tier auch selbst entscheiden lassen: Wie Barbara Rütting, prominente Esoterikkomparsin und Tierschützerin, verlautbart, suche sich ihr Hund bei Befindlichkeitsstörungen das geeignete Medikament selbst aus einem bereitstehenden Sortiment an Blüten-Fläschchen aus.[303]

Im Übrigen können auch die Beratungsdienste zahlloser (Tier-)Heilpraktiker in Anspruch genommen werden, die vielfach als Experten gerade für Bach-Blütentherapie auftreten. Die Methode der Mittelauswahl ist hierbei unterschiedlich, bewegt sich indes nicht über die beschriebenen Vorgehensweisen hinaus. Bei telephonischer Konsultation werden in der Regel „intuitive" Empfehlungen abgegeben.

Vielfach wird Bach-Blütentherapie in Verbindung mit anderen „feinstofflichen" Heilverfahren angewandt.[304] Der Hanauer Heilpraktiker Dietmar Krämer beispielsweise, nach eigenen Angaben seit seinem fünfzehnten Lebensjahr hellsichtig, hat die achtunddreißig Bach-Blüten in „sensitive" Entsprechung zu ätherischen Ölen und Edelsteinen gesetzt. Das Schwingungsmuster beispielsweise von Tausendgüldenkraut *(Centaury)*, hilfreich bei mangelnder Widerstandskraft gegen Infektionen oder bei Parasitenbefall, sei identisch mit dem von Thymianöl und Rosenquarz:[305] Insofern könne die Heilwirkung der Bach-Blüten um ein Vielfaches potenziert werden, wenn die Behandlung durch ⇨ Aroma- und/oder Edelsteintherapie unterstützt werde (worauf, unter ausdrücklicher Bezugnahme auf Krämer, auch Sylvia Dauborns *Lehrbuch für Tierheilpraktiker* hinweist[306]). Kleine Mengen des ätherischen Öls könnten dem Tier eingerieben oder in einer Duftlampe neben seinem Schlafplatz vaporisiert werden, den dazugehörigen Edelstein könne man probat unter die Schlafdecke legen, wahlweise auch in pulverisierter Form unter das Futter mischen. Unter der Bezeichnung „Quintessenz-B" finden sich eigene Präparate im Handel, die die „Schwingungsenergien von Blüten, ätherischen Ölen und die Elixierkraft von Edelsteinen" kombinieren: „Mit 'Quintessenz B' behandelte Patienten", so die schwäbische Heilerin Maria Goroll, die die Kombitropfen durch „höhere Eingebung" entwickelt habe, „erleben einen 'Turbo-Effekt' - disharmonische Schwingungen werden weggefegt, und das spürbar auf allen Körperebenen gleichzeitig".[307] Die Konkurrenzfirma *Shanaya* bietet entsprechende Präparate in Form von Sprays an: Die so genannten „Spirit of Flowers"-Essenzen eigneten sich besonders auch für Tiere, denen sie „über den Rücken oder den Schlafplatz [zu] sprühen" seien. Ein aus Linaloe-, Weihrauch- und Bergkristall-Essenzen zusammengesetztes Spray beispielsweise biete Schutz gegen Strahlenbelastung und Elektrosmog. Ein Sortiment, bestehend aus 10 Fläschchen à 50ml, kostet 299 Euro.[308]

Oftmals wird die Wirkung der Bach-Blütentherapie auch ⇨ farbtherapeutisch gesteigert: das Tier wird mit Farblicht bestrahlt, sein Ruheplatz wird mit bunten Tüchern verhängt, sein Trinkwasser entsprechend eingefärbt. Bei Durchfall oder sonstigen Störungen des Magen-Darmtraktes beispielsweise sei dringend ratsam, dem Tier zusätzlich zur Verabfolgung von Zitterpappel (*Aspen*), Springkraut (*Impatiens*) oder Sonnenröschen (*Rock Rose*), möglichst viel „gelb" zuzuführen. Auch mit ⇨ Traditioneller Chinesischer Medizin (TCM) werden die Bach-Blüten in Bezug gesetzt: bestimmte Energiemeridiane seien über die Applikation damit korrespondierender Blütenessenzen positiv zu stimulieren. Beispielsweise sei bei nachlassender Leistungskraft des Tieres der Dickdarmmeridian mit Walnuss (*Walnut*) einzureiben, sei das Tier hingegen „boshaft" und „lehnt sich gegen alles auf", der Magenmeridian mit Gelber Weide (*Willow*).[309]

Die Einnahmevorschriften der Blütenessenzen sind für Tiere nicht verbindlich geregelt: während es in dem einen Handbuch (für die Behandlung von Hunden) heißt, es seien ein- bis zweimal täglich fünf bis zehn Tropfen in den Wassernapf oder unter das Futter zu geben,[310] heißt es in einem anderen, ebendies dürfe man unter keinen Umständen tun, vielmehr müssten dreimal pro Tag bis zu zehn Tropfen „mit einer Pipette oder mit Hilfe eines Plastiklöffels" direkt ins Maul des Tieres verabfolgt werden.[311] Wahlweise könne die „entsprechende Anzahl an Tropfen auch auf den Scheitel [des Hundes, CG] geträufelt werden, wobei man mit streichelnden Bewegungen die Flüssigkeit etwas einmassiert".[312] Das Aufbringen auf Verletzungen, Wunden oder Krankheitsherde wird bei einem Autor ausdrücklich anempfohlen, bei einem anderen wird dringend davon abgeraten. Vögel und andere Tiere, bei denen solch direkte Form der Verabfolgung nicht möglich sei, müssten mit Bach-Blüten eingesprayt werden, zur Behandlung von Amphibien oder Fischen seien die Tropfen einfach ins Wasserbecken zu geben. Angeblich helfen die Bachschen Essenzen sogar dann, wenn man nur ein Fläschchen davon neben den Hundekorb, den Vogelkäfig oder das Aquarium stellt: „Auf nicht zu große Entfernung strahlt die Blütenenergie durch das Fläschchen hindurch auf seinen Empfänger."[313] Schon alleine das Aufhängen eines Kärtchens, auf dem die jeweilige Bach-Blüte abgebildet ist, könne zu einer Heilung beitragen:[314] Alles eine Sache der bioenergetischen Schwingung.

Entgegen aller Bemühungen Scheffers und ihrer Anhänger um ein seriöses Erscheinungsbild: Bach-Blütentherapie ist nichts als (selbst-)betrügerische Quacksalberei. Die Blütenessenzen, vergleichbar homöopathischen Mitteln in Hochpotenz, tragen (außer dem Alkohol) *keinerlei* Wirkstoff in sich, es lässt sich *nicht der geringste* Unterschied zwischen den einzelnen Präparaten feststellen. Die stete Behauptung, sie wirkten „gerade wegen ihrer hohen Verdünnung (...) besonders effektiv und nachhaltig",[315] ist ebensolcher Unsinn wie etwa folgende Passage aus einem in der alternativen (Tier-)Heilerszene weit verbreiteten *Lehrbuch für Naturheilkunde*: „Die Bachblütentherapie ist auf verschiedenen Ebenen eine umfassende Methode. Darum sind die Bachblüten auch behördlich weder als Heilmittel registriert noch als Gesundheitsprodukt irgendwelcher Art kontrolliert. Die Indikationen zur Therapie der

Seelenbilder passen in kein bestehendes System. Dies ermöglicht es, auch ausgebildeten oder selbst ernannten Bachblütentherapeuten und -therapeutinnen frei zu wirken."[316] [sic!]

Es gibt außer der „Intuition" Bachs keinerlei Erklärung für den Zusammenhang zwischen bestimmten Blüten und angeblich damit korrespondierenden Seelenverfassungen beziehungsweise Erkrankungen; die Vorschriften für die rituelle Zubereitungsweise der Essenzen sind rational nicht nachvollziehbar. Die zur „Wirkerklärung" der Blütentropfen herangezogene Behauptung, es würden „Schwingungsmuster" aus den Pflanzenteilen auf das „Trägermedium" Wasser übertragen, ist reines Phantasieprodukt. Die Erläuterungen von Tierheilpraktikerdozentin ⇨ Petra Sauer, wie diese Übertragung vor sich gehe, sprechen für sich: „Dieses Muster [der Pflanze] wird in den Clusterstrukturen des kristallin-flüssigen Teils des Wassers gespeichert. Das Wassermolekül besteht aus einem Tetraeder mit einem Winkel von etwa 104,7 Grad. Nur nebenbei, zum nachdenken, genau vier dieser Tetraeder ergeben die Struktur der ägyptischen Pyramiden. Die einzelnen Wassermoleküle schließen sich zu einem Haufen, den Clustern zusammen. Diese Clusterstrukturen ermöglichen es dem Wasser, Informationen zu speichern. (...) Treffen verschiedene Schwingungen aufeinander, gibt es Verstärkungen oder Löschungen. Durch die Bach-Blüten werden energetische Muster zugeführt, mit denen der Organismus in Resonanz (Schwingung) treten kann. Durch diese nun veränderte Schwingung kommt es zu einer Harmonisierung der Molekülgefüge im Organismus. Ein harmonischer Organismus ist gesund."[317] Sauers Auslassungen finden sich in einem „wissenschaftlich" aufgemachten *Tierheilpraktiker-Lehrbuch*.

Bach-Blütentherapie ist indes nicht nur als gänzlich wirkungs- und damit auch nebenwirkungsfreier, folglich relativ harmloser Unfug zu werten: sie kann für erkrankte Tiere durchaus gefährlich werden, wenn ihre Besitzer oder Halter im Vertrauen und in der Hoffnung auf die vorgegaukelte Wirksamkeit der Tropfen eine erforderliche und sinnvolle Behandlung verabsäumen. Ansonsten kann den Bach-Blüten, ähnlich wie hochpotenzierten Homöopathika, bei gläubiger Erwartungshaltung des jeweiligen Halters eine geringfügige (und jedenfalls unspezifische) Placebowirkung bei dem behandelten Tier zukommen, das durch die rituelle Tropfengabe eine besondere Form der Zuwendung erhält und möglicherweise *eben darauf* reagiert. (Dieser Placeboeffekt fällt natürlich flach, wenn die Tropfen ins Futter gegeben werden.) Eine darüber hinausgehende Wirkung gibt es nicht.[318] Ins Kriminelle hineinreichend sind insofern all die Behauptungen, Bach-Blütentropfen seien durch ihre Fähigkeit „über die Psyche das Immunsystem zu harmonisieren" hochwirksam in der Behandlung *jedweder* Krankheit, insbesondere aber bei Allergien, akuten Infektionserkrankungen oder chronischen Entzündungen.[319] Um es zu wiederholen: Bach-Blüten bewirken (außer einem grundsätzlich möglichen, bei Tieren aber eher unwahrscheinlichen Placeboeffekt) *überhaupt nichts*.[320] Die beiden einzigen Studien zur Wirksamkeit von Bach-Blüten, die bislang unter kontrollierten (Doppelblind-)Bedingungen durchgeführt wurden, ergaben *nicht den geringsten* Unterschied zu den jeweiligen Placebo-Kontrollgruppen.[321] Ein als „Anwenderbuch" ausgewiesener Titel *Bach-Blüten in der Tiermedizin* unternimmt, trotz bemühter Wissenschaftssprache, noch nicht einmal den Versuch, seriöse Belege anzuführen.[322]

Das Münchner *Forum Kritische Psychologie e.V.* (FKP) hat der Bach-Blüten-Gemeinde schon Mitte der 1990er folgendes Angebot unterbreitet: Da die achtunddreißig Blütenessenzen erwiesenermaßen kein einziges Molekül irgendeiner Wirksubstanz enthielten, dennoch aber eine spezifische Wirkkraft vorgegeben werde, empfehle sich zur Klärung des Sachverhaltes ein unter wissenschaftlichen Bedingungen durchgeführter Doppelblindversuch. Eine Prämie in Höhe von 5.000 Euro (in der Originalausschreibung: 10.000 Mark) werde ausgesetzt für die erfolgreiche Durchführung folgenden Experiments: „Nach Entfernen der Etiketten von zehn beliebig ausgewählten handelsüblichen Bach-Blüten-Fläschchen sind - unter Zuhilfenahme jedes beliebigen Analyseverfahrens - die darin enthaltenen 'Essenzen' korrekt zu benennen. Bei Erfolglosigkeit haben die Versuchsteilnehmer lediglich die Kosten der Versuchsanordnung zu tragen."[323] Unmittelbar nach der Ausschreibung ging eine ganze Reihe an Schmähbriefen im Büro des *FKP* ein, mit Vorwürfen von Ignoranz, Verbohrtheit und „mechanistischen Brettern vorm Kopf", für das Experiment selbst aber meldete sich niemand. Auch das eigens angeschriebene *Institut für Bach-Blütentherapie* Mechthild Scheffers in Hamburg, eigenem Bekunden zufolge der „Forschung und Lehre in der Original Bach-Blütentherapie" verschrieben, zeigte kein Interesse: das *FKP*-Schreiben wurde nicht beantwortet. Ein neuerliches Schreiben an das Hamburger Institut in Zusammenhang mit der vorliegenden Studie - immerhin hat Frau Scheffer für praktisch sämtliche Tier-Titel (Bach-Blüten für Hunde, Katzen, Pferde etc.) lobende Vorworte verfasst und letztlich gar ein eigenes Büchlein *Seelische Gesundheitsvorsorge für unsere Haustiere* herausgebracht[324] - blieb gleichfalls ohne Antwort.

Dem anhaltenden Erfolg der Bach-Blütentherapie auch und gerade in der alternativen Tierheilkunde tut die kritische Diskussion beziehungsweise das vernichtende Urteil von Medizinern und Psychologen keinen Abbruch:[325] Nach wie vor kommt den gänzlich wirkungslosen Bach-Tropfen das Image eines hochwirksamen Naturheilmittels zu, zumal sie auch über Apotheken vertrieben werden und von dem Vertrauen profitieren, das dem Berufsstand des Apothekers - in Zusammenhang mit dem Vetrieb von Bach-Blüten- und sonstigen Esoterikprodukten: sehr zu Unrecht - entgegengebracht wird. Mit oder ohne tierheilpraktische Verordnung werden zu jedem sich bietenden Anlass Bach-Blüten-Fläschchen hervorgeholt - vor allem das vermeintliche Wunder- und Allheilmittel *Rescue* -, ob nun der Hund sein Fressen nicht mag, die Katze auf den Teppich uriniert oder dem Hamster die Haare ausfallen. Eine - nicht repräsentative - Befragung von Hundehaltern in Deutschland ergab, dass mehr als 60 Prozent aller Hunde, die quer durch sämtliche Indikationen in einer tierärztlichen Praxis vorgestellt wurden, mit Bach-Blüten „vorbehandelt" worden waren.[326] Bei Katzen, Meerschweinchen und anderem Hausgetier, einschließlich im Hause gehaltener Vögel, dürfte die Quote sehr ähnlich sein. Vor allem auch unter Pferdehaltern und Reitern sind Bach-Blüten äußerst beliebt: kaum ein Pferd, an dem nicht schon mit Blütentropfen herumexperimentiert worden wäre.[327]

Seit geraumer Zeit muss die Original-Bach-Blütentherapie sich allerdings zunehmender Konkurrenz erwehren: eine Unzahl eigenständiger Blüten-Systeme – die jeweiligen Tinkturen werden unwesentlich anders hergestellt als bei Bach (sofern nicht einfach Leitungswasser in die Stockbottles abgefüllt wird) – findet sich auf dem profitablen Markt, von *Bailey-*, *Deva-* und *Green-Man-Trees*-Essenzen über *Findhorn-* und *Harebell-Remedies* hin zu *Himalaya-Flower-Enhancers*, *Noreia-* oder *Living-Australia-Essences*.[328] Der Phantasie und Chuzpe sind keine Grenzen gesetzt: ein gewisser „Nandano" Dambacher beispielsweise vertreibt selbst hergestellte Harmonie-, Chakra-, Karma- und Engelessenzen, jeweils zehn Fläschchen, zu einem Gesamtpreis von 425 Euro.[329] Gegen all die „ausländischen" Essenzen wendet sich der Allgäuer Heiler Chlodwig Haslebner: er führt ein Set an „einheimischen" Essenzen im Angebot – Schlüsselblume, Johanniskraut, Eisenhut etc. – die das „altüberlieferte Wissen alpiner Kräuterfrauen" und somit die „Heilkraft der Heimat" in sich trügen. Das Gesamtset, bestehend aus acht Fläschchen Blütenessenzen sowie zwei Fläschchen „Erste-Hilfe-Tropfen", ist für 95 Euro zu haben.[330] Unter dem Etikett *Yggdrassil* bietet auch die Fürther Heilpraktikerin Ute Janson ausschließlich „deutsche Blütenessenzen" an,[331] und ein Harald Knauss, einschlägig bekannt als Hellseher und Geistheiler, hat gar ein Set „Germanischer Baumessenzen" zusammengestellt. Mit Hilfe des nordischen Runen-Alphabets (= Futhark) will er die „Energetik von vierundzwanzig einheimischen Bäumen entschlüsselt" und zu „Energieessenzen" aufbereitet haben: Die Eberesche beispielsweise entspreche der Zeugungsrune „Fehn" (oder „Fa"), die aus Bestandteilen des Baumes hergestellte „Essenz" reguliere insofern „unsere Impulse, damit wir zur richtigen Zeit, am richtigen Ort, die richtigen Dinge tun. Damit hilft sie, den eigenen Rhythmus zu verstehen und zu leben."[332] Allemal liege in den Essenzen „potenziert die Wachstumsenergie der Bäume, und so helfen sie das innere Feuer anzufachen", so dass jeder Organismus sich „seinem inneren Gesetz nach entwickeln und verwirklichen kann".[333] Weshalb das alles so sein soll, erschließt sich trotz wortreicher Beschwörung der „Weisheit unserer Vorfahren" in Knaussens Auslassungen nicht. Das komplette Set mit 24 Fläschchen „Germanischer Baumessenzen" plus einem Fläschchen „Notfeuertropfen" kostet 170 Euro. Es wird vertrieben über die oberbayerische *naturwissen GmbH & Co. KG*, an deren angeschlossener ⇨ *raum&zeit-akademie* Knauss als Dozent für „Sensitivitäts- und Medialschulung" tätig ist.

Selbstredend gibt es die Bachschen (und andere) Blütenessenzen inzwischen auch eingearbeitet in Salben und Cremes; auch in Globuli-Form, aufgesprüht auf Zuckerkügelchen, sind sie erhältlich. Kombinationspräparate aus verschiedenen Blüten finden sich als so genannte „Floriplexe" auf dem Markt. Vertrieben werden die Pseudomedikamente vor allem über das Internet, vielfach finden sie sich aber auch im Fachhandel für Tierzubehör wieder. Das Versandhaus *Alsa-Hundewelt* beispielsweise führt neben einschlägiger Literatur auch Bach-Blüten-Globuli *(Petvital)* im Sortiment: Eine Mischung aus Waldtrespe *(Wild Oat)*, Roßkastanie *(Chestnut Bud)*, Tausendgüldenkraut *(Centaury)* und Weißbuche *(Hornbeam)* etwa empfehle sich, wenn der Hund „schlecht begreift und lernt", eine andere aus Stechpalme *(Holly)*, Rotbuche *(Beech)*, Springkraut *(Impatience)* und Weinrebe *(Vine)* bei „aggressivem Verhalten wie Zerstörungswut, Bissigkeit und Dauergeschrei". Das 10-Gramm-

Fläschchen der Firma *Canina* kostet 9,80 Euro. Nicht zuletzt bietet eine Tierheilpraktikerin Claudia Sperrhake ein „Bach-Blüten-Ungezieferspray" an, das gegen „Fliegen, Mücken und Zecken" helfe.[334] Tatsache ist: es hilft, wie all die anderen Bach- und sonstigen Blüten-produkte, gegen *überhaupt nichts*.

Zahlreiche Heilpraktikerschulen bieten eigenständige Ausbildungsgänge in „Bach-Blüten-therapie für Tiere" an. Bei ⇨ *Paracelsus* etwa finden sich verschiedene Formate zwischen einem Tag (6 Std./104 Euro) und drei Wochenenden (30 Std./440 Euro) im Programm. Wahlweise kann man sich auch über Fernlehrgänge qualifizieren: ein entsprechender Kurs am Heroldstatter ⇨ *Kurator*-Institut beispielsweise umfasst 12 Lehrbriefe und kostet, ein-schließlich eines kompletten Sets „gebrauchsfertiger Blütenessenzen" und eines Abschluss-diploms, 564 Euro; am Wuppertaler ⇨ *Institut Kappel* findet die gesamte Ausbildung über *ein einziges* Lehrbriefgeheft statt, das, einschließlich eines beeindruckenden Abschluss-zertifikates, für 475 Euro zu haben ist.

## 5.8.   Baunscheidtieren

Im Jahre 1851 trat der Bonner „Mechanikus" Carl Baunscheidt (1809-1874), der sich mit kleineren Erfindungen durchs Leben schlug - er entwickelte unter anderem ein neuartiges Visier für Gewehre oder eine Absaugglocke für Muttermilch -, mit einer revolutionären Heilmethode an die Öffentlichkeit: mit dem nach ihm selbst benannten Baunscheidtieren.

Das bis heute in der alternativen (Tier-)Heilkunde gebräuchliche Verfahren besteht aus oberflächlicher Reizung der Haut mit Hilfe eines mit 25 bis 30 feinen Nadeln bestückten Instruments, des so genannten „Lebensweckers". Die auf einer kleinen Scheibe angeordneten Nadeln werden mittels einer Schnappfeder bis zu zwei Millimeter tief in die Haut geschnellt - wahlweise wird auch ein nadelbestückter Rollapparat (= „Vitralisator") verwendet -, an-schließend wird das solcherart „gestichelte" Areal mit einem Spezialöl eingerieben. Auf der Haut bilden sich nach einiger Zeit eitrige Pickel, die als erwünschtes Zeichen für die giftaus-leitende Wirkung des Verfahrens angesehen werden. Die Pickel verschwinden nach ein bis zwei Wochen von selbst.

Das von Baunscheidt eingesetzte stark hautirritierende Crotonöl, hergestellt aus dem Samen eines ostindischen Wolfsmilchgewächses, wird heute (offiziell) nicht mehr verwendet: es ist mittlerweile als extrem ko-karzinogen bekannt, das heißt: es verstärkt die krebs-erregende Wirkung anderer Stoffe. Zu Baunscheidts Zeiten wurde es als Abführdrastikum eingesetzt, man wusste insofern auch um seine stark nephrotoxische (= nierenschädigende) Wirkung: schon zwanzig Tropfen, oral eingenommen, sind für einen 60kg-Organismus abso-lut tödlich. Diese Menge kann bei großflächiger Anwendung auch über die Haut resorbiert werden, was zu einer Reihe dokumentierter Todesfälle geführt hat.[335] Obwohl inzwischen crotonölfreie Hautreizstoffe eingesetzt werden (⇨ Cantharidenpaste [= Spanische Fliege], Wacholder-, Nelken- oder Senföl) und sogar „trockenes" Baunscheidtieren praktiziert wird, spielt das „Sticheln" in der Humanheilpraxis keine große Rolle mehr. Es scheint sich her-umgesprochen zu haben, dass durch die Nadelung Bakterien der Hautoberfläche in tieferes

Gewebe eindringen und dort ernsthafte Entzündungen hervorrufen können; desgleichen, dass es bei zu tief applizierten Stichen zu Narbenbildung kommen kann.[336]

In der alternativen Tierheilkunde indes zählt das Baunscheidtieren nach wie vor zu den Methoden der Wahl. Vor allem in der Behandlung von Hunden und Pferden wird der „Lebenswecker" samt Reizöl gerne eingesetzt. Das Tier wird an der zu „stichelnden" Stelle rasiert und anschließend baunscheidtiert. Das Verfahren soll „Giften" den Weg nach außen eröffnen, „schlaffe Organe" kräftigen und positiven „Einfluss auf das hormonelle Geschehen" nehmen. Im Besonderen empfehle es sich bei Arthrosen, Neuralgien, entzündlichen Prozessen, Sehnenscheidenentzündungen und Muskelverhärtungen. Im Übrigen könne man „über ein Reflexgeschehen die inneren Organe" erreichen.[337]

Tatsächlich gibt es keine ernstzunehmende Indikation für das Baunscheidtieren. Sämtliche Behauptungen über angebliche Wirk- und Heilkräfte sind aus der Luft gegriffen; desgleichen die Behauptung, es hätten sich „noch niemals irgendwelche schädlichen Nebenwirkungen gezeigt".[338] Die durch nichts zu rechtfertigenden Risiken, die mit der Stichelei, ob nun mit oder ohne Verwendung von Reizöl, einhergehen, weisen das Verfahren als reine Quacksalberei aus.[339]

Zusammen mit anderen „Ausleitungsverfahren" wird veterinäres Baunscheidtieren an der ⇨ *Heilpraktikerschule Kiel* in 12-stündigen Sonderseminaren unterrichtet, an der Bad Bramstedter ⇨ *Akademie für Tiernaturheilkunde* ist die Arbeit mit dem „Lebenswecker" integraler Teil der Ausbildung zum Tierheilpraktiker. An der badensischen ⇨ *Heilpraktikerschule Richter* dauert ein kompletter Kurs in Schröpfen und Baunscheidtieren dreieinhalb Stunden und kostet 40 Euro.

## 5.9. Biochemie nach Schüßler

Basierend auf den Ideen ⇨ Samuel Hahnemanns entwickelte der Oldenburger Homöopath Wilhelm Heinrich Schüßler (1821-1898) in den 60er und 70er Jahren des 19. Jahrhunderts eigene Vorstellungen über organische Erkrankungen und wie diesen zu begegnen sei. Sein Ansatz, von ihm selbst als „Biochemie nach Schüßler" bezeichnet, zählt heute zur Grundausstattung von Heil- und Tierheilpraktikern; kaum eine Heilpraktikerschule, in der Schüßlers Sonderform der Homöopathie, bekannt auch als Mineralstoff- oder Funktionsmitteltherapie, nicht unterrichtet würde.[340]

Interessant ist der berufliche Werdegang Schüßlers, der sich erst in fortgeschrittenerem Lebensalter für Heilkunde - für Homöopathie und Wünschelrutengehen in erster Linie - zu interessieren begann. Eigenen Angaben zufolge studierte er ab 1852 Medizin in Paris, Berlin, Prag und Gießen. 1855 wurde er unter nebulösen Umständen und nach nur fünf Semestern von der Universität Gießen zum Doktor der Medizin promoviert, ohne Ablieferung einer Dissertation, ohne Leistungsnachweis und *in absentia*. Zur anschließend beantragten medizinischen Staatsprüfung, die zur Erlangung der Berufserlaubnis notwendig war, wurde er nicht zugelassen, da er keine ordentlichen Studienbelege und noch nicht einmal ein Reifezeugnis vorweisen konnte. Erst nachdem er, 36jährig, am *Alten Gymnasium* Oldenburg eine

Art Abiturprüfung abgelegt hatte, erhielt er im August 1857 die Erlaubnis, sich vor dem „Collegium medicum" der Stadt einer medizinischen Überprüfung zu unterziehen. Aufgrund seiner „mangelhaft bis ungenügend" bewerteten Fachkenntnisse fiel er glatt durch, die Berufserlaubnis wurde ihm verweigert. In der Folge ließ er von einflussreichen Freunden eine Petition an den „verehrlichen Stadtrath der Stadt Oldenburg" richten mit der Bitte, ihm die Erlaubnis zur Ausübung der Heilkunde trotz nicht bestandener Prüfung doch noch zu erteilen. Nachdem er sich verpflichtet hatte, ausschließlich homöopathisch tätig zu werden - das Renommee Hahnemanns befand sich längst im Niedergang, Homöopathie wurde von der akademischen Medizin nicht mehr ernst genommen -, erhielt er Anfang 1858 eine Zulassung als Arzt.[341]

Im Grunde stellt die Biochemie nach Schüßler nichts anderes dar als eine Art verkürzter Homöopathie, die deren Unzahl an Substanzen und möglichen Potenzierungsschritten auf zwölf Substanzen und zwei Potenzstufen reduziert. Im Verweis darauf nannte Schüßler sein 1874 erschienenes „Grundlagenwerk" (tatsächlich handelte es sich um ein kleinformatiges 64-Seiten-Heftchen) lapidar *Eine abgekürzte Therapie.*[342] Verwendet werden jene zwölf Mineralsalzverbindungen - von Schüßler als „Salze des Lebens" bezeichnet -, die selbst bei einem toten und vebrannten Körper noch in der Asche zu finden seien: Eisenphosphat, Kaliumchlorid, -phosphat, -sulfat, Kalziumfluorid, -phosphat, -sulfat, Magnesiumphosphat, Natriumchlorid, -phosphat, -sulfat und Silizium. Mit diesen zwölf Mitteln, ausschließlich in den Potenzen D6 oder D12, vermeinte Schüßler, sämtliche nur denkbaren Krankheiten heilen zu können. (Es erübrigt sich der Hinweis, dass „Biochemie nach Schüßler" nicht das Geringste mit der naturwissenschaftlichen Disziplin der Biochemie zu tun hat.)

Die Potenzierung, das heißt: Verdünnung der Salze, erfolgt in ähnlicher Manier wie bei homöopathischen Präparaten: Für die Potenz D6 wird ein Teil Salz mit 100.000 Teilen Trägerstoff, in der Regel Milchzucker, vermischt; für die Potenz D12 mit 1.000.000.000.000 (= eine Billion) Teilen, dem Verhältnis von einem Gramm Salz zu einer Million Tonnen (= 40.000 Güterzugwaggons) Zucker. Von heutigen Vertretern der Biochemie nach Schüßler werden gelegentlich auch D3-Potenzen empfohlen: ein Gemisch von einem Teil Mineralsalz auf 1000 Teile Trägerstoff.

Das Grunddiktum der Homöopathie, demzufolge das passende Heilmittel für ein bestimmtes Leiden immer dasjenige sei, das, verabfolgt in höherer Dosis, bei einem gesunden Menschen die Symptome ebendieses Leidens erzeuge, wird indes in der Schüßler-Lehre ausdrücklich negiert. Sämtliche Krankheiten, so Schüßler, entstünden durch einen Mangel an den von ihm identifizierten Mineralsalzen; würden diese zugeführt, trete umgehende Heilung ein: „Mein Heilverfahren basiert nicht auf der Ähnlichkeitsregel, sondern auf physiologisch-chemische Prozesse [sic!]. Die Biochemie bezweckt die Korrektion der von der Norm abgewichenen physiologischen Chemie."[343] Auch das homöopathiespezifische „Dynamisieren" der Präparate durch rituelles Verreiben und Verschütteln gibt es bei den Schüßler-Salzen nicht.

In umfangreichen Auflistungen werden einzelne Symptome und Krankheitsbilder je einem der zwölf Mineralsalze zugeordnet: Von Afterjucken (Kalziumphosphat), Blasenkatarrh (Eisenphosphat) und zu hohem Cholesterinspiegel (Magnesiumphosphat) hin zu Vorhautverengung (Kalziumfluorid), Wurmbefall (Natriumchlorid) und Zahnfleischbluten (Kaliumphosphat). Einzelne Krankheitsbilder werden dabei sehr differenziert betrachtet: Durchfall beispielsweise sei grundsätzlich mit Eisenphosphat oder Natriumchlorid zu behandeln, sei er aber mit akutem Bauchschmerz verbunden mit Magnesiumphosphat; sei er blutig und eitrig mit Natriumphosphat oder Kalziumsulfat, sei er blutig und schleimig mit Natriumchlorid oder Kalziumsulfat; chronischer Durchfall sei allemal mit Natriumchlorid zu behandeln, desgleichen schaumiger, goldgelber aber mit Natriumphosphat, grünlichgelber mit Natriumsulfat; auch wässrig-galliger Durchfall verlange Natriumsulfat, wässrig-schleimiger dagegen Natriumchlorid; weise der Durchfall Schleimhautfetzen auf, gebe man Kaliumsulfat, sei er stinkend und faulig Kaliumphosphat; sei er bedingt durch Übersäuerung, greife man zu Natriumphosphat, bei unverdauter Speise zu Eisenphosphat, wechsle er mit Verstopfung ab zu Natriumsulfat; bei Brechdurchfällen sei prinzipiell Natriumsulfat zu verabfolgen, gingen die Durchfälle mit Fieber einher Eisenphosphat, mit Koliken Magnesiumphosphat. Und so weiter und so fort. Eine Begründung für die jeweilige Zuordnung gibt es nicht. Umgekehrt lässt sich nachschlagen, wozu die einzelnen Salze eingesetzt werden können: Kaliumchlorid D6 beispielsweise helfe bei Asthma, Blasenentzündung, chronischer Erkältung, Drüsenschwellung, Embolie, Gelenkrheumatismus, Herzbeutelentzündung, Kreislaufschwäche, Leberzirrhose, Magen-Darmkatarrh, Neurodermitis, Rippenfellentzündung, Tumoren, Verstopfung und Zysten; Kalziumfluorid D12 dagegen bei Grauem Star, Hämorrhoiden und Karies.[344]

Die Wirkung der Salze, so ein moderner Vertreter der Schüßlerschen Biochemie, beruhe in erster Linie auf dem so genannten Signalprinzip: „Wird dem Organismus und somit der Zelle das hochaufgeschlossene Salz verabreicht (auch in der Zelle sind die kleinsten Teilchen der Salze), repariert es krankheitsbedingt aufgetretene Funktionsstörungen. Schüßler-Salze aktivieren die im Körper vorhandenen Mineralstoffe und haben so einen normalisierenden Einfluss auf die Bilanz des jeweiligen Stoffes. Denn um die normalen Funktionen im Organismus wieder herzustellen und gestörte Funktionskreise zu normalisieren (Grundregulation), ist es wichtig, mit sanften Therapiemethoden in die körpereigenen Regelsysteme einzugreifen." Überdies greife das so genannte Ergänzungsprinzip: „Rein rechnerisch bekommt jede unserer Milliarden von Zellen bei Einnahme einer D6-Tablette 26 Moleküle des Salzes. Das heißt: Mit den Schüßler-Salzen geben Sie dem Körper auch eine geringe Anzahl von heilenden Salzmolekülen."[345]

Die Schüßler-Salze, handelsüblich aufbereitet zu 0,25-Gramm-Pastillen, werden in sehr ungenauer Dosierung verabfolgt (was de facto allerdings keine Rolle spielt, da sie ohnehin nichts bewirken): „In akuten Fällen nehmen Jugendliche und Erwachsene 1/4-stündlich eine Tablette. Bei Kindern genügt 1/2- bis 1-stündlich 1 Tablette. Bei Säuglingen, die gestillt werden, kann die Mutter die Salze einnehmen."[346] Neuerdings sind die Salze (mit Ausnahme von Kalziumsulfat [= Gips]) auch eingearbeitet in eine neutrale Salbengrundlage erhältlich. (Die in den 1920er Jahren von einem Dieter Schöpwinkel dem „klassischen" 12er-Sortiment hinzugefügten zwölf „Ergänzungsmittel" [u. a. Kaliumarsenit, Magnesiumsulfat oder Zinkchlorid] wurden und werden von orthodoxen Anhängern der Biochemie nach Schüßler ignoriert.)

Ungeachtet des Wirrsinns der genannten „Wirkprinzipien" bleibt völlig unerklärt, weshalb die Einnahme einer verschwindend winzigen Dosis eines Mineralsalzes therapeutisch wirksam sein solle, während täglich ein Vielfaches davon über die Nahrung aufgenommen wird. Naheliegenderweise existiert keinerlei Beleg für die angebliche Wirksamkeit der Schüßler-Salze (ebensowenig für die Antlitz- und Signaturendiagnostik nach Schüßler [beziehungsweise nach Hickethier], die einen Mangel an bestimmten Salzen aus Rötungen und Schattenbildungen im Gesicht sowie Farbveränderungen der Zunge ersehen zu können vermeint). Dass die Schüßler-Salze dennoch ganz legal über Apotheken (und über das Internet) verkauft werden können, begründet sich in ihrer deklarierten Zugehörigkeit zur Homöopathie, die als so genannte „besondere Therapierichtung" keiner klinisch-kontrollierten Arzneimittelprüfung (außerhalb des eigenen Binnenkontexts) unterliegt, das heißt: keinen überprüfbaren Wirksamkeitsnachweis erbringen muss. Hergestellt und vertrieben werden die Schüßler Salze in erster Linie durch die *Deutsche Homöopathie Union*.

Die Schüßlersche Biochemie gewann noch zu Lebzeiten ihres Begründers enorme Popularität. Der Grund hierfür lag in der Geschäftstüchtigkeit Schüßlers, der sein Verfahren von Anbeginn durch Laienvereine propagieren ließ. Während der Weimarer Republik hatten die in praktisch jeder Stadt begründeten *Biochemischen Gesundheitsvereine* über siebzigtausend Mitglieder, sie stellten bis in die 1930er Jahre hinein die mit Abstand größte Bewegung ihrer Art dar. Ausdrücklich begrüßte man den Aufstieg der Nationalsozialisten, biederte sich den neuen Machthabern auf allen Ebenen an. Es gelang den Schüßler-Anhängern, führende Nazis für die biochemische „Volksheilweise" zu begeistern, so dass, auf persönliche Initiative von SS-Führer Heinrich Himmler, im KZ Dachau eigene Versuchsreihen zu deren Wirkung durchgeführt wurden. Unter anderem behandelte man Häftlinge, denen man über künstlich hervorgerufene Sepsis eitrige Zellgewebsentzündungen beigebracht hatte, mit Schüßler-Salzen: sämtliche Versuchsopfer starben. Da der propagierte Erfolg konsequent ausblieb, ließen die Nazis die Biochemie nach Schüßler fallen, der Oldenburger Hauptverein wurde 1944 sogar zwangsaufgelöst. Nach dem Krieg waren die so genannten Phlegmonenversuche mit Schüßler-Salzen im KZ Dachau Gegenstand des Ärzteprozesses vor dem Internationalen Kriegsverbrechertribunal in Nürnberg. Die Biochemie nach Schüßler verschwand komplett in der Versenkung.[347]

Erst in den 1980er Jahren erlebte sie im Zuge des wachsenden Interesses an alternativen Heilmethoden eine triumphale Wiedergeburt. Heute zählt sie, neben Homöopathie und Bach-Blütentherapie, zu den bestetablierten „Medikations"verfahren der Alternativheilerszene. Dem wiedererstarkten *Biochemischen Bund Deutschlands* (BBD) als Dachorganisation sind inzwischen wieder mehr als siebzig örtliche Gesundheitsvereine angeschlossen. Wie vor hundert Jahren pflegt man in diesen Vereinen eine „natürliche Lebensweise auf der Grundlage der Erkenntnisse des Dr. med. Wilhelm Heinrich Schüßler", den man als „genialen Visionär" und „Vater einer der bedeutendsten natürlichen Heilmethoden" preist.[348] Ein verbandseigener *Weg-zur-Gesundheit*-Verlag bringt eine gleichnamige Zweimonatsschrift heraus, dazu dutzende an Buchpublikationen zur Biochemie nach Schüßler. Eines der veterinärheilkundlichen Werke dreht sich um den Einsatz von Schüßler-Salzen in der Behandlung von Pferden, es trägt den bezeichnenden Titel *Das Wiehern der Gesundheit: Mit der Biochemie nach Dr. med. Wilhelm Heinrich Schüßler Gesundheit und Lebensfreude bis ins hohe Pferdealter.*[349] Die an Einfalt und medizinischer Ignoranz kaum zu überbietenden Hirngespinste Schüßlers – zwölf Salze heilen alles! – feiern fröhliche Urständ. Ein Duisburger Tierheilpraktiker Klaus Höner etwa entblödet sich nicht, in äußerst suggestiver Manier Krebs als mit Schüßler-Salzen heilbar anzupreisen: Die von ihm entwickelte „Höner-Mehrschritt-Therapie" ist nichts anderes als simple Diät plus Dauerverabfolgung von Schüßler-Salzen.[350] Einschlägig bekannte Verlage wie *Droemer-Knaur* oder *Gräfe & Unzer* hängen sich an den neuerlichen Höhenflug der Schüßler-Salze an und werfen eilig zusammengeschusterte Publikationen auf den Markt; begeisterte Berichte in den Boulevard- und Regenbogenmedien heizen den Boom weiter an.[351]

Als „Methode ganzheitlichen Therapierens" ist die Biochemie nach Schüßler integraler Bestandteil des ⇨ *ibw*-Fernlehrganges zum Tierheilpraktiker, auch an den ⇨ *Heilpraktikerschulen Gehl* werden angehende Tierheilpaktiker im Einsatz Schüßlerscher Funktionsmittel unterrichtet. Gerne wird in der Tierheilpraktikerszene darauf hingewiesen, dass ein Oldenburger Tierarzt und persönlicher Freund Schüßlers etwa zeitgleich mit dessen Schrift *Eine abgekürzte Therapie* einen *Leitfaden zur biochemischen Behandlung unserer kranken Hausthiere* herausgegeben habe. Ein Nachdruck dieser um 1875 erschienenen Schrift findet sich im Programm des *Weg-zur-Gesundheit*-Verlages, unter Tierheilpraktikern gilt sie als wissenschaftliche Referenzliteratur, die Mineralstofftherapie nach Schüßler als für den Veterinärbereich nachgerade prädestiniertes Verfahren ausweise.[352] Wurden für die Behandlung von Tieren seit je einfach die humanheilpraktischen Symptom- und Krankheitsbildlisten herangezogen, so liegt seit Anfang 2005 ein eigenes *Symptomenverzeichnis für Tiere* vor, zusammengestellt von einer Tierheilpraktikerin Carolin Quast.[353] Die gelegentlich anzutreffende so genannte Oligotherapie stellt im Übrigen nichts anderes dar, als begrifflich etwas umgemodelte Schüßler-Salztherapie.

Eine komplette „Fachausbildung Schüßlersalze", beispielsweise an der Darmstädter ⇨ *naturopath*-Schule, dauert zwei Tage und kostet 150 Euro.

## 5.10.  Bioresonanztherapie

Vorgestellt Ende der 1970er von dem Mediziner Franz Morell und seinem Schwiegersohn, dem Elektriker Erich Rasche, fand die Bioresonanztherapie vor allem in der Heilpraktikerszene in kürzester Zeit weite Verbreitung.[354] Heute gilt das auch als MORA (= (MOrell und RAsche)-, Bicom-, Multicom-, Multiresonanz- oder Kippschwingungstherapie bekannte Verfahren als nahezu unabdingbarer Bestandteil „alternativer" Heilbehandlung. Auch in der Tierheilpraxis zählt Bioresonanztherapie zu den bevorzugten Maßnahmen.

Vom Körper abgestrahle „krankmachende Schwingung", so Morell und Rasche, werde über das von ihnen entwickelte Bioresonanzgerät in „heilsame Schwingung" umgepolt und dem Körper zurückgeführt. In der Humanheilpraxis hält der Patient zwei mit dem Gerät verbundene „Elektroden" in den Händen, in der Tierheilpraxis werden diese „Elektroden" einfach für ein paar Minuten an den Körper des zu behandelnden Tieres gehalten (oder diesem mit eigenen Gurten angeschnallt). Die „Minus-Elektrode" greife die „pathologischen Schwingungen" ab, die „Plus-Elektrode" gebe sie, automatisch umgewandelt in „genau jene Schwingungen, die den Heilungsprozess in Gang setzen", wieder ab.[355] (Ein ähnlicher Gedanke liegt auch der so genannten Biophysikalischen Informationstherapie [BIT] nach Pischinger zugrunde, die von der ⇨ *Gesellschaft für Ganzheitliche Tiermedizin* hochgehalten wird.[356])

Sechs bis zehn Sitzungen seien erforderlich, jede nur denkbare Erkrankung oder Funktionsstörung zu beheben oder auch vorbeugend zu behandeln. „Verblüffende Erfolge", so die einschlägige Literatur, seien zu erzielen vor allem bei: „Allergien (z. B. gegen Pollen, Nahrungsmittel) / Atemwegserkrankungen (z. B. Asthma bronchiale, chronische Sinusitis) / Chronisch entzündlichen Darmerkrankungen (z. B. Colitis ulcerosa, Morbus Crohn) / Chronischen Schmerzzuständen (z. B. bei Rückenschmerzen, Fibromyalgie) / Neurodermitis und weiteren chronischen Hauterkrankungen / Reizdarmsyndrom / Rheumatischen Erkrankungen", selbst und gerade dann, wenn „andere Methoden oder Mittel bisher kaum oder gar nichts bewirken konnten".[357] Selbst Fernbehandlung sei möglich, wie Bioresonanzpionier Hans-Otfried Dittmer wortreich erläutert: „Es ist kein Geheimnis, dass im Fachbereich 'informatorische Bioresonanz' das Feature 'Fernbehandlung', die Analyse und Balancierung eines körperlich nicht anwesenden Probanden über weite Entfernungen, zu einem festen Bestandteil geworden ist. Dass dieses - abhängig vom 'Operator' - sehr gut funktionieren kann, ist weitläufig bekannt. - Dass dieser Vorgang in Deutschland nicht unter 'Diagnose' und 'Fernbehandlung' laufen darf, ebenfalls!"[358]

Weiterentwickelte Geräte, beispielsweise das so genannte „Multicom", nutzten die „Schwingungen" homöopathischer Heilmittel - die geschlossenen Fläschchen werden hierzu in einen mit dem Gerät verkabelten Behälter gestellt -, die über die „Elektroden" in den Körper eingeleitet werden könnten. Auch die „Schwingungen" von Edelsteinen, Metallen und Farbkarten könnten dergestalt zugeführt werden. Daneben operieren die Geräte (angeblich) mit ⇨ „SOFT-Laser" und „Reizstrom" und seien in der Lage, „Breitband-Magnetfeld-Schwingungen" zu erzeugen.

Zur Erklärung der Wirkungsweise ihrer Apparaturen nehmen deren Vertreter gerne Anleihen bei den Vorstellungen des Wiener Heilmagnetiseurs und Spiritisten Anton Mesmer (1734-1815), auch ⇨ Astrologie und Traditionelle Chinesische Medizin (TCM) werden bemüht; bevorzugt aber bezieht man sich auf die (längst widerlegte) Biophotonentheorie Fritz-Albert Popps, derzufolge eine ultraschwache zelluläre Lichtstrahlung jeden Organismus mit einem „Kraftfeld" umgebe, in das mittels bestimmter Schwingungen Informationen zur Behebung organischer Funktionsstörungen eingeschleust werden könnten.[359] Mit aufgeblähter Terminologie wird der Anschein quantenphysikalischer Wissenschaftlichkeit erweckt, die Rede ist von „sechsdimensionalen Hyperwellen", von „Supraleitungen" oder „Elektronen-Plasma-Strömen". Das Gerät „BICOM 2000" beispielsweise wird als mit einer

„speziellen Elektronik ausgestattet" angepriesen, „die die Frequenzmuster aus dem Therapie-
teil mit Hilfe der Modulationsmatte in BICOM Magnet-Frequenzmuster (BMF) transfor-
miert und dem Patienten appliziert. So wird jede Zelle, jedes Organ, jeder Knochen mit den
Therapie-Frequenzmustern magnetisch durchströmt und somit eine außergewöhnlich intensive Tiefenwirkung erzeugt. Über die Modulationsmatte werden zusätzlich neuartige Dyna-
mische Multi-Impuls-Pakete (DMI) appliziert (...). Diese Impulspakete haben je nach Einstellung des BICOM 2000 eine dämpfende oder eine aufbauende Wirkung."[360] Im Übrigen sei
die Funktionsweise der Geräte Firmengeheimnis.[361]

Da ein Verfahren oder Apparat selbstverständlich auch dann wirksam sein könnte, wenn
über die genaue Wirkungsweise nichts bekannt ist, wurde die Bioresonanztherapie einer
Vielzahl wissenschaftlicher Tests unterzogen: die Ergebnisse waren *durchgängig negativ*.[362]
Die *Stiftung Warentest* rät insofern von Bioresonanztherapie – unter welchem Namen auch
immer sie betrieben wird – entschieden ab: sie müsse als reine Spekulation und Irreführung
des Patienten gelten.[363] Ungeachtet dessen sind einschlägige Gerätschaften in nahezu jeder
Heil- und Tierheilpraxis zu finden. Die *Naturheilkundliche Therapiestation für Pferde und
Hunde* im rheinland-pfälzischen Mengerschied beispielsweise führt schwerpunktmäßig Bioresonanztherapie im Angebot (mit dem „Rayocomp PS1000" der Firma *Rayonex*), einschließlich „integrierter Musiktherapie", bei der dem Tier „per Kopfhörer [!] die passenden
akustischen Schwingungen dazugegeben" würden (eine Sitzung kostet 80 Euro); laut
Cheftherapeutin Angelika Gerstenberger, eigenen Angaben zufolge „Tierheilpraktikerin mit
3½jähriger Ausbildung", werde die Therapie zudem mit ⇨ Bach-Blüten und Reiki angereichert.[364]

Weit verbreitet in (Tier-)Heilpraxen ist auch das „QRS expert Radionik System quan-
tec®", bestehend aus einer dreieckigen Glasplatte, die auf drei Rosenquarzkugeln aufliegt.
Auf diese Platte werden Haar- oder Blutproben des Patienten gelegt, deren „Schwingungsmuster" über eine angeschlossene „Diode" an einen PC übertragen und dort mit einer Datenbank abgeglichen würden; wahlweise könnten auch Digitalphotos des Patienten „ein-
gespeist" werden. Das Computerprogramm ermittle nun aufgrund der übertragenen Daten
die jeweils notwendigen Heilmittel – in erster Linie Homöopathika und Bach-Blütenpräparate –, die entweder real verabfolgt oder deren ebenfalls in der Datenbank gespeicherte „Heil-
informationen" über besagte Diode auf den Patienten rückübertragen werden könnten; in
dessen Abwesenheit lasse sich die Rückübertragung auch über das „morphische Feld" vornehmen.[365] Tatsache ist: das von einem Heilpraktiker Peter von Buengner entwickelte PC-
Programm stellt einen simplen Zufallsgenerator dar: es werden keinerlei „Schwingungsmuster" übertragen oder abgegeben. Ein „morphisches Feld" (im Sinne Rupert ⇨ Sheldrakes),
in dem Informationen sich über Resonanzen selbst organisieren, gibt es nicht.[366] Gleichwohl
findet die gänzlich unsinnige Apparatur prominente Fürsprache: Mechthild Prester
beispielsweise, ihres Zeichens 1. Vorsitzende des *Verbandes der Tierheilpraktiker Deutschlands e.V.* sowie Leiterin einer eigenen Tierheilpraxis samt angeschlossener Tierheilpraktikerschule bei Münster, ist der Meinung, man könne in der Tat „mit Hilfe von quantec-
Radionik die Wurzeln von Krankheiten in einem lebenden Organismus bestimmen. Durch

dieses Verfahren kann man viele Krankheiten schon im Vorfeld, d.h. bevor sie Symptome hervorbringen, behandeln. Als Tierheilpraktiker oder Heilpraktiker sind wir immer bemüht die Krankheiten nicht symptomatisch, sondern ursächlich zu behandeln."[367] Frau Prester setzt das „QRS expert Radionik System quantec®" regelmäßig zur Haar- und Blutanalyse ihrer Patienten ein.

Auch für den Hausgebrauch (bzw. die mobile Praxis) gibt es entsprechende Geräte: Zu deren weitestverbreiteten zählt der so genannte „Medea-7-Orgonstrahler". Es handelt sich dabei um ein so genanntes „Radionik-Gerät", das ohne elektrische Energie, also ohne Strom aus Steckdose, Akku oder Batterien, funktioniere. Der Strahler besteht aus einem spitz zulaufenden knapp 25cm langen Aluminiumrohr (vergleichbar einem etwas überdimensionierten Kugelschreiber), das über ein Kabel mit einem Behälter für „Bioaktiv-Ampullen" verbunden ist; diese Ampullen sind mit kochsalzhaltigem Leitungswasser gefüllt, das nach Angaben des Erfinders der Apparatur mit „universeller Lebensenergie" (= Orgon) aufgeladen sei. Diese Energie werde über das Kabel und den Metallstift auf den kranken Körperteil geleitet und entfalte dort ihre heilende Wirkung: „Richten Sie die Spitze (...) wenige Sekunden auf den jeweiligen Bereich. Den Abstand können Sie je nach Situation wählen: direkter Kontakt, wenige Zentimeter Abstand oder auch mehrere Meter sind gleichermaßen möglich."[368] Auch mit dem „Medea-7-Strahler" könne Fernheilung durchgeführt werden, hierbei sei der „Strahler" auf ein Photo der zu heilenden Person beziehungsweise des zu behandelnden Tieres zu richten. Zur Wirkungsoptimierung könnten in die abschraubbare Spitze des (ansonsten völlig leeren) „Strahlers" auch kleine Bergkristalle oder dergleichen gesteckt werden.[369] Der Erfinder des 334 Euro teuren Gerätes, ein gewisser Arno Herbert (*1940), sorgte mit flächendeckender Werbung in einschlägigen Zeitschriften für enorme Popularität des „Medea-7-Strahlers": in großformatigen Anzeigen ließ er „begeisterte Anwender" von wundersamen Heilerfolgen berichten, vor allem bei Neurodermitis, Herpes, Knochenmarkskrebs oder Gehirntumoren habe sich das Gerät hunderttausendfach bewährt.[370]

> Aufgrund eines Gutachtens der Universität Gießen, das den „Medea-7-Orgonstrahler" als gänzlich wirkungslose Attrappe auswies,[371] verfügte die Staatsanwaltschaft Ansbach strenge Auflagen für die weitere Produktwerbung: Herberts Versandfirma *Bioaktiv GmbH & Co KG* muss in ihren Verlautbarungen ausdrücklich auf die medizinische Unwirksamkeit der einzelnen Geräte aufmerksam machen.[372] Auf der Webseite von *Bioaktiv* findet sich insofern der Hinweis, „dass bei den angebotenen Produkten nach den naturwissenschaftlichen Kriterien der Schulmedizin keine Wirksamkeit besteht. Nach den Theorien und Standards der wissenschaftlichen Medizin ist es ausgeschlossen, dass unsere Geräte Orgonenergie sammeln und konzentrieren. Hiernach ist es ebenfalls ausgeschlossen, dass in Kochsalzlösungsampullen Orgonschwingungen gespeichert werden können. Auch durch ein Hinzufügen dieser Ampullen ist es hiernach nicht möglich, die an der Spitze des Orgonstrahlers abgegebene Orgonenergie mit diesen Schwingungen anzureichern. Die Käufer der MEDEA 7 Produkte erwerben also Geräte, die auf Gedanken der Außenseitermedizin beruhen. Nach den naturwissenschaftlichen Kriterien der Schulmedizin können die

Produkte lediglich eine Placebo-Wirkung auf Gesundheit und Wohlbefinden der Anwender haben."[373] (Vergleichbare Hinweise finden sich auch bei den sonstigen Anbietern bioresonanztechnischer Geräte und Dienstleistungen.)

Dem „Medea-7-Orgonstrahler" sehr ähnlich präsentiert sich der so genannte „Zundl-Orgon-Photonenstrahler", der, vertrieben von einer badischen Firma *Inverto*, in der Lage sei, Heilschwingungen auf einen Photonenstrahl aufzumodulieren und in den Körper des Patienten einzuleiten beziehungsweise in „inversiver Strahlung" Schad-schwingungen aus dem Körper zu löschen. Laut (Tier-) Heilpraktiker Rainer Strebel könnten auf diese Weise „Belastungen durch Antibiotika, Cortison, Narkosemittel oder andere Medikamente, Gifte oder Allergene direkt ausgeleitet" werden.[374] Eine etwas andersgeartete Wirkweise wird dem so genannten „Weber-Isis-Strahler" zu-geschrieben, den die Zierenberger Firma *Weber-Bio-Energie-Systeme* im Sortiment führt. Das Gerät – in seiner Aufmachung den genannten Strahlern völlig identisch – sei in der Lage, die „universelle elektromagnetische Schwingungsenergie" zu verdich-ten und „auf ein neutrales Medium wie Wasser oder Alkohol zu übertragen". Derge-stalt könne schnell, preisgünstig und in unbeschränkter Menge ein universell wirk-sames Heilmittel hergestellt werden.[375]

Neben dem „Medea-7-Orgonstrahler", als „Medea-7-Abaris" auch im Kleinformat er-hältlich (170 Euro), führt Herberts Versandhandel einen so genannten „Medea-7-Schwingungspotenzierer" im Sortiment, erforderlich zur radionischen Aufladung der Wasserampullen für den „Strahler". Kostenpunkt: 580 Euro. Das mit 2.250 Euro kostspieligste Gerät aus dem Sortiment der Firma *Bioaktiv* ist der so genannte „Medea-7-Homöo-Plus", ebenfalls ein Radionik-Gerät, das, versehen mit Minus- und Plus-Elektroden, als reguläres Bioresonanzgerät eingesetzt werden könne, mit dem sich aber auch homöopathische Präparate in jede beliebige Potenz „hochdynamisie-ren" ließen: „Zunächst stellen Sie die Substanz – z. B. ein homöopathisches Mittel wie Arnica D6 – in den Ampullenbecher des Homöo-Plus. Danach drehen Sie den C-, D- oder LM-Knopf am Homöo-Plus auf die gewünschte neue Potenz, z. B. D10. Im Anschluss daran können Sie am Kupferteller, der am Ausgang des Homöo-Plus an-geschlossen ist, die Schwingung der Arnica D10 abnehmen. Diese homöopathische Aufbereitung materieller Substanzen dauert nur wenige Sekunden und erfolgt ohne Elektrizität. So kann auch keine Überlagerung durch elektromagnetische Felder statt-finden." In Verbindung mit besagtem „Schwingungspotenzierer" erlaube der „Homöo-Plus" sogar die Herstellung homöopathischer Schwingungen ohne das da-zugehörige Homöopathikum: Die für jede Ursubstanz festliegende Schwingung, er-sichtlich aus einer beigefügten Liste, werde am „Schwingungspotenzierer" eingestellt, anschließend werde eine beliebige Potenzstufe (bis LM1000) an dem mit diesem ver-bundenen „Homöo-Plus" angewählt. Nach wenigen Sekunden könne die arzneiliche Schwingung des gewünschten homöopathischen Präparates über die Plus-Elektrode des „Homöo-Plus" dem Patienten zugeführt werden. Die Bereitstellung und/oder Einnahme des tatsächlichen Präparates sei insofern erübrigbar.[376]

Ein eigener „Medea-7-Schwingungspotenzierer für Tiere" steht für 860 Euro zu Gebot. Obgleich teurer als der reguläre Schwingungspotenzierer könne er, „wie der Name jedoch bereits sagt, ausschließlich für Tiere verwendet werden". Es handelt sich um ein silberfarbenes „Radionik"-Kästchen mit zwei angesteckten Kabeln und acht Drehknöpfen. Laut Gebrauchsanweisung wählt man „an dem speziell hierfür vorgesehenen Einstellknopf eine der folgenden Tierarten aus: Bienen, Brieftauben, Echsen, Enten, Fische, Gänse, Hamster, Hühner, Hunde, Kaninchen, Katzen, Mäuse, Pferde, Rinder, Truthühner, Schafe, Schweine, Vögel, Ziegen". Einer mitgelieferten Liste ist eine siebenstellige Zahlenkombination zu entnehmen, die der Schwingungsrate der zu behebenden Funktionsstörung oder Erkrankung entspreche. Diese Zahlenkombination sei über die restlichen sieben Drehknöpfe einzustellen: „Durch die Einstellung der Tierart und einer bestimmten Schwingungsrate wird (...) nun eine genau auf die feinstoffliche Schwingungsfrequenz der jeweiligen Tierart abgestimmte Schwingung erzeugt." Diese Schwingung könne dem Tier über die „Plus-Elektrode" zugeführt werden. Bei Bedarf könnten dem Tier selbstredend auch medikamentöse Schwingungen verabfolgt werden: in einen mit dem Gerät verbundenen Behälter könnten Orgonampullen, aber auch kleine Fläschchen mit Aromaölen, Bach-Blüten oder Homöopathika, eingestellt werden. „Sie wählen dann die gewünschte Tierart aus, lassen aber die restlichen 7 Drehknöpfe auf 'Null' stehen." Die „feinstofflichen Schwingungen" des jeweiligen Mittels würden automatisch „auf die gewählte Tierfrequenz ummoduliert" und könnten insofern ihre Heilkraft umso wirksamer freisetzen.[377]

Preislich unschlagbar ist der portable „Schwingungsverstärker PT1", den die Münchner Firma *Vit-Theragon Bio-Energie-Systeme* im Angebot führt. Das nur 89 Euro teuere „Radionik"-Gerät besteht aus einer knapp 6 cm langen Metallhülse, die ständig Orgonenergie aufnehme. Von Tierheilpraktikern wird empfohlen, das Gerät unter den Schlafplatz des zu behandelnden Tieres zu legen oder darüber aufzuhängen: Der „PT1" sorge „für eine optimale energetische Atmosphäre und einen störfeldfreien harmonischen Schlafplatz. (...) Negative bioenergetische Schwingungen werden ferngehalten und der natürliche Ursprung des körpereigenen Schwingungsbildes wieder hergestellt." Neben den Freßnapf gelegt diene das Gerät der „bioenergetischen Aufbereitung" des Futters, was nicht nur das Immunsystem des Tieres stabilisiere, sondern auch hochwirksam sei gegen unangenehme Ausdünstungen. Interessant ist ein weiterer „Orgonakkumulator", den *Vit-Theragon* unter dem Namen „Pyragon-Biophotonen-Schwingungsverstärker" vertreibt. Das Gerät in Gestalt einer hohlen Keramikpyramide (9x9x13cm) säubere den Wohnbereich (und insbesondere den Schlafplatz des Tieres) von „Eiterbakterien, Fäulnisbakterien und T-Bazillen" (= „Todesbazillen", gemeint sind krebserregende Stoffe), darüber hinaus von „Milbenkot" und sonstigen „degenerierten Orgonenergien". Kosten: 199 Euro.[378] Ähnliche Wirkung wird dem „Hulda-Clark-Zapper K100" zugeschrieben, einem batteriebetriebenen „Frequenzgenerator, der eine in der Natur nicht vorkommende Wellenform erzeugt". Das Gerät sei dadurch in der Lage, „Bakterien, Pilze oder Parasiten zu bewältigen", die bekanntlich „eine ganze Reihe von schwersten chronischen Erkrankungen" hervorriefen. Den Werbeverlautbarungen des 139 Euro teuren Gerätes ist der Hinweis angehängt, es lägen „wissenschaftliche Belege, bzw. die schulmedizinische

Nachweisbarkeit (...) bis jetzt in Europa nicht vor. Weder der Hersteller noch der Vertreiber versprechen eine Heilwirkung."[379]

Eine Firma *Bio-Electronics* wirbt für einen so genannten „Paracon Bio-Aktivator", ein Gerät, nicht viel größer als eine Zwei-Euro-Münze, das mittels eines eingebauten Mini-Akkus ein elektromagnetisches Feld zu erzeugen und, als Anhänger um den Hals getragen, jedwede Organstörung zu beheben in der Lage sei. Die Kosten des Bio-Aktivators liegen bei 152 Euro.[380] Mit 237 Euro etwas teurer ist der „Optimizer 5", den das schweizerische ⇨ *Tiergesundheitszentrum Uzwil* vertreibt: das am Halfter des Pferdes beziehungsweise am Halsband des Hundes zu befestigende Gerät in der Größe einer Zigarettenschachtel stelle „dem Organismus auf physikalischer Basis regulierende Bio-Informationen zur Verfügung" und sorge dadurch für optimale gesundheitliche Balance; zusätzlich kompensiere es „Störfrequenzen von Erdstrahlen und Elektrosmog". Als stationäres Gerät zur Verwendung in Haus oder Stall biete sich der „Optimizer 25" an, der einen „Wirkungsradius von bis zu 25 Metern" aufweise. Kosten: 672 Euro. [381]

Sehr viel preiswerter ist mit 92 Euro das so genannte „Kosmoton", laut Werbung einer Firma *Mindpower-Versand* ein „kosmobiologisches Schutzgerät für Mensch, Tier und Pflanze". Es handelt sich um ein mit esoterischer Symbolik versehenes Blechmedaillon von etwa 6 cm Durchmesser mit eingebauter Mini-Batterie. In diesem Gerät sei aufgrund „naturwissenschaftlicher Forschung" ein „dreistrahliges Mikrokosmossystem mit dem siebenfachen Mikrosonnensystem kombiniert", wodurch es „universal kosmisch tonisierend" wirke.[382] Noch preisgünstiger ist mit 71 Euro der „Magnetan-Wellengenerator" der Firma *SEB GmbH*, ein batteriebetriebenes Gerät in Schokoladentafelformat, das angeblich elektromagnetische Schwingungen zwischen 1 Hz und 19 Hz erzeugt und, unter das Hunde- oder Katzenkörbchen gelegt, der „Regulierung von Organfrequenzen" diene.[383]

Eine so genannte „CatanDog's-Plakette" hält laut Werbung der oberbayerischen Vertriebsfirma *Prisma GbR* „nachweislich Zecken und Flöhe für 2 Jahre lang von Ihrem Hund oder Ihrer Katze fern". Das Aluminiumplättchen in der Größe einer Hundesteuermarke funktioniere „nach dem Prinzip der Bioresonanz": es sei „mit speziellen - Flöhe und Zecken abstoßenden - Skalarwellen aufgeladen (...). Die Skalarwellen erzeugen bei Kontakt mit dem Haustier, durch Nutzung der biologischen Resonanzen, ein Immunfeld (vergleichbar mit einem Bio-Magnetfeld) um dessen Körper, das Parasiten abstößt und erneutem Befall vorbeugt. (...) CatanDog's wirkt an Hunden und Katzen gleich welchen Alters, Größe oder Rasse bis zu ca. 50 kg Körpergewicht (bei schwereren Tieren sind zwei Plaketten nötig!!). Ja sogar an rekonvaleszenten Tieren und trächtigen Weibchen." Die über großformatige Anzeigen beworbene Blechplakette kostet 46,50 Euro.[384] Mehr als dreimal so teuer ist die von einer Firma ⇨ *naturwissen GmbH & Co. KG* vertriebene „Euro-Vital Thymus-Energie-Scheibe": ein kleiner Messinganhänger mit vier eingelassenen Zirkoniasteinchen „zur Regenerierung von Körperzellen".[385] Nur 19 Euro kostet dagegen ein von *Bioaktiv* angebotener „Medea-7-Bio-Energie-Anhänger" zum Schutz gegen Erdstrahlen, Wasseradern und elektrische Felder. Der ausdrücklich auch für Tiere geeignete Anhänger, zu befestigen am Halsband, besteht aus einem kleinen Stück Plastik mit aufgedruckten Aluminiumstreifen.[386] Zum gleichen Preis verkauft die schweizerische Firma ⇨ *Fostac AG* einen Halsbandanhänger aus Kunststoff, der auf schwingungsenergetischem Wege mit Geistwesen aus dem Insektenreich kommuniziere („...interagiert mit den Insekten-Devas") und diese auffordere, „blutsaugende und andere Parasiten" fernzuhalten. Der Anhänger wirke insofern zuverlässig gegen „Milben, Zecken, Flöhe, Mücken, Bremsen, Fliegen und Wespen" und trage obendrein zu einer „Schwingungserhöhung in den Zellen" des damit rundum geschützten Tieres bei.[387] Die Beispiele für derlei vollkommen nutz- und wirkungslose Gerätschaften könnten endlos fortgeführt werden.

Eine komplette Ausbildung in „Bioresonanztechnik" kann schon an einem Tag absolviert werden, beispielsweise an der Darmstädter *naturopath*-Heilpraktikerschule (6 Stunden/75 Euro). Auch die *Paracelsus*-Schulen bieten eintägige Komplettkurse an, eine tiefergehende Ausbildung „Bioresonanztherapie für Mensch und Tier" erstreckt sich über zwei Tage (190 Euro). Eine rein veterinärspezifische Fortbildung in Bioresonanztherapie am Remscheider *Bildungswerk für therapeutische Berufe* umfasst ebenfalls zwei Tage.

Neuerdings bewirbt ein *International Mediterranean University College* (I.M.U.) Fortbildungsgänge in „Bioenergetischer Ganzheitsmedizin für Veterinärmedizin". Soweit den Werbeverlautbarungen der angeblich auf Malta begründeten und insofern maltesischem Hochschulrecht unterstehenden, tatsächlich aber von Preetz bei Kiel aus operierenden Einrichtung zu folgen ist, handelt es sich dabei um eine Mixtur aus Bioresonanztherapie, Kinesiologie und Elementen der Traditionellen Chinesischen Medizin. Als Leiter des *International Mediterranean University College* beziehungsweise der zuständigen „Faculty of Bioenergetic Medicine" firmiert ein in Preetz ansässiger Heilpraktiker namens Martin Keymer. Den Absolventen seiner Kurse (20 Tage [7 davon in einem Seminarhotel auf Malta]/2.108 Euro) verleiht er ein „European Diploma of Holistic Bioenergetic Veterinary Medicine". Laut Keymer dürfen „alle in der I.M.U. Ltd. vergebenen akademischen Grade auch in Deutschland geführt werden, weil sie mit keinem internationalen Diplom konkurrieren und somit die Äquivalenzbestimmungen im Bildungs- und Kulturbereich nicht tangiert werden".[388] Eine Reihe von Tierheilpraktikern schmückt sich bereits mit einem *I.M.U.*-Diplom, beispielsweise eine „Dipl. hol.ener. med.vet." Martina Hartkopf aus Hilten oder eine „Dipl. hol.ener. med.vet." Susanne Wermke aus Spenge.

## 5.11. Blutegeltherapie

Das 2004 erschienene ⇨ *Lehrbuch für Tierheilpraktiker* von Sylvia Dauborn zählt den Einsatz von Blutegeln zu den besonders empfehlenswerten Ausleitungsmaßnahmen: Blutegel- oder Hirudinaltherapie wirke „reinigend, entzündungshemmend und krampflösend" - und das auf ganz natürliche Weise und ohne Nebenwirkungen.[389]

Schon seit dem Altertum galt der Blutegel *(Hirudo medicinalis)*, ein bis zu fünf Zentimeter langer Süßwassersaugnapfringelwurm, als eine Art Allheilmittel, bis in die Mitte des 19. Jahrhunderts hinein wurde er gegen eine Vielzahl von Erkrankungen eingesetzt. Mit Aufkommen der wissenschaftlichen Medizin verschwand er in der Versenkung und tauchte erst mit beziehungsweise nach dem Ersten Weltkrieg wieder als therapeutisches Hilfsmittel auf. Heute spielt er nur noch eine randständige Rolle, beispielsweise in der postoperativen Nachsorge gefäßchirurgischer Veneneingriffe. Der lebende Egel wird hierbei direkt angesetzt: er saugt sich an einer vorher mit dem Skalpell angeritzten Stelle fest, sägt die Hautverletzung zu einer dreistrahligen Wunde auf und saugt daraus binnen einer Stunde bis zu 10 ml Blut ab. Ein über den Speichel des Egels in die Blutbahn abgegebenes gerinnungshemmendes Enzym (Hirudin) trägt dazu bei, einem Blutgerinnsel vorzubeugen.

Da es indes durch unvermeidliche Keime auf den Saugnäpfen zu Infektionen kommen kann, wird in der klinischen Praxis eher zu pharmazeutischen Produkten gegriffen, die aus dem Speichel des Blutegels hergestellt sind; wie die Egel selbst können indes auch diese Produkte eine allergische Reaktion oder eine Kontaktdermatitis auslösen.[390] Um es nocheinmal zu betonen: Blutegel können selbst bei hygienisch einwandfreier Aufzucht und Verwendung niemals keimfrei sein, anderslautende Behauptungen wie etwa die von Tierheilpraktikerin Nicole Knopp, die den Egeln sogar antibiotische Wirkung zuspricht,[391] sind Unsinn und werden nicht sinnvoller dadurch, dass sie auch in Tierzeitschriften veröffentlicht werden.[392]

Laut Lehrbuchautorin Dauborn gelten in der alternativen Tierheilkunde als „bewährte Indikationen" für den Einsatz von Blutegeln vor allem „Gelenkschwellungen, schlecht resorbierbare Blutergüsse und lokale eitrige Prozesse".[393] Bei anderen Autoren finden sich als Einsatzgebiete aufgelistet: „Allgemeine Gelenkserkrankungen, wie z. B. Arthritis, Arthrose, Ohmarthrose, Spat, Podotrochlose (Hufrollenerkrankung), Gonarthrose (Kniegelenksarthrose), Schale, Sehnenentzündungen, akute Rehe, Patellaluxation, Hüftgelenksdysplasie bei Hunden, akute Discophathien, Spondylosen, lokale Pyodermien, Abszesse, Thrombosen, Furunkel/Karbunkel, Ödeme".[394]

Vielfach gilt der Blutegeleinsatz aber auch, ähnlich wie der ⇨ Aderlass, als „allgemein stoffwechselverbessernde, blutreinigende und blutflussbegünstigende Maßnahme". Es werden bei gesundheitlichen Störungen *jeder* Art - vor allem auch „zur Vorbeugung" - einfach ein paar Egel angesetzt. Die Ansatzstelle wird völlig willkürlich festgelegt, meist wird eine Stelle ausgesucht, die „nahe am Problemherd" liegt, von der das zu behandelnde Tier die Egel aber nicht selbst abkratzen kann. Da die Egel selbst bei korrektem Ansatz abwandern und in den Nasenlöchern oder im Anus verschwinden können, wo es zu gefährlichen inneren Blutungen kommen kann, wird empfohlen, sie nicht zu nahe an Körperöffnungen anzubringen. Nach Dauborn sei bei größeren Tieren ein Ansatz an der Halsvene (genauer: an der *Vena jugularis*) anzuraten, bei kleineren am Unterarm (an der *Vena cephalia antebrachii)*.[395] Mancher Tierheilpraktiker schwört auf den Ansatz der Egel auf ⇨ Akupunkturpunkten: selbst schwerste Hüftgelenkdysplasie könne damit erfolgreich behandelt werden: „Viele hoffnungslose Hunde konnten nach einmaliger Hirudinopunktur beschwerdefrei laufen und der Zustand hielt Monate bis Jahre an, bis evtl. eine nächste Therapie nötig war."[396]

Das zu behandelnde Tier wird, sofern erforderlich, an der vorgesehenen Saugstelle rasiert, diese wird angeritzt und/oder mit etwas Butter oder Eigelb bestrichen, und der Egel wird angesetzt. Der vollgesogene Egel fällt nach ein bis zwei Stunden ab oder wird mit einem Spatel abgehoben; gelegentlich wird er auch mit Salz bestreut oder mit Essig betupft, um ihn zum Abfallen zu bewegen. Es folgen bis zu zwölf Stunden anhaltende Nachblutungen, die bei zehn angesetzten Egeln einen Blutverlust von bis zu einem halben Liter bedeuten können. Bei Hunden und selbst bei Pferden kann die Nachblutung zu ernsthaften Kreislaufproblemen führen. Bei Komplikationen, so Lehrbuchautorin Dauborn, empfehle sich gemäß Hahnemannscher Simile-Regel die Gabe eines ⇨ homöopathischen Blutegelpräparates: ein paar Globuli „Hirudo officinalis D3 oder LM6".[397]

Einen tragfähigen Beleg für die behaupteten Wirkungen einer tierheilpraktischen Blutegelbehandlung gibt es nicht. Es finden sich noch nicht einmal verlässliche Angaben zur Menge des abzulassenden Blutes, sprich: zur Anzahl der anzusetzenden Egel; auch nicht zur Frage, in welchem Zeitraum eine Behandlung mit Egeln wiederholt werden dürfe. Laut Angaben des Internetanbieters www.blutegel.org sollte eine Blutegeltherapie „nur von erfahrenen Therapeuten" durchgeführt werden. Was darunter zu verstehen ist, zeigt sich auf derselben Seite: eine Ausbildung „Blutegeltherapie in der Tierheilkunde", durchgeführt von der Remscheider Tierheilpraktikerin Andrea Harstädt, umfasst sechs Unterrichtsstunden und kostet 50 Euro.[398] An der ⇨ *Heilpraktikerschule Kiel* wird Blutegeltherapie bei Tieren, zusammen mit anderen „Ausleitungsverfahren", in 12-stündigen Sonderseminaren unterrichtet, an der Bad Bramstedter ⇨ *Akademie für Tierheilnaturkunde* ist sie integraler Teil der Ausbildung zum Tierheilpraktiker. Am günstigsten aber geht es über die badensische ⇨ *Heilpraktikerschule Richter*: hier kann man eine komplette Ausbildung in Blutegeltherapie in drei Stunden absolvieren. Kosten: 30 Euro.

Blutegel sind probat über das Internet zu beziehen, ein Egel kostet etwa 1,70 Euro. Interessant sind die Entsorgungstips für gebrauchte Blutegel, mit denen Tierheilpraktikerin Dauborn aufwartet: „Blutegel beißen nach erfolgreichem Einsatz nicht mehr und müssen wegen der Infektionsgefahr getötet werden (hierzu eignet sich am besten Spiritus, da er das Nervensystem lähmt und die Tiere innerhalb weniger Sekunden schmerzfrei ersticken).[399]

## 5.12. Cantharidentherapie

Unter Cantharidentherapie ist eine aus der mittelalterlichen Volksheilkunde stammende und bis heute fortgeführte Behandlungsform zu verstehen, die als „Ausleitungsverfahren" den Körper von „üblen Säften" zu befreien sucht. Sie bedient sich einer Substanz namens *Cantharidin*, die aus der so genannten „Spanischen Fliege" gewonnen wird - tatsächlich handelt es sich um einen kleinen Wüstenlaufkäfer *(Lytta vesicatoria Fabricius) -,* die bereits im Altertum als Potenzmittel und Aphrodisiakum bekannt war.

Bis heute wird der getrocknete Käfer zu weiterer Verwendung einfach zerrieben. Für die „klassische" Cantharidenbehandlung werden aus dem Käferpulver so genannte Vesikanzien hergestellt, zähklebrige Pasten, die an bestimmten Stellen auf die (bei Tieren rasierte) Haut aufgetragen werden. Das bis zu handtellergroße Behandlungsareal wird nach dem Auftrag der Paste mit einem Pflaster abgedeckt. Durch die Giftwirkung des Cantharidins wird auf der Hautoberfläche eine Entzündung hervorgerufen, aus der sich nach 10 bis 24 Stunden eine flüssigkeitsgefüllte „Brandblase" entwickelt. Diese wird punktiert, fakultativ wird das entnommene Wundserum am Rande des Behandlungsareals oder andernorts intramuskulär reinjiziert. Anschließend wird ein steriler Wundverband aufgebracht, der bis zur Abheilung der Wunde nach eineinhalb bis zwei Wochen gelegentlich erneuert wird.[400] Der medizinische Zubehörhandel führt „zu zeitgemäßer Behandlung" auch vorgefertigte „Cantharidenpflaster" im Sortiment, deren Auflagefläche bereits mit Cantharidin präpariert ist; diese Pflaster, erhältlich in verschiedenen Größen, werden einfach auf die vorgesehenen Stellen aufgeklebt, bei Tieren bevorzugt am Rücken oder im Genick, von wo sie nicht abgekratzt werden können.

Als Indikationen für eine Cantharidentherapie werden Rheuma, Arthrosen und Neuralgien genannt, daneben auch Neurodermitis und Erkrankungen des Hals-Nasen-Ohren-Bereiches. Insbesondere in der Pferdeheilpraxis ist Cantharidenbehandlung weit verbreitet, sie wird vor allem bei Gelenkentzündungen eingesetzt: „Das Therapieprinzip leitet die Entzündung aus dem Körperinneren, aus dem Gewebe, aus den Organen und aus den Gelenken nach außen auf die Haut ab. Hier kann sie weitestgehend folgenlos abheilen, und genau das ist der Vorteil, während die Entzündung im Körperinneren bleibende Schäden hinterlassen kann. (...) Bei einer durch chronische Entzündung der Wirbelgelenke fortschreitenden Versteifung der Wirbelsäule sollte das Cantharidenpflaster regelmäßig angewendet werden. Durch die Ableitung der Entzündung auf die Haut wird das Fortschreiten der Erkrankung unterbrochen. Sehr heilsam ist die Pflasterbehandlung bei der Diszitis, also bei der nicht bakteriellen Entzündung der Bandscheiben. Antibiotika versagen hier erfahrungsgemäß. Eventuell durchgeführte Cortisonapplikationen führen oft zum Rückfall."[401] Ganz im Gegensatz zu einer Behandlung mit „Spanischer Fliege", zu deren Wirkung der Viernheimer Naturheilkundler Manfred van Treek weiß: „Es scheint von der Phänomenologie her so zu sein, dass die Käfer im Cantharidin die gewaltige Sonnenenergie speichern, der sie während des Wüstentages ausgesetzt sind. Somit konnte dieses Naturprinzip seit fast 2.500 Jahren durch die Heilkunde nutzbar gemacht werden."[402]

An der Darmstädter ⇨ *naturopath*-Schule ist die Cantharidenbehandlung integraler Teil der Tierheilpraktikerausbildung; desgleichen an der Bad Bramstedter ⇨ *Akademie für Tiernaturheilkunde*, die eigens hervorhebt, dass sie ihre Studierenden im „Erfahrungsgut der Volksmedizin der vergangenen Jahrhunderte" unterweise, zu dem auch und insbesondere Ausleitungsverfahren wie Aderlass, Baunscheidtieren und Cantharidentherapie gehörten.[403]

Tatsache ist: Cantharidenbehandlung ist ein völlig nutzloses Primitivverfahren, das gleichwohl mit enormen Risiken einhergeht: Das in den Speicheldrüsen der „Spanischen Fliege" produzierte Cantharidin ist ein stark zellschädigendes Nervengift, das, wenn es direkt in den Kreislauf gelangt, selbst in geringen Mengen tödlich wirken kann; zudem verstärkt es die Wirkung krebserzeugender Substanzen.[404] Insbesondere die von Ganzheitsmediziner Ingfried Hobert „im Sinne einer autologen Immuntherapie" anempfohlene intramuskuläre „Reinjektion des abgesogenen Wundsekrets",[405] ist gefährlicher Unsinn. Die gelegentlich zur Hautreizung verwendeten Alternativmittel Ameisenspiritus (= verdünnte Ameisensäure), Cayennepfeffer oder Terpentin machen das Verfahren nicht sinnvoller.

## 5.13.  Craniosakrale Therapie

Eine Sonderform der ⇨ Physiotherapie, genauer: der Osteopathie, eines eigenständigen Systems „non-invasiver" Manipulation von Knochen, Gelenken und Weichteilen, stellt die so genannte „Craniosakrale Therapie" (cranion: griech.= Schädel, os sacrum: lat.= Kreuzbein) dar.[406] Entwickelt angeblich in den 1940ern von dem amerikanischen Chiropraktiker William Garner Sutherland (nach anderen Quellen schon sehr viel früher von einem Osteopathen namens Andrew Taylor Still bzw. erst später von einem gewissen John Upledger) sucht sie durch spezifischen Druck auf Schädel und untere Wirbelsäule das angeblich zu erspürende rhythmische - und im Störungsfalle eben nicht-rhythmische - Pulsen des Liquor (= Hirn- und Rückenmarksflüssigkeit) zu beeinflussen. Auch (vermeintliche) Schädelknochen-, Wirbel- und Beckenfehlstellungen oder -inelastizitäten werden korrigiert.

Ganz allgemein gehe es der Craniosakralen Therapie um einen „Spannungsausgleich im Schädel", wodurch nicht nur „die Motivation (!) und die Leistungsfähigkeit des Gehirns verbessert" werde,[407] sondern auch und insbesondere Besserung eintrete bei „emotionalem Stress und dessen Folgeerscheinungen, bei psychosomatischen Krankheitsbildern, posttraumatischen und postoperativen Problemen, sowie Störungen des zentralen Nervensystems".[408] Unter gläubigen Anhängern gilt das Verfahren als „Allheilmittel", hilfreich nicht zuletzt bei Skoliose, Allergien und akuten wie auch chronischen Schmerzzuständen. Nicht wenige Praktiker sind davon überzeugt, es ströme, ähnlich wie beim Handauflegeverfahren des ⇨ Reiki, göttliche Heilkraft durch ihre Hände. Im Regelfalle sind sechs bis zehn je 30- bis 60-minütige Behandlungen vorgesehen.

In der alternativen Tierheilkunde spielt Craniosakrale Therapie vor allem in der Behandlung von Pferden eine wichtige Rolle. Laut Pferdetherapeutin ⇨ Barbara Welter-Böller könnten „die Frequenz (beim Pferd 10-12x in der Minute, beim Menschen 6-10x in der Minute) die Amplitude, Symmetrie und Qualität der Craniosakralbewegung wichtige diagnostische und prognostische Hinweise bieten, z. B. eine genaue etagenweise Zuordnung von Rückenmarksläsionen. Durch craniosakrale Behandlungstechniken kann eine Wiederherstellung der autonomen Flexibilität wieder erreicht werden, sowie strukturelle Restriktionen von Fascien, Suturen und Gelenke gelöst werden." [sic!] Wie Welter-Böller in ihrer Praxis immer wieder festgestellt habe, sei „gerade der Pferdeschädel durch die menschliche Behandlung (Halfter, Trense, Kappzaum etc.) starken mechanischen Belastungen ausgesetzt, insbesondere das Atlanto-occipitalgelenk (head shaking, Verwerfen im Genick und vieles mehr). Oder die Zunge des Pferdes, die durch die Gebisse Druck erfährt und dies zu Fehlhaltungen des Zungenbeins mit nachfolgenden rezidivierenden Blockaden in der HWS [= Halswirbelsäule, CG] führt [sic!]. Hier kann die cranio-sacrale Therapie segensreich eingreifen, auch weil diese Läsionen Folgen im übrigen Bewegungsapparat nach sich ziehen."[409] Es versteht sich, dass es für derlei Behauptungen keinerlei ernstzunehmenden Beleg gibt.

Ungeachtet der bemühten Wissenschaftssprache Welter-Böllers ist Craniosakrale Therapie - auch bekannt als CS-Technik, Craniosakralosteopathie oder unter dem amerikanischen Begriff Craniosacral Integration respektive CSI - wissenschaftlich durch nichts abgesichert.[410] Vor allem in der Hand mangelhaft qualifizierter Praktiker gehen sämtliche Manipulationen von Knochen, Gelenken, Muskeln oder inneren Organen mit gewissen Risiken einher; bei Manipulationen an Schädel oder Wirbelsäule, auch wenn sie noch so wortreich als „nicht-invasiv", „sanft" oder „schonend" apostrophiert sind, ist das Risiko völlig unkalkulierbar.

Craniosakrale Therapie wird auch und insbesondere bei neugeborenen Pferden eingesetzt. Vielfach wird dabei auf ein 1999 erschienenes Praxishandbuch des (Human)Craniosakraltherapeuten Daniel Agustoni Bezug genommen, in dem es heißt, „die noch sehr beweglichen Schädelnähte und Schädelknochen [des Neugeborenen, CG] können beim Geburtsvorgang im Falle der Scheitelbeine überlappen", was zu einer „Einengung" von Arterien, Venen und Nerven des Gehirns mit daraus erwachsenden Koliken und Allergien (!) führen könne. Eine craniosakrale Behandlung mit manueller Korrektur der Scheitelbeinüberlappungen sei insofern bei jedem Neugeborenen dringend angezeigt, „um Fehlentwicklungen vorzubeugen".[411] Auch andere „Erkenntnisse" der (Human)Craniosakraltherapie werden frei auf die Behandlung von Jungfohlen übertragen: Die Geburt, so der *Verband der Osteopathen Deutschlands e.V.,* stelle für alle Beteiligten eine extreme Belastung dar. Der Körper des Neugeborenen werde hohen physikalischen Kräften ausgesetzt, beispielsweise drücke die Gebärmutter während des Geburtsvorgangs seinen Schädel um mehrere Zentimeter im Durchmesser kegelförmig zusammen. Zudem lasse der „Widerstand des Damms bei der Drehung in der Beckenhöhle einzelne Schädelknochen übereinander schieben. So können an den Stellen, wo die Hirnhaut locker sitzt, begrenzte Blutergüsse entstehen. Die Geburt des Kopfes durch den engen Beckenausgang kann die Knochen der Schädelbasis und mit ihnen die dazwischen liegenden zahlreichen Durchgänge für Blut- und Nervenbahnen zusammenstauchen. Kehren die Knochen der Schädelbasis danach nicht in ihre ursprüngliche Lage zurück, bleiben oft auch die Blut- und Nervenbahnen in ihrer Funktion beeinträchtigt." Die nach dem Kopf austretenden Schultern könnten zu extremen Drehungen oder Neigungen des Halses führen, mit Auswirkungen auf Halswirbel, Muskeln und Faszien: „Auch wenn diese Kräfte vor allem auf den Kopf- und Halsbereich einwirken, können sie dennoch über den Schädel entlang der Wirbelsäule bis hin zum Becken in den unterschiedlichsten Strukturen und deren Funktionen Folgen zeigen." Besonderes Augenmerk gelte den beiden Schläfenbeinen und dem Hinterhauptbein, die an der Schädelbasis zusammenträfen: „An ihrer Verbindungsstelle befinden sich verschiedene Schädellöcher, durch die Blutgefäße und Nerven hindurchführen. Asymmetrien oder Kompressionen können die Löcher in ihrer Lage und Größe verändern und so Gefäße und Nerven einengen." Sei beispielsweise der Eingeweidenerv komprimiert, könne die Verdauung gestört werden, „was unter Umständen Blähungen, schmerzhafte Koliken und schwallartiges Spucken verursacht. Führen die Kompressionen zu Störungen im Bereich des Schläfenbeins, kann der Gleichgewichtssinn gestört werden (...). Als Symptome zeigen sich dann eine verminderte Kopfkontrolle und eine auffällige Schreckhaftigkeit." Wie der *Verband der Osteopathen Deutschlands e.V.* eigens betont, lasse sich der Schädel von Neugeborenen „sehr gut behandeln, da die Knochen noch sehr weich sind und teilweise noch aufeinander zuwachsen müssen".[412]

Tatsache ist: Das craniosakrale Herumgedrücke und -geziehe an Schädel und Wirbelsäule von Neugeborenen ist medizinisch durch *nichts* indiziert oder gerechtfertigt, es muss als nachgerade krimineller Unfug gewertet werden. Prinzipiell sollte ein Tier physiotherapeutischer oder osteopathischer Behandlung nur unterzogen werden, wenn diese ärztlich verordnet und von einer fachlich ausreichend qualifizierten Person durchgeführt wird. Behandlungen von Schädel oder Wirbelsäule erfordern *grundsätzlich* eine vorherige Röntgenüberprüfung der betreffenden Bereiche.

Eine Komplettausbildung in Craniosakraler Therapie an Frau Welter-Böllers *Fachschule für Pferdetherapie* - Vorkenntnisse sind nicht erforderlich - ist in viermal einem halben Tag (16 Std.) zu absolvieren. Kosten: 230 Euro.[413] Am Wuppertaler ⇨ *Institut Kappel* ist Craniosakrale Therapie gar per Fernstudium zu erlernen: passenderweise als Bestandteil des Kurses „Reiki für Tiere". Die Kosten des aus ein paar Blättergeheften bestehenden Gesamtlehrganges liegen bei 475 Euro.

## 5.14. Edelstein- / Kristalltherapie

Seit Anfang der 1980er im Zuge der Esoterikwelle die „Edelsteinmedizin" der mittelalterlichen Mystikerin Hildegard von Bingen wieder ausgegraben wurde, boomt der Glaube an die „Heilkraft" von Steinen und Kristallen.[414] Eine Vielzahl eigener Leitfäden und Lehrbücher findet sich auf dem Markt.[415] Auf Esoterik-Verkaufsmessen, in einschlägigen Buchläden sowie über eigene Versandhäuser werden Steine jedweder Art und Provenienz angeboten. Seit Mitte der 1990er gibt es sogar einen eigenen Interessensverband, der der Steinheilkunde jene „gesellschaftliche Anerkennung" zurückzuverschaffen sucht, die sie angeblich seit je innegehabt habe und die ihr erst „mit dem aufkommenden Materialismus und den modernen Wissenschaften" verlorengegangen sei.[416] Edelsteintherapie ist synonym auch als Kristall-, Litho- oder Gemmotherapie bekannt.

In umfänglichen Auflistungen werden die spezifischen Heilkräfte der einzelnen Steine dargestellt. Aufgelegt auf bestimmte Stellen des Körpers - auf Meridiane und ⇨ Akupunkturpunkte vornehmlich - setzten sie ein „gewaltiges Energiepotential" frei, wodurch jede nur denkbare Störung oder Erkrankung behoben werden könne. Jade beispielsweise empfehle sich bei Herz-Kreislauf-Problemen, Saphir bei Atemwegs- und Lapislazuli bei Hauterkrankungen, bei neurologischen Ausfällen dagegen Fluorit. Bei übelriechenden Blähungen sei Karneol angezeigt, bei saurem Aufstoßen Magnetit, letzterer auch bei juckenden Geschlechtsorganen.[417] Keineswegs sind die Angaben der einzelnen Lehrbücher eindeutig oder widerspruchsfrei: hält etwa der eine Autor Citrin für besonders empfehlenswert bei körperlicher Erschöpfung, so der andere bei Kratzzwang am After; wird Zirkon hier gegen übersteigerte Aggressivität und Zerstörungswut empfohlen, so da gegen Tumore im Hals-, Nasen- und Ohrenbereich. Auch die Auswahl der Steine ist völlig willkürlich: der eine setzt auf weitgehend unbekannte Steine wie Chrysokoll oder Uwarowit, der andere auf allgemein bekannte wie Bergkristall, Granat oder Perlen.[418] Die passenden Heilsteine werden vielfach über ⇨ Pendel, Biotensor oder kinesiologische Testung ermittelt.

Edelsteine gehören heute zur Grundausstattung nahezu jeder alternativen Heilpraxis: ein Schächtelchen mit vierundzwanzig getrommelten Halbedelsteinen (zwischen 0,8 und 3,5

Gramm) ist als Startset um knapp 70 Euro erhältlich,[419] nach oben hin sind die Preise natürlich offen. Eine Ausbildung zum „Edelsteintherapeuten", beispielsweise an den ⇨ *Paracelsus*-Heilpraktikerschulen, umfasst 10 Unterrichtsstunden und kostet 150 Euro.

Längst hat Edelsteintherapie auch Einzug in die alternative Tierheilkunde gefunden. Die in der Humanheilpraxis geltenden Verschreibungen werden dabei freihändig in die Tierheilpraxis übertragen: laut *Lehrbuch für Tierheilpraktiker* helfe beispielsweise Aventurin bei Hautkrankheiten, Chalzedon bei Vergiftungen, Hämatit bei Nieren- und Blasenleiden; Onyx bei Kreislaufproblemen, Tigerauge bei Darmkrämpfen und Asthma.[420] Lediglich die Applikation der Steine wird bei Tieren etwas anders gehandhabt als bei Menschen: Hunde oder Katzen bekommen ein Beutelchen mit dem entsprechenden Heilstein um den Hals gehängt, bei Käfig- oder Terrarientieren wird der Stein neben oder unter dem Schlafplatz des jeweiligen Tieres deponiert. Zur Behandlung von Fischen wird der entsprechende Heilstein einfach ins Aquarium gelegt.

Über die Therapie akuter oder chronischer Erkrankungen hinaus kommt den Steinen besondere Bedeutung in der Vorsorge zu: am besten sei ein Tier gegen Krankheit oder sonstige Unbill zu schützen durch die Energie eines Steines, der seinem ⇨ astrologischen Sonnenzeichen entspreche: im Zeichen des Widders (21.3.-20.4.) geborenen Tieren verleihe Amethyst oder Rubin zusätzliche Abwehrkraft, Jungfrau-Tieren (23.8.-22.9.) dagegen Lapislazuli, Opal oder Smaragd. Kenne man das genaue Geburtsdatum des jeweiligen Tieres nicht, hätten sich mit dem ⇨ Mond korrespondierende Steine als sehr hilfreich erwiesen, die allerdings alle vier Wochen ausgewechselt werden müßten: im Januar Rosenquarz, im Februar Onyx, im März Aquamarin und so weiter.[421] Jade schütze das ganze Jahr über gegen Unfälle und verleihe obendrein Fruchtbarkeit.[422]

Frei nach den Weisungen der „Heiligen Hildegard" werden vielfach auch „Edelsteinelixiere" hergestellt.[423] Hierzu wird der jeweilige Heilstein für zumindest fünf Stunden in ein Glas Wasser gelegt, wahlweise auch 10 bis 15 Minuten in destilliertem Wasser gekocht: Die so erhaltene „Uressenz" sei dem Trinkwasser des erkrankten Tieres zuzugeben.[424] Lapislazulielixier beispielsweise befreie das Lymphsystem von Giftstoffen, Moonstone- oder Perlenelixier wirke gegen nervöse Unruhe, Türkiselixier gegen Probleme mit dem Stoffwechsel. Durch gesonderte Zugabe von ⇨ Bach-Blütentropfen könne der Heileffekt noch erheblich gesteigert werden.[425]

Bei schwerwiegenderen Problemen wird, gleichfalls unter Bezugnahme auf die „Hildegard-Medizin", empfohlen, die Steine zu pulverisieren und unter das Futter des erkrankten Tieres zu mischen. Pulverisierte Steine können über den einschlägigen Zubehörhandel, beispielsweise die holländische Firma *Tahuti*, bezogen werden: ein Set mit 56 verschiedenen Edelsteinpulvern (à 1 Gramm) kostet hier 103 Euro.[426] Ansonsten bietet ein Steinheilkundler namens Joachim Roller an, bei ihm zu erwerbende Steine „mit einem patentierten Hochenergie-Mahlverfahren bis in den Nanometerbereich zu vermahlen. Die Kraft des Edelsteins steht dann in ätherisch-vergeistigter Form mit allen lebenswichtigen Spurenelementen als Nahrungsergänzung zur Verfügung."[427] Längst finden sich „zu direkter oraler Einnahme" auch fertige „Kristallkapseln" auf dem Markt: mit unterschiedlichen „Heilsteinpulvern" befüllte Gelatinekügelchen, die mit 50 Euro pro 100 Stück zu Buche schlagen. Ein *Institut für Ayur-Veda-Edelsteintherapie* führt gemahlene Steine gar im Teebeutel zum Aufbrühen im Sortiment.[428]

Von unschätzbarem Werte seien die Heilsteine im Übrigen in der Begleitung sterbender Tiere. Dem viel zitierten *Lehrbuch für Tierheilpraktiker* von Sylvia Dauborn zufolge wüssten Tiere „meist recht gut, wann ihre Zeit gekommen ist und bereiten sich darauf vor". Obwohl sie sich insofern „leichter von ihrem Körper lösen, als es der Mensch im Allgemeinen tut", sei im Einzelfalle doch therapeutische Unterstützung beim Antreten der „großen Reise" notwendig. Lege man dem Tier einen Amethyst auf den Scheitel, stelle dies eine „Verbindung zum höheren Selbst" her und helfe „den Kontakt zwischen sterbendem Tier und Geistwesen herzustellen, die es abholen und begleiten sollen". Ein Karneol, aufgelegt auf die Milzgegend des Tieres, verhelfe ihm „zur Ganzheit und Integration in den göttlichen Plan". Meist aber werde der „Abschied vom Erdendasein von dem Tier mit sehr viel Würde vollzogen".[429]

Zu erwähnen sind an dieser Stelle auch zauberstabähnliche Geräte, an deren Spitze verschiedene Edelsteine aufgesteckt werden können; die Berührung mit solchem Edelstein- oder Kristallstab bringe „Ordnung in die Zellen des erkrankten Organismus".[430] Ganz ähnlichen Unfug stellen die so genannten „Edelsteinstrahler" dar, simple Stabtaschenlampen, vor deren Glühbirne Aquamarin-, Rosenquarz- oder Zirkonscheibchen gesetzt werden können; mit dergestalt gewonnenem „Kristalllicht" könnten Meridiane und Akupunkturpunkte heilwirksam „bestrahlt" werden. Von allenfalls dekorativem Wert sind die so genannten „Kristall-Punktur-Tattoos", mit denen der ⇨ Heilpraktiker Peter Mandel Geschäfte macht: winzige Kristallscheibchen, die, aufgeklebt auf ⇨ Akupunktur- oder Reflexpunkte, heilsame Wirkung freisetzen sollen.[431]

Für die behaupteten Effekte der Edelsteintherapie fehlt nicht nur jeder Beleg, diese selbst entbehrt jeder rationalen Grundlage. Maßgaben wie die des US-Kinesiologen John Lubecki zur „Behandlung von Infektionskrankheiten" bewegen sich insofern zwischen groteskem Unsinn und nachgerade krimineller Falschinformation: „Alles, was man tun muss ist, einen sehr großen Kristall in der Hand zu halten und ihn auf den Körper zu richten. Dann geht man etwa eine Minute lang damit über den Körper (...) Wenn man die Haut in gleichmäßigen Abständen mit dem Kristall berührt, verstärkt das zusätzlich die Wirkung." Die „verstärkten Schwingungen" des Kristalls seien in der Lage, jedwede Parasiten, Bakterien und Viren abzutöten.[432]

Ebenso unsinnig wie die Edelsteintherapie ist die eng damit verwandte so genannte Metall- oder Aeneotherapie, bei der kleine Metallstücke oder Blechteile, von Aluminium bis Zinn, in die Nähe des erkrankten Tieres gebracht beziehungsweise diesem aufgelegt oder umgehängt werden; ganz zu schweigen von der Verabreichung analog zu den „Edelsteinelixieren" hergestellter „Metallelixiere".[433] Wasser beispielsweise, in das für einige Zeit Silber eingelegt wurde, wirke gegen nervöse Übererregbarkeit, entsprechend fabriziertes „Goldwasser" erhöhe Lebensenergie und Immunkraft.[434]

## 5.15. Eigenblut-/ Ozontherapie

Zu Beginn des 20. Jahrhunderts entwickelte der deutsche Arzt Bodo Spiethoff eine standardisierte Methode zur Behandlung von Patienten mit Eigenblut und Eigenserum. In vielerlei Varianten war solche Behandlungsform, vor allem in den USA, bereits seit Mitte des 19. Jahrhunderts in Umlauf gewesen. Die Idee bestand darin, über die Injektion veränderter körpereigener Stoffe den Organismus zu einer generellen Abwehrreaktion zu reizen. Dem Patienten wurde venöses Blut entnommen und nach entsprechender Aufbereitung - wahlweise wurde das Blut eingefroren und wieder aufgetaut, mit Sauerstoff, destilliertem Wasser und/oder anderen Stoffen versetzt, oder es wurden die Blutplättchen beziehungsweise die roten Blutkörperchen daraus entfernt - über eine der Entnahmestelle entfernte Vene wieder eingespritzt. Bis in die 1950er Jahre hinein galt Eigenblutbehandlung, vielfach auch durchgeführt mit kochsalzverdünntem oder ultraviolett bestrahltem Blut, als Methode der Wahl für eine Vielzahl ansonsten schlecht oder gar nicht behandelbarer Krankheiten.

Obgleich für die Eigenbluttherapie bis heute kein seriöser Wirksamkeitsnachweis vorgelegt werden konnte, findet sie sich nach wie vor im Sortiment alternativer (Tier-)Heiler. Laut ⇨ *Lehrbuch für Tierheilpraktiker* handle es sich um eine „sehr wirkungsvolle Therapieform bei allen Erkrankungen, denen bekanntermaßen eine allergische Diathese zugrunde liegt, insbesondere auch Autoimmunerkrankungen oder bei verminderter Reaktionsbereitschaft des Organismus. Der Vorteil dieses Verfahrens liegt in der Wirtschaftlichkeit, in der einfachen Anwendung und vor allem darin, dass keine Allergentestung notwendig ist."[435] Das reinjizierte Eigenblut, so Tierheilpraktikerin Tamara-Denise Barthofen, die das Verfahren bevorzugt bei Pferden einsetzt, trage „Informationen, die dem Immunsystem an einem 'unerwarteten' Ort präsentiert werden und Immunreaktionen auslösen, die das gesamte Abwehrsystem stimulieren. Die gesteigerte Abwehr entfaltet ihre Wirkung dann im Gesamtorganismus und kann zur Abheilung eines chronischen Prozesses führen. Um das Immunsystem weiter anzuregen und zu modulieren, können dem Eigenblut auch beispielsweise homöopathische Zusätze beigefügt werden. Der Reiz lässt sich durch homöopathische Potenzierung noch akzentuieren."[436] Vielfach wird das entnommene Blut auch mit Eisenhut- oder Mistelpräparaten vermischt, auch mit ⇨ Bach-Blüten, Aromaölen, Vitamin-B-Zusätzen oder Eigenurin; dergestalt „aktiviert" wird es unter die Haut oder in die Muskulatur gespritzt. Es kommt dabei zu einer - erwünschten - Entzündungsreaktion, die eine „vegetative Umstimmung" auslösen soll. Tatsache ist: die auftretende Entzündung ist nichts als eine Entzündung, ein wie auch immer gearteter Heileffekt kommt ihr nicht zu. Im Übrigen sind die mit irgendwelchen Zusätzen vermischten Eigenblutzubereitungen alleine schon des völlig unkalkulierbaren Allergierisikos wegen abzulehnen; zudem besteht das Risiko einer Abszessbildung an der Einstichstelle sowie die Gefahr einer Blutvergiftung.[437]

> Als infektionsriskanter Unsinn ist die als „Api-Therapie" (von *apis mellifera*: lat.= Honigbiene) bezeichnete Methode zu werten, schlecht heilende Wunden mit einer aus Eigenblut und Honig hergestellten „Wundsalbe" zu behandeln. Die Behauptung der Siegerländer Tierheilpraktikerin und *Paracelsus*-Dozentin ⇨ Claudia Stein, es

könnten mit solcher „Salbe (...) Giftstoffe aus der Wunde gezogen sowie die Heilung gefördert werden", ist absurd.[438]

Eine Sonderform der Eigenbluttherapie stellt die so genannte Hämatogene Oxydations-therapie (HOT) dar, weitläufig bekannt als „Blutwäsche", die bei Durchblutungsstörungen, Virusinfektionen, Immunschwäche, Krebsleiden, chronischen Krankheiten (von Asthma über Magen-, Darm-, Leber- und Nierenleiden bis hin zu Rheuma) und auch zur Nachbehandlung nach chirurgischen Eingriffen, bei Wundheilungsstörungen etwa, zum Einsatz kommt. Das dem Patienten entnommene Blut - bis zu zehn Prozent seines Blutvolumens - wird unter Zugabe gerinnungshemmenden Heparins oder Natriumcitrats mit Sauerstoff versetzt, zwei-mal „photobiologisch" (= mit ultraviolettem Licht) bestrahlt und in eine Vene zurück-infundiert. Sehr ähnlich verläuft die Eigenblutbehandlung im Rahmen einer Ozon- oder Oxyontherapie: das aus einer Vene entnommene Blut wird auch hier mit Heparin ungerinn-bar gemacht, dann mit einem Sauerstoff-Ozon-Gemisch (auch 'Oxyon' genannt) verschüttelt und subkutan, intramuskulär oder intraarteriell reinjiziert.[439]

Einen ernsthaften Wirksamkeitsnachweis gibt es auch für die Oxydations- beziehungs-weise Ozontherapie nicht, gleichwohl die dafür notwendigen Apparaturen bereits seit den 1950ern verwendet werden. Dagegen liegen Berichte über gravierende Nebenwirkungen vor allem des „Blutwäsche"-Verfahrens vor: Sehstörungen, Gasembolien im Lungenkreislauf und Lungenembolien, Querschnittslähmungen, Herzrhythmusstörungen, Herz- und Hirn-infarkte.[440] Die massiven Nebenwirkungen resultieren aus dem Umstand, dass heparinisiertes Blut zu Gerinnungsstörungen führen kann. Die daraus entstehenden Blutgerinnsel können in das Herz oder das Gehirn gelangen werden und dort kleinere oder größere Gefäße verstopfen. Dies führt zur Sauerstoffunterversorgung des umliegenden Gewebes, was zu ent-sprechenden Funktionsausfällen, bis hin zum Tod des Patienten, führen kann.[441] Die Be-hauptung etwa des szenebekannten Heilpraktikers Baldur Ebertin, bei Eigenblutbehandlung gebe es „keine Nebenwirkungen", ist gefährlicher Unfug.[442] Im Übrigen wird auch von zahl-reichen Hepatitis-C-Übertragungen berichtet, die auf die unzureichende Desinfektion der eingesetzten Geräte ausschließlich mit Ozon zurückzuführen waren.[443] (Die bis Anfang der 1990er häufig durchgeführte „Ozon-Körperhöhlenbegasung" - Darm, Vagina, Uterus, Anal-beutel, Harnblase und Abdomen wurden bei Infektionen dieser Organe mit hohen Dosen eines Ozon-Sauerstoffgemisches behandelt - wird heute der hinlänglich bekannten Toxizität von Ozon beim Einatmen wegen nicht mehr eingesetzt; ebensowenig die Ozon-Begasung von Fisteln, schlecht heilenden Wunden oder von Hautparasiten.[444])

Auch von Eigenblutbehandlung ohne irgendwelche Zusätze, wie sie von (Tier-) Heil-praktikern angeboten wird, ist dringend abzuraten. Eine therapeutische Wirkung dieser auch als „Native Eigenbluttherapie" bekannten Maßnahme gibt es nicht, hingegen kann durch das wiederholte Rückeinbringen von durch die Entnahme zwangsläufig beschädigten Blut-körperchen die Bildung spezieller Antikörper im Blut ausgelöst werden, die gegen Zellober-flächenmerkmale von Erythrozyten und vor allem von Leukozyten gerichtet sein können. Dies kann zu einer Autoimmunerkrankung mit schweren Folgen für die Abwehrleistung des Patienten führen.[445]

Die Behauptung der oben erwähnten Tierheilpraktikerin Claudia Stein, es habe sich das „Spülen von Abzessen und Wunden mit Eigenblut, bzw. ein Verband mit Eigenblut über Nacht, in der Veterinärmedizin bewährt und zu sehr guten Ergebnissen geführt", ist Unfug.[446]

Die Bad Bramstedter ⇨ *Akademie für Tiernaturheilkunde* vertritt sowohl die „modernen" Eigenblutverfahren der Hämatogenen Oxydationstherapie und Ozontherapie als auch die „traditionellen" Blutausleitungsverfahren des ⇨ Aderlasses und der Blutegeltherapie.[447] Im ⇨ *Lehrbuch für Tierheilpraktiker* werden diese Verfahren ganz ausdrücklich anempfohlen.[448] An der badensischen ⇨ *Heilpraktikerschule Richter* kann im Übrigen ein kompletter Kurs in Eigenbluttherapie in vier Unterrichtsstunden absolviert werden. Kosten: 45 Euro.

## 5.16. Energetisiertes Wasser

Von Heil- und Tierheilpraktikern wird dem therapeutischen Einsatz von Wasser besonderer Wert zugemessen; allerdings nicht im Sinne Pfarrer Kneipps, der seine Patienten mit Wassertreten und Körpergüssen zu kurieren suchte – was es gleichwohl im Rahmen ⇨ physiotherapeutischer Behandlung auch gibt –, vielmehr im Sinne etwa des Zierenberger Wünschelrutengängers Eckhard Weber, der, eigener Auskunft zufolge, ein Verfahren entwickelt habe, das einfaches Leitungswasser in ein universelles Heilmittel verwandle. Mit Hilfe des so genannten „Weber-Isis-Wasser-Aktivator-Spezial" sei es möglich, „Schadinformationen" im Wasser zu löschen und zugleich dessen „Schwingungs-", sprich: „Heilenergie" zu erhöhen.[449] Das an ein Wasserleitungsrohr anzuschnallende Gerät bediene sich eines „vollkommen neuen physikalischen Verfahrens": Durch die „konsequente Anwendung von Schöpfungsgesetzmäßigkeiten wie Heilige Geometrie nach dem Goldenen Schnitt, göttliche Mathematik, kosmische Wellenlänge des Lichts, Formstrahlung u. a. wird die kosmische Lebensenergie konzentriert und, ähnlich einem Laserstrahl, gebündelt. (...) Der Wasseraktivator von Eckhard Weber überträgt mit Lichtgeschwindigkeit diese gebündelte Lebensenergie. Das Wasser wird gewissermaßen durchlichtet."[450] Tatsächlich bewirkt der „Isis-Aktivator" *überhaupt nichts*: das Metallkästchen in den „harmonikalen Maßen von 28,92 x 14,46 x 5,41 cm" enthält lediglich eine Messingspindel, umgeben von einem Gemisch aus Baumwollfäden, Bergkristallbröseln und simplem Sand, in dem zwei kleine Glasampullen, eine befüllt mit Wasser, die andere mit Luft, stecken. Mit dem Leitungswasser selbst kommt das Gerät nicht in Berührung.

Auf ähnlicher Ebene wie der „Isis-Aktivator" bewegt sich das so genannte „Wasserbelebungsgerät WB15", das von einer österreichischen Firma *INVE Ganzheitliche Schwingungstechnik* vertrieben wird. Das an der Wasserleitung zu befestigende Gerät (in der Größe und Form eines Verbrauchszählers) besteht aus einer geschlossenen Kammer, in der sich zwei Magnete sowie sechs kleine Ampullen befinden; letztere sind befüllt mit „1. vorenergetisiertem Leitungswasser, 2. Bach-Blütenwasser, 3. Bergkristallwasser, 4. Topaswasser, 5. Quellwasser aus den Voralpen sowie 6. grün-blauem Aura-Soma-Öl". Das „Ladungsmuster" der Magnete sowie der Ampulleninhaltsstoffe sei so stark, dass „die Wassermoleküle des vorbeifließenden Leitungswassers sich zu einer Struktur formieren, die alle Naturheilmethoden einschließlich der klassischen Homöopathie in ihrer Wirkung auf den Organismus unterstützen. (...) Dies wird sichtbar durch bioelektronische Methoden (Akupunkturmessungen, Elektrobioresonanz, Kirlian-Fotografie etc.)." Dergestalt „belebtes" Wasser sei insbesondere angezeigt zur „Stärkung immunologischer Prozesse". Das Gerät kostet 570 Euro.[451]

Ein eigens zur Aufbereitung von Trinkwasser für Tiere dienliches Gerät wird vom schweizerischen *Tierzentrum Uzwil* vertrieben, Presseberichten zufolge „Europas erster ganzheitlicher Tierklinik".[452] Das als „AquaWave" bezeichnete Gerät, anzubringen an der Hauptwasserleitung von Haus oder Stall, gebe dem durch Umweltverschmutzung, schadhafte Leitungen und chemische Wasseraufbereitung mit Störinformationen belasteten und damit krankmachenden Trinkwasser seine ursprüngliche und heilende Kraft zurück: „AquaWave sorgt mit natürlicher Wasserbelebung für vitales, lebendiges Wasser und löscht die negativen Informationen einfach aus. Schon nach kurzer Zeit ist das Wasser wieder, was es im Ursprung war."[453] Tierheilpraktiker und Tierhalter jeder Coleur schwören auf die nachgerade wundertätige Wirkung dergestalt energetisierten Wassers: selbst chronische Krankheiten, die in der Schulmedizin als nicht behandelbar gälten, seien damit in den Griff zu bekommen. Der Preis des Gerätes liegt bei 1.153 Euro.

Vielfach wird zu therapeutischen Zwecken auch so genanntes „levitiertes Wasser" eingesetzt. Es handelt sich dabei um reguläres Leitungswasser, das über eine besondere Apparatur „entklumpt" und anschließend mit „Oberflächenenergie" aufgeladen werde, wodurch es besondere Heilwirkung für sämtliche nur denkbaren Erkrankungen und Störungen freisetze.[454] Das von der Wasserleitung unabhängige Levitationsgerät besteht aus einem mit Deckel versehenen Glas- oder Metallzylinder (vergleichbar einem Haushaltsmixer), in den normales Leitungswasser eingefüllt wird: mittels eines Rotors wird das Wasser in dem Zylinder hochgewirbelt (= levitiert), um in einem eingebauten Fallrohr wieder nach unten zu fließen. Nach vier bis fünf Minuten „leminiskater Rotation" (= in Form einer 8) habe sich das Leitungswasser „physikalisch energetisiert und regeneriert" und sei zu besagtem Heilmittel geworden, das über eigene Vetriebsstellen - auch Heil- und Tierheilpraxen - verkauft wird. Geräte für den Hausgebrauch kosten bis zu 3.000 Euro.[455]

Entwickelt wurde das Verfahren der Wasserlevitation schon Anfang der 1980er von einem gewissen Wilfried Hacheney, zum Verkaufserfolg wurde es allerdings erst in den 1990ern. Dass in den Werbebroschüren anstelle einer schlüssigen Theorie oder eines überprüfbaren Wirksamkeitsnachweises nur Nebulöses über „chinesischen Taoismus" oder die „schamanistischen Kenntnisse der Maori" zu finden ist, [456] scheint die Anhänger nicht zu stören; ebensowenig der Umstand, dass in der Schweiz Mitte 1999 jede Werbebehauptung über therapeutische Wirksamkeit „energetisierten" Wassers verboten wurde. Das *Eidgenössische Bundesamt für Gesundheit* hatte hierzu festgestellt, dass levitiertes Wasser keinerlei gesundheitlichen Vorteil bringe und als esoterischer Firlefanz zu werten sei.[457] Während sich die Anbieter in ihren Verlautbarungen seither etwas zurücknehmen - Hacheney spricht nur noch von Verbesserungen im Blutbild, bei Cholesterin- und Harnstoffwerten[458] -, werden die Internetseiten überschwemmt mit Berichten begeisterter Nutzer, die von phantastischen

Heilerfolgen etwa bei Neurodermitis und chronischen Schmerzzuständen schwärmen; selbst von Krebsheilungen ist die Rede.

Neuerdings wird in der Szene „ultrakolloidales Wasser" angepriesen, das noch feiner strukturiert und insofern noch heilwirksamer sei als levitiertes Wasser; desgleichen „superionisiertes Wasser", das mit „gleich drei zusätzlichen Elektronen in der äußeren Elektronenhülle" Superheilkräfte besitze: „Superionisiertes Wasser kapselt schädliche Bakterien und Mikroben ein, bricht deren Zellverbindung auf und löst sie innerhalb von Sekunden von den Zellen ab. In diesem Zustand ist die körpereigene Abwehr wieder voll effektiv und der Körper kann die Mikroben mit der Lymphe wieder ausscheiden. Es stellt die Blutbalance sowie die interne Zellbalance wieder her, der Organismus kommt wieder in den Zustand gesunden Gleichgewichts. Es reinigt die Blutgefäße des Körpers - der Sauerstoffgehalt des Blutes vergrößert sich dabei um 60% - das Wasser im Blut wird wieder kristallklar. Dies allein kommt einer totalen Revitalisierung des Körpers gleich!"[459] ⇨ „Tachyonisiertes Wasser" dagegen sei mit überlichtschnellen Teilchen aufgeladen und wirke sich daher heilsam vor allem auf Stoffwechselstörungen und Osteoporose aus.[460]

Ungeachtet all der aufgeblasenen Begrifflichkeit, die den physikalischen oder medizinischen Laien vielleicht beeindrucken mag: Es gibt *keinerlei* Hinweis darauf, dass „levitiertes", „ultrakolloidales", „superionisiertes", „tachyonisiertes" oder sonstwie „energetisch" behandeltes Wasser sich in irgendeiner Weise anders verhielte als unbehandeltes Wasser. Wie man sich „kristallklares Wasser" im Blutkreislauf vorzustellen habe, bleibt ohnehin unerschließlich. Ein TÜV-Prüfsiegel am Gerät erlaubt im Übrigen keinerlei Rückschluss auf dessen Wirksamkeit in Hinblick auf die angepriesene Leistung: Derartige TÜV-Bescheinigungen beziehen sich lediglich auf einen technisch ungefährlichen Einsatz des Geräts beziehungsweise auf dessen Fertigungsqualität.

## 5.17. Farbtherapie

In den heilkundlichen Überlieferungen nahezu jeder Kultur spielt „Farbmagie" eine wichtige Rolle: In der Volksmedizin Chinas beispielsweise wurden Darmerkrankte mit gelber Farbe bestrichen, Epileptiker setzte man auf violette Teppiche, Scharlachkranke wurden in rote Tücher eingewickelt. Die traditionelle indische Medizin des Ayurveda bedient sich heilkräftigen Wassers, das mit Hilfe von Sonnenlicht und farbigem Glas energetisch „aufgeladen" wird.[461] Auch im alten Ägypten sowie in Griechenland sollen ähnliche Praktiken bekannt gewesen sein, ausdrücklich ist in der abendländischen Heiltradition aber erstmalig bei dem römischen Schriftsteller Plinius Secundus (?-81 u.Z.) die Rede von der Heilkraft der Farben.

Goethe beschäftigte sich ausgiebig mit der Wirkung von Farben auf das seelische Empfinden. Sein 1810 erschienenes Buch *Die Farbenlehre* soll er für sein eigentliches Lebenswerk gehalten haben, weit bedeutungsvoller als seine gesamten literarischen Arbeiten.[462] Die moderne Farbtherapie geht im Wesentlichen auf die Arbeiten des Amerikaners Edwin D. Babitt zurück, der in seinem Werk *The Principles of Light and Colour* von 1878 die Heilkräfte einzelner Farben sowie praktische farbtherapeutische Behandlungsmöglichkeiten beschrieb.

Farbtherapie war Anfang des 20. Jahrhunderts äußerst populär, 1912 veröffentlichte der Astrologe Oskar Ganser das Buch *Chromotherapie* (chroma: griech.= Farbe), in dem er seine „iatromathematischen" Erkenntnisse (iatrós: griech.= Arzt) über die Verbindung von Planeten und Tierkreiszeichen mit bestimmten Farben und damit korrespondierenden inneren Organen vorlegte.

Mangels nachweisbarer Erfolge verlor die Farbtherapie ab den 1920er Jahren zunehmend an Bedeutung. Mit dem Persönlichkeitstest des Schweizer Psychologen Max Lüscher (*1923) erlebte sie allerdings Anfang der 1950er Jahre eine ungeahnte Wiedergeburt. Im Gefolge dieses gerade auch bei Laien höchst populären Verfahrens erschien Mitte der 1950er ein Übersichtsband *Heilkräfte der Farben*, der der Farbtherapie zu erneutem Ansehen verhalf.[463] Verbreitet durch die Alternativ- und New-Age-Bewegung erlangte sie ab Mitte der 1970er wiederum einen enormen Bekanntheitsgrad.

1979 veröffentlichte der Heilpraktiker Heinz Schiegl ein umfängliches Lehrbuch zur *Colortherapie*, in dem er nicht nur detaillierte Anweisungen zur Selbstbehandlung mit Farblicht gab, sondern gleich ein Set an Farbfiltern zum Aufsatz auf die Nachttischlampe beilegte. Zudem stellte er professionelle Farbstrahlgeräte vor, beispielsweise das „Colortron I" zur Ganzkörperbestrahlung: ein Apparat mit sechs Glühbirnen, denen verschiedenfarbige Filter vorgesetzt werden können.[464] Zur Behandlung wird der Patient einfach dem Farblicht ausgesetzt, mittels gebündelter Lichtkegel können aber auch einzelne Körperteile gezielt bestrahlt werden. Zu Beginn der Behandlung wird der Körper in der Regel mit grünem Licht bestrahlt, die eigentliche Therapie erfolgt mit der Farbe, deren „Heileigenschaft" der jeweils diagnostizierten Störung oder Erkrankung zugeordnet ist. Stoffwechselstörungen ließen sich etwa mit Rot behandeln, neurologische Probleme mit Blau, Immunschwächen mit Grün; bei Magen-, Galle- und Leberleiden sei Gelb, bei Tumorerkrankungen hingegen Rosa wirksam.[465] Bei anderen Autoren werden (erwartungsgemäß) ganz andere Farben empfohlen: Laut Heilpraktiker Adolfo Wagener etwa werde das Immunsystem nicht durch Grün sondern durch Orange gestärkt, das zudem Löcher in der ⇨ Aura schließe und den Ätherkörper auflade; ratsam sei Orange insbesondere auch bei Virus-Infektionen [!], chronischem Rheuma und Gallenproblemen. Grün wirke gegen Krebs.[466] Den Erkenntnissen des „SpectroChrom-Therapeuten" Dinshah Ghadiali zufolge rege Orange die Drüsentätigkeit an, sei hilfreich bei Krämpfen jeder Art und wirke sich tonisierend auf das Lungengewebe aus,[467] wohingegen Naturveterinär ⇨ Wolfgang Becvar Orangelicht bei Leberleiden, Immunschwäche und Gesäugeerkrankungen für angezeigt hält.[468]

Etwas weniger altmodisch als das „Colortron I", dafür aber genauso unwirksam, kommt der so genannte „Promed Light Therapist" daher: das Farblicht wird hier über ein Set an Leuchtdioden erzeugt. Je nach Erkrankung und therapeutischer „Schule" dauert die Farblichtbehandlung, auch als Eichotherm- oder Bioinformationstherapie bekannt, unterschiedlich lange: von fünf Minuten bis zu einer ganzen Stunde, täglich einmal oder mehrfach wiederholt, sieben, zehn oder dreißig Tage hintereinander, mit Abständen von ein paar Tagen, von Wochen oder Monaten.[469] Moderne Praxen bedienen sich bevorzugt des

„Bioptron®Compact III", eines 650 Euro teueren Lichtstrahlers in „zeitgemäßem Design", dem verschiedene Farbfilter vorgesetzt werden können

In der Tierheilpraktik ist die Farbtherapie weit verbreitet. Wenngleich sie nur vereinzelt Ausbildungsgegenstand an Tierheilpraktikerschulen ist - das in Bonn ansässige ⇨ *Schulungs-institut für Tierheilpraktiker* oder die bundesweit agierenden ⇨ *Paracelsus*-Schulen sind insofern Ausnahmen -, ist sie in den Praxen „vor Ort" allgegenwärtig: kaum ein Tierheil-praktiker, der nicht mit farbtherapeutischen Maßnahmen und Ratschlägen aufzuwarten wüsste. Die erforderlichen Kenntnisse werden den zahlreich verfügbaren Lehrbüchern der alternativen Humanheilkunde entnommen - gelegentlich wird auch ein humanheilprak-tischer Farbtherapiekurs absolviert - und eins-zu-eins auf die Behandlung von Tieren über-tragen.

Anfang 2000 legte die szenebekannte Tierheilerin ⇨ Rosina Sonnenschmidt einen eigenen Leitfaden zur „Farbtherapie für Tiere" vor, der die humanheilpraktischen Maßgaben mit hellsichtig selbstgewonnenen Erkenntnissen verknüpft: Unruhige Pferde würden unter Blaulicht ruhig, Vögel hingegen unter Orange- und Reptilien unter Grünlicht. Bei den meis-ten Tieren seien Gold- und Dunkelgelb die „besten Heilfarben", bei „funktionellen Störun-gen des zentralen und peripheren Nervensystems" empfehle sich indes eine Bestrahlung mit „Gelb, Rot und Blauviolett im Wechsel". Eine Wechselbestrahlung mit Hellgrün und Orange dagegen wirke sich „extrem gut auf die Zirkulation und Regulierung der Körperflüssigkeiten, auf Verdauung und Ausscheidung" aus. Schmerzzustände, Koliken und Neuralgien seien sehr probat mit Blau zu behandeln, bei Schweinen auch „Autoaggression und Kannibalis-mus". Im Übrigen seien Blau, Grün, Orange und Gelb „ideale Farben für eine Stall-beleuchtung oder Wandbemalung, wenn darin milchgebende Tiere (Kühe, Schafe, Ziegen) gehalten werden" [sic!].[470] Zur „technischen Realisierung" der Therapie seien bei Kleintieren farbige Glühlampen einzusetzen, „die in Steh- oder Büroleuchten mit ausschwenkbarem Arm geschraubt werden", bei Großtieren im Stall hingegen empfehle sich die Installation von „Theaterscheinwerfern, vor die man leicht Farbfilter schieben kann".[471] Für die Einzel-behandlung rät Frau Sonnenschmidt zum Bau eines „Farbheilungsraumes", einer Art Groß-käfig, der, verkleidet mit auswechselbaren Farbfolien und von außen beleuchtbar - über eine Lampe oder besser: über das Tages- beziehungsweise Sonnenlicht -, dem jeweils hinein-gesetzten Tier eine Ganzkörperfarbbestrahlung zu verabfolgen erlaube.

Besonderen Wert schreibt Frau Sonnenschmidt der Farblichtbehandlung im Sterbe-prozess des Tieres zu. In freier Bezugnahme auf das *Tibetanische Totenbuch* - gemeint ist eine 1927 in London erschienene Sammlung tibetisch-buddhistischer Maßgaben zum Auf-enthalt der Seele im Bereich zwischen Tod und Wiedergeburt[472] - beschreibt sie sechs Phasen der „Ablösung des physischen Körpers von seinen verschiedenen Energiekörpern". In der ersten Phase („Schwachwerden der Physis") sei das sterbende Tier mit Gelblicht zu be-strahlen, in der zweiten („Auflösung der Physis") mit Blaulicht, in der dritten mit Rot- und in der vierten mit Grünlicht. Die fünfte Phase („Letztes Ausatmen") erfordere Orangelicht: „Sobald Atem und Herzschlag aufgehört haben, ist der Wandel von der physischen zur energetischen Ebene vollzogen (...). Bei Tieren geschieht dies relativ problemlos." In der

sechsten Phase („Nachtod") gelte es, immer noch unter Orangelicht, Totenwache zu halten
und „dem Verstorbenen zu versichern, dass er 'drüben' angekommen ist und wir ihm ein
stückweit aus unserer Dimension Geleit geben, bis er sich in der neuen Dimension zurecht-
gefunden hat". In welcher Phase des Sterbeprozesses sich ein Tier befinde, lasse sich mit
Hilfe eines ⇨ Pendels exakt feststellen: mit einer Hand wird das sterbende Tier berührt,
wahlweise auch ein ausgefallenes Haar oder eine Feder, mit der anderen wird über einer
eigenen Sterbekarte, auf der fächerartig die einzelnen Phasen aufgezeichnet sind, gependelt.
Zu jeder Phase empfiehlt Frau Sonnenschmidt sowohl für das sterbende Tier als auch für
den dazugehörigen Halter geeignete ⇨ Homöopathika und Bach-Blütenpräparate.[473]

Frau Sonnenschmidt macht ihre Farbtherapie nicht nur über zahllose Seminare und
Workshops bekannt - mithin im Rahmen der von ihr konzipierten Ausbildung zum
„Lebens-Energie-Berater für Tiere®" an der oberbayerischen ⇨ *raum&zeit-akademie* -,[474]
auch in Tierzeitschriften und Tiermagazinen finden sich ihre Erkenntnisse völlig distanzlos
wiedergegeben. Im *Hundejournal* des Internet-Tierzubehörhandels *zooplus.de* beispielsweise,
einer Publikationsplattform mit enormer Breitenwirkung, bewirbt sie sich in einem redaktionell aufgemachten Beitrag selbst: „Tiere sprechen auf die Farbtherapie gut an, denn die
Behandlung verläuft für sie stressfrei und angenehm. Man kann sie zuhause oder in einer
Praxis durchführen. (...) Der Einfluss der Farben äußert sich darin, dass Medikamente besser
wirken, Wunden schneller heilen und psychische Störungen gemildert werden." Zur Wirkung der einzelnen Farben macht sie Angaben, die denen in ihrem Buch teils diametral
widersprechen: „Rot: findet Anwendung bei Erschöpfungszuständen, Appetitlosigkeit und
bei Wachstumsstörungen. / Orange: wird bei Neigung zu Pilzbefall eingesetzt, bei Nach-
behandlungen von Operationen und bei Immunschwäche. / Gelb: setzt man ein, wenn das
Tier nicht kommunizieren will oder kann, bei Nervenschwäche und Schockzuständen. /
Grün: wählt man bei Unausgeglichenheit, Bakterienbefall und bei Entgiftung (...). / Violett:
ist die wichtigste Farbe für die Psyche. Sie wird bei Nervosität, Hysterie, Ängstlichkeit und
zur Lösung traumatischer Erlebnisse eingesetzt. Violettlicht ist außerdem die wichtigste
Therapiefarbe bei der Sterbebegleitung. / Blau: ist höchst wirksam bei Unruhe, Juckreiz und
Aggression." Wie bei allen medizinischen Belangen, so Sonnenschmidt, „empfiehlt es sich
auch bei der Farbtherapie einen kompetenten Fachmann über die Anwendung und Dauer zu
befragen, damit eine sinnvolle und erfolgreiche Behandlung durchgeführt werden kann."[475]

Ungeachtet aller Hellsichtigkeit Frau Sonnenschmidts: ein plausibles theoretisches Konzept für die Farbtherapie existiert nicht. Neben Bezugnahme auf chinesische oder ayurvedi-
sche Überlieferungen verweist man in deren Ermangelung gerne auf die Farbenlehren
Goethes oder Rudolf Steiners und insbesondere auf die erwähnten Arbeiten Max Lüschers.
Auch die „visionären Einsichten" des österreichischen Propheten Jacob Lorber werden herangezogen, der Mitte des 19. Jahrhunderts mit seinen so genannten „Lichtglobuli" Furore
gemacht hatte: durch Sonnenbestrahlung mit konzentrierter „Lichtenergie" angereicherte
Zuckerkügelchen, die als Heilmittel gegen alles und jedes eingesetzt wurden; daneben ver-
schrieb er Rhabarberpulver sowie sonnenbestrahlte Präparate aus Kalbs- oder Lammblut.
(Sonnenheilmittel nach Lorber, vertrieben von der schwäbischen Firma *Vitaswing*, werden bis

heute in der Heil- und Tierheilpraktik eingesetzt.[476]) Vor allem aber bemüht man die Theorien des Physikers Fritz-Albert Popp, der behauptet, der menschliche Körper sei von einem „Biophotonenfeld" umgeben, das sämtliche organischen Abläufe regle; mittels bestimmter Farbschwingungen sei es möglich, in dieses Kraftfeld Informationen zur Behebung etwaiger Funktionsstörungen des Organismus einzuschleusen.[477] In der Naturwissenschaft gilt Popps Biophotonen-Theorie längst als widerlegt,[478] für sonstige Behauptungen in der einschlägigen Literatur, „nach neuesten Forschungen [sei] die Haut in der Lage, Farbschwingungen aufzunehmen und deren Wirkung ins Innere des Körpers weiterzuleiten",[479] fehlt jedweder Beleg.

Der in der Szene weithin bekannte Hanauer Heilpraktiker Dietmar Krämer, eigenen Angaben zufolge (wie Sonnenschmidt) von Jugend an hell- und aurensichtig, stellt in umfänglichen Schriftwerken die Farbbestrahlung von ⇨ Akupunkturpunkten und Chakren (= sieben [tatsächlich nicht existierende] Energiezentren, die nach yogischer Auffassung entlang der Wirbelsäule angeordnet sind[480]) vor. Farbtherapie, so Krämer, wirke ausschließlich auf „energetischer Ebene", beeinflusse also den aurischen „Ätherkörper". Besonders wirksam sei die von ihm selbst entwickelte Mondlinientherapie, bei der zur „Verbindung zwischen der emotionalen Ebene (Astralkörper) und der energetischen Ebene (Ätherkörper)" besondere Punkte am Unterleib farbbestrahlt werden:[481] Tiefrot beispielsweise diene der Therapie von Trägheit und Energielosigkeit, Gelbgrün bei Leistungsverweigerung, Türkis bei Verstocktheit.[482] Krämer setzt Farbtherapie überdies mit ⇨ Bach-Blüten in Bezug, auch mit Edelstein-, Metall- und Musiktherapie sowie nicht zuletzt mit astrologischer beziehungsweise lunatistischer Erkenntnis. Das zu behandelnde Problem wird mittels „sensitiver Diagnose" erfasst, wozu „mentale Energie auf das zu diagnostizierende Chakra projiziert und die anschließende Reaktion der Aura analysiert wird. (...) An der Energieabstrahlung der Aura lässt sich dann abschätzen, wie stark das jeweilige Chakra gestört ist."[483] Zur Therapie wird ein Paket entsprechender Farben, Bach-Blüten, Töne, Edelstein- und Metallenergien zugeführt. Eine Störung des „Wurzelchakras" beispielsweise, des für die Fortpflanzung zuständigen Energiezentrums „3 Fingerbreit hinter dem Hodenansatz" beziehungsweise „am Unterrand der Vagina", sei punktuell mit Orange- und Türkis-Licht zu bestrahlen, die Energie von Jade und Jaspis sei zuzuführen, dazu die von Molybdän und Silber; der Patient sei mit den Tönen h und cis' zu beschallen (hierzu kann ihm eine entsprechende Stimmgabel an das Chakra gehalten oder der Ton auf einer Blockflöte vorgeblasen werden), desweiteren sei ihm eine Bach-Blütenkombination aus Gefleckter Gauklerblume *(Mimulus)*, Herbstenzian *(Gentian)* und Ulme *(Elm)* zu verabfolgen; im Übrigen müsse bei der Gesamtbehandlung der jeweilige Stand des ⇨ Mondes genau beachtet werden: besonders wirksam seien die Maßnahmen, wenn der Mond im Skorpion, unwirksam hingegen, wenn er im Wassermann stehe.[484]

Alternativheilexpertin Sonnenschmidt rät dazu, Tiere parallel zur Farbtherapie auch „musiktherapeutisch" zu behandeln. Grundsätzlich sei hierbei zu Musik des Mittelalters, des Barock oder des New Age zu greifen, wobei Krankheiten, die mit „Aggression und übertriebenem Verhalten" einhergingen, Stücke mit „langsam fließenden Tempi mit wenig Melodiebewegung" erforderten, Krankheiten hingegen, die zu

„Apathie, Lethargie und Erschöpfung" führten, „tonisierende Klänge und rhythmische Musik" bräuchten. Bei Hunden, Ratten und Mäusen sei Basslastiges angezeigt, bei Katzen und Vögeln Musik höherer Tonlagen. In der Behandlung von Stalltieren habe sich „orchestrale Barockmusik" bestens bewährt, beispielsweise Stücke von Corelli, Händel oder Vivaldi.[485] Bestätigung finden Sonnenschmidts Hirngespinste beim Doyen „ganzheitlicher Tiermedizin", Wolfgang Becvar, der behauptet, Komponisten wie Händel, Mozart oder Schumann hätten ihre Musik ganz bewusst auch für Tiere geschrieben; desgleichen die Beatles, Bob Dylan und Cat Stevens. Musik von Mozart beispielsweise „harmonisiert scheinträchtige Hündinnen und tröstet sie darüber hinweg, dass sie diesmal 'leer ausgegangen' sind." Auch Becvar empfiehlt, farbtherapeutische Behandlungen mit Musik zu untermalen, da „der Organismus somit eine Harmonisierung auf mehreren Ebenen gleichzeitig erfährt".[486] Tierheilpraktikerin ⇨ Jeanette Kilb, Leiterin einer eigenen Tierheilpraktikerschule, rät zu tibetischen Klangschalen (= Messingschüsseln unterschiedlicher Größen): Diese würden „neben dem Tier oder auf dem Körper platziert. Durch leichtes Anschlagen oder Reiben kommt die Schale in Schwingung und bewegt mit ihren spärischen Klängen das Wasser im Körper. Alle Zellen beginnen zu Schwingen. Dieser ganzheitliche Energiefluss harmonisiert den Körper und bringt ihn wieder in *Ein-Klang*. *Klang=Schwingung=Harmonie*. Der Körper kann dann besser Blockaden auflösen und Schadstoffe loslassen. Dieses Loslassen ist dann die Basis zur Stärkung der Selbstheilungskräfte."[487]

Selbstredend gibt es auch eigens zur Behandlung von Tieren hergestellte Sound-Therapy-CDs. In den USA sind derlei Tonträger längst integraler Bestandteil alternativveterinärer Behandlung,[488] aber auch hierzulande finden sie zunehmend Verbreitung. Das schweizerische ⇨ *Tiergesundheitszentrum Uzwil* beispielsweise vertreibt so genannte „Braindog"-CDs, die laut Werbetext dem „gestressten Vierbeiner durch Gehirnwellenstimulation mit bestimmten Frequenzen perfekte Entspannung" zuteil werden ließen.[489] In zahlreichen Tierheilpraxen werden die Wartezimmer mit dieser CD dauerbeschallt, vor allem aber für die häusliche Behandlung „psychisch auffälliger" Tiere gilt sie als Geheimtip schlechthin. Die Wunder-CD kostet 22,60 Euro.

Die theoretische Grundlage der angeblichen „Gehirnwellenstimulation" ist dürftig: man geht - zunächst korrekterweise, wenngleich stark vereinfachend - davon aus, dass im Gehirn elektromagnetische Felder mit Strömen unterschiedlicher Frequenzbereiche zu messen seien, in ihrer Gesamtheit als „Gehirnwellen" bezeichnet. Diese Wellen mit einer Frequenz zwischen 1 und 30 Hertz seien eingeteilt in vier Bereiche, die so genannten Beta-, Alpha-, Theta- und Delta-Wellen. In normalem Wachzustand lägen die Gehirnströme im Bereiche der Beta-Wellen (13-30 Hz), im Zustand der Entspannung im Bereich der Alpha-Wellen (8-12 Hz); tiefere Entspannung, wie etwa im Schlaf, zeigte Theta-Wellen (4-7 Hz), Tiefschlaf Delta-Wellen (1-3 Hz).

Unabhängig davon, dass „Gehirnwellen" unterschiedlicher Frequenzen in verschiedenen Bereichen des Gehirns durchaus gleichzeitig auftreten, ließe sich der Argumentation der Gehirnwellenstimulatoren bis hierher noch folgen. Nun aber wird behauptet, die CDs seien in der Lage, das Gehirn in einen vorgegebenen Schwingungszustand zu versetzen, wodurch ganz automatisch der gewünschte Entspannungszustand eintrete. Die auf der CD zu hörende Musik - wahlweise Klassisches oder synthetische Sphärenklänge, untermalt vom Plätschern eines Bachs, von Meeresrauschen, Vogelgezwitscher, tibetischen Klangschalen und dergleichen mehr - wird in ihrer Impulsfolge sukzessive verlangsamt, was das Gehirn veranlasse, im Sinne einer „Frequenz-Folge-Reaktion" von selbst in den Alpha- beziehungsweise Thetabereich zu folgen.[490] Der Copyright-Halter besagter „Braindog"-CD, der Berliner Informatiker Günter Stielau, behauptet, seine stereophonen Tonträger gäben auf dem linken Kanal andersfrequente Musik wieder als auf rechten Kanal, wodurch „das Bewusstsein [des Tieres] nun von zwei Seiten mit unterschiedlich manipulierten Frequenzen beschallt [wird]. Dies bewirkt, dass das Gehirn auf Ausgleich drängt und die Hirnwellen in einen vorher festgelegten Bereich 'gezogen' werden - etwa in einen Bereich, der Entspannungsgefühle bewirkt."[491] Derlei Banalvorstellungen hochkomplexer neurophysiologischer Prozesse sind reiner Unfug, eine „Frequenz-Folge-Reaktion" gibt es ebensowenig wie eine „Beschallung von Bewusstsein".[492]

Neben den (aus den USA importierten) tierspezifischen Sound-Therapy-CDs werden praktisch sämtliche Tonträger, die der (hiesige) alternativtherapeutische Markt für die Humanheilbehandlung feilbietet, auch in der Tierheilpraxis eingesetzt: von den Meditations- und Selbstheilungsprogrammen beispielsweise Ruediger Dahlkes, Erhard Freitags oder „Professor" Kurt Tepperweins, die hörbare oder unhörbare (= subliminale) Suggestionsformeln zu jeder nur denkbaren Erkrankung oder Funktionsstörung bereithalten hin zu reinen Musik- und/oder Naturgeräusche-CDs etwa von Aeoliah, „Chaitanya Hari" Deuter oder Lex van Someren, die „sanfte Klangwellen heilender Energien" übertrügen und sich daher „sehr gut als Begleitung bei therapeutischen Tätigkeiten" eigneten; beziehungsweise aufgrund ihrer „kosmischen Klangdimensionen von einmaliger Eindringlichkeit und Qualität" an sich schon „als Medizin für Körper, Geist und Seele auf tiefsten Ebenen" wirkten.[493] Einen Nachweis für all die Behauptungen über therapeutische Wirksamkeit von Suggestions-, Subliminal- oder Sound-Therapy-CDs gibt es nicht.[494]

Andere Esoterik-Autoren vertreten die Auffassung, durch „Überschwemmung der Aura mit Tugendfarben" sei es möglich, „alte Verhaltensmuster und unerwünschte Charakterzüge aufzulösen". Die Farblichtbestrahlung müsse insofern über dem Solarplexus vorgenommen werden, da sich dort der „Sitz der Seele" befinde. Zu den Tugendfarben, mit denen vor allem ungehorsame Hunde bestrahlt werden, zählen Lavendelgrau, Hellgrün und Rosabeige.[495] (Das hierzu erforderliche „Mischlicht" könne mit entsprechend übereinandergeklebten Folien selbst hergestellt werden, wie [Tier-]Heilpraktiker Rainer Strebel ausführt: er selbst klebe für „individuelle Therapie" bis zu fünfzehn verschiedenfarbige Folien zusammen.[496] Die Bestrahlungdauer, so die Farbtherapeutin Gabrielle Buresch ergänzend, müsse bei exakt 19 Minuten liegen - nicht mehr und nicht weniger -, um optimale Heilwirkung zu entfalten.[497]) Auch die Einnahme von „farbaktiviertem Wasser" wird angeraten: es sei hierzu „stilles Mineralwasser" 15-20 Minuten mit Farblicht zu bestrahlen und dann dem zu behandelnden Tier in den Trinknapf zu füllen.[498] Verschiedenen Autoren zufolge sei es ratsam, das Tier in entsprechend farbbestrahltes Badewasser zu setzen; auch das Futter und zu verabfolgende Medikamente ließen sich durch Farblichtbestrahlung energetisch aufladen.[499] Sei keine Strahlmöglichkeit gegeben, reiche es auch, den Schlafplatz des Tieres mit farbigen Stoffbahnen zu behängen; besonders empfehle sich insofern die Verwendung ⇨ tachyonisierter Baumwoll- und Seidentücher.[500]

Die Frage, welches Farblicht dem zu behandelnden Tier zuzuführen sei, wird vielfach im direkten Gespräch mit diesem abgeklärt: das Tier wird hierzu „mental" befragt und erteilt entsprechende Auskunft. Die diplomierte Expertin für ⇨ Tierkommunikation und Tierfarbtherapie Nadja Knöpfel berichtet von Fällen aus ihrer Praxis: „Ein Wallach hatte seit längerer Zeit starke Schmerzen im Rücken, da die Energie nicht mehr richtig floss. Auf die Frage, welche Farbe ihm nützen könnte, antwortete er spontan mit Grün. Also bestrahlten wir den Rücken und die Wirbelsäule mit grüner Farbe. (...) Nach der Bestrahlung zeigte das Pferd überhaupt keine negativen Reaktionen mehr." Zudem habe sie dem Wallach die Kastrationsnarbe mit der Farbe Blau „entstört": „Das Ergebnis der Bestrahlung war, dass das Pferd anschließend wieder sein natürliches hengstiges Verhalten gegenüber den Stuten zeigte."[501] Selbstredend könnten die jeweiligen Heilfarben und die Reihenfolge ihres Einsatzes auch mit Hilfe eines Pendels oder einer Einhandrute ermittelt werden: mit einer Hand sei das zu behandelnde Tier zu berühren oder an einer Leine zu halten, mit der anderen sei über einer Farbkarte, auf der die zur Verfügung stehenden Farben eingetragen sind, zu pendeln respektive zu muten; in Abwesenheit des Tieres reiche auch eine Haar- oder Federprobe, die in die Mitte der Farbkarte gelegt werde.[502]

Ein auch in der Tierheilerszene weithin bekannter Vertreter der Farbtherapie ist der Heilpraktiker Peter Mandel (*1941), der in seinem Bruchsaler *Institut für Esogetische Medizin* (= Verknüpfung von *Eso*terik und Ener*getik*) ein eigenständiges Behandlungssystem mit Farblicht entwickelt hat. In seiner so genannten Farbpunktur werden, analog zur chinesischen ⇨ Akupunkturlehre, bestimmte Energiepunkte und Meridiane mittels verschiedenfarbiger Stablampen beleuchtet: anstatt der Nadeln wird für kurze Zeit ein dünner Farbstrahl zugeführt. Unter Bezugnahme auf eine (nicht näher ausgewiesene) Studie in Nowosibirsk, in der der Beweis erbracht worden sei, dass Akupunktur-Meridiane Licht leiten können, glaubt Mandel, Farbstrahlen, die er an deren Anfangs- beziehungsweise Endpunkten aufbringt, in den Organismus einschleusen zu können.[503] Krankheit, so seine grundlegende These, sei der „Verlust der Fähigkeit der einzelnen Zelle, sich selbst in ihrem Schwingungsverhalten zu regulieren". Die durch Farbpunktur zugeführte „harmonische Farbschwingung veranlasst die Zelle nach dem Resonanzgesetz zu einem kohärenten Schwingungsverhalten, einer Voraussetzung für 'störungsfreie' Biokommunikation".[504] Zur Feststellung der Störung - Esogetische Terminalpunktdiagnose (ETD) genannt - sowie der zur Therapie benötigten Farbschwingungen bedient Mandel sich einer selbstentwickelten Variante des ⇨ Kirlian-Photoapparates, des so genannten „ET-Dacron2000", der angeblich die „Aura" beziehungsweise das „Biophotonenfeld" (Popp) des Patienten abbildet. Über Vorher-Nachher-Aufnahmen zeige sich, ob die „diagnostisch-therapeutischen Überlegungen und Maßnahmen richtig waren". Hunderttausende von ihm erstellte Photos ließen keinen Zweifel daran, dass mit der Farbpunktur „eine der wirksamsten biophysikalischen Therapiemethoden" geschaffen worden sei, die mit „herausragenden Therapieerfolgen" unter anderem bei akuten und chronischen Schmerzzuständen, Asthma bronchiale, Erkrankungen des Urogenitalsystems sowie psychischen Krankheitsbildern aufwarten könne.[505] Erkrankungen der Gallenblase beispielsweise werden behandelt durch je drei- bis fünfminütiges Bestrahlen dreier Punkte auf dem rechten Rippenbogen mit gelbem Licht, dreier Punkte auf dem rechten Schulterblatt mit gelbem und violettem Licht sowie von vier Punkten rund um den Bauchnabel mit grünem Licht. Die jeweiligen Punkte finden sich zusammen mit Maßgaben für die zu verwendenden Lichtfarben auf eigenen Schautafeln verzeichnet.[506]

In umfangreicher Seminar- und Ausbildungstätigkeit in Deutschland und in der Schweiz verbreitet Mandel seine Vorstellungen. Eine Komplettausbildung in Esogetischer Medizin umfasst 17 Tage (3x3 Tage Grundkurs plus 2x4 Tage Aufbaukurs) und kostet 1.960 Euro. Über einen eigenen Versandhandel vertreibt Mandel Lehrbücher, Geräte und Produkte. Der erwähnte „ETDacron 2000" kostet knapp 5.000 Euro, ein „Perlux-Farbpunktur-Set" mit einem „Lichtgriffel" in der Größe eines Kugelschreibers, einer Ersatzbirne und vierzehn aufsteckbaren Farbspitzen ist für 520 Euro zu haben. Daneben führt Mandel ein reichhaltiges Sortiment an esogetischen Emulsionen und Ölen im Angebot, die laut Werbebroschüre „regulierenden, ganzheitlichen Einfluss auf wichtige Informations- und Energiezentren des Körpers" nehmen. Ein 30ml-Fläschchen Kräuteröl beispielsweise kostet 15 Euro. Farbklang-Therapie-Kassetten, auf denen „Therapiefarben mit Hilfe einer speziellen mathematischen Formel in Tonfrequenzen" umgewandelt zu hören sind, werden à 23 Euro angeboten, ein Kassetten-Viererpack „Esogetische Klangbilder" schlägt mit 60 Euro zu Buche. Ein anderthalbstündiges Video zur Einführung in die „Energetische Terminalpunkt-Diagnose" (zum Selbststudium) kostet 150 Euro.[507]

Die Esogetische Medizin entbehrt jeder naturwissenschaftlichen Grundlage. Die angestrengten Versuche Mandels, seinen Vorstellungen durch aufgeblasene Terminologie den Anschein von Wissenschaftlichkeit zu verleihen, nehmen streckenweise groteske Züge an: „Treffen die Schwingungen des Farblichtes auf die Rezeptoren der Haut, so werden sie an die endokrinen Steuerungsorgane weitergeleitet. Dort wird selektiert, die Qualität der Informationen überprüft und bestimmt. Die blitzschnell erfolgenden Resonanzwirkungen breiten sich dann in jene Bereiche aus, in denen ein Schwingungsdefizit besteht. (...) Die energetischen Impulse des Farblichtes sind in der Lage, Unregelmäßigkeiten im Schwingungsverhalten der Zellen zu eliminieren und damit Funktionsstörungen aufzuheben, oder bei vorhandenen Krankheiten dem Gesamtsystem in den Bereich harmonischer Schwingungsqualitäten zurückzuhelfen."[508] Die Behauptung Mandels, der Farblichtreiz „pflanzt sich ohne nervale Leitung über die atomare Struktur durch Photonen und Elektronen direkt in das Gebiet des Hypothalamus fort und löst dort endokrine Reaktionen aus",[509] ist barer Unsinn. Es gibt keinerlei ernstzunehmenden Hinweis, dass Farblichtbestrahlung à la Mandel *irgendeinen* Einfluss auf organismisches Geschehen habe.

Ebenso unsinnig ist die Bestrahlung des Körpers beziehungsweise irgendwelcher „Energiepunkte" mit Laserlicht. Die Behauptung etwa der Jenaer Tierheilpraktikerin Birgit Zwilling, mittels eines von ihr verwendeten „Helium-Neon-Biostimulations- lasers" (= SOFT-/Low-Power-Laser mit 632,8 Nanometer Wellenlänge) sei es möglich, „bis zu 5 cm durch die Haut zu dringen, ohne irgendwelche Hitzeeffekte oder Zer- störungseffekte zu implizieren", was die „Wahrnehmungsschwelle der algothrophi- schen Nervenendigungen" erhöhe und damit „Gewebserneuerungsprozesse" und „Immunitätsvorgänge" aktiviere, knüpft nahtlos an die szeneüblichen Phrasen an.[510] Tatsache ist: das therapeutisch eingesetzte, athermische (SOFT-)Laserlicht dringt noch nicht einmal einen Millimeter tief in die Haut ein; nur unwesentlich tiefer vermag der ebenfalls weit verbreitete gepulste MID-Laser (= Mid-Power-/Halbleiter- Laser mit etwa 900 Nanometer Wellenlänge) einzudringen. Die Wirkung der so ge- nannten „Laser-" oder „Biophotonentherapie" ist gleich null.[511]

Die Arbeiten der theoretischen Bezugsgrößen Mandels - Popp (Biophotonen), Kirlian (Aura-Photographie) und Voll (Elektroakupunktur) - sind längst *ad absur- dum* geführt.[512] Auch die chinesische Akupunkturtherapie (Einstechen von Nadeln in bestimmte „Energiepunkte" des Körpers), auf die Esogetik abstellt, ist keineswegs als medizinisch gesichertes Verfahren zu werten.[513] Ganz im Gegenteil, die in der Humanmedizin bestehenden Erfolge durch Akupunkturbehandlungen deuten auf reine Placeboeffekte hin: Doppelblindstudien haben längst bestätigt, dass so genannte Schulakupunktur (gezieltes Setzen der Nadeln nach Atlas oder Punktsuchgerät) und Placeboakupunktur (beliebiges Setzen der Nadeln an irgendwelchen Stellen des Körpers) völlig gleichwertige Ergebnisse liefern. Abgesehen von unspezifischen Reizkomponenten sind es in erster Linie suggestive Faktoren, die die Akupunktur- wirkung erklären.[514] Eine Farblichtbestrahlung nicht-existenter Akupunkturpunkte bei Tieren, bei denen eine Placebowirkung nur in sehr beschränktem Umfange auf- tritt, ist insofern dreifach absurd. Gleichwohl gehört sie in zahlreichen Tierheil- praxen, beispielsweise bei der schweizerischen „Groß- und Kleintiertherapeutin" Karin Kuhn, zum Standardangebot.[515]

In seiner Hauspostille *Profil* propagiert Mandel nicht nur seine eigenen Methoden, sondern lässt auch andere teils äußerst zweifelhafte Verfahren bewerben. Beispiels- weise wird im Falle einer eitrigen Ohrenentzündungen neben einer einminütigen Farbpunktur mit gelbem Licht von je zwei Punkten auf der Brust und an den Hüften zu homöopathischen Präparaten, zur Inhalation ätherischer Öle sowie „im akuten Fall" zu Eigenblut- oder Urintherapie geraten.[516]

Gelegentlich finden in der Tierheilpraxis auch die so genannten Pomanderöle der Aura-Soma-Kollektion Verwendung. Es handelt sich hierbei um ein Set aus vierzehn Glasfläschchen mit knallbunt eingefärbten Duftölen. Vorgestellt wurde Aura-Soma – der Name bezieht sich auf das „feinstoffliche Energiefeld" (aura: lat.= Lufthauch), das den Körper (giech.= soma) umgebe – Mitte der 1980er von der britischen Geistheilerin Vicky Wall (1918-1991).[517] Die zur Behandlung erforderlichen Farböle werden über Pendel oder Biotensor ermittelt. In ritueller Form bekommt der Patient ein paar Tropfen davon auf bestimmte Körperareale, bevorzugt auf die ⇨ Chakren, aufgetragen und eingerieben. Smaragdgrün etwa sei hilfreich bei Asthma und Herzbeschwerden, Gelb bei Nierenproblemen, Rot schütze gegen Erdstrahlen und Königsblau wirke „entspannend auf die Hormondrüsen im Gehirn", die fähig seien, „Energien aus dem Universum aufzunehmen, die schneller als Lichtgeschwindigkeit sind". Das nach Maiglöckchen duftende Pomanderöl „Königsblau" sei insofern besonders geeignet zur Unterstützung von ⇨ Reiki-Behandlungen.[518] Neuerdings gibt es auch eigene Lampengestelle, in die die Aura-Soma-Flaschen eingespannt werden können: die jeweilige Farbenergie könne dergestalt auf den Körper oder sonstwohin projiziert werden. In der schweizerischen Tierheilpraxis *therapie hathor* beispielsweise, betrieben von der medialen Tierkommunikatorin Janet Corbett, zählt Aura-Soma zum regelmäßigen Behandlungsangebot.[519]

Zusammenfassend gilt: Die Zuordnung bestimmter Farben zu bestimmten Störungen oder Erkrankungen ist völlig willkürlich, die Darstellungen einzelner Autoren stehen in teilweise unvereinbarem Widerspruch zueinander. Keine Farbe hat eine allgemeine therapeutische Wirkung – ebensowenig wie irgendein Ton, Klang oder Musikstück –, für die behaupteten Heileffekte fehlt durchgängig jeder seriöse Nachweis.[520] Esoterische beziehungsweise esogetische Farbtherapie hat nichts zu tun mit den Infrarot- oder Ultraviolettbestrahlungen, wie sie in der physikalischen Medizin eingesetzt werden.

Ein an den *Paracelsus*-Heilpraktikerschulen angebotener Ausbildungsgang „Licht- und Farbtherapie bei Tieren" dauert einen Tag (7 Std.) und kostet 100 Euro; ein etwas umfänglicherer Lehrgang „Farbtherapie für Tierheilpraktiker" umfasst zwei Wochenenden (24 Std.) und beläuft sich auf 350 Euro.

## 5.18. Feng-Shui

Weit verbreitet in der Alternativheilerszene ist das ⇨ radiästhetische Vermessen von Wohn- und Lebensräumen, um die vermeintliche Auswirkung „schädlicher Erdstrahlen" zu eliminieren. Seit Mitte der 1990er wird hierzu auch und insbesondere die chinesische Okkultlehre des Feng-Shui (sprich: Fong-Shü-eh) herangezogen, die über eine Unzahl einschlägiger Publikationen bekannt gemacht wurde.[521]

Feng-Shui (chin.= Wind und Wasser), auch unter Ti-Li oder Kan-Yü bekannt, lässt sich als fernöstliches Pendant zur europäischen Tradition der Geomantie verstehen. Angeblich von taoistischen Weisen vor rund 2.000 Jahren aus noch sehr viel älteren Quellen zusammengefasst, gründet die Lehre des Feng-Shui in der Vorstellung, der Mensch müsse, um gesund und glücklich zu sein, sein Lebensumfeld in Einklang bringen mit der alldurchdringenden Vitalkraft des Kosmos. Der freie Fluss dieser Vitalkraft, Qi, Ki oder auch Ch'i (sprich: Tschi) genannt und fortwährend sich zeugend aus den polaren Kräften Yin („weiblich") und Yang („männlich"), könne durch Beachtung der „kosmischen Gesetze" angeregt beziehungsweise durch deren Missachtung gehemmt werden, wodurch sich „gutes" (sha) respektive „schlechtes" (sheng) Ch'i mit entsprechendem Gesundheits- und Glücksbefinden des Einzelnen einstelle. (Die Ursprünge des Feng-Shui liegen eigentlich im taoistischen Ahnenkult Chinas: das Auffinden des „richtigen" Bestattungsortes eines Verstorbenen, an dem dieser sich wohlfühle, wird als unabdingbare Voraussetzung für „gutes Ch'i" der Hinterbliebenen gesehen.) In ganz Süd- und Südostasien gilt die Beachtung der Feng-Shui-Tradition (in regionalen Varianten [und Widersprüchen]) bis heute als Selbstverständlichkeit.

In westlichen Esoterikkreisen dient die Lehre des Feng-Shui in erster Linie „kosmischer" Wohnraumgestaltung. Möbel werden so aufgestellt, dass sie „gutes Ch'i" erzeugen: Schreibtische etwa müssen nach Norden zeigen, Betten nach Osten. Als wichtigstes Hilfsmittel dient das so genannte Ba'Gua-Raster, ein Quadrat mit neun gleichgroßen Feldern, das auf den Grundriss des zu gestaltenden Raumes aufgelegt wird: die durch die Tür hereinkommende Feng-Shui-Energie verteile sich auf die entsprechenden Raumfelder, nahe der Tür lägen „Wissen", „Karriere" und „Freundschaft", in der Mitte „Familie", „Lebenskraft" und „Kinder", der Tür gegenüberliegend „Reichtum", „Ruhm" und „Partnerschaft". Ein Schreibtisch müsse insofern links neben der Tür („Wissen" oder „Karriere") aufgestellt werden, ein Bett in der Mitte des Raumes („Lebenskraft") beziehungsweise im hinteren rechten Feld („Partnerschaft"). Nicht-Beachtung des Ba'Gua führe früher oder später zu Problemen in den entsprechenden Lebensbereichen. Bei tiefergehender Feng-Shui-Analyse kommt ein eigener „Kompass" zum Einsatz , Lo-p'an genannt, über den die vier Himmelsrichtungen abgeglichen werden können mit den fünf Elementen (Feuer, Wasser, Luft, Erde, Holz/Äther/ Quintessenz), den acht Tri- beziehungsweise vierundsechzig Hexagrammen des traditionellen I-Ging-Orakels, der Sonnenekliptik, der Bahn des Mondes sowie den astrologischen Daten der Hausbewohner.[522] Aus dem Ergebnis der Lo-p'an-Berechnungen werden exakte Maßgaben für erforderliche Umbauten beziehungsweise die Applikation energieausgleichender Hilfsmittel hergeleitet: hierzu gehören vor allem Spiegel, die, platziert an strategisch entscheidenden Stellen, „schlechtes Ch'i" vermeiden hülfen (das mithin durch zuviele Bücher [!] im Wohnbereich entstehe), daneben Beleuchtungskörper, Pflanzen, Windspiele und vielerlei Accessoires mehr. Besonders ratsam sei ein Aquarium, das „schlechtes Ch'i" vertreibe (notfalls reiche allerdings auch ein Bild, besser: eine Tapete, auf der irgendein Gewässer, am besten: ein Wasserfall zu sehen sei).[523] Grundsätzlich gelte es, Yin-Plätze (z. B. eine dunkle Ecke) mit Yang-Gegenständen (z. B. einer hellen Lampe) und vice versa zu „harmonisieren". Im Zweifelsfalle kann der energetische Charakter des jeweiligen Ortes auch mit Pendel oder Wünschelrute untersucht werden.[524] Ein unter Esoterikern weit verbreitetes Handbuch rät dringend, die Toilettentür gut zu verstecken, ansonsten verschwinde der Wohlstand des Hauses gleichsam durch die Kanalisation (im Übrigen sei, aus gleichem Grunde, der Klodeckel stets gut verschlossen zu halten).[525]

Zahllose „Feng-Shui-Berater" bieten ihre Dienste zur Überprüfung beziehungsweise Um- oder Neugestaltung des persönlichen Lebensumfeldes an. Auch exorzistische Rituale (Tun-Fu) zur „energetischen Reinigung" von Wohn- und Arbeitsräumen - Vorbewohner hinter-ließen grundsätzlich „schlechtes Ch'i" - werden angeboten. Inzwischen findet sich unter dem Namen „Vastu" (bzw. „Vasati") auch eine indische Variante des Feng-Shui auf dem Markt, selbst für eine angeblich keltische und sogar eine aztekische Form der Lebensraumgestaltung wird um Kundschaft geworben. Abgerechnet wird entsprechend der Größe des untersuchten Raumes, wobei die Kosten zwischen 15 und 50 Euro pro Quadratmeter (im Einzelfalle auch darüber) variieren. Eine Fernberatung ist ab 200 Euro pro Raum zu haben.[526]

Längst hat Feng-Shui auch in die alternative Tierheilkunde Eingang gefunden. In einer Reihe einschlägiger Bücher finden sich die Maßgaben zu kosmischer Lebensraumgestaltung auf den Lebensraum von Haustieren übertragen. Eine Heike von Othegraven beispielsweise erläutert, wie mittels „Feng-Shui im Pferdestall" Wohlbefinden und Leistungsbereitschaft der Tiere erheblich gesteigert werden könnten; vor allem dem Anbringen von Symbolgegenstän-den in Stall und Auslauf - Glücksdrachen, Fächer, Bambusflöten etc. - komme insofern große Bedeutung zu.[527] Eine Alison Daniels hält Katzen für die „geborenen Feng-Shui-Berater": aufgrund ihrer übersinnlichen Fähigkeiten seien sie in der Lage, „gutes" respektive „schlechtes" Ch'i zu erspüren. Über genaue Beobachtung der Tiere könne man energetische Störfelder entdecken und - in aller Interesse - neutralisieren.[528] Näheren Rat hierzu weiß jeder Tierheilpraktiker zu erteilen.

Der Hellseher Harald Knauss, Dozent an der Wolfratshausener ⇨ *raum&zeit-akademie*, stellt ein eigenes Ba'Gua-Raster für den Lebensraum von Tieren vor, das statt der traditionel-len neun nur sechs Felder umfasst: „Die Ich- oder Ruhezone, die Wachstumszone, die Lern-zone, die Besitzzone, die Bewegungszone und die Vertrauenszone. Entsprechend halten sich die Tiere bei bestimmten Tätigkeiten besonders gern in einer dieser Zonen auf. In der Ich-zone ist das Tier selbstbewusst und entfaltet seine Persönlichkeit. In der Wachstumszone hat es gerne den Futterplatz. Leicht erziehen kann man das Haustier in der Lernzone, dafür verteidigt es sein Territorium besonders vehement in der Besitzzone. In der Bewegungszone ist das Tier sehr verspielt und in der Vertrauenszone hat es gerne engen Kontakt zum Men-schen."[529] Der Unfug setzt sich fort in der von Knauss auf Feuer-Wasser-Luft-Erde reduzier-ten Elementelehre des Feng-Shui, mit deren Hilfe festgestellt werden könne, welches Tier zu welchem Halter passe: für den eher sensiblen und nachgiebigen „Wassertyp" eigne sich das „Lufttier" Vogel, dem zu Nervosität neigenden „Lufttyp" dagegen seien „Feuertiere" wie Hund oder Katze anzuraten; auch für den pflichtbewussten, allerdings Probleme eher in sich hineinfressenden „Erdtyp" eigne sich das „Feuertier" Katze, für den leicht ungeduldigen „Feuertyp" indes das „Erdtier" Reptil. Halte ein „Wassertyp" ein „Feuertier" oder ein „Luft-typ" ein „Erdtier" seien Konflikte und sogar Erkrankungen vorprogrammiert, sofern nicht für ausreichend „gutes Ch'i" gesorgt werde. Ungünstig wirke sich auch aus, wenn Halter und Tier dem gleichen Element zugehörten.[530]

Wesentlichen Anteil an der Verbreitung des Feng-Shui in der alternativen Tierhalter- und Tierheilerszene hatte ein umfangreicher Beitrag zum Thema, der Mitte 2002 in dem kostenfrei und in hoher Auflage vetriebenen Kundenmagazin *Fressnapf Journal* erschienen war,[531] und der wenig später in etwas abgewandelter Form in dem Monatsheft *Ein Herz für Tiere,* laut Eigenwerbung des *Gong*-Verlages „Europas größtes Tiermagazin", nocheinmal zu lesen stand. „Wer die gut 5000 Jahre alte Lehre des Feng-Shui aber wirklich verstehen will", so der *Ein-Herz-für-Tiere*-Autor, „muss sie mehrere Jahre lang studieren und sich sehr intensiv mit chinesischer Weltanschauung, Mythologie, Philosophie und Kultur auseinandersetzen". Desungeachtet führt *Ein Herz für Tiere* seitenweise vor, wie mittels Feng-Shui „mit einfachen Mitteln große Wirkung" zu erzielen sei: „Das Schlafkörbchen für einen Hund gehört nicht unter eine Wendeltreppe (= saugt Energie wie in einem Schonstein nach oben) und natürlich nicht mitten auf einen langen, kahlen Flur. Und kein Käfig/Aquarium gehört auf ein Fensterbrett, wenn dieses genau gegenüber der Eingangstür liegt. Körbchen und Käfige sollen auch nie in Elektrosmog-Bereichen, wie nahe am Computer/einer Trafostation, stehen. (...) Lebende Goldfische gelten im Feng Shui als Glücksbringer. Ihre Zahl muss ungerade sein. Am besten nimmt man acht goldene und einen schwarzen (gegen Einbrecher)." Im Übrigen wirke Feng-Shui auch dann, „wenn man nicht daran glaubt".[532]

Ein Anfang 2004 im ostschweizerischen Uzwil eröffnetes *Tiergesundheitszentrum* - laut Medienberichten „Europas erste ganzheitliche Tierklinik"[533]- wurde nach Angaben des Begründers und Leiters Urs Bühler auf geomantisch, sprich: per Wünschelrute ermittelten „Kraftpunkten" errichtet; zusätzlich sei das Zentrum auf den nahegelegenen Kraftberg Säntis am Bodensee hin orientiert worden. (Der Mythos bestimmter Kraftorte oder Kraftpunkte basiert auf der unter Esoterikern weit verbreiteten „Gaia-Hypothese" des britischen Hobbygeographen James Lovelock, derzufolge die Erde von einem Netz pulsierender Energiemeridiane umgeben sei. An Punkten, an denen diese [angeblichen] Meridiane zusammenflössen oder sich überschnitten, seien besondere Kräfte am Wirken.[534]) Auf dem „Hauptkraftpunkt" der knapp acht Hektar großen Anlage wurde ein kreisrunder Heilbau erstellt, in dem „energetische Heilimpulse gesendet werden" könnten. Sämtliche Gebäude wurden nach den Maßgaben einer als „Global Scaling" bekannten paraphysikalischen Zahlentheorie errichtet, die Farbgestaltung des gesamten Komplexes sei mittels „feinstofflicher Analyse" vorgenommen worden. Die hierzu erforderlichen Kenntnisse erwarb Zentrumsbegründer Bühler in erster Linie an der oberbayerischen ⇨ *raum&zeit-akademie*, an der er eine Ausbildung zum „Sensivitiven-Lebens-Energie-Berater®" absolvierte. Als Kursleiter fungierten die vorgeblich medial befähigte Tierheilerin Rosina Sonnenschmidt sowie deren Kompagnon, der oben genannte Hellseher und Feng-Shui-Spezialist Harald Knauss; zugleich bildete er sich bei Sonnenschmidt zum zertifizierten ⇨ Tierkinesiologen sowie bei Pia Fischer zum ⇨ Craniosakraltherapeuten fort. Seine neugewonnenen Kenntnise sensitiver und tierheilerischer Art setzte Bühler, im Zivilberuf Diplomingenieur und Eigner einer schweizerischen Immobilien AG, in den Bau seines millionenschweren *Tiergesundheitszentrums* um. Sämtliche Tiere mit sämtlichen Krankheitsbildern könnten hier behandelt werden. Das unter dem Signet „HealthBalance" firmierende therapeutische Konzept umfasst Akupunktur, Farblicht,

Kinesiologie sowie verschiedene selbstentwickelte „Schwingungstherapien" und „Bioinformationsverfahren". Ansonsten bewirke alleine schon die Gestaltung der Anlage mit ihrer Ausrichtung auf den Kraftberg wahre Heilwunder.[535]

Eine Ausbildung zum Feng-Shui-Berater lässt sich *en passant* absolvieren: Ein Fernkursus nach „Meister Yu" beispielsweise, vertrieben über den Viersener Heilpraktiker Jürgen Schnitzler, kostet 480 Euro;[536] ein vergleichbarer Lehrgang am Remscheider ⇨ *Bildungswerk für therapeutische Berufe* hingegen beläuft sich auf 1.140 Euro (zuzüglich 85 Euro für Fachliteratur plus 120 Euro für ein optional zu belegendes Wochenendseminar), wofür der *BTB*-Absolvent allerdings auch ein beeindruckendes Diplom ausgehändigt bekommt. Vom *Berufsverband für Feng Shui und Geomantie e.V.* anerkannte Kurse umfassen in der Regel neun Wochenenden, veranstaltet beispielsweise über die ⇨ *Paracelsus-Schulen für Naturheilverfahren* belaufen sie sich auf 1.800 Euro. Ein 10-stündiger Wochenendkurs in ausdrücklich veterinärspezifischem Feng-Shui findet sich im Angebot der ⇨ *animalmundi-Schule für Tierhomöopathie*. Kosten: 140 Euro.[537]

## 5.19.   Homöopathie

Zentrales Verfahren der alternativen Tierheilpraxis ist die Homöopathie. Sie fehlt in keiner Tierheilpraktikerausbildung, vielfach bedeuten die jeweiligen Kurse nicht viel mehr oder anderes als eine Einführung in die homöopathische Glaubenslehre. Sonstige Ausbildungsinhalte, sofern es welche gibt, finden sich der Homöopathie allenfalls randständig zugeordnet. In einigen Tierheilpraktikerschulen werden überhaupt nur Lehrgänge zum „diplomierten Tierhomöopathen" angeboten.

Ähnlich wie in der Humanmedizin gilt die Homöopathie auch in der Tierheilkunde als *das Naturheilverfahren* schlechthin zur Behandlung aller nur denkbaren Störungen und Erkrankungen – ganz unabhängig davon, dass sie mit Naturheilkunde überhaupt nichts zu tun hat. Verlässliche Zahlen für den Einsatz homöopathischer Präparate zur Behandlung von Tieren gibt es nicht, es spricht indes nichts gegen die Annahme, dass Menschen, die sich selbst auf homöopathischem Wege zu kurieren suchen – 72 Prozent aller Deutschen bezeugen wohlwollendes Interesse daran –,[538] Homöopathika auch zur Behandlung ihrer Tiere einsetzen oder zumindest geneigt sind, dies zu tun. Es spricht auch nichts gegen die Annahme, dass die Anwendung homöopathischer Präparate bei Tieren seitens verschreibender Tierheilpraktiker ebenso wie seitens fürsorglicher Frauchen und Herrchen von ähnlicher Ahnungslosigkeit beziehungsweise Ignoranz getragen ist, wie ihre Anwendung bei Menschen. Alleine die ebenso weit verbreitete wie falsche Zuordnung der Homöopathie zu den „natürlichen Heilweisen" zeigt, wie wenig über deren tatsächliches Wesen bekannt ist. Selbst unter akademisch qualifizierten (Tier-)Medizinern finden sich teils hanebüchenste Vorstellungen und Behauptungen zur Homöopathie.

Begründet vor rund zweihundert Jahren von dem sächsischen Arzt und Okkultisten Samuel Hahnemann (1755-1843), hat die Homöopathie sich bis heute praktisch nicht verändert oder weiterentwickelt (die Unterschiede der zahllosen, einander teils vehement befehdenden „Schulen" der heutigen Homöopathie sind, bei Lichte besehen, völlig unerheblich). Grundlegend für die Lehre Hahnemanns ist das so genannte Simile-Prinzip: „Ähnliches möge mit Ähnlichem geheilt werden" (lat.= *similia similibus curentur*). Danach sei das passende Heilmittel für ein bestimmtes Leiden dasjenige, das, verabfolgt in höherer Dosis, bei einem gesunden Menschen die Symptome ebendieses Leidens erzeuge: „Wähle um sanft, schnell, gewiss und dauerhaft zu heilen, in jedem Krankheitsfalle eine Arznei, welche ähnliches Leiden (hómoion páthos) für sich erregen kann, als sie heilen soll."[539] Hahnemann war im Jahre 1790 durch einen (zufälligen) Selbstversuch auf dieses Prinzip gestoßen: er hatte festgestellt, dass die Einnahme von Chinarinde, wie sie aus der Behandlung von Malaria bekannt war, bei ihm (scheinbar) zu malariaartigen Fieberzuständen führte. In der Folge erprobte er an sich selbst und an seinen Familienmitgliedern die Wirkung verschiedenster Pflanzen und Mineralien, die er in hohen Dosen solange verabreichte, bis irgendwelche Symptome auftraten; in hochverdünnter Form, so seine Idee, sollten die verabreichten Stoffe als Heilmittel gegen Krankheiten wirken, die mit ebensolchen Symptomen einhergingen. Auch heute noch werden Homöopathika über derartige „Arzneimittelprüfung am Gesunden" getestet.[540] Eine entsprechende Arzneimittelprüfung am Tier gibt es nicht, auch wenn immer wieder anderes behauptet wird: die (vermeintlichen) Erkenntnisse der Humanhomöopathie werden eins-zu-eins, sprich: in freier Analogie, in die Tierhomöopathie überführt. In der Sprache der Homöopathen heißt es hierzu: „Das Studium der Arzneimittelkenntnis führt auch in der Veterinärhomöopathie nur über die Kenntnis der Arzneimittel am Menschen. Grundlage für die gemeinsame Anwendungsmöglichkeit der Arzneimittel an Mensch und Tier ist die so genannte 'Übertragungslehre' - das Vorgehen nach Analogie zwischen Krankheits- und Heilungsphänomenen des Menschen und denen von Tieren."[541]

Das Simile-Prinzip, tragende Säule der Homöopathie, gilt längst als widerlegt.[542] Schon Hahnemann selbst war mit seinem Chinarinden-Experiment einem Irrtum aufgesessen: Chinin, der Wirkstoff der Chinarinde, ruft keineswegs Fieber hervor, sondern, ganz im Gegenteil, senkt die Körpertemperatur. Hahnemann hatte offenbar eine (seltene) allergische Reaktion erlebt, die ihn zu seinem Trugschluss verleitete. Für das Auffinden geeigneter Therapeutika ist die Simile-Regel völlig unbrauchbar: Beispielsweise können Eisenpräparate zwar eine Eisenmangel-Anämie beseitigen, rufen aber in höherer Dosis keine Anämie hervor. Dagegen kann Blei eine Anämie hervorrufen, ohne zur Therapie geeignet zu sein.[543]

Über 20.000 homöopathische Präparate und Kombipräparate unterschiedlichster Verdünnungsgrade sind heute verfügbar, die über dutzende verschiedener - und einander vielfach widersprechender - Symptom-Nachschlagewerke den Beschwerden des einzelnen Patienten zugeordnet werden können.[544] Oftmals, gerade auch in der Tierhomöopathie, in der die Patienten nicht direkt befragt werden können, werden die passenden Präparate ⇨ ausgependelt oder über den ⇨ kinesiologischen Muskeltest ermittelt.

Die Herstellung der Homöopathika unterliegt strengsten rituellen Vorschriften. Als Rohmaterialien werden Teile von Tieren, Pflanzen und Mineralien verwendet, aus denen (in willkürlicher Konzentration) so genannte „Ursubstanzen" gewonnen werden.[545] Etwa 1700 verschiedene Rohmaterialien sind heute in Gebrauch - unter anderem gehäckselte Hoden eines jungen Stieres (*Testes juvenis bovis*), Bindehaut des Schweineauges (*Mucosa oculi suis*), zerdrückte Honigbienen (*Apis mellifera*) oder auch Schleim einer mexikanischen Erdkröte (*Buvo alvarius*) -,[546] verbindlich festgelegt in der offiziellen Arzneimittelliste der Homöopathie, der so genannten „Materia Medica". Rohmaterialien wie getrocknete Bettwanzen, faules Rindfleisch oder Tränen einer Jungfrau finden sich nur noch in älteren Ausgaben verzeichnet, inzwischen hat man die allergroteskesten Auswüchse herausediert.[547] *Vagina bovis*, die Scheide der Kuh, ist indes nach wie vor aufgelistet, desgleichen das aus Krätzemilben gewonnene Präparat *Psorinum*, das der Behandlung von grindigem Hautausschlag und aashaftem Mundgeruch dient oder *Exkrementum canium*, Hundekot, wirksam mithin bei „Schokoladensucht" (!)[548] - und auch die aus der offiziellen „Materia Medica" gestrichenen Materialien finden bei orthodoxen Hahnemannianern nach wie vor Verwendung.

Auch aus pathologisch veränderten, abgestorbenen oder bereits in Verwesung übergegangenen Gewebeteilen werden homöopathische Präparate hergestellt, desgleichen aus Eiter, Rotz und jedweden sonstigen Sekreten oder Exkreten des tierischen und menschlichen Körpers; selbst Mikroben, Bakterien und Viren dienen als Ausgangsmaterial. Derlei aus „Gift-, Schad- und Krankheitsstoffen" gefertigte Präparate werden als „Nosoden" bezeichnet, das dazugehörige Heilverfahren als „Nosodentherapie" oder, etwas abgewandelt, als ⇨ „Isopathie" (nach Enderlein).[549] Zu den häufig verwendeten Nosoden zählt das Präparat *Medorrhinum*, hergestellt aus dem Trippererreger, sprich: dem aus der Harnröhre abgesonderten gonorrhoischen Schleim. Eingesetzt wird es nicht nur bei ständigem Urinierzwang sondern vor allem bei grundloser Übellaunigkeit oder Depression.[550] Zu erwähnen sind an dieser Stelle auch die so genannten „Vetokehl®"- oder „Sanum"-Präparate, die, hergestellt und homöopathisch aufbereitet aus Bakterien- oder Schimmelpilzkulturen, pathogene Mikroorganismen im Körper in ihren apathogenen Ursprungszustand zurückzubauen in der Lage seien. „Vetokehle" spielen vor allem in der Tierhomöopathie eine große Rolle.[551]

Der größeren Suggestivkraft wegen kommen Homöopathika grundsätzlich in latinisierter Form daher: *Natrum Muriaticum* hört sich allemal wirkmächtiger an als Kochsalz, und *Anus bovis* - aufgeführt sowohl in der „Materia Medica" als auch der Positivliste der rotgrünen Bundesregierung (von November 2002) - hört sich besser an als Rinderarsch.[552]

Die Ursubstanzen werden nun schrittweise verdünnt (= potenziert), entweder im Verhältnis 1:10 (D = Dezimalsystem) oder im Verhältnis 1:100 (C = Centesimalsystem). Gelegentlich werden auch Verdünnungen im Verhältnis 1:50.000 (Q = Quinquagintamillesimalsystem, in eigenwilliger Verwendung der römischen Ziffern für 50.000 auch als LM-System bezeichnet) hergestellt. Das Procedere, um es zu wiederholen, folgt strengstem, nachgerade kultischem Ritual, in seinen einzelnen Schritten exakt festgelegt im offiziellen *Homöopathischen Arzneibuch* (HAB): Für eine D1-Verdünnung wird ein Teil Ursubstanz mit neun Teilen eines Gemisches aus 2/3 Mineralpulver und 1/3 Milchzucker versetzt und in einem Mörser 6-7 Minuten lang verrieben, dann 3-4 Minuten geschart, erneut 6-7 Minuten verrieben und nocheinmal 3-4 Minuten geschart. Für eine D2-Verdünnung wird ein Teil dieses Gemisches abgenommen, mit neun Teilen Milchzucker versetzt und erneut in der beschriebenen Manier gerieben und geschart. Für eine D3-Verdünnung wird der D2-Schritt wiederholt. Für eine D4-Verdünnung wird ein Teil des D3-Gemisches in ein Glasbehältnis gefüllt, mit neun Teilen eines Wasser-Alkoholgemisches (meist Weingeist) versetzt und – ab diesem Schritt wichtigster Teil der Prozedur –: exakt zehnmal kräftig geschüttelt (d. h. auf ein Lederkissen „in Richtung Erdmitte" geschlagen). Zur Herstellung einer D5-Verdünnung wird ein Teil der D4-Lösung abgenommen, mit neun Teilen Wasser/Alkohol versetzt und erneut zehnmal geschüttelt. Durch „gehöriges Reiben und Schütteln", so Hahnemann, würden selbst solche Mittel „durchdringend" wirksam, die „im rohen Zustande nicht die geringste Arzneikraft äußern".[553]

Mit der D5-Lösung (beziehungsweise jeder folgenden und in gleicher Weise vorgenommenen Verdünnung) werden nun - in willkürlicher Menge - kleine Milch- oder Rohrzuckerkügelchen (Globuli) besprüht, die nach dem Trocknen das fertige homöopathische Arzneimittel darstellen. (Bei einigen Präparaten wird auch schon ab der ersten Verdünnung mit einem Wasser-Alkoholgemisch [gelegentlich auch mit reinem Wasser] gearbeitet; das Vorgehen freilich bleibt das gleiche: für D1 wird ein Teil Ursubstanz mit neun Teilen der gewählten Lösungsflüssigkeit versetzt und zehnmal geschüttelt, für D2 wird ein Teil dieser D1-Verdünnung mit weiteren neun Teilen der Lösungsflüssigkeit versetzt und erneut zehnmal geschüttelt. Das Verfahren wird wiederholt, bis der gewünschte Verdünnungs- bzw. Potenzierungsgrad erreicht ist.) Einige der Lösungen werden auch nicht auf Globuli gesprüht, sondern mit Milchzucker oder anderen Trägersubstanzen zu Tabletten gepresst beziehungsweise in Cremes oder Gele eingearbeitet. Wieder andere werden in flüssiger Form verabfolgt und/oder mit verschiedenen weiteren Lösungen zu „Regenaplex"-Präparaten (nach Stahlkopf) oder zu „Antihomotoxica" (nach Reckeweg) kombiniert (von orthodoxen Nachfahren Hahnemanns werden derlei Komplexpräparate allerdings abgelehnt; desgleichen so genannte „Potenzakkorde", Präparate nur eines Inhaltsstoffes in unterschiedlichen Verdünnungsgraden). D6 jedenfalls bedeutet die Auflösung eines Teiles Ursubstanz in 1.000.000 Teilen Lösungsmittel. Das Verdünnen in Centesimalpotenzen erfolgt analog in Hunderterschritten: Für C1 wird ein Teil Ursubstanz mit neunundneunzig Teilen Lösungsmittel verrieben oder verschüttelt, C6 bedeutet folglich ein Teil Ursubstanz in einer Billion Teilen Lösungsmittel. Bei Q- beziehungsweise LM-Potenzen, bei denen die Verdünnung in Schritten von 1:50.000 vorgenommen wird, bedeutet bereits der Schritt nach Q4 ein Verhältnis von einem Teil Ursubstanz zu exakt 6,25 Quintillionen Teilen Lösungsmittel.[554]

Nach homöopathischer Vorstellung verstärke sich die Wirkung des Mittels, je höher es potenziert sei, das heißt: je weniger Wirkstoff es enthält. (Der Begriff „Potenzieren" ist insofern höchst irreführend: er bedeutet nichts anderes als eine Verdünnung des Wirkstoffes.) D6 entspricht etwa dem Verhältnis von zwei (Pipetten-)Tropfen Ursubstanz auf eine gefüllte Badewanne, D12 einem Tropfen auf das gesamte Wasser des Bodensees. Löste man eine Tablette Aspirin im Atlantik auf, hätte dieser eine Aspirin-Potenz von D20. Ab einer D23 Verdünnung ($1:10^{23}$), dem Überschreiten der so genannten Avogardo- oder Loschmidt-Konstante, ist rein rechnerisch kein einziges Molekül der Ursubstanz mehr in der Lösung vorhanden.[555] D31 entspricht dem Verhältnis von einem Tropfen zur Masse der Erde, D47 zu der des Sonnensystems und D100 des gesamten Universums. Die Potenz D120 bedeutet die Verteilung eines Tropfens Urtinktur auf die Masse von 100 Trillionen Universen.[556] Desungeachtet operieren Hochpotenzler mit Verdünnungen von D1000 und darüber, ein französisches Homöopathenteam will gar ein Jod131-Präparat in der Potenz von C1000 (1:100$^{1000}$) fabriziert und: seine Wirksamkeit nachgewiesen haben.[557] Eine C1000-Potenz bedeutet ein Teil homöopathischer Ursubstanz aufgelöst in einer Menge an Teilen, die einer Zahl von 100 mit tausend angehängten Nullen entspricht, 1000mal in ein jeweils neues Gefäß umgefüllt und exakt 10.000mal kräftig geschüttelt. Tatsächlich werden in der tierhomöopathischen Literatur häufig Höchstpotenzen anempfohlen: Ekzematöse Hauterkrankungen bei Pferden etwa seien mit *Arsenicum album* (weißes Arsen) in der Potenz C1000 zu behandeln: „1x täglich bis es besser wird".[558] Selbst von Potenzen C1500 bis hin zu C1000000 ist die Rede, an denen allerdings, ihrer ungeheueren Wirkkraft wegen, das zu behandelnde Tier nur kurz riechen dürfe.

Lässt sich die Wirkung von Tiefpotenzen bis D6 noch mit einem, wenngleich stark verdünnten, so doch nachweisbaren Inhaltsstoff begründen, so fehlt für die vorgebliche Wirksamkeit von Hochpotenzen, in denen kein einziges Molekül davon mehr enthalten ist, jede plausible Erklärung. Die von Homöopathen favorisierte „Imprint-Theorie", derzufolge durch das intensive Reiben, Scharren und Schütteln der Lösung Energie zugeführt werde, durch die dieser die „Information" der Ausgangssubstanz „eingeprägt" oder „aufgestempelt" werde, ist absurd und im Übrigen längst widerlegt.[559]

> Bezeichnend ist insofern auch die gelegentlich angeführte Hilfsargumentation, für Homöopathika gelte dasselbe Gesetz wie für das „Wasser von Lourdes": es sei wissenschaftlich erwiesen, dass „das Lourdes-Wasser spezielle Informationen beinhaltet und beliebig reproduzierbar ist. Ein paar Tropfen Lourdes-Wasser in einen Liter Leitungswasser geträufelt, ergibt für diesen Liter die gleiche Information und Wirkung wie ein Liter Original-Lourdes-Wasser."[560] Es findet sich sogar ein eigenes Gerät auf dem Markt, der so genannte „Kompaktverstärker Nosofax 1R10", der „Resonanz-Signale aus einer Musterampulle abgreifen und auf den Wasserinhalt von Zielampullen übertragen" könne: Man steckt eine Ampulle mit 2ml Lourdes-Wasser oder mit einem in 2ml Wasser aufgelösten homöopathischen beziehungsweise nosodischen Präparat in das Gerät, in dem innerhalb von drei Minuten zehn weitere mit normalem Leitungswasser befüllte und ebenfalls in das Gerät gesteckte Ampullen mit den energetischen Informationen der Musterampulle „beschwungen" würden. Auf diese Weise entstehe eine zehnfache Menge des ursprünglichen Heilmittels, deren Wirkkraft aufgrund des „geklonten Energiemusters" mit diesem völlig identisch sei.
> Ein einmal angeschaffter Grundstock an Heilmitteln könne so mühelos und in beliebigem Quantum vervielfältigt werden. Die Kosten des von einem Hans-Peter Schabert entwickelten und vertriebenen „Nosofax 1R10" - das mit einer Batterie und ein paar Leuchtdioden versehene Gerät in Schuhschachtelgröße bewirkt naheliegenderweise *überhaupt nichts* - belaufen sich auf 400 Euro.[561]

Ebenso absurd ist die Vorstellung, mit jedem weiteren Potenzierungsschritt (d. h. mit jeder weiteren Verdünnung) würde die Wirkung der Lösung sich „dynamisieren", sprich: verstärken. Falls dem so wäre, müßten sich bei der Verdünnung mit Wasser auch die in diesem enthaltenen Bestandteile wie Natrium, Kalzium, Kalium oder Eisen mitverstärken. Vielen Homöopathika liegen 35%ige Alkohollösungen als Ursubstanz zugrunde; konsequenterweise müßte sich auch die Wirkung des Alkohols beim Verschütteln steigern, was aber nicht der Fall ist.

Es gibt keine einleuchtende Erklärung, weshalb ein verdünnter oder überhaupt nicht mehr vorhandener Stoff irgendeine Wirkung haben soll, während die im Lösungsmittel selbst vorhandenen Stoffe unwirksam bleiben sollen (besonders grotesk, wenn etwa eine Natrium-Ursubstanz in Wasser verdünnt wird, in dem von Natur aus Natrium enthalten ist). Unerklärbar bleibt auch, weshalb eine verschwindend winzige Dosis einer Substanz als Heilmittel wirken soll, während man täglich ein Vielfaches davon über die Nahrung aufnimmt. Die weit verbreitete Behauptung, die Homöopathie sei ein „exaktes zuverlässiges Verfahren", dem eine „klare Logik" innewohne,[562] ist insofern schlicht Unsinn; desgleichen die Behauptung, homöopathische Präparate wirkten nicht auf den Organismus, sondern auf dessen geistige „Lebenskraft": „Da die Lebenskraft nun nichts Materielles ist, sondern etwas Energetisches, Dynamisches, dürfen auch die Medikamente, die sie wieder zur Harmonie bringen sollen, nicht materiell sein."[563]

Allerdings: es spricht nicht eben für ein „exaktes Verfahren", wenn ein und dieselbe Krankheit mit ganz verschiedenen Mitteln behandelt wird, und umgekehrt, ein und dasselbe Mittel bei ganz unterschiedlichen Krankheiten wirksam sein soll. Das in der (Tier-) Homöopathie viel eingesetzte Mittel *Nux Vomica* (Brechnuss) beispielsweise soll - ungeachtet der ständig vorgetragenen Behauptung, es gebe in der Homöopathie keine Symptom- sondern nur Ursachenbehandlung - bei Hunden gegen nervöse oder angstbedingte Ruhelosigkeit helfen, aber auch gegen Durchfall und Darmverschluss, gegen Harnträufeln, Blasenkatarrh und Nierenkolik, gegen Juckreiz der Haut, Bandscheibenvorfall, Lähmung der Hinterpfoten und nicht zuletzt gegen epileptische Anfälle.[564] Auch zur Verhaltenskorrektur eigne sich das Mittel vorzüglich. Im Standardwerk *Homöopathie für Hunde* ist insofern gar die Rede von einem „Nux-vomica-Typ": ein Hund mit spezifischen „Kanten schwierigen Verhaltens", die mittels längerfristiger Gabe von *Nux vomica* (D30) so „abzuschleifen [sind], dass es nicht mehr stört". Der *Nux-vomica*-Hund erscheine zwar ausgeglichenen Gemütes, sei letztlich aber unberechenbar: bei Fremden „ist es möglich, dass er noch schnell von hinten nachschnappt". Er sei ein gieriger Fresser, neige zu Eifersucht und könne grundsätzlich nicht allein sein: „Er bellt, macht Pfützen im Haus, ist manchmal auch zerstörungssüchtig."[565] Ständiges Bellen, Urinieren im Haus und Zerstörungswut könnten allerdings auch mit Hilfe von *Tarantula* (getrocknete Tarantel) oder *Phosphorus* (Phosphor) behoben werden. Entsprechende Typologien beziehungsweise Arzneimittelbilder gibt es für sämtliche gängigen Homöopathika: Der „Staphisagria-Typ" beispielsweise rege sich leicht auf und könne dabei äußerst aggressiv werden, denn: „es liegt eine verdrängte Bösartigkeit vor". Behebbar sei diese mittels einer sechs- bis achtwöchigen *Staphisagria*-(Läusepfeffer-)Kur, Potenz D30, eine Dosis täglich. Die „Schlüsselsymptome" des „Platinum-Typs" - „Stolz und Hochmut neben hypersexuellem Verhalten" - ließen sich im gleichen Zeitrahmen zuverlässig in den Griff bekommen: durchzuführen sei eine *Platinum*-(Platin-)D30-Kur.[566]

In ihrer ständigen Bezugnahme auf das Humanrepertorium (= Index der Materia Medica) schreiben orthodox nach Hahnemann tätige Homöopathen den zu behandelnden Tieren nicht selten (Arzneimittelbild-)Eigenschaften wie Geschwätzigkeit, Unzufriedenheit mit sich selbst, Kleptomanie, Indiskretion, Aberglaube, Pedanterie, Betrug oder auch Neigung zu Selbstmord zu - was von fortschrittlicheren Vertretern der Zunft durchaus kritisch gesehen wird: „Zur Analogisierung des Krankheitsbildes eines Tieres legen Tierhomöopathen Ergebnisse der Arzneimittelprüfung am Menschen zugrunde. Dies ist nur unter bestimmten Voraussetzungen möglich. Man muss wissen, was sich vergleichen lässt und was Unsinn wäre."[567] Sie plädieren insofern für eine „wissenschaftlich orientierte" Tierhomöopathie mit Arzneimittelprüfung am Tier und einem eigenen Veterinärrepertorium.[568] (Eine seit 2002 vorliegende *Materia Medica der homöopathischen Veterinärmedizin* wird insofern von vielen Tierhomöopathen abgelehnt, desgleichen ein 2004 erschienenes *Alphabetisches Repertorium der homöopathischen Tiermedizin*.[569])

Zu den marktführenden Herstellern und Vertreibern veterinärhomöopathischer Einzel- und Kombipräparate zählt die schwäbische Firma *Ziegler - Ganzheitliche Tiermedizin*, deren Sortiment vor allem Präparate in „niedrigen Potenzen" (zwischen D4 und D12) umfasst; die Rastätter Firma *Supracell - Homöopathie für Heimtiere* dagegen ist auf Hochpotenzpräparate jedweder Sorte (von C6 bis LM12) spezialisiert. Interessant ist beispielsweise das *Supracell*-Präparat „Promusal" zur Behandlung von Brieftauben, die unter Laryngitis (Kehlkopfentzündung), Pharyngitis (Rachenentzündung), Entzündungen der Rachenschleimhaut in Zusammenhang mit bakteriellen und virusbedingten Infektionen (!) oder unter Protozoenbefall (Hexamiten und Trichomonaden) leiden. Das Präparat setzt sich zusammen aus *Ammonium carbonicum* (Hirschhornsalz) LM6, *Causticum* (Mixtur aus gebranntem Kalk und Kaliumhydrogensulfat) LM12 und *Kalium jodatum* (Kaliumjodid) D200 in einer 18 Vol.% Alkohol-Lösung. Man kann davon ausgehen, dass außer dem Alkohol *keinerlei* weiterer Wirkstoff enthalten ist, die Behauptung, das Mittel habe eine spezifische „Heilwirkung auf alle Schleimhäute, insbesondere auf die Schleimhäute der oberen Luftwege des Rachens und des Kehlkopfes",[570] ist Unfug. Die in der Tierheilpraxis viel verwendeten so genannten „Vetokehle" (D4 bis D6) werden von der norddeutschen Firma *Sanum-Kehlbeck* hergestellt und vertrieben. Das Präparat „Vetokehl®Salm" beispielsweise, bestehend aus einer D6-potenzierten Bakterienkultur (*Salmonella enteritidis*), helfe bei Hunden, Katzen, kleinen Nagern, Zier- und Nutzvögeln gegen chronische Pankreatitis (Entzündung der Bauchspeicheldrüse), Enterobiasis (Wurmbefall), Gastroenteritis (Magen-Darmentzündung) und Furunkulose. Zu verabfolgen sei es wahlweise über Injektion (1x wöchentlich 1 ml) oder Zugabe zum Futter (1x täglich 5 Tropfen).[571]

Die stete Behauptung der (Veterinär-)Homöopathie, sie stelle nicht auf das Symptom einer Erkrankung ab, sondern suche in „ganzheitlichem Herangehen" eben das Mittel, das zu Persönlichkeit, Konstitution und Lebensumfeld des jeweiligen Patienten passe und die

Krankeit in ihrer Ursache angehe, wird vollends *ad absurdum* geführt in den umfänglichen „Symptomlisten", die die einschlägige Literatur bereithält, in denen (Krankheits-)Symptome und homöopathische Heilmittel einander in plattest monokausal-indikativer Manier zugeordnet werden: „Appetit auf den eigenen Kot" etwa sei mit *Veratrum album* (weiße Nieswurz) zu beheben, „Hysterie bei Scheinträchtigkeit" mit *Asa foetida* (Stinkasant), „Zerstörungswut aus Ungezogenheit" mit *Agaricus muscaris* (Fliegenpilz).[572] Auch im Internet sind derartige Listen zu finden, bevorzugt auf den Webseiten der Präparatehersteller, aber auch auf den *online*-Seiten von Hautierverbänden und Tiermagazinen.[573] Ausgestattet mit oberflächlichstem Wissen und ungeachtet der Frage, ob die Diagnosen beziehungsweise therapeutischen Maßgaben richtig sind oder nicht, kann nun jedermann über den einschlägigen Internetversand, vielfach auch über die Apotheke, die entsprechenden Präparate erwerben und – außerhalb jeder Kontrolle – jedes Tier mit jeder Erkrankung damit behandeln.

> Eine vor allem in der Veterinärheilpraktik weit verbreitete Sonderform der Homöopathie stellt die „Therapie mit Tiergiften und tierischen Reintoxinen" dar. Aus den Giften von Ameisen *(Formica rufa)*, Bienen *(Apis melifera)*, Krcuzspinnen *(Aranea diadema)*, Kröten *(Bufo marinus)*, Skorpionen *(Androctonus australis)*, Kobras *(Naja tripudians)* und einer Vielzahl weiterer „niederer" Tiere werden Präparate hergestellt, die in Potenzen von D3 bis LM6 verabfolgt werden. Dem *Lehrbuch für Tierheilpraktiker* von Sylvia Dauborn ist zu entnehmen, bei „Blutungen unbekannter Ursache aus Nase und Uterus, auch bei toxischen, allergischen und endokrinen Blutungen" sei ein Präparat aus dem Gift der Mokassinschlange *(Agkistrodon piscivoris)* angezeigt, bei Embolien, Magen-Darmblutungen oder Krampfhusten hingegen eines aus Korallenottergift *(Micrurus corallinus)*. Homöopathisch aufbereitetes Grubenottergift *(Lachesis mutus)* helfe gegen Infektionen, Abszesse und Gelenkrheumatismus, Kreuzottergift *(Vipera berus)* gegen Kreislaufschwäche, Brechdurchfall und Sepsis. Bei Asthma bronchiale empfehle sich ein Präparat aus dem Schwanzdrüsensekret des Stinktieres *(Mephtis putorius)*.[574]

Gleichermaßen absurd und in diametralem Widerspruch stehend zum vorgeblich grundlegenden Prinzip individueller Betrachtung jedes Einzelfalles sind die völlig undifferenzierten Dosierungsanleitungen der Tierhomöopathie: Welpen oder Hunde von Zwergrassen seien „2 Globuli oder 2 Tropfen oder 1/4 Tablette" zu verabfolgen, egal welchen Präparates und egal bei welcher Erkrankung, kleinen Hunden „5 Globuli oder 5 Tropfen oder 1/2 Tablette", großen Hunden „10 Globuli oder 10 Tropfen oder 1 Tablette". Tiefe oder niedere Potenzen bis D12 seien „bei akuten Erkrankungen, bei Organstörungen oder bei lokalen Läsionen (...) in kurzen Zeitabständen, z.B. halbstündlich oder stündlich oder mehrfach täglich" zu verabfolgen; mittlere Potenzen bis D23 „bei schon länger dauernden Krankheiten oder mehr funktionellen Störungen (...) in größeren Zeitabständen, z.B. 1x täglich oder 1x wöchentlich"; und hohe Potenzen bis D1000 „bei chronischen Leiden oder psychosomatischen Störungen (...) in recht großen Zeitabständen, z.B. 1x wöchentlich, 1x monatlich, 1x alle 3 Monate".[575] Laut Tierheilpraktikerin Marga Dossard sei bei einer homöopathischen

Behandlung eine „pedantisch genaue Dosierung (...) nicht erforderlich".[576] Selbst der Verdünnungsgrad gilt einigen Homöopathen als unerheblich: „Der ewige Streit um die Verdünnung (Potenz) des Mittels ist nicht so entscheidend wie das Mittel selbst. Es ist wichtiger, das ähnlichste Mittel für die Krankheit zu finden, welches die nötige Information für die Heilung liefert."[577]

Völlig unverantwortlich sind Ratschläge, Infektionskrankheiten wie etwa eine akute Blasenentzündung homöopathisch, hier: mit *Cantharis* (Spanische Fliege), zu behandeln; oder die chronische Hodenentzündung eines Rüden, wahlweise auch verklebte Eierstöcke bei Hündinnen, mit *Thuja occidentalis* (Lebensbaum), abgesehen von der Groteske, dass als deutlicher Hinweis auf das Vorliegen solcher Erkrankung eine „Abneigung [des Tieres] gegen Kartoffeln" gilt sowie der Umstand, dass sein „Harnstrahl sich beim Wasserlassen ständig in zwei Hälften teilt".[578] *Thuja occidentalis* in höheren Potenzen eigne sich darüber hinaus auch zur Behandlung von Leberflecken sowie „dunklen, blumenkohl-ähnlichen, gestielten, verhornten oder auch fleischfarbenen, wabbligen Warzen und schwammigen Auswüchsen".[579]

Im Grunde ist *jeder* Versuch, gegen ernsthafte Gesundheitsstörungen mit homöopathischen Kügelchen anzugehen, unverantwortbar: ob es sich nun um die komplett unsinnige Behandlung von Bandwurmbefall mit *Cuprum oxydatum nigrum* (oxydiertes Kupfer) – am wirksamsten angeblich bei ⇨ Vollmond –,[580] von chronischem Husten mit *Spongia* (Röstschwamm) oder einer beginnenden Hüftdysplasie mit *Harpagophytum procumbens* (Teufelskralle) handelt.[581] Szenetypisch sind etwa die Maßgaben der Homöopathin Anja Schmidt zur Selbstbehandlung von „chronischem Durchfall, Blut und Schleim im Stuhl": hier empfehle sich die Verabfolgung von *Mercurius* (Quecksilber), bei drohendem Kreislaufzusammenbruch zusätzlich die von *Veratrum album* (Weiße Nieswurz), jeweils in der Potenz C30. Im Übrigen, so Heilpraktikerin Schmidt, sei von Antibiotika grundsätzlich Abstand zu halten, denn: diese „schädigen die Darmflora im Zweifelsfalle eher, als ihr zu nützen".[582]

Das bereits erwähnte *Lehrbuch für Tierheilpraktiker* – laut Vorwort der Autorin auch zum Selbststudium geeignet – führt für jede nur denkbare veterinäre Erkrankung homöopathische Heilmittel auf (deren Hersteller beziehungsweise Vertreiber werbewirksam gleich mitauflistet werden). Eine Entzündung des Ohres beispielsweise, aus dem „eitriges, gelbgrünes, nach altem Käse riechendes Sekret" austrete, sei mit *Hepar sulfuris* (Kalkschwefelleber) D30 zu behandeln, eine Penis- oder Vorhautentzündung, die mit „chronisch stinkendem dünnem Ausfluss" einhergehe, mit *Silicea* (Kieselerde) derselben Potenz; ein eitriger Abszess am Auge mit *Argentum nitricum* (Silbernitrat) C30, eine tief sitzende Warze mit *Antimonium crudum* ( Schwarzer Spießglanz) D12, ein Hodensackekzem mit *Croton tiglium* (Purgerkroton) D6. Bei Stoffwechselstörungen alternder Tiere sei „Syzygium comp./ Heel 3x tgl. 10 Tropfen" angezeigt, ein Kombinationspräparat bestehend u. a. aus *Syzygium jambolanum* (Gewürznelke) D8, *Lycopodium* (Bärlapp) D4, *Secale cornutum* (Mutterkorn) D6, *Natrium Sulfuricum* (Glaubersalz) D10 und *Pankreas suis* (Bauchspeicheldrüse des Schweins) D10. Auch bei Infektionskrankheiten und Parasitosen empfehle sich der Einsatz homöopathischer Mittel: Die von Milben verursachte Räude etwa sei erfolgreich mit

*Conium maculatum* (Gefleckter Schierling) D12 zu bekämpfen, die in erster Linie von Zecken übertragene Borreliose, eine bakterielle Erkrankung mit hoher Mortalität, mit einer *Borellien-Nosode* D6 oder D12. Und selbst Viruserkrankungen wie beispielsweise Zwinger-husten oder Staupe bei Hunden seien homöopathisch in den Griff zu bekommen: in erste-rem Fall über Verabfolgung von *Ferrum phosphoricum* (Eisenphophat) D6, in zweiterem der *Morbilli-*(Masern-)*Nosode* D30 oder von „Gripp-Heel" (bestehend aus *Aconitum napellus* [Blauer Eisenhut] D3, *Bryonia* [Rotbeerige Zaunrübe] D3, *Lachesis mutus* [Grubenotter] D11, *Eupatorium perfoliatum* [Wasserhanf] D2 und *Phosphorus* [Phosphor] D4).[583]

Ans Kriminelle heranreichend sind vor allem auch die Ratschläge orthodox-homöopa-thischer Impfgegner, die vor den regelmäßig erforderlichen und teils gesetzlich vorgeschrie-benen Schutzimpfungen von Haustieren - Staupe, Parvovirose, Hepatitis, Tollwut etc. - warnen. Bezugnehmend auf die horrenden und von keinerlei Fakten gestützten Schauer-geschichten, die in der humanheilpraktischen Szene hinsichtlich der Risiken von Schutz-impfungen kursieren,[584] wird auch in der Veterinärheilpraxis vielfach davon abgeraten, Tiere konsequent impfen zu lassen (zumal Veterinärheilpraktiker zu Impfungen nicht befugt sind).[585] Die dogmatische Ablehnung des Impfens seitens vieler Homöopathen geht auf einen Schüler Hahnemanns zurück, einen gewissen Constantin Henning, der 1876 ein ent-sprechendes Manifest verfasst hatte.[586] Oftmals wird die Impfgegnerschaft auch mit Tier-rechtsgedanken verknüpft, da Impfstoffe in der Regel aus Tieren gewonnen und an Tieren erprobt werden. In der Tat ist die Herstellung von Medikamenten aus tierischen Bestandtei-len aus vielerlei Gründen problematisch - was Homöopathen bei ihren sonstigen aus Tier-substanz verfertigten Präparaten allerdings nicht anficht -, umsomehr deren Erprobung an Tieren. Die undifferenzierten Behauptungen indes, mit denen beispielsweise der bundesweit agierende Verein *Antivivisektion e.V.* auftritt, Impfungen seien nichts als „moderner Aber-glaube ohne wissenschaftliche Grundlage", sie schützten nicht nur nicht gegen Krankheiten sondern seien in vielen Fällen Ursache schwerster organischer und zerebraler Schädigun-gen,[587] sind gänzlich unhaltbar. Ins vollends Absurde begibt sich ein eigens etablierter Verein *Gesundheit+Impffreiheit für Tiere e.V.*, der auf der Grundlage einer nicht näher aus-gewiesenen „englischen Studie" behauptet, es seien bei einer Kohorte 2.670 geimpfter Hunde mehr als zwanzig Prozent schwer erkrankt, über die Hälfte davon innerhalb von drei Mona-ten nach der Impfung: 75% Hirnhautentzündung, 52% Lähmungen, 47% Leberschäden, 40,5% Nierenschäden, 31% Krebs, 26,8% Herzerkrankungen usw. Im Klartext: 12,2% *aller* Hunde dieser Untersuchung seien *aufgrund der Impfung* an Meningitis (Hirnhautentzün-dung) erkrankt. Von den Hunden, die gegen Hepatitis geimpft worden seien, seien 63,6% an Hepatitis erkrankt, 55,6% der gegen Staupe geimpften Hunde an Staupe, von den gegen Leptospirose geimpften Hunden sei gar *jeder einzelne* (100%) an Leptospirose erkrankt. Einen Beleg für diese in zahlreichen Tierforen kolportierten Horrorbehauptungen gibt es nicht. Es wird nicht einmal angegeben, wann oder wo die „Studie" durchgeführt worden sein soll.[588] Gleichermaßen absurd sind die szeneüblichen Ratschläge, es sollten, wenn überhaupt, anstatt einer Impfung homöopathische Nosoden verabfolgt werden: diese basierten auf dem gleichen Wirkprinzip wie die vakzinen Impfstoffe, seien aber komplett risiko- und nebenwirkungsfrei. Das weit verbreitete Standardwerk *Naturheilkunde für Hunde* (dito: Katzen und Pferde) von ⇨ Wolfgang Becvar rät allen Ernstes zu einem „alternativen Impfprogramm", bei dem das Jungtier zum Schutz gegen Staupe, Hepatitis, Leptospirose, Parvovirose, Tollwut etc. ab der vierten Lebenswoche zweimal im Abstand von vier Wochen und dann wiederkehrend alle vier bis sechs Monate ein entsprechendes Nosodenhomöopathikum verabreicht bekommt. Gegen Tollwut beispielsweise empfehle sich *Scarlatinum* (Scharlach-Nosode) D200: „Der volle Impfschutz tritt bei allen Impfungen 3 Tage nach der 2. Gabe ein!"[589]

> Erwähnenswert an dieser Stelle ist die bei Hunde- und Pferdezüchtern hoch im Kurse stehende so genannte „Eugenische Kur", bei der durch die Einnahme bestimmter homöopathischer Nosodenpräparate auf Trächtigkeits- und Geburtsverläufe Einfluss genommen werden soll. Der Metabolismus des Muttertieres werde so reguliert, dass „die Stoffwechselgifte, Toxine und umweltbedingte Schadstoffe besser ausgeschieden werden können. Dadurch werden das Muttertier und die Föten optimal versorgt und ernährt. Die Welpen [bzw. Fohlen, CG] sind später widerstandsfähiger gegen Krankheiten und offener ihrer Umwelt gegenüber. Erbübel und rassebedingte Schwächen wie Allergien werden günstig beeinflusst bzw. verhindert."[590] Die auch als „Trächtigkeitskur" bezeichnete „Prophylaxemaßnahme" besteht aus einer initialen Verabfolgung von - je nach Größe des Tieres - sieben bis zehn D200-Globuli *Tuberculinum* (Tuberkulosenosode), gefolgt in jeweils vierwöchigem Abstand von einer je gleichen D200-Gabe *Luesinum* (Syphilisnosode), *Medorrhinum* (Trippernosode) und *Sulfur* (Schwefel).[591]

Homöopathika, jedenfalls solche in höheren Potenzen (über D12), haben *keinerlei* nachweisbare Wirkung. Keine der von Homöopathen bislang vorgelegten Studien konnte überzeugen. Die französischen Autoren Hill und Dayon haben Anfang der 1990er vierzig kontrollierte klinische Untersuchungen ermittelt und analysiert. Nur drei davon waren methodisch einwandfrei, alle anderen wiesen erhebliche Mängel auf. Zwei der drei Studien kamen zu einem für die Homöopathie negativen Resultat, bei der dritten schrieben die Autoren selbst, ihre Ergebnisse könnten nur Anlass sein für weitere „rigorose" Untersuchungen.[592] Auch die von der Homöopathen-Szene bis heute als Beleg angeführten Versuche des Pariser Biologen Jacques Beneviste von 1988, der bei einem bis auf D120 verdünnten, also völlig wirkstofflosen Serum einen spezifischen Effekt beobachtet haben wollte,[593] wurden schon einen Monat nach ihrer Veröffentlichung widerlegt; zum Team, das die gravierenden Mängel in Benevistes Versuchsanordnung aufdeckte, gehörte der amerikanische Trickspezialist James Randi, der auch schon Löffelbieger Uri Geller entlarvt hatte.[594] 1993 wiederholte ein britisches Forscherteam in Zusammenarbeit mit homöopathischen Arzneifirmen die Versuche Benevistes. Ergebnis: negativ. Beneviste gab später zu, einer Selbsttäuschung unterlegen zu sein, die in dem Umstand begründet gewesen sein mochte, dass seine Studie von der homöopathischen Industrie mitfinanziert worden war.[595]

Nochmal: *Sämtliche* objektiven Studien zur Überprüfung der Wirksamkeit homöopathischer Präparate verliefen bislang negativ. *Keine einzige* der von Homöopathen selbst durchgeführten Studien mit positiven Ergebnissen erwies sich bei näherer Hinsicht als methodisch sauber (prospektiv, randomisiert, doppelblind), *keine einzige* dieser Studien konnte in einer Wiederholung unter wissenschaftlichen Bedingungen bestätigt werden.

Auch das immer wieder angeführte Hilfsargument, es lägen „tausende Kasuistiken (= Beschreibungen von Krankheitsfällen) von Therapeuten aus der ganzen Welt" vor, die auch außerhalb klinischer Studien bewiesen, dass das „Konzept der Homöopathie funktioniert",[596] greift nicht: Kasuistiken sind völlig unüberprüfte Verlaufsprotokolle des jeweiligen Praktikers, die bestenfalls zur Formulierung einer Hypothese dienen. Ungeachtet aller Behauptungen und umlaufenden Anekdoten steht fest: die Homöopathie hat *keinerlei* überplazeboide Wirkung.[597]

Für Homöopathika verwendete Schwermetalle wie Arsen, Quecksilber, Blei oder Kadmium können gleichwohl in niedrig potenzierten Präparaten zu chronischen Vergiftungen führen. Es gibt bis heute keinerlei ernstzunehmenden Hinweis darauf, dass diese Giftstoffe therapeutisch brauchbar sein könnten. Vielmehr wurden die früher in der Dermatologie gängigen Arsen- und Quecksilbermittel längst aus den Behandlungsprogrammen genommen, seit man von ihren stark toxischen, bei Arsen auch krebserzeugenden Wirkungen weiß. Auch niedrigpotenzierte Pflanzenhomöopathika (bis etwa D8), Knollenblätterpilz beispielsweise oder Tollkirsche, können Vergiftungserscheinungen und/oder Allergien auslösen. Die oben erwähnte Firma *Ziegler – Ganzheitliche Tiermedizin* führt derlei Präparate frei erhältlich im Angebot – besagte Tollkirsche *(Belladonna)* etwa oder Giftsumach *(Rhus toxicodendron)*, beides extrem giftige Pflanzen, in D4-Potenzen –, die in unkundiger Hand fatale Folgen zeitigen können. Entgegen aller Behauptung sind homöopathische Präparate (bis D12), unabhängig davon, dass eine spezifische Wirkung in der Regel nicht nachgewiesen werden kann, keineswegs nebenwirkungsfrei.[598]

Nach dem Arzneimittelgesetz von 1976 zählt die Homöopathie – neben der anthroposophischen Heilkunde und der Phytotherapie (Pflanzenheilkunde) – zu den so genannten „besonderen Therapierichtungen", deren Heilmittel nicht den strengen Prüfungsanforderungen unterliegen, die an reguläre Arzneimittel gestellt werden: Ihre behauptete Wirkung muss insofern nicht anhand der wissenschaftlichen Kriterien nachgewiesen werden, die Maßstab der Zulassung jedes anderen Medikaments sind. Eine klinisch-kontrollierte Arzneimittelprüfung außerhalb des jeweiligen Binnenkontexts findet nicht statt.[599] Homöopathika müssen bis heute *keinerlei* Wirksamkeitsnachweis erbringen, lediglich bei Mitteln mit rezeptpflichtigen Inhaltsstoffen bis D3 sind Wirkung, Nebenwirkung und Unbedenklichkeit zu belegen. Die Konsequenz hieraus ist, dass Präparate unter D3 praktisch nicht zum Einsatz kommen. Überdies müssen homöopathische Präparate tierischen Ursprungs seit Ende 2000 nachweislich keim- und virenfrei sei, eine vor dem Hintergrund der zunehmenden BSE-(Rinderwahn-)Problematik erlassene Vorschrift, gegen die Homöopathenverbände sich erbittert, aber letztlich erfolglos zur Wehr gesetzt hatten.[600]

Die Universität Marburg sprach sich Anfang der 1990er in einer öffentlichen Erklärung gegen die Irrlehren der Homöopathie aus: „Homöopathie hat nichts mit Naturheilkunde zu tun. Oft wird behauptet, der Homöopathie liege ein 'anderes Denken' zugrunde. Dies mag so sein. Das geistige Fundament der Homöopathie besteht jedoch aus Irrtümern (Ähnlichkeitsregel, Arzneimittelbild, Potenzieren durch Verdünnen). Ihr Konzept ist es, diese Irrtümer als Wahrheit auszugeben. Ihr Wirkprinzip ist Täuschung des Patienten, verstärkt durch Selbsttäuschung des Behandlers."[601] Ergänzend dazu heißt es im *Skeptischen Jahrbuch III*, die Homöopathie sei eine „in sich geschlossene, irrationale, dogmatische, autoritäre Heilslehre, verbunden mit einem Personenkult, der keine Kritik zulässt. Entsprechend hat die Homöopathie seit ihrer Erfindung [durch Samuel Hahnemann] praktisch keine Fortschritte gemacht".[602] Eine insofern oftmals verkannte Tatsache ist, dass Hahnemann keine Ahnung hatte und haben konnte von mikrobiologischen Krankheitserregern - Bakterien und Viren wurden erst Jahrzehnte nach seinem Tod entdeckt -, so dass sein Verständnis von Krankheitsursachen und -verläufen zwangsläufig falsch war. Dieses falsche Krankheitsverständnis führte ihn zu einer gleichermaßen falschen Behandlungsmethode: der Verabfolgung magisch-rituell zubereiteter, letztlich aber wirkstoffloser Zuckerkügelchen. Es wurde die Homöopathie alleine deshalb zur gefeierten Medizin des frühen 19. Jahrhunderts, weil sie sich als Alternative darstellte zu der zu Hahnemanns Zeiten weit verbreiteten und üblichen Form der Behandlung praktisch jeder Krankheit, einschließlich Syphilis, Cholera und Pocken, mittels Aderlass respektive der Verabfolgung so genannter Drastika, hochgiftiger Substanzen wie Bleiacetat oder Quecksilberchlorid, der, wie man heute weiß, mehr Menschen zum Opfer fielen - durch Sepsis oder zusätzliche Schwächung beziehungsweise Vergiftung des Organismus -, als der jeweiligen Krankheit selbst. Hahnemann konnte als schlagkräftigen Beleg für die vermeintliche Wirksamkeit seiner Methode die geringere Sterberate seiner Patienten vorweisen, was ausreichte, ihn in Zeiten medizinisch weitgehender Ahnungslosigkeit zum Modearzt avancieren zu lassen. Der Hahnemannschen Behandlungsform der Homöopathie auch heute noch anzuhängen, heißt, auf den medizinischen Kenntnisstand des ausgehenden 18. und frühen 19. Jahrhunderts zurückzufallen; es heißt, den naturwissenschaftlichen Erkenntnisfortschritt der zurückliegenden zweihundert Jahre komplett zu ignorieren.

Interessant ist der Umstand, dass die Homöopathie schon kurz nach dem Tode Hahnemanns im Jahre 1847 in völliger Bedeutungslosigkeit verschwunden war. Sie spielte in der zweiten Hälfte des 19. und zu Beginn des 20. Jahrhunderts im medizinischen Diskurs keinerlei Rolle mehr. Erst Ende der 1920er erlebte sie eine rasante Wiedergeburt, als führende Nationalsozialisten, darunter der spätere Reichsminister Rudolf Hess, vor allem aber der wahnhaft okkultgläubige Heinrich Himmler ihre Begeisterung für die Lehre Hahnemanns entdeckt hatten. Im Jahre 1934 gelang es auf Druck Himmlers, gegen den Widerstand der Apothekerschaft, das *Homöopathische Arzneimittelbuch* (HAB) einzuführen, das bis heute Geltung hat. Außerhalb des deutschsprachigen Raumes hatte und hat die Homöopathie nur eine relativ geringe Bedeutung.[603]

Überzeugte Homöopathen wehren Kritik seit je im Verweis auf die zahlreich dokumentierten Heilerfolge ihrer Methode ab. Diese in der Tat unbestreitbaren Erfolge begründen sich allerdings nicht in irgendwelchen Heilkräften der eingesetzten Präparate, wie die Homöopathen meinen oder behaupten, vielmehr sind sie durchwegs psychotroper Natur: sie erklären sich in den ausgezeichneten Placeboeffekten, die mit einer homöopathischen - sprich: scheinmedikamentösen - Behandlung zu erzielen sind.[604] Gleichwohl die Placebowirkung in der Tierhomöopathie naturgemäß deutlich geringer ausfällt als in der Humanhomöopathie, ist sie auch hier zu beobachten: ausschlaggebend ist hier wie da die besondere Zuwendung, die der Patient im Zuge einer homöopathischen Behandlung erfährt, auch die sich übertragende Zuversicht des Behandlers ist von Bedeutung, wenn dieser glaubt, mit der Verabfolgung eines homöopathischen Präparates „das genau Richtige" zu tun; das verabreichte Homöopathikum selbst ist dabei (jedenfalls bei Potenzen über D12) völlig unerheblich. Im Übrigen sind Haustiere wie Hunde oder Katzen in der Lage, Körpersprache und Tonfall vertrauter Bezugspersonen zu lesen; erleben sie deren Vertrauensverhältnis zu einem ihnen unbekannten Therapeuten, können sie unter Umständen konditioniert im Sinne einer Placebowirkung reagieren. Ist die Bezugsperson abwesend, fällt diese Wirkmöglichkeit natürlich flach.[605] Die Behauptung, es stelle der Heilerfolg bei Tieren den Beweis dafür dar, dass die Wirkung der Homöopathie gerade nicht auf einem Placeboeffekt basiere, ist insofern unsinnig und sucht lediglich den Umstand zu kaschieren, dass es einen positiven Wirknachweis der Homöopathie bis heute nicht gibt.

Ansonsten beruht der „Erfolg" der (Tier-) Homöopathie vielfach darauf, dass eine große Zahl krankhafter Störungen, beispielsweise Erkältungen, Verdauungsprobleme, Ermüdungs- und Erschöpfungszustände durch Schonung, einfache Hausmittel (z. B. Reismehl bei Durchfall) oder ganz ohne jede Behandlung wieder verschwinden (eine Erkältung, wie es im Sprichwort heißt, sei mit den richtigen Medikamenten nach acht Tagen wieder vorbei, ohne Medikamente in einer Woche). Besorgte Halter dergestalt erkrankter Tiere suchen häufig den Tierhomöopathen auf oder verabfolgen mit den Kenntnissen, die sie irgendeinem Ratgeberbuch oder Tiermagazin, vielleicht auch dem Internet, entnommen haben, ihrem Tier in Eigenregie ein paar Globuli: *jedenfalls* können sie einen natürlichen oder spontanen Heilungsverlauf (respektive eine zyklische Besserung oder symptomfreie Periode bei chronischer Erkrankung) als Ergebnis ihrer homöopathischen Bemühung werten. Da die Homöopathie einen Heilerfolg stets nur „langfristig" in Aussicht stellt, kann eine „irgendwann" eintretende Besserung allemal der jeweiligen Behandlung zugeschrieben werden, auch wenn diese mit dem Krankheits- beziehungsweise Heilungsverlauf gar nichts zu tun hat. (Gefährlich wird es immer dann, wenn Tiere bei tatsächlich schwerer Erkrankung, bei der eben keine Selbstheilung stattfindet, in homöopathische Behandlung gegeben werden: zum einen sind Tierhomöopathen, Tierheilpraktiker und dergleichen nicht ansatzweise qualifiziert, schwere Krankheiten als solche zu erkennen; und selbst wenn sie sie erkennen könnten, verfügten sie zum anderen über kein geeignetes therapeutisches Instrumentarium, um angemessen damit umzugehen.)

Im Übrigen besteht die große Gefahr, dass Tierhomöopathen wie Tierhalter sich hinsichtlich des Erfolges einer Behandlung in die eigene Tasche lügen: sie können eine Besserung wähnen, wo solche gar nicht eingetreten ist. Der Grund liegt darin, dass ihnen (in der Regel) die erforderlichen Kenntnisse über Krankheitsverläufe fehlen, desgleichen die Messinstrumente, diese objektiv zu dokumentieren. Zudem können sie den Patienten - das erkrankte Tier - selbst nicht befragen und sind insofern auf ihre wunschgesteuerten und damit möglicherweise verzerrten oder selektiven Wahrnehmungen angewiesen. Auch Wahrnehmungsverzerrungen, die im Glaubenssystem der Homöopathie selbst begründet liegen, können auftreten.

Sollte im Übrigen eine Behandlung *partout* nicht anschlagen beziehungsweise ein Heilerfolg bei bestem Willen nicht zu konstruieren sein, greift die Autoimmunisierung der Homöopathie gegen jede Form kritischer (Selbst-)Reflexion: es habe der Patient dann eben keine „Regulationspotentiale" mehr zur Verfügung, sein Organismus sei durch so genannte „Miasmen" (griech.= Befleckungen), vererbte oder durch frühere schulmedizinisch-pharmazeutische Behandlungen (Antibiotika, Corticosteroide, Impfstoffe etc.) verursachte Schädigungen, so sehr geschwächt oder blockiert, dass die homöopathische Therapie nicht mehr greifen könne. Womöglich seien dem Homöopathen auch entscheidende Informationen vorenthalten worden. Selbst für Zustandsverschlechterungen ist vorgebaut: diese seien untrügerisches Zeichen dafür, dass die Behandlung wirke; tritt nach der so genannten „Erstverschlimmerung" keine Besserung ein, werden zirkelschlüssig wieder besagte „Miasmen" herangezogen, mit denen „in unserem Kulturkreis" grundsätzlich jeder Organismus belastet sei.[606] Letztlich aber sei ohnehin alles schicksalsbedingt: ein ausbleibender Heilerfolg, so Homöopathie-Papst George Vithoulkas, weise darauf hin, dass es das Karma des Patienten sei, nicht geheilt zu werden.[607] Vithoulkas ist Träger des „Alternativen Nobelpreises" und als solcher unangefochtene Bezugsgröße zahlloser homöopathischer (Tier-)Heilpraktiker.

Abschließend erwähnt sei die in der einschlägigen Presse hochgejubelte so genannte „Linde-Studie" von 1997, die über eine Art Meta-Analyse von neunundachtzig placebokontrollierten klinischen Prüfungen homöopathischer Arzneimittel den letztgültigen Beleg für die Lehre Hahnemanns erbracht haben wollte.[608] Die „Studie" ist inzwischen längst widerlegt: keine der ohnehin nur in 34% der Fälle positiven Wirksamkeitsüberprüfungen konnte bislang anderweitig reproduziert werden. Wie die Kritiker Strubelt und Claussen betonen, „können die positiven Ergebnisse vermutlich, zumindest teilweise, auf den bekannten Publikationsbias und die meist vor der Auswertung und Bewertung der Ergebnisse vorgenommene Entblindung [des Doppelblindverfahrens, CG] zurückgeführt werden".[609] Erwartungsgemäß berichtete die Presse, wenn überhaupt, nur versteckt und sehr am Rande über die Widerlegung der „Linde-Studie". Vielfach wird sie bis heute als Wirkbeleg der Homöopathie angeführt.[610]

Dasselbe gilt für all die anderen „Beweise", die, selbst wenn sie mehrfach widerlegt oder als schreiender Unsinn ausgewiesen wurden, hartnäckig in Umlauf gehalten werden. Obgleich nichts übrig geblieben ist von all den Experimenten mit Polarographen und Ultraspektographen, von den Untersuchungen zu Teilchengrößen, elektrischer Leitfähigkeit,

Photonenemission oder nuklear-magnetischer Resonanz,[611] werden überzeugte Homöopathen nicht müde, die angeblich durchschlagenden Ergebnisse ebendieser Studien zu preisen. Viel zitiert werden insofern auch die so genannten „Wassergedächtnis"-Experimente des schweizerischen Chemikers Louis Rey. Gleichwohl die Ergebnisse dieser Experimente wissenschaftlich völlig wertlos sind - Rey hatte seine Versuche nicht blind, geschweige denn: doppelblind durchgeführt -,[612] werden sie immer wieder als ultimatives Argument angeführt bei der Frage, wie ein hochpotenziertes Präparat Wirkung freisetzen solle, wenn alle Moleküle des Wirkstoffes aus dem Trägermedium entfernt wurden. Auch die viel gerühmte „Leipziger Studie" von 2003, die den nunmehr letztgültigen Wirknachweis der Homöopathie erbracht haben soll,[613] ist alles andere als schlagkräftig: In Hinblick auf die angeblich kontraktionsvermindernde Wirkung eines hochpotenzierten *Belladonna*-Präparates (D90) auf künstlich gereizte Darmzellen einer Ratte erscheint es eher wahrscheinlich, dass die Reizung der Zellen allein aufgrund der Verdünnung des Reizstoffes (Acetylcholin) durch die Zugabe des (tatsächlich nur aus Wasser bestehenden) Präparates nachgelassen hat und nicht, wie behauptet, durch den in diesem gar nicht mehr vorhandenen Belladonna-Wirkstoff. Noch bevor die Leipziger *in-vitro*-Studie überprüft und bewertet wurde, erhielt sie bereits einen hochdotierten Gemeinschaftspreis zweier internationaler Homöopathenverbände. (Ende 2005 mussten die Leipziger Forscher erhebliche Fehler in ihrer Versuchsanordnung einräumen: redlicherweise gaben sie den Preis zurück.)

Anfang der 1990er legten dreiundvierzig hochrangige Wissenschaftler eine gemeinsame Erklärung vor - die pointierteste in einer ganzen Reihe vorhergehender Stellungnahmen aus verschiedensten Wissenschaftseinrichtungen -, in der die Homöopathie in sämtliche Einzelteile zerlegt wurde und die mit dem alltagssprachlich formulierten Verdikt endete, es stellten Theorie und Praxis der Hahnemannschen Lehre nichts als einen „Schildbürgerstreich" dar.[614] In anderen Stellungnahmen finden sich weit drastischere Begriffe: von Quacksalberei und Scharlatanerie ist da die Rede, von Pseudomedizin, grob fahrlässigem Herumgepfusche, Abzockerei und Betrug.[615]

„Natürlich haben alle Homöopathen das Recht", wie es in der Rezension eines einschlägigen Lehrbuches heißt, „an ihren Unsinn zu glauben, aber es ist unverantwortlich vom Staat, dass man therapeutischen Betrug erlaubt und sogar lizenziert. (...) Was ist es anderes als Betrug, wenn ein Homöopath für einen Hodenhochstand Gold (*Aurum metallicum*) in einer Verdünnung von D12 verschreibt? Entweder weiß er nicht, dass er die falsche Diagnose gestellt hat, i.e. dass der Hoden nur retrahiert ist und von alleine seinen Weg in das Skrotum findet (das wäre dann ein 'Heilerfolg'), oder nichts ändert sich: der Hoden bleibt im Inguinalkanal, und es besteht eine erhöhte Chance, dass sich ein Seminom [= bösartiger Hodentumor, CG] entwickelt".[616] Was anderes ist es als Betrug (oder Selbstbetrug), wenn bei Krebs in fortgeschrittenem Stadium homöopathische Zuckerkügelchen verabfolgt werden und dem Betroffenen - hier: dem Halter des betroffenen Tieres - *ebendadurch* eine Genesungsmöglichkeit in Aussicht gestellt wird?[617] Im August 2005 legte ein Forschungsteam der Universität Bern das Ergebnis einer groß angelegten Metaanalyase vor: es konnte in der so genannten „Eggert-Studie" keinerlei Beleg für eine spezifische Wirkung homöopathischer Therapie gefunden werden.[618]

Ungeachtet aller Kritik, der die Homöopathie seit Jahren und Jahrzehnten ausgesetzt ist, kommt ihr nach wie vor größte Akzeptanz quer durch sämtliche gesellschaftlichen Schichten zu. Dabei sind es keineswegs nur (Tier-)Heilpraktiker und sonstig medizinische Laien, die sie propagieren beziehungsweise im Angebot führen, sondern durchaus auch akademisch qualifizierte Mediziner; und dies nicht nur, weil die gläubige Kundschaft es verlangt – aus wirtschaftlichen Gründen sozusagen –, sondern weil sie selbst daran glauben.[619] Die Berliner (Human-)Ärztin und Homöopathin Angelika Gutge-Wickert etwa beantwortet die Frage nach der Wissenschaftlichkeit ihres Tuns, sie mache das seit zwanzig Jahren und sehe einfach, „dass die Dinge passieren. (...) Wir müssen davon ausgehen, dass es Dinge gibt, für die wir keine Erklärung haben." Ausdrücklich verweist sie auf das Pendel als präzises Instrument des Erkenntnisgewinnes, mit dem sich auch homöopathisch erzielte Heileffekte beweisen ließen. Einwände werden weggewischt: „Es gibt solche Dinge."[620] Ende der Diskussion. An anderer Stelle werden ⇨ Biotensor oder Wünschelrute als Instrumente der Diagnose und/ oder des Effizienznachweises angeführt,[621] vielfach auch die so genannte ⇨ Kirlian-Photographie.[622] Selbst das ⇨ astrologische Horoskop[623] oder die ⇨ Systemaufstellung nach Hellinger beziehungsweise deren Fortentwicklung durch Matthias Varga von Kibéd werden als Grundlage homöopathischer Mittelfindung eingesetzt.[624]

Während die Ausübung der Homöopathie in der Humanheilkunde an das Vorliegen einer rechtlichen Erlaubnis (nach dem Heilpraktikergesetz) gebunden ist, kann in der Tierheilkunde jedermann, mit oder ohne Ausbildung, sich als Homöopath betätigen. Es gibt keinerlei Qualifikationsnormen, keinerlei Richtlinien, keinerlei Kontrolle. Entsprechend sind die angebotenen Ausbildungsgänge in Dauer und Qualität höchst unterschiedlich, egal ob es sich um Homöopathie als Teil eines umfassenderen Trainings handelt oder um einen Kurs, in dem Homöopathie ausschließlicher Unterrichtsgegenstand ist.

Das mit Abstand kürzeste und preisgünstigste Angebot einer in sich abgeschlossenen Tierhomöopathie-Ausbildung findet sich in Gestalt eines vierwöchigen Kurses an der *Online-Akademie für klassische Homöopathie*. Per eMail erhält der Teilnehmer Skriptenmaterial zugesandt, das er im Zuge des Kurses in Eigenregie bearbeitet. Auftretende Fragen können online sowohl mit der Kursleitung, einer Tierheilpraktikerin, als auch in Vernetzung mit den anderen Teilnehmern erörtert werden. In einem Aufbaukurs gleicher Dauer lassen sich die erworbenen Kenntnisse erweitern und vertiefen. Die Teilnahmegebühr liegt bei je 89 Euro. Eine Abschlussprüfung gibt es nicht, gleichwohl wird eine qualifizierende Teilnahmebestätigung ausgestellt.[625]

Einen anderen Schwerpunkt weist das Ausbildungsmodell des Wuppertaler ⇨ *Institutes Kappel* auf: der 760 Euro teure Fernlehrgang zum „Pferdehomöopathen" besteht zwar nur aus ein paar zusammengehefteten Loseblättern, dafür ist ein beeindruckendes Abschlusszertifikat im Preis eingeschlossen. Auf ähnlichem Kosten- und Leistungsniveau liegt der Fernlehrgang zum „Tierhomöopathen" des Lörracher ⇨ *Instituts für berufliche Weiterbildung* (ibw): die Loseblattsammlung kostet hier 816 Euro, zuzüglich 35 Euro für die Abschlussurkunde. (Im *ibw*-Programm von 1997 stand ein eigenständiger Loseblattkurs „Homöopathie für Haustiere" noch mit 265 DM [= ca. 135 Euro] zu Gebot.) Eine Ausbildungsbegleitung oder externe Lernzielkontrolle findet bei keinem der genannten Kurse statt. Seit Anfang 2005 führt auch das Remscheider ⇨ *Bildungswerk für therapeutische Berufe* (BTB) einen Fernlehrgang „Klassische Veterinärhomöopathie" im Sortiment, bestehend aus 12 Lehrbriefen plus optional zu absolvierendem Wochenendseminar. Kosten, einschließlich Diplomurkunde: 1.296 Euro, zuzüglich 300 Euro für Fachliteratur plus 128 Euro für das Seminar.[626]

Realen Klassenzimmerunterricht bietet das Stuttgarter *Schulungszentrum für biologische veterinäre Medizin, Homöopathie und Akupunktur sowie Ernährungslehre* mit einem über zwei Jahre laufenden Kurs zum „Veterinärhomöopathen". Schulleiterin Sonja Jäger, ihres Zeichens „Veterinärhomöopathin und Dozentin für biologische Veterinärmedizin", verspricht „umfassende Unterweisung" durch qualifizierte Tierärzte und Tierheilpraktiker. Tatsächlich liegt das Kursangebot außerhalb jeder Diskutierbarkeit: Unterricht findet nur an zwei Samstagen pro Monat jeweils von 10 bis 13 Uhr statt, als Dozentin fungiert vor allem Frau Jäger selbst. Eine regelmäßige Teilnahme an den Unterrichtsveranstaltungen - ganze sechs Stunden pro Monat (!) - ist gleichwohl nicht erforderlich: „Sie besuchen die Unterrichte, wie es Ihnen möglich ist." Auf Wunsch können die Lehrmaterialien auch per Post zugesandt werden. Der (maximal 144 Stunden umfassende) Kurs kostet den angehenden „Veterinärhomöopathen" 5.108 Euro - bei einer angenommenen Klassenstärke von zwanzig Schülern bedeutet dies für Frau Jäger ein Nettoeinkommen von über 700 Euro *pro gehaltener Unterrichtsstunde* (!) -, eine Kündigung des Ausbildungsvertrages vor Ablauf der zwei Jahre ist nicht möglich.[627]

Im Rahmen eines schuleigenen *Fortbildungsforums für Veterinärhomöopathen* - „Consilium Animalicum" [sic!] genannt - bietet Frau Jäger regelmäßig zwei- bis viertägige Hospitationsmöglichkeiten in ihrer „Biologischen Tierpraxis" an; daneben veranstaltet sie einmal pro Jahr ein einwöchiges „Nutztierpraktikum" in Österreich, das „Untersuchung, Diagnostik und Behandlung von Nutztieren wie Rind, Schwein und Ziege, ggf. auch Kalb und Pferd sowie Herdenprophylaxe" umfasst. Kosten: 435 Euro, zuzüglich Unterkunft und Verpflegung. Im Preis eingeschlossen, wie auch bei der Veterinärhomöopathenausbildung: ein eigenes Zertifikat.[628] Das Aus- und Fortbildungsangebot der Frau Jäger besteht seit 1994.

Zu den gesondert zu erwähnenden homöopathischen Ansätzen zählt die so genannte „Lebens-Energie-Therapie/LET®", wie sie an der oberbayerischen ⇨ *raum & zeit-akademie* gelehrt wird. Unter LET ist das Konzept des Wiener Naturheilers und Wünschelrutengängers ⇨ Erich Körbler (1938-1994) zu verstehen, das dieser selbst als „Neue Homöopathie" bezeichnet hatte und das vor allem seine ⇨ radiästhetischen Erkenntnisse - Körbler gilt als Erfinder der Einhand-„Universalrute" - in die Lehre Hahnemanns zu integrieren sucht. In der Praxis wird das Körblersche Verfahren angereichert durch ⇨ Aura- und Chakrenarbeit, Farb-, Klang- und Rhythmustherapie sowie Elemente der Traditionellen Chinesischen Medizin (TCM). Insgesamt stellt sich Körblers Konzept als wirres Konglomerat aus esoterischer, paramedizinischer und pseudoquantenphysikalischer Begrifflichkeit dar, von dem zu Recht keinerlei wissenschaftliche Notiz genommen wurde. Eine „Ausbildung" zum „diplomierten

Lebens-Energie-Berater/Neue Homöopathie nach Erich Körbler/LEB®/N.H." umfasst sechs Wochenenden und kostet 1.555 Euro; eine veterinäre Ausbildung zum „diplomierten Lebens-Energie-Berater/Tier/LEB®/T", entwickelt auf der Grundlage Körblers von einer hellseherisch veranlagten Heilpraktikerin namens ⇨ Rosina Sonnenschmidt, dauert vier mal vier Tage und beläuft sich auf 2.060 Euro.[629] Frau Sonnenschmidt zählt mit ihren Seminaren und Buchpublikationen zu den führenden Figuren der alternativen Tierheilerszene.

Mit 712 Unterrichtsstunden, verteilt auf drei Jahre, führt die Bad Bramstedter ⇨ *Akademie für Tiernaturheilkunde* ein relativ umfangreiches „Studium der Tierhomöopathie" im Programm. Im Zuge einer „15-jährigen Arbeit in der Praxis und der Ausbildung" habe man ein Konzept geschaffen, das den angehenden Tierhomöopathen befähige, „die schonendste und perfekteste Therapie von allen biologischen, ganzheitlich orientierten Richtungen" so auszuüben, „wie sie am effektivsten ist": „Unsere Schüler erhalten neben den Skripten auch noch Übungsbögen für die Arbeit zu Hause sowie außerdem auch das Instrumentarium für ihre spätere Praxis – es sind Bücher wie das Repertorium und die Materia Medica. Diese lernen sie so gut kennen, dass sie imstande sind, innerhalb von 10 Sekunden jedes Symptom mit den zugehörigen Mitteln zu finden." Eingebunden in das tierhomöopathische Studium sind die Fächer „Tierpsychologie" und „Schulmedizin": „Wir sind die erste Schule, die Homöopathie unter diesem Aspekt lehrt."[630] Bei näherer Betrachtung allerdings erweist sich das über aufwändiges Prospektmaterial beworbene „3-jährige Studium" als zumindest begriffliche Mogelpackung: Unterricht findet laut Studienprogramm nur an (durchschnittlich) einem Wochenende pro Monat von 9.00 bis 16.15 Uhr statt, hinzu kommen drei Blöcke zu je fünf Tagen. Kostenpunkt: 7.400 Euro.

Bezeichenderweise kann das komplette Studium auch als Fernlehrgang absolviert werden. Über eine affiliierte ⇨ *Akademie für Tiernaturheilkunde* in der Schweiz wird ein Paket aus sechsundzwanzig Skripten, vierzehn Videofilmen und zwei Handbüchern vertrieben, das zur selben beruflichen Qualifikation führe wie der Präsenzlehrgang in Bad Bramstedt: ein Studiengang, der „vom Konzept und Umfang sowie der Ausstattung der Schüler mit Lernmaterial weltweit einmalig" dastehe: „Nach und nach werden Sie in unserem Studium der Tierhomöopathie verstehen, dass die Zoologie nicht nur Tierkunde und die Anthropologie nicht nur Menschenkunde ist. Diese Erkenntnis ist der Schlüssel bei der Suche nach dem homöopathischen Mittel." Die Kosten des Kurses – einschließlich (vorformatierter) Korrektur der jedem Skriptum angehängten Kontrollfragen und Teilnahme an einem viertägigen Blockseminar – liegen bei 3.250 Euro, zuzüglich Prüfungs- und Diplomgebühr.[631] In der BRD ist der Lehrgang durch die staatliche ⇨ *Zentralstelle für Fernunterricht* (ZFU) in Köln zugelassen (was indes lediglich seine Eignung bestätigt, auf die vom Anbieter definierte Tätigkeit vorzubereiten: eine Bewertung des Kursgegenstandes ist damit nicht verbunden).[632]

Die zeitaufwändigste und zugleich teuerste Ausbildung wird von der ⇨ *animalmundi Schule der Tierhomöopathie* angeboten. An zwei Orten – bei Hamburg und in der Nähe von München – werden je vierjährige Lehrgänge zum diplomierten „Klassischen Tierhomöopathen" durchgeführt. Die Ausbildung umfasst laut Studienordnung 2.400 Stunden, von denen die Hälfte auf „Präsenzunterricht" entfällt, ein Drittel ist als „Fernstudium" ausgewiesen, die verbleibenden 400 Stunden werden als „Praktika" in einer schuleigenen Tier-heilpraxis absolviert beziehungsweise zur „Nachbereitung" des Unterrichts, für „Hausaufga-ben" und zum Schreiben einer „Diplomarbeit" aufgewandt. Auf den ersten Blick macht *animalmundi* einen durchaus seriösen Eindruck, vor allem im Vergleich zu Einrichtungen wie *Kappel* oder *ibw.* Bei genauerer Hinsicht stellt sich freilich heraus, dass die „vierjährige Ausbildung", die laut Werbeprospekt nicht nur Tierhomöopathie samt Materia Medica um-fasst, sondern ein Grundstudium in „Ethologie" (= Verhaltenskunde) sowie ein komplettes Hauptstudium „Tiermedizin", tatsächlichen Unterricht nur alle drei Wochen für jeweils ein Wochenende bedeutet; die „Praktika" erweisen sich als vierundzwanzig Hospitanztage in der Praxis eines Tierhomöopathen. Gesamtkosten einschließlich Einschreibe- und Prüfungs-gebühr: 11.270 Euro (!).[633]

Indes: weder Vierwochen- noch Vierjahreskurs sind verpflichtend. Es ist nicht erforder-lich, einen formalen Ausbildungsgang zu absolvieren: jedermann kann sich selbst zum Tier-homöopathen graduieren und eine tierhomöopathische Praxis eröffnen. In dieser Praxis kann er verordnen, verschreiben, verabfolgen, was immer ihn gutdünkt, eine Kontrolle gibt es nicht, ebensowenig die Möglichkeit, ihn bei Falschberatung oder Falschbehandlung zur Rechenschaft zu ziehen. Das Zertifikat von *animalmundi* ist rechtlich genausoviel wert wie das von *Kappel* oder einer der sonstigen Tierheilpraktiker- oder Tierhomöopathenschulen: nämlich *gar nichts.*

## 5.20.  Irisdiagnostik

Die diagnostische Untersuchung der Iris ist unter Alternativheilern weit verbreitet. Sie geht davon aus, dass der gesamte Organismus in der Regenbogenhaut des Auges repräsentiert sei, eine Idee, die bereits Ende des 17. Jahrhunderts aufkam, sich seinerzeit aber nicht durchset-zen konnte. 1881 veröffentlichte der ungarische Homöopath Ignaz von Péczely ein Lehrbuch der Diagnose von Organerkrankungen aus Farb- und Formveränderungen der Iris, das in Fachkreisen zunächst auf großes Interesse stieß, Anfang des 20. Jahrhunderts aber als Kur-pfuscherei verworfen wurde.[634]

Im Dritten Reich erfuhr die Irisdiagnostik Rehabilitation und besondere staatliche För-derung. Seither wurden und werden immer neue Iriskarten entwickelt, die die Regenbogen-haut mit Hilfe von Teilstrichen - analog dem Zifferblatt einer Uhr - in verschiedene Seg-mente einteilen; aus Unregelmäßigkeiten der Pigmentierung oder sonstigen Auffälligkeiten in einem Segment wird auf eine Störung in dem jeweils zugeordneten Organ oder Körperteil geschlossen.[635]

Die dieser Vorstellung zugrundeliegende Idee, der gesamte Organismus sei durch Ner-venbahnen oder auf sonstig „reflektorische" Weise mit der Iris verbunden, ist falsch: solche Verbindungen gibt es nicht.[636] Aus Farbflecken oder unterschiedlichen Strukturen der Re-genbogenhaut lässt sich im Sinne der Irisdiagnostiker *überhaupt nichts* ableiten, ganz ab-gesehen davon, dass auf den mehr als zwei Dutzend gegenwärtig existierenden Iriskarten die Lage der angeblich repräsentierten Organe und Körperteile teils erheblich voneinander abweicht.[637] Für Tiere gibt es (noch) keine ausgearbeiteten Iriskarten. Tierheilpraktiker, die „iridiologisch" diagnostizieren, verwenden einfach die aus der Humanheilpraktik bekannten Karten. Meist bedient man sich insofern des (human)heilpraktischen Nachschlageklassikers *Repertorium der Irisdiagnose* von Joachim Broy, dessen Maßgaben „analog" auf das zu diagnostizierende Tier übertragen werden.[638] Lebererkrankungen etwa zeigten sich in Gestalt weißlicher Wolken „zwischen der 37. und der 40. Minute der rechten Iris", hingegen wiesen gelbliche Flecken zwischen der 28. und der 30. Minute der rechten und/oder der 30. und 32. Minute der linken Iris auf einen chronischen Nierenschaden hin. „Ein bis drei schwarze Flecken zwischen der 45. und 50. Minute in der rechten Iris" seien ein untrügliches Zeichen für einen schweren Herzklappenfehler.[639]

Der Umstand, dass die Augen einer Katze, eines Papageis oder eines Leguans nur schwerlich mit den Augen des Menschen verglichen werden können, spielt für gläubige Veterinäririsdiagnostiker keine Rolle. Unverdrossen behauptet etwa die Gelsenkirchener Tierheilpraktikerin Claudia Sperrhake, dass sich grundsätzlich „alle Organe auf der Iris widerspiegeln", egal wie diese oder das jeweilige Auge auch aussähen.[640] Es ist derlei Ignoranz der physiologischen Unterschiede allerdings ohne weiteren Belang: Irisdiagnose gilt *per se* als hinlänglich widerlegt.[641] Doppelt unsinnig ist insofern das aus der Irisdiagnose hergeleitete Verfahren der „Ophtalmotropen Genetischen Therapie" (OGT), das der Bruchsaler Heilpraktiker ⇨ Peter Mandel Anfang 2005 vorstellte: „Diese neue Methode (...) baut auf der bekannten Phänomenologie der Iris und deren Adnexe auf. Basierend auf der Erfahrung der Irisdiagnostik nutzt die OGT das Auge als genetisches Spiegelbild zur Erkennung krankhafter Veränderung der Körperorgane und -systeme." Eigener Auskunft zufolge habe Mandel „erstmals die topografischen Zuordnungen des Irisblattes auf die Körperoberfläche [übertragen]. So entstanden ganz neue Areale, die den direkten therapeutischen Zugang zur Ebene der genetischen Informationen ermöglichen." Irisdiagnostisch erkannte Probleme könnten mit Hilfe der von ihm entwickelten ⇨ Farbpunktur auf mit den jeweiligen Irissegmenten korrespondierenden Hautarealen behandelt werden - farbpunkturelle Behandlung der Iris selbst sei schließlich nicht möglich -, zugleich könne ein über ⇨ Kirlian-Photographie nachgewiesener Heileffekt den Beleg dafür liefern, dass der gesamte Organismus tatsächlich in reflektorischer Weise mit der Iris verbunden sei.[642]

## 5.21.  Isopathie nach Enderlein

Der Zoologe Günther Enderlein (1872-1968) beobachtete und beschrieb zwei bestimmte Pilzstämme - *Mucor racemosus Fresen* und *Aspergillus niger van Tieghem* -, die in jedem mammalen Organismus zu finden sind. Er bezeichnete die seiner Auffassung nach vor Jahrmillionen in den Säugetierkreis eingedrungenen Mikroorganismen als „Endobionten". Während den Endobionten in ihrer Primitivform innerhalb der Stoffwechselprozesse von Mensch und Tier eine wichtige regulative Funktion zukomme, könnten sie sich, so Enderlein, im Organismus auch in höhere Stadien fortentwickeln, in denen sie parasitär beziehungsweise pathogen würden.[643]

Zur Frage, was genau den Endobionten zum Parasiten werden lasse, der sich gegen die Zellen seines Wirtsorganismus wende, schreibt Enderlein: „Sobald das Gleichgewicht des Blutserums zwischen Mineralsalzen (Basen, Alkalien) und Säuren längere Zeit durch falsche, unbiologische Ernährung nach der sauren Seite hin gestört wird, setzt eine uferlose Vermehrung dieser Endobionten ein und zugleich der Aufstieg dieser zu Schmarotzern verwandelten Urklümpchen in die große Entwicklungsreihe der Parasiten. Je höher der Endobiont in seiner Entwicklungsreihe steigt, desto mehr nimmt seine Schädlichkeit zu und umso größer ist die Störung des Säure-Basen-Gleichgewichts, die also in einem sich gegenseitig steigernden Wechselverhältnis stehen."[644] Auch Infektionskrankheiten, artwidrige Lebensformen oder Depressionen begünstigten diesen Prozess.

Die vorwärtsschreitende Entwicklung sowie das systematisch unaufhaltsame Vordringen des Endobionten bewirke eine „Stauung der kreisenden Säfte im Körper, die wiederum nach den verschiedensten Richtungen hin zu Funktionsstörungen führt. Die geringste Schwächung irgendeines Gewebes oder eines Organs führt zu einer Steigerung der Valenz des Endobionten und damit zu weiteren Schwächungen des kranken Organismus. Dieser Umstand erklärt die mannigfachen Erscheinungsformen im Krankheitsbild von Menschen und Tieren, (...) die von jeher der ärztlichen Kunst die größten Schwierigkeiten und Widerstände entgegengestellt [haben]."[645] Dazu zählten mithin Gefäßwandveränderungen, Rheumatismus, Arthritis, Spondylose (krankhafte Veründung an Wirbelkörpern und Bandscheiben), Diabetes, Gicht, Anämie, Leukämie, Cerebralsklerose, Lähmungen sowie insbesondere Tumorerkrankungen jeder Art und jeden Stadiums: „Der Krebs", so Enderlein, „ist für den Wirtsorganismus (gleich ob Mensch oder Säugetier) ein durch einen parasitären Pilz und seine Entwicklungsformen aufgedrängter Gärungs- und Verwesungszustand."[646]

Da höherentwickelte Endobionten praktisch unzerstörbar seien - sie lebten selbst nach dem Tod ihres Wirtes weiter -, besteht nach Enderlein die einzige Möglichkeit ihre Gefahr zu bannen darin, sie auf biologischem Wege in niedrigere Entwicklungsstadien rückzuverwandeln. Die von ihm zu diesem Zwecke entwickelten „isopathischen Heilmittel" seien in der Lage, durch „Kopulationsvorgänge" der darin enthaltenen „Chondrite" - gemeint sind Endobionten niederer Entwicklungsformen - mit den höhervalenten Formen der Endobionten deren Auflösung in kleinste, nicht pathogene Partikel zu bewirken. Das isopathische Wirkprinzip laute: „Gleiches möge mit Gleichem geheilt werden." Die von der norddeutschen Firma *Sanum-Kehlbeck* hergestellten „Original-Isopathika nach Enderlein" bestehen insofern im Wesentlichen aus Bakterien- beziehungsweise Pilzkulturen in homöopathischer Aufbereitung.[647] (Isopathie nach Enderlein ist daher auch als „Isopathisch-homöopathische Regulationstherapie/Symbioselenkung" oder schlicht als „Sanum-Therapie" bekannt.)

Für die Vorstellungen Enderleins gibt es - soweit ihnen gefolgt werden kann - keinerlei tragfähigen Beleg. Am wenigsten kann seiner Behauptung, es ließen sich parasitäre Endobionten im Blut mittels dunkelfeldmikroskopischer Diagnostik feststellen, irgendein Wert zugemessen werden (im „Dunkelfeld" wird das [Vitalblut-] Präparat exakt 1200fach vergrößert und so stark von der Seite her belichtet, dass die gewöhnlichen Lichtstrahlen nicht in das Objektiv des Mikroskops eindringen können; das Gesichtsfeld erscheint dunkel, nur die an

den Strukturen des Objektes abgebeugten Strahlen erzeugen ein Bild[648]): über Dunkel-
feldmikroskopie lässt sich *überhaupt nichts* feststellen. Enderleins endobiontische Thesen
basieren auf einer Mixtur aus längst überholten medizinischen Vorstellungen und schlichten
Fehldeutungen.

Gleichwohl steht die Isopathie nach Enderlein gerade in der alternativen Tierheilerszene
in hohem Kurswert. Einer der Gründe könnte in der Tatsache liegen, dass Enderlein studier-
ter Zoologe in Professorenrang war, was sein Verfahren von Hause aus mit quasi unantastba-
rer Autorität umgibt; ein anderer Grund könnte darin liegen, dass er seine endobiontischen
Phantasiekonstrukte mit einem derartigen Wust an (pseudo)wissenschaftlicher Fachbegrifflichkeit umgeben hat, dass kein Tierhalter auch nur die geringste Ahnung haben kann, was
damit gemeint sein soll; was dazu führt, dass er sein Tier umso vertrauensvoller in die Hände
des vermeintlichen Experten überantwortet. Die Rede ist beispielsweise von Cystiten,
Dimychiten, Spermiten, Syndimychiten oder Zoiten, allesamt Endobionten(vor)formen, die
im Dunkelfeldmikroskop als solche erkennbar seien. Symprotiten etwa seien „aus Protit-
material durch Aggregation in der dritten Dimension entstehende apathogene meist rund-
liche Primitivformen aus Endobiontenkolloiden".[649] Desungeachtet zählt das ⇨ *Lehrbuch
für Tierheilpraktiker* die „Isopathisch-homöopathische Regulationstherapie nach Professor
Dr. Enderlein" zu den wichtigsten alternativveterinären Therapieverfahren.[650] In Tierheilpraktikerschulen steht sie ganz oben auf dem Lehrplan: an der schwäbischen ⇨ *Akademie für
Ganzheitliche Tierheilpraktik* beispielsweise ist sie integraler Bestandteil der Ausbildung; an
der badensischen ⇨ *Heilpraktikerschule Richter* wird sie gar in einem eigenen 5-Stunden-
Block unterrichtet.

In den Tierheilpraxen vor Ort bleibt von den Enderleinschen Vorstellungen allerdings
nur wenig übrig. Eine Behandlung „nach Enderlein" besteht in der Regel aus simpler Verschreibung irgendwelcher *Sanum*-Präparate, deren Indikationsspektren im Internet nachzulesen sind. „Isopathie nach Enderlein" unterscheidet sich insofern nicht wesentlich von homöopathischer ⇨ Nosodenbehandlung.

## 5.22.  Kinesiologie

Im Zentrum der „Angewandten Kinesiologie" (kínesis: griech.= Bewegung) steht der so genannte „Muskeltest", entwickelt in den 1960ern von dem amerikanischen Chiropraktiker
George Goodheart: Der Therapeut fordert den Klienten auf, einen Arm im rechten Winkel
zur Seite zu halten, legt dann seine Hand auf dessen Handgelenk und versucht, den Arm
gegen den Widerstand des Klienten nach unten zu drücken. Normalerweise kann dieser dem
Druck ohne weiteres standhalten, der Arm bleibt im Schultergelenk „eingerastet". Halte der
Klient nun in der anderen Hand eine „schädliche Substanz" - ein giftiges Nahrungsmittel
(z.B. Zucker) oder ein ungeeignetes Medikament -, so lasse sich der Testarm leicht nach
unten drücken. Der „Stressor" blockiere die durch den Körper fließende Energie, sämtliche
Muskeln - der Test wird nur aus Gründen der Praktikabilität am Oberarm durchgeführt -
würden schlagartig geschwächt. Krankheiten jeder Art könnten auf diese Weise „blitzschnell"

diagnostiziert werden: der Klient legt seine Hand auf einen möglichen Problembereich seines Körpers und lässt den Armtest an sich vornehmen; bei tatsächlicher Störung erweise sich der Muskel sofort als „schwach". Allein der Gedanke an ein möglicherweise erkranktes Organ schwäche den Testmuskel, sofern dieses in der Tat erkrankt sei. Der Therapeut befragt hierzu den Klienten detailliert nach seinem körperlichen Gesundheitszustand und führt zugleich den Muskeltest durch: ein geschwächter Muskel signalisiere allemal ein Problem in dem fraglichen Bereich, denn: „Der Körper lügt nie".[651]

Der Muskeltest - über einen Bestseller des australischen Goodheart-Schülers John Diamond *(Your Body Doesn't Lie)* Anfang der 1980er zu weltweiter Popularität geführt (und insofern auch als „Diamond-Methode" bekannt) - wird von zahllosen Heilpraktikern zur Diagnose sowie zur Indikationsstellung bestimmter Medikamente oder Heilverfahren eingesetzt: „Kinesiologie heißt nicht zu raten, zu vermuten, aus Erfahrung zu empfehlen, sondern sich über den Muskeltest Gewissheit zu verschaffen. Dieses Höchstmaß an Objektivität gibt die Sicherheit, dass das, was man tut, wirklich auf den Betreffenden abgestimmt ist und zum Erfolg führt."[652] Zur Findung eines geeigneten (vorzugsweise homöopathischen) Medikaments, eines Aura-Soma-Öls, Bach-Blütenmittels, Heiledelsteins und dergleichen, nimmt der Klient ein Fläschchen beziehungsweise einen Stein nach dem anderen in die Hand und lässt den Muskeltest ausführen: das Mittel, bei dem der Arm in der Schulter „eingerastet" bleibt, erweise sich ebendadurch als geeignet.

In der Tierheilpraktik ist die Kinesiologie in der beschriebenen Form nicht einsetzbar: der Muskeltest kann an Tieren nicht vorgenommen werden. Die publizistische Vorreiterin der Tierheilerszene Rosina Sonnenschmidt, eigenem Bekunden zufolge medial begabt, entwickelte eine Methode, das „sehr präzise und einfache körpereigene Rückmeldesystem" des Muskeltests auch für die Tierheilkunde nutzbar zu machen. Unter Rückgriff auf Experimente, die schon zu Goodhearts Zeiten mit Patienten veranstaltet worden seien, deren Muskeln man nicht direkt habe testen können - angeblich sei mit Komapatienten, Schwerkranken, Sterbenden und Neugeborenen gearbeitet worden -, stellte sie die so genannte Surrogattestung vor: „Man schaltet eine Vertrauensperson als *Ersatz = Surrogat* für den Patienten zwischen Tester und Patient und vollzieht an ihr alle Muskeltests."[653] Die Ergebnisse seien mit denen einer direkten Testung absolut identisch.

In der Praxis sieht das so aus: Eine mit dem zu testenden Tier vertraute Hilfsperson, am besten der Tierhalter selbst, wird gebeten, sich voll auf das Tier zu konzentrieren und es mit einer Hand an der Brust oder an einem anderen Körperteil zu berühren (bei scheuen, bissigen oder aus sonstigen Gründen nicht berührbaren Tieren reicht es auch aus, den Käfig bzw. die Terrarien- oder Aquarienwand anzufassen). Nach einer kurzen Phase „mentalen Einschwingens" auf das Tier - von Kinesiologen wird die insofern induzierte leichte Trance als „auf-Alpha-Gehen" bezeichnet - teilt die Hilfsperson mit: „Ich bin zu hundert Prozent bereit, Surrogat für das Tier xy zu sein." Der Therapeut stellt nun detaillierte Fragen nach dem Gesundheitszustand des Tieres, und führt bei jeder Frage den Muskeltest durch: ein geschwächter Muskel der Surrogatperson etwa bei der Frage „Was macht das Herz?" zeige ein kardiologisches Problem des Tieres an. Um die gewonnene Erkenntnis objektiv zu bestätigen -

immerhin sei es möglich, dass „das eigene Wunschdenken (der Surrogatperson) in die Test-
ergebnisse unbewusst infiltriert" [sic!] –, könne eine weitere, dem Tier nicht vertraute Hilfsperson hinzugenommen und zwischen die mit diesem energetisch verbundene Vertrauensperson und den Therapeuten geschaltet werden. Der Muskeltest wird an der zweiten Hilfsperson vorgenommen, die der eigentlichen, mit dem Tier in Verbindung stehenden Surrogatperson eine Hand auf die Schulter legt. Auch zur Findung eines passenden Medikamentes
oder Heilhilfsmittels bedarf es der zweiten Hilfsperson: die mit dem Tier verbundene Surrogatperson nimmt ein Medikament nach dem anderen zur Hand, während der Therapeut
zugleich den Muskeltest an der Hilfsperson durchführt.[654] Praktischerweise sei es auch möglich, das zu testende Tier doppelt zu surrogieren: „Kann das Tier nicht persönlich anwesend
sein, hält die Surrogatperson eine Tierprobe [gemeint ist eine Haar-, Feder-, Schuppen-, Blut-
oder Kotprobe, CG] oder ein Foto auf den Thymus [gemeint ist das Brustbein, CG] direkt
auf die Haut, während sie getestet wird."[655]

   Die (tier)kinesiologische Literatur quillt über mit so genannten „Fallbeispielen", die die
Wirksamkeit des Surrogattests belegen sollen.[656] Tatsächlich handelt es sich noch nicht einmal um Falldarstellungen (in kasuistischem Sinne), sondern durch die Bank um völlig un-
überprüfbare Anekdoten: „Ein zweijähriger zugelaufener Kater beginnt drei Monate nach der
Kastration zu markieren und aggressiv zu werden. Zunächst bekommt er *Star of Bethlehem*
(= Doldiger Milchstern [als ⇨ Bach-Blütenessenz]) gegen ein nicht verarbeitetes Schock-
erlebnis, woraufhin das Pinkeln schon am 2. Tag der Tropfeneinnahme verschwindet, aber
nach einer Woche wieder auftritt. Nun bekommt er *Willow* (= Gelbe Weide) und *White
Chestnut* (= Weiße Kastanie) gegen Groll und Zwangsgedanken. Das Markieren wird weniger, aber dafür zeigt er jetzt Erbrechen. Der Test ergibt eine Bleibelastung und wird mit einer
Bleiausleitung (= Aderlass, Baunscheidtieren o. ä., CG) sowie *Nux vomica* (= Brechnuss [als
⇨ Homöopathikum]) LM30 therapiert. Gleichzeitig verschwindet auch das Markieren vollkommen."[657] Oder: „Der Eigentümer eines 20-jährigen Wallachs hatte mir einen Blutstropfen geschickt. Das Pferd befand sich auf der Weide, etwa 300km entfernt. Seit Monaten
zeigte es eine Lahmheit hinten, auch die Lumbalgegend war sehr druckempfindlich und
schmerzhaft. Ich untersuchte den Blutstropfen mit Hilfe einer Mittelsperson und stellte
Arthrosen in der Lendenwirbelsäule und eine Arthrose des Tarsalgelenks (Spat) rechts fest,
ebenso einen beherdeten Zahn im Oberkiefer, dieser Zahn war die Ursache der Arthrosen.
(...) Ich gab *Ledum* (= Wilder Rosmarin) LM18, *Natrium sulfuricum* (= Glaubersalz) LM45,
später *Natrium muriaticum* (= Kochsalz) LM45, *Nitricum acidum* (= Salpetersäure) LM36
und *Calcarea* (= Kalkerde) LM18. (...) Das Pferd lahmte nach der Behandlung nicht mehr, es
konnte jeden Tag geritten werden, obwohl der schlechte Zahn immer noch vorhanden
war."[658]

   Auch in der Sterbebegleitung leiste der Surrogattest gute Dienste. Die Obersulmer Tierkinesiologin Heidi Kübler berichtet von einem Kater, der an einem metastasierenden Lebertumor erkrankt sei. Sie habe das Tier mit zytoplasmatischen und homotoxikologischen Präparaten behandelt, wodurch sein Zustand sich für ein halbes Jahr stabilisiert habe. „Dann
folgte ein schwerer Rückschlag mit Erbrechen von weißem Schaum. (...) Ich mischte ihm

Bach-Blüten - Wild Rose, Gorse, Olive, Centaury und Willow. Diese Mischung rieb ich ihm mehrmals täglich auf den Kopf. Er wollte nichts fressen. Es war klar - er hatte sich schon längst auf den Weg in eine andere Welt gemacht." Über Surrogattestung einer Haarprobe habe sich freilich herausgestellt, dass der Kater Angst vor dem Sterben habe: „Er war verwirrt, weil er nicht wusste, was beim Sterben passiert und wohin die Reise geht." Ein weiterer Surrogattest habe als angstlösende Hilfsmittel *Lycopodium* (Bärlapp) C200 und die Farbe Indigo ergeben, die dem Tier, zusammen mit einer Ampulle energetisierten Wassers und der Affirmation „Ich lasse los", verabfolgt worden sei. Drei Wochen später sei der Kater „völlig friedlich" gestorben.[659]

Die *Stiftung Warentest* rät von kinesiologischen Methoden, gleich welcher Form, entschieden ab: „Diagnostik mit Kinesiologie bringt das Risiko mit sich, dass Gesunde für krank und Kranke für gesund erklärt werden, dass unnötige Medikamente eingenommen, aber notwendige und wirksame Behandlungen versäumt werden." Es gibt keinerlei Hinweis auf eine diagnostische oder sonstige Tauglichkeit des Muskeltests, dessen Ergebnisse, wie unabhängige Studien zeigten, sich in erster Linie durch die suggestive Einwirkung des Heilers auf den Klienten bedingen.[660] Insofern ist auch das szeneübliche Vorgehen, die „Effizienz" alternativtherapeutischer Verfahren oder Heilmittel über kinesiologische Vorher-Nach-her-Muskeltests zu „belegen", reine Augenwischerei und ebenso unbrauchbar wie all die sonstigen - meist zirkelschlüssig aufeinander verweisenden - „Belege" via ⇨ Kirlianphotographie, Radiästhesie oder Elektroakupunktureller Hautwiderstandsmessung nach Voll und dergleichen.

Desungeachtet zählt Kinesiologie zu den weitestverbreiteten Diagnose- und Arzneimittelfindungsverfahren der Tierheilpraktikerszene. Sie ist integraler Bestandteil der Ausbildung an praktisch sämtlichen Tierheilpraktikerschulen, einige Einrichtungen wie etwa die ⇨ *Heilprak-tikerschule Westfalen* führen sogar entsprechende Sonderseminare im Sortiment (6 Tage/672 Euro). Eine Fachfortbildung zum professionellen Tierkinesiologen an der Oldenburger *Akademie für Kinesiologie* umfasst acht Unterrichtstage und kostet 880 Euro.[661]

> Unter dem markenrechtlich geschützten Begriff „wings system®" etablierte Frau Sonnenschmidt eine eigenständige Form der Tierkinesiologie, die sie an verschiedenen Tierheilpraktikerschulen unterrichtet (Kursdauer: 3x4 Tage) und auf zahllosen Seminaren und Vorträgen - sie ist Mitglied mehrerer internationaler Alternativtierheilerverbände und stellvertretende Vorsitzende des *Dachverbandes Geistiges Heilen* - im In- und Ausland propagiert.
>
> Der wesentliche Unterschied von „wings system®" zu herkömmlicher Tierkinesiologie liege in dem von ihr erfundenen Verfahren der „Emotionalen Stressablösung", bekannt auch als „Mediale Balance".[662] Hierbei berührt der Therapeut mit der einen Hand die Stirn und mit der anderen den Hinterkopf der mit dem zu behandelnden Tier respektive dessen Surrogat (Haare, Federn etc.) in Verbindung stehenden Surrogatperson. Sei diese „mental geöffnet und ein durchlässiger Kanal" könne der Therapeut „auf dem direkten Weg Kontakt zu dem Bewusstsein" des Tieres aufnehmen

und ein reales psychotherapeutisches Gespräch mit diesem führen: Der Therapeut befragt das Tier, das durch die Surrogatperson antwortet.[663]

Sonnenschmidt-Mitarbeiterin Anke Domberg führt das „Fallbeispiel" einer Eselstute namens Amanda an, die von einer Tierschutzorganisation auf einem Pferdemarkt im Ausland freigekauft worden sei. Das Tier habe sich in schlechtem Allgemeinzustand befunden, ein kinesiologischer Test habe Probleme mit Dickdarm, Haut und Leberstoffwechsel ergeben. Hauptproblem auf „mentaler Ebene" sei das „Vergangenheitsdenken" des Tieres gewesen, das insofern „teilnahmslos, ständig schlecht gelaunt und depressiv" herumgestanden sei und jeden näheren Kontakt abgelehnt habe. Im Zuge einer „Emotionalen Stressablösung" habe sich folgender Dialog zwischen Therapeut und Eselin entsponnen, der bei dieser zu einer sofortigen, vollständigen und dauerhaften Verhaltensänderung geführt habe:

„Th (Therapeut): *Wie geht es der Amanda?* - A (Surrogatperson für Amanda): Ja, ich überleg grad ob ich überhaupt da bin. Ich hab das Gefühl, ich sack immer mehr in mich zusammen. Furchtbar dunkel. Ich falle nach vorne in ein schwarzes Loch. - (...) Th: *Ja, überleg mal, was könntest Du denn tun, dass Du nicht fallen musst.* - A: Auf meinen Hufen stehen. - Th: *Probier es mal aus* (kurze Pause) *Wie fühlt sich das an?* - A: Der Boden wackelt. - (...) Th: *Was könnte Dir helfen, Sicherheit zu bekommen?* - A: Also mir fällt jetzt Walnut ein. Ich weiß nicht warum. - Th: *Das gebe ich Dir jetzt mental ein* (Th. vermittelt mental die Bach-Blüte). *Und wie geht es Dir jetzt?* - A: Warm, das ist gut, gibt mir ein bisschen Sicherheit, wenn es wackelt. (...) - Oh, ich krieg jetzt einen Druck auf die Ohren. - Th: *Durch die Blüte?* - A: Ja, auch, also... - Th: *Jetzt lass die einmal ein bisschen wirken. Ich gebe Dir jetzt noch Star of Beth...* (Surrogatperson schluchzt und vergießt Tränen für Amanda) *Kannst Du jetzt loslassen?* - A: Ja. - Th: *Tut das gut?* - A: Das tut gut, ja. Das ist richtig gut. Jetzt kann ich mich wieder richtig spüren. Jetzt habe ich wieder Füße. Jetzt bin ich auch wieder da. (...)"[664]

Die endlosen Abhandlungen Sonnenschmidts, in denen sie ihre Methode der Surrogatpersonenbefragung mit dem gesamten Spektrum einschlägiger Szeneverfahren - von Traditioneller Chinesischer Medizin und Homöopathie hin zu Wünschelrutengehen, Aura-Reading und Farblichtbestrahlung nach dem *Tibetanischen Totenbuch* - zu einem „ganzheitlichen Diagnose- und Ordnungsprinzip" zu verknüpfen bemüht ist, sind, wenn überhaupt, nur schwer nachzuvollziehen; gleiches gilt für den enormen publizistischen Aufwand, mit dem sie selbst den widersinnigsten Esoterikunfug auf ein wissenschaftliches Erscheinungsbild hinzutrimmen sucht. Immer wieder betont sie, promovierte und habilitierte Kulturwissenschaftlerin zu sein (tatsächlich war sie vor ihrer Geist- und Alternativheilerkarriere als Musikethnologin tätig).[665] Frau Sonnenschmidt ist die mit Abstand meistpublizierte Autorin der Tierheilerszene.

Kaum eine Tierzeitschrift, in der - in der Regel von keinerlei kritischem Gedanken angeflogen - Tierkinesiologie nicht schon Thema gewesen wäre. Die in hoher Auflage vertriebene Kundenzeitschrift *Fressnapf-Journal* beispielsweise führte ihre Leserschaft in einem umfangreichen Beitrag in *Die geheime Sprache der Muskeln* ein, über die „Störungen im Energie-system des Körpers" zu erkennen seien.[666] Auf der Ratgeberwebseite von *MARS Inc.*, dem führenden Hersteller von Haustierfutter (*Frolic, Pedigree, Whiskas* etc.) findet sich gar re-daktionell aufgemachte Exklusivwerbung für Tierkinesiologie nach Sonnenschmidt, prakti-scherweise samt Hinweis auf die Wolfratshausener ⇨ *raum & zeit-akademie*, an der entspre-chende Ausbildungen stattfinden.[667]

## 5.23. Kirlian-Photographie

Aufbauend auf den Arbeiten des amerikanischen Erfinders Nicola Tesla sowie des russischen Ingenieurs Yakov Narkevich-Todko, die Ende des 19. Jahrhunderts schon mit „Elektro-graphie" herumexperimentiert hatten, führten in den 1940er und 1950er Jahren die russi-schen Forscher Valentina und Semyon Kirlian zahlreiche Versuche mit hochgespanntem Schwachstrom durch. Sie entdeckten, dass zwischen einem geerdeten Objekt, etwa der Hand einer Versuchsperson, und einem durch eine Elektrode erzeugten elektrischen Feld (16.000 bis 32.000 Volt) eine Funkenentladung stattfindet, die, auf eine Photoplatte übertragen, sich als „Funkenkorona" in den Konturen des Objekts darstellt. Kirlian und Kirlian waren über-zeugt, diese Lichteffekte stellten die „elektromagnetische Hülle" dar, von denen jedes Objekt umgeben sei. Bis heute gelten derartige Kirlian-Hochfrequenz-Photos als „wissenschaftlicher Beweis" für die Existenz „aurischer" Energiehüllen, die den Körper jedes Lebewesens um-gäben.[668]

Zu größerer Popularität kam das Kirlian-Verfahren, auch als Color-Plate-Technique be-kannt, allerdings erst in den 1970er Jahren durch die Arbeiten der amerikanischen Forscher Thelma Moss und Kendall Johnson, die nachzuweisen suchten, dass sich aus der Helligkeit, der Farbe und dem Verlaufsmuster der Funkenentladungen der Hand oder des Fußes eines Probanden Rückschlüsse ziehen ließen auf dessen körperliche und insbesondere psychische Verfassung.[669] Ein ernstzunehmender Nachweis hierfür gelang allerdings bis heute nicht.[670] Die Strahlenkorona auf Kirlian-Photos, so die physikalische Erklärung, zeigt keineswegs eine „Lebensaura", vielmehr resultiert die beobachtbare Lumineszenz ausschließlich daraus, dass in dem erzeugten elektrischen Hochspannungsfeld die in der Luft enthaltenen Sauerstoff-moleküle auseinanderbrechen (unter bestimmten atmosphärischen Bedingungen tritt solcher Effekt, St. Elmo-Feuer genannt, auch in der Natur auf). Überdies verändert sich die Korona je nach Unterlage, Filmqualität, Anpressdruck, elektrischer Spannung und Stromstärke: der abgebildete Funkenkranz hat *keinerlei* Aussagekraft.[671]

So gering die Anerkennung für die Arbeiten von Moss und Johnson innerhalb der wis-senschaftlichen Forschung war, so enthusiastisch wurden sie in der Alternativheiler- und Esoterikszene aufgenommen.[672] Eine Unzahl an Publikationen wurde auf den Markt gewor-fen, die Kirlian-Photographie zum Belege schlechthin werden ließen für die Existenzberech-tigung „feinstofflicher" Heilmethoden: von ⇨ Akupunktur und Bioresonanz hin zu Cranio-sakraltherapie, Reiki und Shiatsu: all die Verfahren und Praktiken, die sich grundlegend auf die Existenz aurischer Energiefelder beziehungsweise das Fließen von „Lebensenergie" beziehen und die sich bislang vor allem dadurch rechtfertigen konnten, dass „zu allen Zeiten und in allen Kulturen" von derlei „Energien" die Rede war - Prana im Hinduismus, Ch'i oder Qi im Taoismus, Kaa in der altägyptischen Mystik, Mana im hawaiianischen Huna-Glauben etc. -, schienen plötzlich bewiesen zu sein, und das auch noch auf physikalischem Wege. Vor allem ⇨ Homöopathen fühlten sich bestätigt: die Wirkung ihrer Globuli, so glaubten sie, lasse sich nunmehr mühelos über Kirliansche Vorher-Nachher-Photos belegen. Auch Vertreter der ⇨ Bach-Blütentherapie frohlockten, in der vielgelesenen *Pferdezeitung* beispielsweise hieß es insofern: „Die Blüten sind harmonische Energiepotentiale, die den Seelen- und Charakterkonzepten eines Pferdes entsprechen. Sie wirken als harmonisierende Katalysatoren auf das Energiefeld des Pferdes, die Aura. Die Aura kann durch Kirlian- und Aurafotografie sichtbar gemacht werden, so dass durch die Einnahme von Blüten bereits nach ca. 20 Minuten eine Veränderung der Aura sichtbar gemacht werden kann."[673] In der Praxis wird vielfach ein von dem Bruchsaler Heilpraktiker ⇨ Peter Mandel entwickeltes und als „ETDacron200" bekannt gewordenes Kirlian-Gerät eingesetzt, das mit regulärem Photopapier anstatt mit kostspieligen Photoplatten arbeitet. In der Anschaffung kostet dieses Gerät rund 5.000 Euro.

Inzwischen gibt es allerdings auch eine neue Generation von „Aura-Kameras", die die aufwändige und selbst bei Verwendung von Photopapier immer noch relativ kostspielige Kirlian-Technik durch preisgünstige Polaroid-Aufnahmen ersetzen. Derlei „Aura-Analyse" findet sich auch im Angebot von Tierheilpraktikern. Das zu photographierende Tier wird auf ein „Sensorenfeld" gesetzt, über das seine „persönlichen Energieschwingungen gemessen, analysiert und schließlich in Farbschwingungen übersetzt" würden. Diese Schwingungen werden angeblich elektronisch zur Kamera übertragen, woraufhin als Sofortbild ein „farbiges Portrait" des Tieres entwickelt werde, „umgeben von seiner ganz persönlichen Ausstrahlung: der Aura".[674] In erster Linie werden derlei Aura-Photos zu diagnostischen Zwecken eingesetzt. Mittels eines eigenen Deutungskataloges können die entstandenen Farbgebilde interpretiert werden: Violett etwa weise auf psychische oder körperliche Verspannungen hin, Grau auf chronische Schmerzen, Braun auf latente Erkrankungen: je dunkler die Farben, desto schwerwiegender das dazugehörige Problem. Da es allerdings in jeder Farbengruppe „eine positive und eine negative Polarität" gebe , könne beispielsweise Rot zugleich auf „dynamisch überschießende Energie" wie auch auf „gravierenden Energiemangel" hindeuten. Entscheidend sei insofern die „intuitive Auswertung" durch den Therapeuten.[675]

Nicht nur gibt es keinerlei Belege für die Behauptungen der Aura-Photographen, vielmehr steht der Verdacht schlichten Betruges im Raum: Es ist längst erwiesen, dass die auf den Photos abgebildeten Farbwolken *überhaupt nichts* anzeigen, sondern auf simplen technischen Tricks beruhen: in die Gehäuse der Aura-Kameras ist jeweils ein Kranz verschiedenfarbiger Leuchtdioden eingebaut, die die Farbeffekte hervorbringen; auch über simple Manipulation des Filmmaterials können beeindruckende Farbeffekte erzeugt werden.[676] Gelegentlich in (Tier)Heilpraxen anzutreffende Computerprogramme, die über Video- oder Camcorder aufgenommene Auren „in Echtzeit" anzuzeigen in der Lage seien, sind ebenso unbrauchbar wie die Polaroid-Kameras: die Programme generieren rein zufällige Farbgebilde, hergeleitet allenfalls aus Hautwiderstandsmessungen, denen diagnostisch *nicht der geringste* Aussagewert zukommt.[677]

## 5.24. Magnetfeldtherapie

Magnetfeldtherapie, auch als Elektromagnetresonanzstimulation (EMRS) oder Bioelektromagnetregulationstherapie (BEMER) bekannt, zählt in der alternativen (Tier-)Heilkunde zu den Standardverfahren. Sie bedient sich einer Vielzahl unterschiedlicher Geräte und Apparaturen, über die pulsierende Magnetfelder erzeugt werden können. Die Geräte bestehen im Wesentlichen aus einer Spule und einer Stromquelle – in der Regel eine 9-Volt-Batterie oder ein entsprechender Akku –, die mit Frequenzen von 1-100 Hertz getaktet werden kann. Zur praktischen Anwendung werden so genannte „Applikatormatten" angeschlossen, auf die der Patient gestellt oder gelegt und insofern einer magnettherapeutischen Ganzkörperbehandlung ausgesetzt wird; für die gezielte Behandlung erkrankter oder funktionsgestörter Körperteile gibt es so genannte „Lokalapplikatoren" oder „Applikatorkissen", die auf die entsprechenden Stellen aufgelegt oder mit Klettverschluss aufgeschnallt werden können, desweiteren „Applikatorstäbe" in Gestalt überdimensionierter Kugelschreiber, mit denen punktgenaue Behandlung möglich sei.

Die schwäbische Firma *Vitrotron* beispielsweise führt zur Behandlung von Pferden ein so genanntes „Magnetfeldrückensystem" im Sortiment, das, vergleichbar einer Schwitzdecke, dem Tier über den Rücken gelegt und mit Gurten fixiert wird. Laut Prospekt könne das „Steuergerät während der Therapie sicher, in einer speziellen Tasche, am System untergebracht werden. Somit ist ein ständiges Beobachten nicht notwendig. Der eigentliche Magnetfeldtherapieapplikator ist mittels Druckknöpfen auf der Unterseite der Trägerdecke fixiert." Der Gesamtpreis des Systems liegt bei 965 Euro. Eine Bein- und Gelenkmanschette für Pferde kostet 555 Euro, Kleintierapplikatorenmatten belaufen sich, je nach Größe, auf zwischen 500 und 965 Euro. Ein „Vitrotron® Katzen- und Hundekorb", geeignet zur Dauerbehandlung „besonders [für] Tiere, die unter Altersbeschwerden leiden", kostet 505 Euro.[678]

Angeblich „durchdringen die magnetischen Feldlinien den Körper vollständig mit absoluter Tiefenwirkung. Dabei treffen sie im Frequenztakt auf die für die Zellfunktion wichtigen Ionen. Ionen sind bekanntlich elektrische Ladungsträger und somit durch magnetische Felder beeinflussbar." Letztlich bestehe die Wirkung des Verfahrens in einer „Transformation der (magnetischen) Energien in körpereigene Energien", wodurch „selbst Krankheiten mit infauster Prognose zum Abklingen gebracht werden". Die Indikationsliste ist lang und umfasst Durchblutungs- und Stoffwechselstörungen, Lumbalgien, Verspannungen der Muskulatur, chronisch-rheumatische Erkrankungen, Defekte an Sehnen und Bändern, Bandscheibenschäden und vieles mehr. Besonders angezeigt sei das Verfahren bei verzögerter Wundheilung, da es die Sauerstoffzufuhr und damit die Nahrungsaufnahme der Zellen verbessere und damit deren Erneuerung beschleunige.[679] Die Behandlung wird ein- bis dreimal pro Tag für jeweils 10 bis 30 Minuten vorgenommen, im Einzelfalle auch als Dauerapplikation über mehrere Stunden hinweg.

Seriöse Belege für die Behauptungen magnetfeldtherapeutischer Praktiker gibt es nicht; in deren Ermangelung wird in sämtlichen Werbetexten wortreich darauf hingewiesen, dass die Magnettherapie eines der „ältesten Heilerfahren der Menschheitsgeschichte" darstelle: „Erste urkundliche Erwähnungen in der Medizin gehen auf Schriften von 6000 v. Chr. zurück, und machen die Magnetfeldtherapie somit zu den traditionsreichsten medizinischen Behandlungsformen. [sic!] Bei den antiken Kulturen der Griechen, Römer und vor allem der Ägypter, bis zu den indianischen Hochkulturen Mittelamerikas, stand Magnetismus im Mittelpunkt des medizinischen Gedankengutes. Für Paracelsus und Messmer bildete er eine zentrale Säule ihres medizinischen Modells."[680] Ebensowenig gibt es verlässliche oder gar plausible Angaben der Gerätehersteller über die Funktionsweise ihrer teils aufwändig ausgestatteten Apparaturen. Kritiker wie der Münchner Balneologe Peter Kröling weisen seit je auf den insgesamt „rein spekulativen Charakter" der Methode hin, der „auf technischer Seite durch Pseudogenauigkeit (Quarzsteuerung, Digitalanzeige) und durch eine Unzahl von Kombinationsmöglichkeiten der Frequenzen, Intensitäten, Behandlungszeiten, Applikatoren etc. potenziert [wird]. Bei näherem Hinsehen lassen sich andererseits oft grobe Abweichungen der Herstellerangaben von den tatsächlichen Verhältnissen feststellen." Kröling schreibt von einer „Vielfalt technischer Täuschungsmöglichkeiten", über die dem medizinischen Laien eine Wirksamkeit vorgaukelt werde, die die Geräte nicht erbringen könnten.[681] In vielerlei Hinsicht ähneln die Werbeaussagen für magnettherapeutische Gerätschaften denen, die für ⇨ Bioresonanzgeräte verbreitet werden: Die Bioelektromagnetregulationstherapie (BEMER) etwa, so die Aussage der Herstellerfirma *Innomed,* basiere „auf den zwischen elektrischen, magnetischen und/oder elektromagnetischen Feldern und bewegten Ladungen bestehenden Kraftwirkungen und die daran gekoppelte Beeinflussung der Elektronenkonfiguration. (...) Aus diesen chemisch-physikalischen Prozessen lässt sich ableiten, dass eine verbesserte Ver- und Entsorgung des gesamten Organismus, eine verbesserte Durchblutung, bessere Zellaktivität und damit eine Unterstützung und Aktivierung der körpereigenen Regel- und Abwehrmechanismen erreicht werden kann."[682] Oder wie Tierheilpraktiker Ansgar Haid es formuliert: „Der BEMER-Impuls hat die bis dato bekannten Elektromagnetfeldtherapiesyteme, die mit Sinus-, Rechteck-, Trapez- oder den so genannten Sägezahnimpulsen arbeiten, revolutioniert. Mit der Erfindung des mittlerweile patentierten BEMER-Signals kann denengegenüber dem Organismus mit einer um das ca. 2000-fache erhöhten Bandbreite an elektromagnetischen Aktivierungsmöglichkeiten Unterstützung des Energiestatus auf breiter Ebene angeboten werden."[683]

Ende 2001 wurde gegen eine Vertreiberfirma des (marktführenden) Gerätes „Magnetic Cell Regeneration" (MCR) ein Ermittlungsverfahren wegen unlauterer Werbung beziehungsweise Irreführung eingeleitet. Das rund 2.500 Euro teuere Gerät war als eine „auf uraltem Wissen basierende und ganzheitliche alternative, aber auch kombinierbare Therapieform" angepriesen worden: „MCR regelmäßig angewandt baut Alltagsstress ab und neutralisiert schädliche Umwelteinflüsse. Die aktive Regeneration der Körperzellen ist ein wichtiger

Faktor bei der Vorbeugung gegen Immunschwäche-Symptome. MCR hilft die körpereigenen Energien zu aktivieren und stellt eine zeitgemäße Vorsorge (...) dar!" Als Anwendungsgebiete waren u. a. degenerative Erkrankungen, Rheuma/Arthrose, Wund- und Knochenheilung, Asthma/Bronchitis, Hauterkrankungen, Schmerzen, Herz- und Kreislauferkrankungen, Blutdruckbeschwerden, Allergien und Durchblutungsstörungen angegeben. Das Landgericht Freiburg untersagte der Firma die unlautere und irreführende Werbung.[684] (Was allerdings nicht bedeutete, dass das Gerät damit vom Markt verschwunden wäre. Es kann weiterhin verkauft werden – selbstredend wird es auch weiterhin heilpraktisch eingesetzt –, nur die Werbung muss etwas vorsichtiger formuliert werden.) Die meisten der über sechzig Hersteller und Vertreiber magnetfeldtherapeutischer Apparaturen im deutschsprachigen Raum revidierten schleunigst ihre Webseiten und nahmen ihre durch nichts begründeten Indikationsangaben und Wirkversprechen aus dem Netz. Allenthalben wird nunmehr darauf hingewiesen, dass, obgleich von vielen Ärzten und Heilpraktikern empfohlen, die „Magnetfeldanwendung nicht unumstritten" sei.[685] Besonders schlau wähnt sich offenbar die schweizerische Firma *Biomedic Media AG*, die die Geräte einer in Liechtenstein ansässigen Firma *vitalife* promotet: sie verlegte ihre Werbewebsite unverändert auf einen von Panama aus betriebenen Server, verlinkte sich auf diese Seite und distanzierte sich zugleich von deren Inhalt.[686]

Neben Gerätschaften, die mittels externer Stromquelle pulsierende Magnetfelder erzeugen, werden vielfach auch besondere Decken, Folien und Bandagen eingesetzt, in die, in unterschiedlichster Größe, Anzahl und Anordnung, kleine Magnete eingearbeitet sind. Zur Wirkweise dieser jederzeit und an jedem Ort einsatzbereiten Hilfsmittel finden sich Erklärungen wie diese: „Magnete ziehen bzw. stoßen bekanntlich Ionen an oder ab, die Ionen kommen also in Bewegung. Im Blut befinden sich ebenfalls Ionen. Wird nun ein Magnet direkt auf die Haut aufgebracht, so werden an dieser Stelle die Ionen im Blut erreicht und angezogen bzw. abgestoßen. Dies hat den positiven Effekt, dass sich der Blutfluss verstärkt und so die allgemeine Blutzirkulation erhöht wird. (...) Der Lymphfluss wird deutlich angeregt und der Abtransport von Schlacken gefördert. Dies alles führt zu einer Linderung von Schmerzen und fördert die Heilung."[687] Die Indikationsliste für den Einsatz derartiger Magnetdecken, -folien und -bandagen entspricht der der batteriebetriebenen Magnetfeldgeräte: die nordrhein-westfälische Firma *Magnoflex* etwa schreibt einer 23x9cm bemessenden und mit zwei Rundmagneten zu je 780 Gauss bestückten Wickelbandage aus dem eigenen Sortiment Wirksamkeit zu mithin bei „Beschwerden des rheumatischen Formenkreises, Arthrose (Gelenkdeformationen), Durchblutungsstörungen (...), Verstauchungen, Prellungen, Nachbehandlung von Frakturen (Knochenbruch) sowie Krämpfen, chronischen Schmerzen (auch Phantomschmerzen) und Narbennekrosen (lokaler Gewebstod)". Die Wirkung bestehe darin, dass „in den magnetfeldkontaktierten Zellen eine höhere Sauerstoffsättigung erreicht" werde. Kosten der Wickelbandage: 59,70 Euro. Eine entsprechende Auf- oder Unterlage in der Größe von 90x190cm ist um 499 Euro zu haben.[688]

Erwartungsgemäß gibt es auch bei den stromlos betriebenen Magnetfeldtherapieprodukten *keinerlei* ernstzunehmenden Hinweis auf irgendeine prophylaktische oder therapeutische Wirkung. Die angeführten Ergebnisse ⇨ dunkelfeldmikroskopischer Untersuchungen des

Blutbildes oder ⇨ kirlianphotographischer Aufnahmen vor und nach einer Behandlung sind ohne jede Aussagekraft.[689] Tatsache ist: all die Heil- und Hilfsmittel, die der einschlägige Zubehörhandel unter dem Stichwort „Magnet(feld)therapie" feilbietet – mit eingearbeiteten Magneten versehene Anhänger, Halsbänder, Liegematten, Satteldecken etc. – bewirken *überhaupt nichts*. Als äußerst dubios müssen insofern die Aussagen der (TV-bekannten) Tierärztin Kirsten Thorstensen gewertet werden, die für verschiedenste Produkte des Tierartikelversandhauses *zooplus.de* Reklame macht: Eine als „Magnetfeldmodul Relaxio VIP" bezeichnete Liegematte für Hunde, hergestellt von der Neu-Ulmer Firma *more4dogs* bewirbt sie in einem eigenen „Expertentipp": „Die Magnetfeldtherapie ist eine schon sehr lange bekannte Form der Physiotherapie, ohne dass der Patient dabei aktiv werden müsste. Sie basiert vielmehr auf den magnetischen Anziehungs- und Abstoßungsreaktionen magnetischer Felder, die in dem Relaxio VIP Kissen nach einem ganz bestimmten Muster angeordnet sind, um eine Wirkung, sprich eine gewünschte Schwingung im Körper bis in jede einzelne Körperzelle des Hundes zu erzielen. (...) Indikationen sind vor allem Arthrosen und andere schmerzhafte Erkrankungen des Bewegungsapparates."[690]

Völlig wirkungslos ist natürlich auch das Auflegen von Magneten auf irgendwelche Reflexzonen oder Akupunkturpunkte; ganz zu schweigen von der Kombination solchen Vorgehens mit ⇨ Reiki, die es nach Tiernaturheilkundler ⇨ Wolfgang Becvar erlaube, „geschädigte Zellen wieder auf ihre ursprüngliche ideale Eigenfrequenz ein[zu]stellen".[691] Nicht genug damit bietet die erwähnte Liechtensteiner Firma *vita-life* ein so genanntes „M.A.H.E."-Tonikum an, das, bestehend aus „magnetisierten Kräuterauszügen" (Magnetically Activated Herbal Extract), den Organismus mit zusätzlichen Antioxydantien versorge, wodurch bei der Behandlung mit einem *vita-life*-Magnetfeldgerät „oftmals ein schnellerer Wirkungseintritt erzielt und Blockaden aus Altlasten schneller überwunden werden". Die Rezeptur sei streng gehütetes Firmengeheimnis.[692]

Der ⇨ *Verband der Tierheilpraktiker Deutschlands e.V.* zählt die Magnetfeldtherapie zu den zentralen Verfahren alternativer Veterinärbehandlung, auch das *Lehrbuch für Tierheilpraktiker* von Sylvia Dauborn lobt die „guten Ergebnisse", die damit zu erzielen seien.[693] Eine entsprechende Einführung ist integraler Bestandteil der meisten Tierheilpraktikerausbildungen. Eine magnetfeldresonanztherapeutische Sonderausbildung an der ⇨ *Heilpraktikerschule Kiel* umfasst vier Unterrichtsstunden; ganze sechs Unterrichtsstunden dauert ein Kurs „Pulsierende Magnetfeldtherapie" an den ⇨ *Paracelsus*-Schulen Hannover (Kosten: 60 Euro).

Mit der magnetisch induzierten Elektroosteostimulation (zur postoperativen Behandlung von Knochenbrüchen u.a.) hat die Magnetfeldtherapie nichts zu tun (auch wenn sie in einschlägigen Werbeverlautbarungen immer wieder damit in Bezug gesetzt wird), ebensowenig mit der Analyse nuklearmagnetischer Resonanzen in der Kernspintomographie.

## 5.25. Mondphasentherapie

Die Therapie nach Mondphasen stellt in der Tierheilpraxis keinen eigenständigen methodischen Ansatz dar, vielmehr werden bestimmte Verfahren entsprechend dem jeweiligen Stand des Mondes eingesetzt. Tierheilpraktikerin Simone Zimmermann schreibt hierzu: „In vielen Fällen hat es sich bewährt, sich der zusätzlichen Energie des Mondes zu bedienen. (...) Es wird ein Therapieplan erstellt, welcher sich nach den Mondphasen aufteilt. Es ist erwiesen, dass der Organismus verschieden auf die gesetzten Heilanstöße reagiert. Beim abnehmenden Mond reagiert der Organismus besonders positiv auf alle Heilmittel, welche den Körper entgiften, Überschüsse reduzieren und Überfunktionen abbauen sollen. Beim zunehmenden Mond bewirken jene Heilmittel mehr Reaktion, die eingesetzt werden, um den Stoffwechsel anzuregen, zur Regulierung von Unterfunktionen oder Revitalisierungskuren, denn der Organismus bringt in dieser Zeit mehr Speicherbereitschaft für diese Heilmittel."[694] Die Münchner Tierheilpraktikerin Petra Stein rät insofern bei abnehmendem Mond zu homöopathischer Nosodentherapie, bei zunehmendem Mond zu Zytoplasmatischer Therapie.[695]

Die in der alternativen Tierheilkunde anzutreffenden Ideen über den Einfluss des Mondes auf Krankheits- und Genesungsverläufe sind völlig identisch mit entsprechenden Vorstellungen in der alternativen Humanheilkunde. Der Glaube an die besonderen Wirkkräfte des Mondes zählt zu den ältesthergebrachten und bis heute weitestverbreiteten (paranormalen) Überzeugungssystemen.

Folkloristisch angehauchte „Sachbuch-Autoren" sprechen einzelnen Mondphasen Einfluss auf das Wetter, auf Erdbeben oder den Ausbruch von Großbränden zu. Psychische Auffälligkeiten, von depressiver Verstimmung bis hin zu unkontrollierbaren Aggressionsschüben, träten bei Vollmond ebenso verstärkt auf, wie sich auch das Sexualverhalten von Mensch und Tier dramatisch verändere. Chemische Reaktionen sollen bei Vollmond anders verlaufen als bei Neumond, Operationen entsprechend der Mondphase eher ge- oder misslingen.[696] Vor allem die Anthroposophie Rudolf Steiners schwört auf lunare Einflüsse: zu bestimmten Mondphasen gepflanzt oder geerntet seien Feldfrüchte besonders nahrhaft, Heilpflanzen besonders wirksam; Holz verfaule nicht, wenn es gemäß Mondkalender geschlagen werde.[697]

Für all die Behauptungen, ein abnehmender (bzw. Neu-) Mond habe einen grundlegend anderen Einfluss auf irdisches Geschehen als ein zunehmender (bzw. Voll-) Mond, gibt es bis heute keinerlei plausible Erklärung, geschweige denn einen Beleg. Gravitationskräfte, wie vielfach angeführt, können keine Rolle spielen, da diese sich in den unterschiedlichen Mondphasen nicht verändern: die Masse des Mondes ist immer die gleiche, unabhängig davon, ob man ihn sieht oder nicht. Auch die veränderte Menge an Sonnenlicht, die der Mond je nach Phase auf die Erde reflektiert, spielt in Relation zur Gesamtmenge des täglich auf die Erde treffenden Sonnenlichtes keine Rolle; auf irgendwelche „Strahlen", die der Mond selbst aussende, gibt es keinerlei Hinweis.

Wie sich in einer Vielzahl wissenschaftlicher Studien zeigte, entbehrt insbesondere der Glaube an den Einfluss des Mondes auf Heilungsprozesse jedweder Grundlage. Die Wirksamkeit therapeutischer Anwendungen oder verabfolgter Medikamente hat mit dem Mond und/oder dessen Stand *nicht das Geringste* zu tun.[698] Dennoch halten gerade (Tier)Heilpraktiker mit Verve an der (vermeintlichen) „Erfahrungstatsache" fest, dass homöopathische Präparate bei zunehmendem Mond sehr viel besser wirkten als bei abnehmendem[699] – Darmparasiten beispielsweise könne man nur und ausschließlich zur Zeit des Vollmonds loswerden[700] –, dass es sich bei einer Blutegeltherapie aber gerade umgekehrt verhalte: die Egel wirkten nur bei abnehmendem oder Neumond.[701] Schlachten solle man im Übrigen nur bei zunehmendem, am besten bei Vollmond: „Das Fleisch ist dann saftiger und aromatischer."[702]

Einer der Hauptgründe für das unbeirrbare Festhalten an lunatistischen Vorstellungen liegt im eklatanten Mangel an physikalischem Wissen über die tatsächlich vom Mond ausgehenden Kräfte. Fehlerhafte Vorstellungen über die Gezeiten führen zum Trugschluss, diese Kräfte hätten auch Einfluss auf das „Wasser", aus dem der Organismus von Mensch und Tier zu großen Teilen bestehe. Alternativheilerin Claudia Graf: „Nach der Evolutionslehre kommen wir alle aus dem Wasser, unterliegen also seit unseren Anfängen den mondbewegten Fluten und Gezeiten, der dynamischen, immerwährenden Bewegung." Im Organismus, so Graf, gebe es in Korrespondenz zu den Gezeiten jeweils eine Art Mini-Flut und Mini-Ebbe, die sich entscheidend auf die psychophysische Befindlichkeit auswirkten.[703] Derlei Vorstellung ist absurd: nach physikalischer Gesetzmäßigkeit ist die Anziehungskraft umso geringer, je kleiner die Masse des anzuziehenden Objekts ist. Im Atlantik treten bekanntlich starke Gezeiten auf, im Mittelmeer nur äußerst schwache, im Bodensee gar keine und in der Badewanne erst recht keine. Bei einem Menschen beziehungsweise einem Tier wäre aber nicht einmal die Körpergröße anzusetzen, da sich das Wasser im Organismus nur innerhalb von Zellen frei bewegen kann.[704]

Neben der Herleitung therapeutischer Maßgaben aus zu- beziehungsweise abnehmender Mondphase wird in der alternativen (Tier-)Heilkunde wesentlich auf die Position des Mondes im ⇨ astrologischen Tierkreis abgestellt. Im Laufe seines exakt 29,53 Tage dauernden (siderischen) Umlaufes um die Erde steht der Mond für jeweils knapp zweieinhalb Tage in einem der zwölf Tierkreiszeichen, aus deren (vermeintlicher) Bedeutung bestimmte Prognosen und Handlungsdirektiven abgeleitet werden (aus pragmatischen Gründen wird die Verweildauer des Mondes willkürlich in einigen Zeichen auf zwei Tage verkürzt, in anderen auf drei Tage verlängert). Jedes Tierkreiszeichen, das der Mond durchwandere, beeinflusse bestimmte Organe und Körperteile: Im Zeichen des Krebses etwa nehme der Mond Einfluss auf Magen, Leber, Galle und Lunge, Mensch und Tier seien in dieser Zeit nicht nur besonders anfällig für Probleme an diesen Organen, vielmehr seien auch Medikamente oder Therapieverfahren, die gegen Probleme an ebendiesen Organen eingesetzt würden, in dieser Zeit besonders wirksam. Jungfrauenmond „regiere" die Verdauungsorgane, Skorpionmond die Geschlechtsorgane, Steinbockmond Knochen und Gelenke, usw. Auf eigenen Kalendern sind die von der jeweiligen Phase des Mondes und seinem Stand im Tierkreis abgeleiteten „richtigen Zeitpunkte" für bestimmte Handlungen oder Unterlassungen exakt festgelegt.[705] Kaum eine Tierheilpraxis, in der nicht solcher Mondkalender zur Abklärung passender Behandlungszeiten und -methoden an der Wand hinge.

Tatsache ist: der Mond hat *keinerlei* Einfluss auf Krankheits- oder Gesundungs-prozesse.[706]

## 5.26.  Neuraltherapie

Die Neuraltherapie, auch als Heilanästhesie bezeichnet, geht auf die Ärzte Walter und Ferdinand Huneke zurück, die ab Mitte der 1920er zahllose Experimente mit dem Anästhetikum Procain, einem synthetisch hergestellten Kokain-Derivat, durchgeführt hatten. Sie gilt als eines der bekanntesten Naturheilverfahren.

Ausgehend von der Idee, dass bestimmte Krankheitsbilder ihre Ursache in fern vom jeweiligen Symptom liegenden und ansonsten klinisch meist unauffälligen „Störfeldern" hätten - in alten Verletzungen, Brüchen, Narben oder chronischen Entzündungsherden -, suchten Huneke und Huneke mittels lokaler Injektionen von Procain in ebendiese Felder deren Störimpulse auszuschalten und dadurch eine Heilung der an anderer Stelle auftretenden Erkrankung einzuleiten. Huneke und Huneke formulierten insofern drei Grundsätze: 1. Jede Erkrankung kann störfeldbedingt sein. 2. Jede Erkrankung oder Verletzung kann ein Störfeld hinterlassen. 3. Jede Störfelderkrankung ist ausschließlich durch die Ausschaltung des Störfeldes heilbar.[707]

Das Auffinden des eine manifeste Erkrankung (vermeintlich) verursachenden Störfeldes geht über eine Art *trial-and-error*-Verfahren vonstatten: es wird solange an in Frage kommenden Störfeldern herumgequaddelt - der *terminus technicus* für mehrfaches Einspritzen eines Betäubungsmittels in ein begrenztes Hautareal ist in der Tat „quaddeln" -, bis der gewünschte Erfolg eintritt. Tritt solcher nicht ein und kann auch bei bestem Willen nicht herbeikonstruiert werden, sei die Krankheit eben nicht störfeldbedingt.

Berühmt wurde die Neuraltherapie Anfang der 1940er durch die Entdeckung des so genannten „Sekundenphänomens", einer (vermeintlich) schlagartigen Heilung ansonsten therapieresistenter Erkrankungen durch Quaddelung der (vermeintlich) jeweils verursachenden Störfelder. (Laut Walter Huneke sei sein Bruder Ferdinand auf das Phänomen durch die unerwartete Heilung einer schweren Schulterperiarthritis gestoßen, die sich bei einer Patientin unmittelbar nach Quaddelung über dem Operationsgebiet einer alten Unterschenkelosteomyelitis [= bakterielle Knochenhautentzündung] eingestellt habe.[708]) Neuraltherapeuten sind stets auf der Suche nach dem „Sekundenphänomen" - zumindest in Gestalt plötzlicher Schmerz- und/oder wenigstens 24-stündiger Symptomfreiheit -, dessen Auftreten die erfolgreiche Definition und zugleich Ausschaltung des Störfeldes bestätige.

Da es sich, wie die in Freudenstadt ansässige *Internationale medizinische Gesellschaft für Neuraltherapie nach Huneke e.V.* verlautbart, „bei der Neuraltherapie um ein modernes Regulationsverfahren mit Einflussnahme auf alle Regelkreise des Organismusses wie nervales, hormonelles, muskuläres, circulatorisches und lymphatisches System handelt, sowie auch auf Skelett, Verdauungs- und Ausscheidungsorgane Einfluss nimmt, ist die Einsatzmöglichkeit breit gefächert" [sic!]: sie reiche von Arteriosklerose, Blasenerkrankungen und Contusio cerebri (= Gehirnerschütterung) über Haarausfall, Krampfadern, Leber- und Nierenleiden hin

172                                    Colin Goldner, Vorsicht Tierheilpraktiker

zu Vaginitis, Wirbelsäulenschäden und Zwölffingerdarmgeschwüren.[709] Es scheint prinzipiell keine Krankheit oder Funktionsstörung zu geben, die nicht mit der Huneke-Methode zu beheben oder zumindest zu lindern sei.[710]

Ernstzunehmende Belege für die Wirksamkeit der Neuraltherapie gibt es allerdings ebensowenig wie eine einigermaßen plausible Theorie über die vermeintliche Wirkweise.[711] Es wurde und wird von den Anhängern des Verfahrens nur wenig publiziert, und wenn, nahezu ausschließlich in der Laienpresse und in wissenschaftlich nicht aussagekräftiger Manier: Die meisten Veröffentlichungen bieten nicht viel mehr als simple Propagandabehauptungen über die neuraltherapeutische „Zauberspritze", garniert mit Auflistungen gänzlich unüberprüfbarer Fallbeispiele.[712] Am wenigsten gibt es einen tragfähigen, sprich: placebokontrollierten Beleg für das vielbehauptete „Sekundenphänomen".

Allerdings ist der neuraltherapeutische Einsatz von Lokalanästhetika - egal ob nun Procain verwendet wird oder ein anderer Wirkstoff - keineswegs ungefährlich. Es wurde beobachtet, dass durch das beim Quaddeln übliche mehrfache Einstechen mit ein und derselben Nadel - es wird bei jedem Einstich nur eine geringe Menge Wirkstoff aus dem Spritzenkolben abgegeben - auf der Hautoberfläche lebende Keime in tiefere Schichten verschleppt wurden und dort Abszesse bildeten; an den Einstichstellen selbst kam häufig es zu eitrigen Entzündungen.[713] Mehrfach führten Injektionen von Neuraltherapeutika entlang der Wirbelsäule zu Nervenwurzelläsionen. Immer wieder wurde und wird auch von schweren Zwischenfällen berichtet, von Sehstörungen, Kreislaufzusammenbrüchen, Atem- und Herzstillständen; immer wieder auch von tödlich verlaufenden Komplikationen.[714]

Trotz des Mangels an Wirkbelegen und der massiven Risiken hat die Neuraltherapie nach Huneke bei (alternativ angehauchten) Allgemeinmedizinern und Orthopäden bis heute weitgehend unbeschadet überlebt; desgleichen in Kurkliniken und vor allem bei Heilpraktikern. Auch in der Veterinärmedizin zählt sie durchaus zu den Verfahren der Wahl. Wie in der Humanmedizin werden auch hier neben der Quaddelung von „Störfeldern" schmerzende beziehungsweise auf Druck mit Schmerz reagierende Stellen (lat.= *loci dolendi*) direkt gequaddelt, in der Annahme, es könnten dadurch Organerkrankungen, die sich in den schmerzenden Hautarealen zeigten, behandelt werden.[715] Diese Annahme basiert auf der Entdeckung des englischen Neurologen Henry Head, dass erkrankte Organe auf bestimmten Regionen der Haut schmerzhafte Veränderungen hervorrufen können. Eine Erklärung für diesen „Reflex" liegt darin, dass die als „Headsche Zonen" bezeichneten Hautregionen mit den jeweils korrespondierenden Organen durch Nervenbahnen verbunden sind, die demselben Segment des Rückenmarks entspringen. Für die Behauptung, es könne durch neuraltherapeutische Behandlung eines schmerzenden oder schmerzempfindlichen Hautareals die durch ebendiese Schmerzempfindlichkeit angezeigte Erkrankung eines damit korrespondierenden Organs behoben werden, ist völlig unbelegt; ganz abgesehen davon, dass eine schmerzende Hautregion nicht *notwendigerweise* auf ein erkranktes Organ hindeutet und nicht jedes erkrankte Organ sich über eine schmerzende oder druckdolente Hautstelle mitteilt.

Die neuraltherapeutische Behandlung von Schmerzarealen ist ebensowenig wirkbelegt wie die Behandlung von „Störfeldern"; zugleich weist sie die gleichen und eine Vielzahl weiterer Risiken auf, in Sonderheit, wenn nicht nur subkutan „gequaddelt" wird, sondern tiefere Stichtechniken eingesetzt werden: Neuraltherapeuten scheuen sich nicht, sofern sie „Störfelder" wähnen oder Schmerzgeschehen entdecken, direkt in verspannte Muskeln zu stechen, in Sehnen, Gelenke, sogar direkt in den Wirbelkanal; ohne Sichtkontrolle wird bis zu 12 cm tief in die Magengrube gestochen, in den Bauchraum an die Eierstöcke heran, in die Prostata, in den Nabel, in die Schilddrüse; gerne auch in irgendwelche Akupunktur-punkte.[716] Laut Alternativtiermediziner Andreas Zohmann stelle die Neuraltherapie eine „äußerst effektive (und kostengünstige) Kausalbehandlung dar (...). Veterinärmediziner sollten sich intensiv mit dieser Methode auseinandersetzen und sie in ihr Therapiekonzept mit aufnehmen; besonders für den Bereich der funktionellen Syndrome besteht durch die Neuraltherapie die Möglichkeit zu einer gezielten und ursächlich angreifenden, nebenwirkungsarmen [!] Behandlung."[717]

In der Tierheilpraxis spielt die Neuraltherapie nur eine untergeordnete Rolle. Der Grund liegt in erster Linie darin, dass Tierheilpraktikern der Einsatz anästhetischer Wirkstoffe nicht erlaubt ist. Gleichwohl wird Neuraltherapie im *Lehrbuch für Tierheilpraktiker* ausdrücklich als tierheilpraktische Methode angeführt: „Sie wird angewandt bei akuten Schmerz- und Entzündungszuständen, Frühstadien einiger degenerativer Erkrankungen, funktionellen vegetativen und hormonellen Störungen. In der Tierheilkunde wird das Stechen der Loci dolendi den wichtigsten Platz einnehmen. Mit der Nadel wird der Schmerzpunkt ertastet und anschließend intrakutan oder subkutan gequaddelt."[718] Auch einige Tierheilpraktikerschulen wie beispielsweise die der ⇨ *Deutschen Tierheilpraktiker Union* führen Neuraltherapie im Stundenplan. An den ⇨ *Paracelsus*-Heilpraktikerschulen werden eigene Fortbildungsseminare „Neuraltherapie für Tiere" angeboten (Dauer: 7 Stunden, Kosten: 95 Euro); und an der ⇨ *Privaten Schule für Tierheilpraktiker* im oberbayerischen Bad Aibling wird Neuraltherapie gar per Fernlehrgang unterrichtet.

Der Umstand, dass einzelne Tierheilpraktiker Neuraltherapie betreiben, obgleich sie keine Anästhetika verwenden dürfen, erklärt sich darin, dass sie dies entweder illegal tun oder für ihre Quaddelei irgendwelche anderen „Wirkstoffe" - Bach-Blütentropfen, energetisiertes Wasser, Eigenblut oder Eigenharn - benutzen. Das Quaddel-Verfahren bleibt gleichermaßen unbrauchbar und das Risiko gleichermaßen groß, wenn statt Procain Urin injiziert wird.

## 5.27. Numerologie

Laut Diplom-Tierpsychologin Sonja Ströbl, Leiterin des *Tierpsychologischen Zentrums München*, lasse sich aus dem Namen, den ein Tier trage, nicht nur „einiges über seinen Charakter" erfahren, vielmehr könne man auch wichtige Hinweise auf therapeutische Schritte bei Gesundheits- und Verhaltensproblemen erhalten. Zurückgehend angeblich auf die jüdischmystische Tradition der Kabbala werden in der so genannten Numerologie den einzelnen

Buchstaben des Alphabets (willkürlich) irgendwelche Zahlenwerte zugeordnet (nach dem „pythagoreischen" System – es gibt auch andere – bedeuten A,J,S,=1 / B,K,T=2 / C,L,U=3 / D,M,V=4 / E,N,W=5 / F,O,X=6 / G,P,Y=7 / H,Q,Z=8 / I,R=9). Von jedem Wort, insbesondere von Eigennamen, lassen sich durch fortgesetzte Addierung der Quersummen ihrer Zahlenwerte einstellige Ziffern errechnen (aus dem Namen der Hündin „Kira vom Westerwald" von Autor Goldner beispielsweise – laut Frau Ströbl könne man sowohl den Rufnamen als auch den „offiziellen" Namen verwenden – ergibt sich in „pythagoreischer" Umrechnung die Zahl „3" [K(2) + I(9) + R(9) + A(1) + V(4) + O(6) + M(4) + W(5) + E(5) + S(1) + T(2) + E(5) + R(9) + W(5) + A(1) + L(3) + D(4) = 75 = 7+5 = 12 =1+2 = 3]).[719]

Die Bedeutung der Endzahl kann numerologischen Nachschlagewerken entnommen werden. Die Zahl „3" deutet nach einem Standardwerk des Heilpraktikers Adolfo Wagener auf Eigenschaften hin wie: „vom Glück begünstigt, stolz, dominierend", aber auch: „launenhaft, ruhelos, unfähig, sich auf eine Sache zu konzentrieren"[720] (gemäß Frau Ströbl hingegen sei ein Tier „mit der Namenszahl Drei anpassungsfähig und kann manchmal auch etwas nervös und überängstlich sein"[721]). In Hinblick auf Krankheitsdispositionen seien im Namen wiederkehrende Zahlenwerte von größter Bedeutung: im genannten Beispiel taucht die Zahl „5" viermal auf (für die Buchstaben W, E, E, W), was auf schwerwiegende Gefährdung des Herz-Kreislaufsystems sowie erhöhte Anfälligkeit für Gelenkserkrankungen hinweise. Es empfehle sich die vorbeugende Einnahme der ⇨ Schüßler-Salze *Kalziumfluorit* und *Natriumphosphat* (alle 6 Monate für zwei Wochen täglich 10 Pastillen) sowie regelmäßige Bestrahlung des Tieres mit Gelblicht.[722]

Neben den Zahlenwerten von Namen lassen sich dergestalt sämtliche anderen Daten, des Geburtstages etwa, aber auch der Versicherungs- oder Steuernummer, zu einstelligen Ziffern zusammenaddieren, aus denen Aussagen zur „wesenhaften Struktur" des dazugehörenden Tieres abgeleitet werden können. Aus dem Geburtstag von Hündin Kira am 7. Februar 2003 etwa ergibt sich (0 + 7 + 0 + 2 + 2 + 0 + 0 + 3 = 14 = 1 + 4 = 5) die Endzahl „5", was auf ein „harmonisches, ausgeglichenes Wesen" hindeute. Weiche das Tier hiervon ab, sei Blaulichtbestrahlung sowie als homöopathisches Regulationsmittel die Gabe von *Tarantula hispanica* (Tarantel) D12 angezeigt.[723]

Wie Helmut „Whitey" Kritzinger, Begründer und Leiter der *Esoterischen Akademie Darmstadt*, ausführt, gründe sich die Numerologie „in der Auffassung, dass alle Dinge im Universum nach einem einheitlichen Plan miteinander verbunden sind und Zahlen die verschiedenen Archetypen (Eigenschaften der Natur) repräsentieren. Zahlen sind Energiequalitäten, welche die Archetypen im Kosmos sowie die Charaktereigenschaften (...) repräsentieren (Mikrokosmos-Makrokosmos). Zahlen beinhalten Qualitäten und Zeiten. Die Zahlen 0 bis 9 gelten in diesem System als Grundzahlen und sind Korrespondenten der göttlichen Wirkungskette, denn die Zahl trägt den Sinn des jeweiligen Schöpfungsprinzips und bezeichnet das ihr zugehörige Potential."[724] Ein Ausbildungsseminar „Zahlenmystik" des Kölner Esoterikmediziners Christoph Roggendorf umfasst zwei Tage und kostet 170 Euro.[725]

um den weit verbreiteten 'grauen Star', also die degenerative Augenerkrankung, vor der auch unsere Haustiere nicht mehr gefeit sind, die Zytoplasmatische Therapie findet hier ihre beste Einsatzmöglichkeit. Größte Erfolge können mit ihr auch in einem ganz anderen Gebiet der 'Degenerationen' erreicht werden: in der Tumor- und Carcinose-Behandlung! Rechtzeitig (!) erkannt ist es möglich, so manch entarteten Prozess im Tierkörper zu regulieren oder zum Stagnieren zu bringen, damit er sich nicht so schnell weiter fortsetzt. (...) Bei allen Formen von Degenerationen an einzelnen Organen kann mittels Zytoplasmatischer Therapie eine gezielte Regeneration durchgeführt werden. Ist dann wieder genug gesundes Zellmaterial aufgebaut worden, lässt sich dies ja wieder im Anschluss durch entsprechende Homöopathika zur Selbsttätigkeit anregen. Somit ergänzen sich Regenerations- und Funktionsverbesserungs-Maßnahmen." Nebenwirkungen träten „bei sachgerechter Anwendung" nicht auf.[729]

Gänzlich zur Groteske geraten die Auslassungen einer bei Jena ordinierenden Tierheilpraktikerin namens Birgit Zwilling, mit denen sie die Wissenschaftlichkeit ihres Therapieangebotes zu unterstreichen sucht. Die besondere Wirkung eines bestimmten Zytoplasmapräparates (NeySOL®L66), das sie regelmäßig in der Behandlung von Krebserkrankungen einsetze, beschreibt sie wie folgt: „Es bewirkt eine direkte Hemmung der DNS-, RNS- und der Eiweiß-Synthese sowie eine Entkopplung der Phosphorylierung in den Tumorzellen durch aerobe Glycolyse zugunsten oxydativer Stofwechselvorgänge umgeschaltet wird [sic!]. Auch in Normalzellen wird die Sauerstoffatmung gesteigert. An zellfreien Synthesesystemen aus Hela-Zellen (menschliches Portio-Ca) wurde nach Strahleninaktivierung des Systems die unterschiedliche Beeinflussung durch Organaktoren verschiedener Provenienz nachgewiesen. Materner Anteil der Plazenta (Dezidua), Leber und Knochenmark induzieren nicht die Synthesevorgänge im Tumorzellsystem. Entsprechendes wurde auch an menschlichen Zellkulturen gefunden. Diese Wirkung konnte auch mit Normalmedium an Mikrozellkulturen nachgewiesen werden. Im Tierversuch hemmen prophylaktische Gaben von Extrakten aus dem maternen Anteil der Rinderplazenta (Dezidua) die Angehrate von autochthonen, chem. induzierten und transplantierten Tumoren. (...) NeySOL stimuliert die Leukozytopoese und die Phagozytose-Aktivität. Unspezifische Abwehrvorgänge (Paramunität) einschließlich der Synthese von Interferon und Endorphinen werden induziert." Eine nähere Erläuterung, was das alles heißen soll, gibt Frau Zwilling nicht - vermutlich hat sie das Ganze einfach von der Webseite der Herstellerfirma abgeschrieben -, dafür empfiehlt sie ausdrücklich, krebserkrankte Tiere einer zusätzlichen ⇨ Reikibehandlung zu unterziehen (die sie erwartungsgemäß, zusammen mit Bach-Blütentherapie, selbst im Angebot führt).[730] Tatsache ist: das verwendete Fertigpräparat „NeySOL®L66", frei im (Internet-)Handel erhältlich, besteht im Wesentlichen aus Plazentamaterial trächtiger Kühe sowie Leber-, Lungen-, Nebennieren-, Knochenmark-, Darmschleimhaut-, Nabelschnurmaterial und Hoden un- oder neugeborener Stierkälber, dazu Material aus Bauchspeichel-, Hirnanhang-, Schild-, Thymus- und Zirbeldrüse.

Nicht nur bei Krebserkrankungen sei die Zytoplasmatische Therapie das Verfahren der Wahl, vielmehr auch und insbesondere bei degenerativen Gelenksveränderungen. Wie Tierheilpraktikerin Zwilling ausführt – offenkundig Wort für Wort abgeschrieben aus einem Artikel der ⇨ *Gesellschaft für Ganzheitliche Tiermedizin* –, könnten damit in neun von zehn Fällen selbst schwerste Formen von Hüftgelenksdysplasie auf einfache Weise und ohne operativen Eingriff geheilt werden: „Die Behandlung ist denkbar einfach: An 5 Tagen werden so genannten 'Dilutionen', das sind Verdünnungen des eigentlichen Präparates, gespritzt, um den Körper auf die Therapie einzustimmen. Nach 2-3 Tagen Pause spritzt man dann die sog. 'SOL'-Präparate. Auf die Vorspritzen kann man bei älteren Tieren auch verzichten. Die SOL-Behandlung wird nach 3 Wochen, 3 Monaten, 6 Monaten und dann jährlich 1x und/oder nach Bedarf wiederholt. Die Erfolgsrate dieser Therapie liegt bei ca. 87-93%. Sie ist auch bei schwersten Hüftgelenksveränderungen bzw. anderen Organstörungen noch erfolgsversprechend."[731]

In der Zytoplasmatischen Therapie kommen in erster Linie Fertigpräparate der schwäbischen Firma *vitOrgan* zum Einsatz.[732] Diese Präparate, einschließlich des erwähnten „Ney-SOL®L66", werden aus Organen und Gewebeteilen, auch aus Blut und Lymphe, un- und neugeborener Rinder gewonnen: das den getöteten Tieren entnommene Zellmaterial wird zerkleinert, gesiebt und in flüssigem Stickstoff tiefgefroren, anschließend wird es in einem patentierten Verfahren einer Säuredampf-Vakuum-Hydrolyse unterzogen. Durch weitere Lyophilisierung (= Gefriertrocknung) entstehen so genannte Trockensubstanzen, aus denen über Wasserzusatz Injektionslösungen verschiedener Konzentrationsstufen hergestellt werden. Die jeweiligen Lösungen gibt es als Einzel- oder als Kombiorganpräparate, als „Ursubstanzen" oder homöopathisch verdünnt, mit und ohne subpharmakologische Zusätze. Daneben werden von *vitOrgan* auch Salben, Augentropfen und Kapseln mit Rinderzellen vertrieben. Laut Alternativveterinärmediziner Georg Wiebicke würden durch die Zuführung der Zellpräparate „geschädigte Stoffwechselvorgänge auf physiologische Weise wieder normalisiert und so Selbstheilungsvorgänge bzw. Repair-Mechanismen kausal induziert. (...) Allergien, Atopien [= Prädispositionen für Allergien, CG] und Autoimmunerkrankungen sowie Erkrankungen, die mit einer Infektanfälligkeit und Abwehrschwäche einhergehen, können günstig beeinflusst werden." Bei Pferden und Rindern seien die Präparate besonders angezeigt zur Behandlung von Arthrosen, Ekzemen, Lebererkrankungen und Sterilität, bei Hunden und Katzen darüber hinaus in der Behandlung von Augen-, Haut- und Nierenerkrankungen, von Tumoren und Hüftdysplasien; auch bei Vögeln könnten Augen-, Haut- und Krebsleiden damit behandelt werden.[733]

Tatsache ist: Zellprodukte gleich welcher Art sind alles andere als harmlos. Vor allem jene Präparate, die in Form intramuskulärer Injektionen verabreicht werden, können nicht nur zu dramatisch verlaufenden allergischen Reaktionen bis hin zum tödlichen Schock führen, vielmehr kann das eingebrachte Fremdeiweiß auch das so genannte Guillan-Barré-Syndrom auslösen, eine Erkrankung, die in Form einer Polyradikuloneuritis die Nerven der Rückenmarkswurzeln beschädigt und mit aufsteigendem Verlauf zur vollständigen motorischen Lähmung des Patienten führen kann.[734] Auch aus zytoplasmatischen Präparaten können, entgegen aller Behauptung, die Allergene nicht entfernt werden.[735]

Die Vorsitzende des *Verbandes der Tierheilpraktiker Deutschlands e.V.,* Mechthild Prester, zählt Organo- beziehungsweise Zelltherapie ausdrücklich zu den „Aufgabengebieten des Tierheilpraktikers";[736] an der Bad Bramstedter ⇨ *Akademie für Tiernaturheilkunde* ist sie fester Bestandteil der Ausbildung zum Tierheilpraktiker.

## 5.29.  Physiotherapie / Massage

Der Begriff „Physiotherapie" umfasst eine Vielzahl eigenständiger Verfahren und Techniken, von verschiedenen Formen der Massage und Bewegungstherapie hin zu thermo-, hydro-, licht- und lasertherapeutischen Behandlungsansätzen. Bis Mitte der 1990er firmierten die einzelnen Verfahren unter dem Überbegriff „Krankengymnastik". Gegen die Mehrzahl physiotherapeutischer Maßnahmen ist prinzipiell nichts einzuwenden, vorausgesetzt sie werden auf der Grundlage korrekter Diagnose und Indikationsstellung von fachlich ausreichend geschultem Personal durchgeführt.

Während die Ausbildung von Physiotherapeuten und die Ausübung von Physiotherapie in der Humanheilkunde gesetzlich streng geregelt sind - die dreijährige Ausbildung setzt mittleren Bildungsabschluss voraus und umfasst 2.900 Stunden Unterricht an einer staatlich anerkannten Fachschule plus 1.600 Stunden klinischer Praxis -,[737] gibt es für Tierphysiotherapeuten *nicht die geringste* Regelung. Jedermann kann sich die Berufsbezeichnung „Tierphysiotherapeut" zulegen und ohne weiteren Qualifikationsnachweis eine entsprechende Praxis eröffnen. Eine wie auch immer geartete Überprüfung oder Kontrolle findet nicht statt.

In der Tat lässt sich bei der Mehrzahl der in der Bundesrepublik praktizierenden Tiermasseure und Tierphysiotherapeuten keinerlei ernstzunehmende Qualifikation erkennen. Viele halten ganz offenbar experimentell gewonnene Erfahrungen mit dem eigenen Haustier oder mit sonstigen Tieren des persönlichen beziehungsweise „sportiven" Umfeldes für hinreichend, sich selbst zum Tierphysiotherapeuten zu graduieren. An die Stelle formaler Qualifikationsnachweise treten Anekdoten über angeblich erzielte „Heilerfolge", die Werbefaltblätter und Webseiten tierphysiotherapeutischer Anbieter quellen über mit derlei Phantasiegeschichten. Beliebt ist es, Tierpatienten selbst sprechen zu lassen: Ein dreijähriger Berner Sennhund beispielsweise, Patient von Tierphysiotherapeutin Angelika Stammel sagt: „Eines Tages bin ich aus heiterem Himmel zusammengebrochen, war komplett gelähmt und hatte hohes Fieber. In der Tierklinik wurde eine Meningitis vermutet. Da sich mein Zustand nach drei Wochen noch nicht sehr viel gebessert hatte, außer dass ich fieberfrei war, wollten mich die Tierärzte einschläfern. Aber zum Glück hat mich mein Herrchen lieber zur Physiotherapie gebracht. Nach vier Monaten aufwändiger Pflege und Therapie konnte ich wieder im Garten toben."[738] Interessant ist die Eigenpropaganda einer Tierphysiotherapeutin Patricia Leuker, die auf ihrer Homepage vermeldet, sie habe erfolgreich „Symptome behandelt wie z.B. ein 'versteckter Hoden' bei einem Junghengst, der nach der Behandlung da war, wo er hingehört und alsbald bei seiner Hengstkörung [= Zuchtzulassung, CG] mit einer besseren Punktezahl rechnen darf". [sic!][739] Gerne werden auch „Dankesbriefe" begeisterter Tierhalter ins Netz gestellt, in der Regel ohne Nennung des Namens. Unkritische Medienberichte tragen zu weiterer Verbreitung der auf ihren Wahrheitsgehalt hin völlig unüberprüfbaren Anekdoten bei. Einer rund um Paderborn ambulant praktizierenden Tierphysiotherapeutin namens Ingeborg Kesting beispielsweise werden von der *Neuen Westfälischen* nachgerade wundersame Heilkräfte zugeschrieben: „Der kleine Teckel leidet zwar an einer schlimmen Lähme, doch (...) die Tierphysiotherapeutin verhalf dem Hund mit ihren heilenden Händen zu jeder Menge Lebensfreude."[740] Ein anderes Blatt hebt die besondere Fähigkeit Frau Kestings hervor, „Schmerzen bei Tieren zu lindern und ihre Selbstheilungskräfte zu aktivieren": selbst bei „lahmenden Pferden" und „Hunden, die unter einer Hüftgelenksdysplasie im Anfangsstadium leiden" stelle sich „spätestens nach sechs bis zehn Behandlungen ein spürbarer Erfolg" ein.[741] Die Frage nach der Qualifikation Frau Kestings zur Behandlung derart schwerer Funktionsstörungen wird nicht gestellt.

Nur vereinzelt finden sich seriös ausgebildete Masseure oder Physiotherapeuten unter den Anbietern, die allerdings ihre Qualifikation ausschließlich für den Humanbereich erworben haben. Als Tierphysiotherapeuten können sie ihre Kenntnisse und Fertigkeiten allenfalls in freier Analogie - und mehr oder minder qualifiziert fortgebildet in veterinärer Anatomie, Physiologie und Pathologie - auf den Tierbereich übertragen. Gelegentlich bieten auch physikalisch-medizinisch aus- oder fortgebildete Tierärzte physiotherapeutische Behandlungen an.

Eigene tierphysiotherapeutische Ausbildungsgänge gibt es erst seit Ende der 1990er. Das Niveau dieser Kurse ist sehr unterschiedlich, selbst der anspruchsvollste Kurs erscheint indes gänzlich ungeeignet, auf die Erfordernisse einer seriösen Behandlung, gleich welchen Tieres, vorzubereiten. Die Ausbildungen können nebenberuflich in Wochenendlehrgängen absolviert werden und umfassen zwischen 15 und 384 Unterrichtsstunden; selbst Fernlehrgänge per Post werden angeboten: so kann man etwa am Wuppertaler ⇨ *Institut Kappel* ein Geheft samt Zertifikat als „Tiermasseur (IK)" erwerben und damit auf Kundenfang gehen.[742] Kosten 475 Euro. Praxisschulung: null.

Die *Heilpraktikerschule Kiel* führt ein 3-Tage-Seminar „Physiotherapie für Tiere" im Angebot (15 Std./ca. 150 Euro), an den ⇨ *Paracelsus*-Schulen dauert das Ganze immerhin zehn Tage, kostet dafür aber 900 Euro (Hunde) respektive 1.300 Euro (Pferde). Bei den ⇨ *Rolf-Schneider-Seminaren* ist ein Wochenendseminar in Physiotherapie integraler Teil des Lehrganges zum Tierheilpraktiker.

Für die Ausbildung zum Tierphysiotherapeuten ist in der Regel keinerlei fachliche Vorbedingung zu erfüllen, jedermann kann daran teilnehmen.[743] Der vereinzelt als „Zugangsvoraussetzung" verlangte „Nachweis von Kenntnissen im Umgang mit Tieren" ist reine Farce beziehungsweise geschäftstüchtiger Trick: Das ⇨ *Freie und Private Ausbildungsinstitut für Alternative Tierheilkunde* in Gelsenkirchen beispielsweise, das für seinen Ausbildungsgang „Tierphysiotherapie" solche Kenntnisse voraussetzt, bietet eigene Wochenendkurse an, in denen diese unter Mehrkostenaufwand erworben werden können; ansonsten reicht es, ein Pferd oder einen Hund zu besitzen.[744]

Gesetzliche Vorgaben zu Struktur oder Inhalt tierphysiotherapeutischer Ausbildungen gibt es nicht. Ganz abgesehen davon besteht rechtlich keine Notwendigkeit, irgendeine fachliche Qualifikation zu erwerben: jedermann kann, mit oder ohne Ausbildung, als Tierphysiotherapeut tätig werden und sich an jedwedem Tier, selbst mit schweren und schwersten Störungsbildern - Arthrosen, Lähmungen, Wirbelsäulenverletzungen etc. -, zu schaffen machen.

Im Werbefaltblatt einer tierphysiotherapeutischen Praxis bei München heißt es beispielsweise, es werde „schnelle und natürliche Hilfe" angeboten bei „Schmerzen, neurologischen Ausfällen, Muskel- und Gelenkproblemen", desweiteren bei „Arthrosen, nach Verletzungen, Unfällen und Operationen (...) bei Lähmungen, Krämpfen, Nervenschmerzen" und vielen anderen Indikationen. Zum Einsatz kämen neben Massage, Unterwasserbehandlung und Krankengymnastik auch „Elektrotherapie", „Magnetfeldtherapie" und „Laserbehandlung". Woraus „Tierphysiotherapeutin" Birgit Richter, Betreiberin besagter Praxis, die Qualifikation (und Chuzpe) zu solchem Angebot herleitet, ist nicht ersichtlich: weder in ihrem Werbeblatt noch auf ihrer Homepage findet sich ein Hinweis darauf, wo und wie sie die für ihre Tätigkeit erforderlichen Fertigkeiten erworben haben will.[745] Gleichwohl weist sie im Magazin *Hundejournal* darauf hin, es sollten „interessierte Tierbesitzer ihren Hund nur vom Fachmann bzw. der Fachfrau mit hinreichender Qualifikation behandeln lassen".[746] Ein sehr ähnliches Bild wie in der *Praxis Richter* bietet sich bei der Mehrzahl der den Markt überflutenden Anbieter tierphysiotherapeutischer Dienstleitungen.

Die eingesetzten physiotherapeutischen Verfahren können indes - teilweise zumindest - in der Hand kompetenter Praktiker durchaus sinnvoll sein. Als insofern kompetent gelten, wie gesagt, *ausschließlich* ausgebildete Humanphysiotherapeuten mit nachweislicher veterinärmedizinischer Zusatzqualifikation in Anatomie, Physiologie, Neurologie etc. *der zu behandelnden Tierart(en)* beziehungsweise Tierärzte mit physikalisch-medizinischer oder sonstig einschlägiger Zusatzausbildung. „Tierphysiotherapeuten", die über derlei Grundqualifikation nicht verfügen, *können* schlechterdings keine seriöse Arbeit abliefern und schaden dem behandelten Tier im Zweifelsfall mehr als sie ihm nützen.

Insbesondere gegen Massage, zentrale Technik der Tierphysiotherapie, gibt es keinen Einwand, sofern Kontraindikationen - etwa bei Entzündungen, frischen Verletzungen, bei fieberhafter Erkrankung, bei Tumoren etc. sowie bei Trächtigkeit weiblicher Tiere - streng beachtet werden. Massage kann bei muskulären Verspannungen, Muskelatrophien oder auch Neuralgien sehr hilfreich sein. Indes sind Behauptungen über den therapeutischen Effekt einer Massagebehandlung oftmals heillos übertrieben, wenn nicht grob irreführend: die Beschreibung etwa von „Hundephysiotherapeutin" Katrin Blümchen ihres eigenen Hundes, bei dem nach erstmaligen Lähmungserscheinungen im Alter von neun Monaten „schwerste Hüftgelenksdysplasie" (!) diagnostiziert worden sei und dem sie mit Massage und wärmenden Körnersäcken „das Skalpell des Tiermediziners auch für die Zukunft erspart" habe,[747] suggeriert, dass derlei Maßnahmen Auswirkung selbst auf genetisch bedingte Skelettdeformationen haben könnten. In der Tat, so Blümchen, hätten „zahllose Hundebesitzer" sie nach dem wundersamen Heilerfolg an ihrem Hund konsultiert, und siehe da: „auch ihnen konnte geholfen werden". 1999 eröffnete sie in Kirchlengern bei Herford eine eigene *Praxis für Hundekrankengymnastik*; zudem begründete sie den *1. Verein für Tierphysiotherapie e.V.* (1. VFTP e.V.), im Bestreben, „die Physiotherapie beim Hund populärer zu machen und sie nach und nach als selbstverständliche Behandlungsvariante, ähnlich dem Gang des Zweibeiners zum Heilpraktiker, zu etablieren".[748] Zu den Hauptaufgaben des Vereins zähle es, „die Seriosität der Ausbildung und die fachliche Kompetenz zu denjenigen, die diese Tätigkeit ohne Ausbildungsnachweis ausüben, abzugrenzen" und insofern als „berufsständische Organisation der Tierphysiotherapeuten (...) die Interessen des Berufsstandes [zu] vertreten".[749] Ungeachtet des Umstandes, dass es solchen „Berufsstand" gar nicht gibt, führt Frau Blümchen über eine dem Verein angeschlossene *1. Deutsche Ausbildungsstätte für Hundephysiotherapie* (1. DAHP) eigene Ausbildungskurse zum „Hundekrankengymnasten nach Blümchen®" durch (eine Bezeichnung, die sie sich als „Wortmarke" patentrechtlich schützen ließ). Die *1. DAHP* teilt sich auf in die von Blümchen selbst betriebene „Ausbildungsstätte Nord" bei Herford sowie eine „Ausbildungsstätte Süd" bei Karlsruhe, betrieben von *1. VFTP*-Mitbegründer Jochen Woßlick, der sein (weitgehend Blümchenidentisches) Konzept unter dem Signet „Hundekrankengymnastik nach Woßlick®" verkauft. (Auch diese Bezeichnung wurde patentrechtlich geschützt, was indes überhaupt nichts aussagt: grundsätzlich kann *jeder* Begriff registriert und damit geschützt werden. Der Schutz der „Wortmarke" dient allenfalls dazu, eine Art rechtlicher Anerkennung des damit verbundenen Verfahrens vorzugaukeln.)

Laut Blümchen dauere die „fundierte Ausbildung" am *1. DAHP* „insgesamt ein Jahr, also 12 Monate und gliedert sich in ein 6-monatiges Fernstudium und einen theoretischpraktischen Unterricht in einer der Ausbildungsstätten (Nord oder Süd)". Letzterer umfasse „sechs mal vier Tage Unterricht, mit jeweils 32 Unterrichtsstunden", Vorkenntnisse seien nicht erforderlich. Die Kosten des 192-Stunden-Kurses liegen, samt Lehrmaterial zum Selbststudium, bei 2.940 Euro. Für (Human-)Physiotherapeuten mit staatlicher Anerkennung wird eine verkürzte [!] Aufbauqualifikation angeboten. Wenngleich veterinäre Fortbildung staatlich anerkannter Humanphysiotherapeuten den richtigen Weg beschreitet, kann der dreimal fünf Tage (120 Stunden) umfassende *DAHP*-Aufbaukurs ernstzunehmendem Anspruch nicht genügen; zumal neben den anatomischen, physiologischen und pathologischen Grundlagen sowie der Praxis hundespezifischer Physiotherapie samt Verhaltenskunde und Ernährungslehre auch noch Homöopathie mit auf dem Stundenplan steht. Kosten: 2.160 Euro.

Neben der hundekrankengymnastischen Ausbildung führen Blümchen/Woßlick eine Reihe weiterer Aus- und Fortbildungsangebote im Sortiment, beispielsweise ⇨ Bach-Blütentherapie (1 Tag/60 Euro), Dorn-Therapie (= von einem selbsternannten Heiler namens Dieter Dorn propagiertes [Pseudophysiotherapie-]Verfahren des „Einrichtens" und „Auspendelns" von Wirbelsäule und Gelenken [2 Tage/145 Euro]), ⇨ TTouch (4 Tage/320 Euro), ⇨ Traditionelle Chinesische Medizin (7 Wochenenden/1.500 Euro) oder die „erste Weiterbildung zum „DOGSLUMBER®-Entspannungstherapeuten für Hunde": „DOGSLUMBER® beinhaltet den gesamten Bereich der Hundewellness. Von der Hundemassage zum Stretching, der Atemtherapie und Wärmeanwendung, über die Aroma-, Farb- und Musiktherapie, auch

Bachblüten, Bereiche des TTouch und der Akupressur (...). Durch die Hundeentspannung wird der Hund ausgeglichener und kann sich optimal entfalten" (3x4 Tage/1.258 Euro). Für Absolventen der Hundephysiotherapieausbildung stehen ein- bis zweitägige Fortbildungen zu Gebot: „Behandlung von Nervenkrankheiten" (4,5 Std./50 Euro), „Skeletterkrankungen" (7,5 Std./80 Euro) oder auch „Laserakupunktur" (15 Std./160 Euro).[750] In etwas aufwändigeren Aus- und Fortbildungsgängen kann man sich in Osteopathie (= eigenständiges System „sanfter" Manipulationstechniken) und ⇨ Craniosakraler Therapie (= Manipulation der Hirn- und Rückenmarksflüssigkeit) schulen lassen. Über einen eigenen *Blümchen-Verlag* wird zudem selbsthergestelltes Lehrmaterial vertrieben, einschließlich einer vierteljährlich erscheinenden Verbandszeitschrift *Reich mir die Pfote*.

Auf welchem Wege Frau Blümchen die fachlichen Kenntnisse erworben hat, die sie nicht nur in ihrer hundekrankengymnastischen Praxis einsetzt, sondern über ihren Verein auch an andere vermittelt, geht aus ihren zahlreichen Verlautbarungen nicht hervor.[751] Blümchens *1. Verein für Tierphysiotherapie e.V.* zählt weit über 100 angeschlossene Praxen sowie eine sehr viel höhere Zahl an Mitgliedern und Sympathisanten: das Verbandsmagazin wird jedenfalls in fünfstelliger Auflage hergestellt.

Dem Blümchen-Verein assoziiert stellt sich die niederbayerische Einrichtung *equinus* vor, die, geleitet von Tierheilerin Daniela Hagen-Schindlmeister, Ausbildungen zum „Pferdetherapeuten" anbietet: „equinus®-Pferdetherapeuten (...) gehen bei der Betreuung und Behandlung von Pferden immer nach einem ganzheitlichen System vor." Der physiotherapeutischen Behandlung des Pferdes zugeodnet sei insofern „der therapeutische Beritt, das therapeutische Reittraining für Pferdebesitzer sowie das mentale und stressfreie Reittraining für ängstliche Reiter, Anfänger und Reiter mit geringer Erfahrung im Pferdeumgang". Die Ausbildung wird mithin als „Heimstudium kombiniert mit mehrtägigen Seminarblöcken" (10x5 Tage) angeboten: „Aufgrund der hohen Anzahl an praktischen Unterrichtsstunden verfügt jede/r Absolvent/in über ausreichende Therapieerfahrung für eine anschließende Praxiseröffnung. Ein zusätzliches studienbegleitendes Praktikum ist daher für die anschließende erwerbsmäßige Ausübung der Tätigkeit als Pferdetherapeut/in nicht notwendig." Die Kosten der Ausbildung liegen bei 5.872 Euro.[752]

In Konkurrenz zu den (marktführenden) Kursen von Blümchen/Woßlick haben sich seit Ende der 1990er zahlreiche weitere Ausbildungsgänge für Tierphysiotherapie etabliert, angebunden in der Regel an die Kursangebote von Tierheilpraktikerschulen. Einer dieser Lehrgänge, mit Schwergewicht auf der Behandlung von Hunden und Pferden, findet sich im Programm der Bad Bramstedter ⇨ *Akademie für Tiernaturheilkunde*. Neben risikoarmen, weil nicht in das tiefere Gewebe eingreifenden Verfahren wie „Klassische Massage" (zur Beeinflussung des Muskeltonus) und „Manuelle Lymphdrainage" (zur oberflächlichen Behandlung von Ödemen) werden im Zuge dieser Ausbildung auch äußerst fragwürdige Methoden vermittelt, die, eingesetzt auch noch von veterinärmedizinischen Laien, nachgerade fatale Auswirkungen haben können: Es ist dies zum einen die so genannte „Bindegewebsmassage", die über spezifische Zug- und Drucktechniken (angeblich) „verquollenes" und damit schmerzendes und/oder bewegungseinschränkendes Bindegewebe der Unterhaut zu lockern sucht. Die teilweise äußerst schmerzhaften Eingriffe in das Bindegewebe führen nicht selten zu Gefäßverletzungen, schlimmstenfalls sogar zu entzündlichen Prozessen. Anhaltendes „Muskelzucken" - von Tierphysiotherapeuten als Beleg der Wirksamkeit der Bindegewebs-behandlung gewertet - zählt noch zu den „harmloseren" Folgen. Die Vorstellung, die „Binde-gewebsverquellung" bestimmter Unterhautsegmente sei „reflektorisch" bedingt durch die Er-krankung damit korrespondierender innerer Organe, die über Lockerung dieser „Verquel-lung" therapeutisch beeinflusst werden könnten, widerspricht jeder wissenschaftlichen Er-kenntnis. Für die behaupteten Heilerfolge der Bindegewebsmassage gibt es keinerlei seriösen Beleg. Zum zweiten ist es die so genannte „Periostmassage", die durch Druck auf bestimmte Punkte etwa im Hüft- oder Schultergelenk, aber auch entlang der Wirbelsäule, zur Heilung mithin von Arthrosen oder Fibromyalgie (= Weichteilrheuma) beitragen will. Der Druck wird intermittierend auf die sehr schmerzempfindliche Gewebshülle der Knochen (= Periost) ausgeübt. Wie bei der Bindegewebsmassage können auch hier schwere Gefäßverletzungen und Entzündungen auftreten, insbesondere bei Einsatz druckverstärkender Hilfsmittel (wie sie in der Behandlung von Pferden üblich sind). Der therapeutische Wert der Periostmassage ist höchst zweifelhaft, die behaupteten reflektorischen Fernwirkungen auf innere Organe - selbst Harnsteinkoliken oder Magen-Darm-Spasmen sollen über Druck auf bestimmte Knochenhautpunkte behebbar sein - sind durch nichts belegt. Und letztlich ist es die so genannte „Chiropraktik", die über Manipulation an der Wirbelsäule, an Gelenken, Bändern, Sehnen und Muskeln eingeschränkte Mobilität wiederherzustellen sucht. Mit Hilfe rascher, vielfach ruckartig applizierter Druck- oder Drehimpulse sollen schmerzhafte und/oder bewe-gungsbehindernde Blockaden aufgelöst werden können. Entgegen der Behauptung der *Aka-demie für Tiernaturheilkunde*, die Chiropraktik gelte als „anerkanntes Verfahren in der Humanmedizin", das in den USA „schon vor Jahren (...) für die Veterinärmedizin nutzbar" gemacht worden sei,[753] sind chiropraktische Maßnahmen *jedweder Art* orthopädisch äußerst umstritten. In der Humanmedizin dürfen sie unstrittig nicht eingesetzt werden bei ent-zündlichen, krankhaften oder degenerativen Veränderungen der Knochen oder Gelenke, bei Verletzungen, akutem Schmerz, Osteoporose, Tumoren und Rückenmarksmissbildung sowie bei älteren Patienten; im Übrigen sind sie alles andere als therapeutisch wirkbelegt.[754] Ins-besondere das „Einrenken" der (Hals-)Wirbelsäule, auch als „Cracking" oder „Thrusting" bekannt, ist schlichtweg verbrecherisch: es kann zu Wirbelverletzungen, Bandscheibenvorfall, Nerven- oder Rückenmarkslähmungen kommen, selbst Todesfälle sind bekannt. Ein Tier darf *unter keinen Umständen* diesem klinisch durch nichts zu rechtfertigenden Verfahren unterzogen werden. Selbst die *Akademie für Tiernaturheilkunde* hält davon Abstand: „Wir verzichten im Unterricht und bei den Praktika auf die Manipulationstechniken an der Wirbelsäule. Trotz gelegentlicher Erfolge betrachten wir sie als noch nicht für Tiere ausgereift und konzentrieren uns auf die Manipulationen an Gelenken und auf Mobilisations-techniken."[755]

Um es zu wiederholen: Die Qualifikation dergestalt „ausgebildeter" Tierphysiotherapeu-ten reicht *nicht ansatzweise* hin, Risiken oder Kontraindikation der eingesetzten Techniken zu erkennen. Die Ausbildung an besagter *Akademie für Tierheilkunde* umfasst gerade einmal zehn Wochenenden: sofern die angeführten fünf Verfahren in jeweils gleichem Umfange und gleichermaßen auf Hund und Pferd verteilt unterrichtet werden, bleibt pro Verfahren und Tierart exakt ein (!) Wochenende (16 mal 45 Minuten). Wie hierbei die „genauesten Kenntnisse der Anatomie" vermittelt werden sollen, von denen das Studienprogramm spricht, geschweige denn praktisch-therapeutische Fertigkeiten, bleibt unerschließlich. Die Überheblichkeit, mit der auf tierärztliche Diagnosestellung verzichtet wird - desgleichen offenbar auch auf jede Form klinischer Indikation, Verlaufskontrolle oder Nachsorge -, ist völlig unverantwortlich: „Hier [= bei physiotherapeutischer Behandlung, CG] ist der Masseur nicht unbedingt auf die klinische Diagnose eines Tierarztes angewiesen, da er eine eigene Diagnose für seine Therapie erstellt."[756] Der Frankfurter Human- und Tierphysiotherapeut Ulrich Pohl, einer der wenigen ordentlich qualifizierten Praktiker der Szene, weist zu Recht darauf hin, „dass der Begriff Tierphysiotherapeut/in im Gegensatz zum Physiotherapeut nicht geschützt ist. Es handelt sich also im weitesten Sinne um eine Phantasiebezeichnung die keinerlei Rückschlüsse auf die Qualifikation der betroffenen Person schließen lässt. Dies machen sich einige private Anbieter von Tier-Physiotherapieschulen zu nutze und bieten für teures Geld 'selbsterfundene' Ausbildungen und Diplome an, deren Schein oft trügerisch ist."[757] Der 10-Wochenenden-Kurs „Tierphysiotherapie" an der *Akademie für Tierheilkunde* kostet im Übrigen 1.800 Euro.

Der tierphysiotherapeutische Studiengang am bereits erwähnten *Freien und Privaten Ausbildungsinstitut für Alternative Tierheilkunde* (FAT) in Gelsenkirchen, das als „älteste und eine der renommiertesten Schulen" der Branche überhaupt firmiert, verspricht mit einer Dauer von zwei Jahren eine „intensive Schulung in Theorie und Praxis". Der *FAT*-Studienplan erscheint auf den ersten Blick tatsächlich beeindruckend: Nach einer grundlegenden Ausbildung in Allgemeiner Anatomie und Pathologie von Hund und Pferd werde der passive sowie aktive Bewegungsapparat dieser Tierarten studiert; hinzu kämen verschiedene Diagnose- und Analyseverfahren, die den angehenden Tierphysiotherapeuten zu „selbständigem Erarbeiten von Therapieplänen bei Pferd und Hund" befähigten.[758] Den Hauptteil des Lehrganges bilden physiotherapeutische Massage- und Bewegungstechniken, laut Studienplan: in „Theorie und Praxis [für] Pferd, Hund und Mensch". Gemeint sind insbesondere: „Klassische Massage, Manuelle Lymphdrainage [und] Stresspunktmassage". Pferdespezifisch kommen hinzu: „Gelenkmobilisation, Dehnungsübungen, Gymnastizierung über Reflexpunktstimulation, Bodenarbeit, Propriozeptives Training, Sehnen-, Bänder- u. Aponeurosentechnik, Faszientechnik, Reziproke Hemmung, Traktionen, Taktiles sensomotorisches Training, Arbeit mit Gewichten, Isometrische Übungen, Facilitations- und Inhibitionstechniken, Myotensive Massage - Behandlung von Patienten, Muskelprobleme, spezielle Erkrankungen - Sportphysiotherapie: Warm up, Cool down". Das hundespezifische Programm umfasst dieselben Techniken und Vorgehensweisen, zuzüglich „Druckwellenmobilisation, Passive Bewegungsübungen, Laufband, Gerätemassage, Mattentraining, Parcours, Arbeit mit dem Theraband" sowie der Behandlung des „Geriatriepatienten" [sic!]. Für beide Tierarten stehen zudem thermo-, hydro-, photo- und elektrotherapeutische Verfahren samt „Indikationen und entspr. Behandlungsregime [sowie] Kontraindikationen" auf dem Studienplan: „Galvanisation, Reizstrom, TENS-, Ultraschall-, Laser- und Magnetfeldtherapie, Wärme- und Kälteanwendung, Kneippsche Güsse, Infrarotlicht, Packungen u. Wickel, Teilbäder, Unterwasserdruckmassage, Schwimmen, Wasserlaufband [und] Übungen mit Therapiegeräten".[759]

Vermutlich indes sind all die angeführten Begriffe einfach aus einem Lehrbuch der (Human-)Physiotherapie zusammengeschrieben. Es erscheint gänzlich unrealistisch, die aufgelisteten Verfahren und Techniken – hinzu kommen pferdespezifische Seminare zu Anatomie und Pathologie des Hufes, zu Sattelanpassung und Erster Hilfe – auch nur im Entferntesten seriös in einem Lehrgang unterbringen zu wollen, der, gleichwohl über vierundzwanzig Monate laufend, tatsächlich nur ein (1) Unterrichtswochenende pro Monat (16 Std.) umfasst. Die Kosten für den *FAT*-Kurs zum Tierphysiotherapeuten liegen, einschließlich unterrichtsbegleitender Skripten und Diplomurkunde, bei 3.500 Euro; zuzüglich 352 Euro Einschreibegebühr. Bezeichnend für die Betreiber des Instituts, Heide und Dirk Simon, ist nicht nur der Umstand, dass sie jahrelang mit der werbeträchtigen Falschbehauptung hausieren gingen, das Berufsbild des Tierphysiotherapeuten sei „beim Regierungspräsidenten in Münster anerkannt", was eine zumindest indirekte staatliche Anerkennung auch des *FAT* und seiner Lehrgänge suggerierte,[760] sondern auch, dass sie in ihren Werbeverlautbarungen stets darauf hinweisen, die *FAT*-Kurse würden „im Auftrag der Deutschen Gesellschaft der Tierheilpraktiker & Tierphysiotherapeuten e.V." durchgeführt.[761] Bei dieser Bezugnahme auf einen vermeintlich übergeordneten Berufs- oder gar Dachverband wird unterschlagen, dass dieser nichts anderes ist als ein hauseigener Ableger des *FAT*.[762]

> „Die Tierphysiotherapie", wie Tierphysiotherapeutin Kerstin Hasse-Schwenkler zutreffend schreibt, „ist in Deutschland kein Lehrberuf. Und anerkannt ist sie schon gar nicht. Eigentlich gibt es die Tierphysiotherapie offiziell überhaupt nicht. Was noch viel schlimmer ist – es kann sich eigentlich jeder als Tierphysiotherapeut bezeichnen, ohne Ausbildung, ja, er muss nicht mal wissen, was er tut."[763] Um diesem Missstand abzuhelfen, legte Hasse-Schwenkel, ausgebildete Human- und seit 1999 hauptberuflich praktizierende Tierphysiotherapeutin, im Jahre 2003 ein Lehrbuch *Physiotherapie für Hunde* vor, das, ausgewiesen auch und insbesondere für autodidaktische Studien, schnell zum Standardwerk der Szene avancierte; zumal es vergleichbare (hundespezifische) Arbeiten, die zumindest den Anschein seriöser Auseinandersetzung mit der Materie erwecken, deutschsprachig bis heute nicht gibt.
>
> Die theoretischen Grundlagenkapitel des Buches erscheinen durchwegs aus wissenschaftlichen Standardwerken abgeschrieben (freilich ohne jede Quellenangabe),[764] in der offenkundigen Absicht, die in den Praxiskapiteln vorgestellten durchwegs selbsterfundenen beziehungsweise freihändig aus der Humanphysiotherapie abgeleiteten tierphysiotherapeutischen Handgriffe als wissenschaftlich fundiert erscheinen zu lassen. So stehen etwa im Kapitel „Bewegungslehre: So läuft der Hund" über Seiten hinweg Ausführungen folgender Art zu lesen: „Die Präsynapse ist der lange Ausläufer eines Motoneurons, also ein Neurit. Dieser Neurit hat eine kolbenförmige Auftreibung, in der sich kleine Bläschen befinden. (...) Trifft nun ein Reiz am Ende

des Neuriten ein, bringt dieser die Bläschen zum Platzen und das Acetylcholin wird
in den synaptischen Spalt, den Raum zwischen Motoneuron und Sarkolemm entleert
(...). Die Erregung bewirkt, dass die Aktinfilamente tiefer zwischen die Myosin-
filamente gleiten. Die Z-Scheiben nähern sich einander und das Sarkomer verkürzt
sich. Kontrahieren sich viele Myofibrillen gleichzeitig, verkürzt sich dadurch der
ganze Muskel" - und der Hund läuft.[765]
In nachgerade groteskem Kontrast zu diesen wissenschaftssprachlichen Passagen stehen die „praktischen" Kapitel: Nach einer (zutreffenden, wenngleich stark verkürzten) Darstellung der Kontraindikationen zu physiotherapeutischer Arbeit (Entzündungen, Geschwüre, Verletzungen mit Blutergüssen, Tumoren, Lähmungserscheinungen, Gefäßerkrankungen, Herzinsuffizienz, schlechter Allgemeinzustand, Haut-
pilz, Viruserkrankungen, nach einer Operation sowie bei Trächtigkeit weiblicher
Tiere) heißt es unter der Überschrift „Indikationen": „So, und alles, was Sie nicht
nicht behandeln dürfen, dürfen Sie behandeln. Hä? Also bei allen Erkrankungen, die
jetzt noch übrig bleiben, dürfen Sie massieren (...). Also eigentlich immer, wenn die
Erkrankung eben nicht kontrainidiziert ist."[766] - Wie ein Tierphysiotherapeut,
sprich: ein (veterinär)medizinischer Laie, eine Herzinsuffizienz oder eine Virus-
erkrankung erkennen soll, bleibt unerfindlich.
Ein umfängliches Kapitel widmet Hasse-Schwenkler der „Wasseranwendung". Über
die Ausführung beispielsweise des mit einem Schlauch vorzunehmenden „Vorder-
gusses", der dem „Oberguss beim Menschen" entspreche und „zur Abhärtung, zur
Anregung von Atmung, Kreislauf und Durchblutung und zur Erfrischung bei Er-
müdung und Erschöpfung" diene, desgleichen „bei Erkältungsanfälligkeit zur Vorbeugung" sowie „bei Erkältungen, Bronchitis und Asthma zur Behandlung", heißt es:
„Ihr Hund muss bei diesem Guss stehen. Sie beginnen an der rechten Vorderpfote
außen und steigen außen am Lauf bis zur Schulter auf und innen am Bein wieder bis
zur Pfote ab. (...) Nun führen Sie den Schlauch, ohne ihn abzusetzen, von der Unter-
zur Vorderbrust. Dabei müssen Sie vielleicht die Hand wechseln. Führen Sie den
Schlauch über die Vorderbrust an den Halsansatz und dann rechts am Hals vorbei
zum Widerrist. Dort lassen Sie einen Wassermantel über beide Seiten laufen (für etwa
8 Sekunden). Setzen Sie die Vorderpfote Ihres Hundes über den Schlauch, damit Sie
ihn nicht im Schlauch einwickeln und erwürgen."[767] Zur so genannten „Kryo-
therapie" (= Kältetherapie), einzusetzen laut Hasse-Schwenkler mithin bei „Muskel-
Sehnen-Ansatzschmerzen, degenerativen Erkrankungen mit Bewegungseinschränkungen, Ergüssen und Ödemen" findet sich zum Hilfsmittel „Eiswasser" folgender Ratschlag: „Eiswasser ist Wasser mit Eiswürfeln! Eiswasser lässt sich auch für Langzeit-
kälte nutzen. Wenn Sie das Eiswasser in eine Schale oder einen Eimer füllen, braucht
Ihr Hund nur das entsprechende Bein hineinzustellen, allerdings funktioniert das
wirklich nur an den Extremitäten. Sie können Eiswasser aber auch dazu nehmen, um
Handtücher hineinzutauchen, die dann aufgelegt werden. Das ist dann einem Eis-
handtuch ähnlich, nur nicht ganz so kalte Kälte."[768]

Neben relativ harmlosen Massage- und Wasseranwendungsverfahren findet sich bei Hasse-Schwenkler allerdings auch die höchst umstrittene „Reizstromtherapie" ausführlich und für den Laien „nachmachbar" dargestellt. Zur Anwendung dieser Methode bedürfe es eines so genannten „TENS-Gerätes", das im Sanitärhandel frei erhältlich sei: „TENS (Transkutane elektrische Nervenstimulation) ist ein niederfrequenter Impuls- und Gleichstrom. TENS-Geräte sind batteriebetriebene Kleinstimulatoren im Taschenformat. Sie sind für die Behandlung zu Hause bestimmt und (...) so konzipiert, dass der Laie nichts falsch machen kann." Eingesetzt werde die Reizstromtherapie „bei Schmerzzuständen, deren Ursachen nicht behandelt werden können oder nicht zu finden sind, akut oder chronisch". Zur Behandlung etwa einer Prellung, Ischialgie oder eines lokalisierten Muskelschmerzes, „kommt die Kathode auf den Schmerzpunkt und die Anode in ein paar Zentimetern Abstand daneben", die Dauer der Behandlung liege zu Beginn bei zwanzig bis dreißig Minuten täglich und steigere sich hin zu „mehrmals täglich je 1-2 Stunden". - Zur „Gelenkdurchflutung" werden die „beiden Elektroden einander gegenüber platziert, am besten eine medial, eine lateral. Bei Gelenkentzündungen, Verstauchungen, Luxationen, Arthrosen usw. kann man die Elektroden so platzieren. Wo welche Elektrode sitzt, ist egal. (...) Bei Problemen an der Wirbelsäule, z.B. bei Wirbelblockierungen, können Sie die Elektroden quer zur Wirbelsäule anbringen. Sie durchfluten sie dann also. Sie können die Elektroden aber auch beide neben der Wirbelsäule auf einer Seite befestigen, wenn mehrere Wirbel betroffen sind. Dann setzen Sie zwischendurch die Elektroden einmal auf die andere Seite." Sei nach zehn Behandlungen keine nennenswerte Besserung eingetreten, solle die „Reizintensität bis zur Toleranzgrenze aufgeregelt werden, schmerzhafte Muskelkontraktionen sind erwünscht. Man nimmt an, dass diese Art von TENS bestimmte Nervenfasern reizt, dass es zu einer Endorphinausschüttung kommt und dass ein Gegenreiz gesetzt wird." Um Missverständnissen vorzubeugen, wiederholt Hasse-Schwenkler die Maßgabe, es solle tatsächlich „zu einer schmerzhaften Dauerkontraktion kommen! Wie hoch das [= die Stromstärke, CG] genau ist, müssen Sie ausprobieren oder ausprobieren lassen. Es gibt keine Regel, jedes Tier, jeder Muskel reagiert anders."[769]

Über derlei gänzlich unverantwortbare Maßgaben hinaus werden in Hasse-Schwenklers Buch riskante beziehungsweise gefährliche Verfahren wie Bindegewebsmassage oder Chiropraktik ausdrücklich affirmiert - letztere sei „keine ganz sanfte Methode, aber bei frischen Blockierungen sehr effektiv"[770] -, sie finden sich allerdings nicht im Detail dargestellt. ⇨ TTouch wird ausdrücklich empfohlen; desgleichen findet sich ein (Werbe-)Hinweis auf die Webseiten des oben angeführten Blümchen-Vereins.

Die in der Pferdeszene weit verbreiteten „Lehrbücher" von Helle Kleven (*Physiotherapie für Pferde*[771]) und Renate Ertl (*Praktische Pferdemassage*[772]) sind nur unwesentlich brauchbarer als die Arbeit Hasse-Schwenklers; dasselbe gilt für das in Tierheilpraktikerschulen häufig eingesetzte Lehrbuch *Physikalische Therapie für*

*Kleintiere*, ungeachtet dessen, dass die Autorin Cecile-Simone Alexander als approbierte Tierärztin firmiert.[773]

Gänzlich·indiskutabel sind all die Leitfäden, die dem veterinärmedizinisch in der Regel völlig unkundigen Tierhalter zur „Do-it-Yourself"-Physiotherapie an die Hand gegeben werden: beispielsweise das 80-Seiten-Büchlein *Hunde richtig massieren* von einer Heilpraktikerin und „Tiertherapeutin" ⇨ Brunhilde Mühlbauer, das illustrierte Anweisungen erteilt zur Behandlung von Allergien, Ekzemen, Augen- und Ohren-erkrankungen, Wirbelsäulenproblemen, Erkrankungen der Geschlechtsorgane (ein-schließlich Fraktur des Penisknochens bei Rüden und Gebärmuttersenkung bei Hündinnen), von Durchfall, Erbrechen und Inkontinenz. Passenderweise wird das Buch mit einem Kapitel über ⇨ Reiki und Chakrenbehandlung angereichert.[774]

Zu den namhafteren Ausbildungseinrichtungen für Tierphysiotherapie zählt die *Fachschule für Pferdetherapie* bei Köln, die, begründet und geleitet von der ehemaligen Dressurreiterin Barbara Welter-Böller, verschiedenste Lehrgänge im Angebot führt. Der Kurs zum „Diplom-Pferdetherapeuten" beispielsweise - Vorkenntnisse nicht erforderlich - umfasst neun je viereinhalbtägige Ausbildungsblöcke (insgesamt 306 Stunden), in denen laut Lehrplan nicht nur Anatomie, Physiologie, Pathologie, Exterieurbeurteilung und Psychologie des Pferdes unterrichtet wird, sondern auch Befundung und Dokumentation, Reitlehre, Trainingsthera-pie, Sattelkunde, Hufbeschlag, Ernährungslehre, angewandte Kinesiologie und vieles mehr; ganz abgesehen vom eigentlichen Schwerpunkt der Ausbildung, nämlich: physikalische The-rapie, Osteopathie, Massage, Lymphdrainage, Weichteiltechniken, Muskeldehnungen und Gelenktechniken. Die Kosten liegen bei 4.590 Euro zuzüglich 280 Euro für die Abschluss-prüfung.

Derselbe, allerdings auf sechs Blöcke reduzierte Kurs - laut Studienprogramm seien hier „medizinische Vorkenntnisse erforderlich: beispielsweise als Physiotherapeut, Tierarzt, Tier-heilpraktiker [!] oder Masseur - führt zum Abschluss als diplomierter „Pferdephysiothera-peut" (204 Std./3.060 Euro plus Prüfungsgebühr). Ungleich knapper gestaltet sich die Aus-bildung „Osteopathie und Physiotherapie beim Hund": ein entsprechender Kurs, allerdings ohne Diplomierung, dauert eineinhalb Tage (12 Stunden) und kostet 205 Euro. Ein Sonder-seminar „Craniosakrale Therapie beim Pferd" umfasst dagegen viermal einen halben Tag (16 Std.) und beläuft sich auf 230 Euro. Die unverkennbar esoterische Schlagseite des Welter-Böllerschen Seminarangebotes verdeutlicht sich vor allem in einem 4-Tage-Kurs „Telepathi-sche Kommunikation mit Tieren" (24 Std./270 Euro): „Sie können lernen, Mitteilungen von Tieren zu entschlüsseln und sogar Gespräche mit ihnen zu führen."[775]

Ein interessantes Konzept verfolgt auch eine *Interaktive Akademie für Tierphysiothera-pie*, die sich zunehmend Marktanteile in der Szene zu sichern weiß. Als Schulungsarm einer *Interaktiven Arbeitsgemeinschaft deutscher Tierphysiotherapeuten* (AFTinteraktivGBR), einer www-Einrichtung rund um die Anliegen praktizierender Tierphysiotherapeuten - mit Newsletter, Chatroom, Datenbank, Therapeutenliste etc. - bietet die Akademie eine (vorgeb-lich) streng an den staatlichen Vorgaben der Ausbildung zum (Human)Physiotherapeuten orientierte Ausbildung zum Tierphysiotherapeuten an. Einzige Gesellschafterinnen der

*AFTinteraktivGBR* mit Sitz im niedersächsischen Anderlingen sind die Tierphysiotherapeu-tinnen Sabine Bruns und Ute Dittmayer.

Für zunächst 280 Euro erhält der Kursteilnehmer eine Jahresmitgliedschaft in der *Inter-aktiven Arbeitsgemeinschaft* und die Teilnahmeerlaubnis an einem 2-tägigen Vorkurs in Anderlingen, in dem er die näheren Modalitäten des Studiums erfährt. Teilnehmer ohne (tier)medizinische Vorkenntnisse absolvieren zunächst ein Vorstudium (198 Euro), bestehend aus 10 CDs und der Teilnahme an vier interaktiven Chatseminaren. Die CDs bestehen aus teilweise animierten und mit Begleitvideos versehenen Lehrbuchtexten und sind mit an die Schule zu sendenden „Lernkontrollaufgaben" versehen. Die Chatseminare finden zu exakt festgelegten Zeiten statt und umfassen je viermal 45 Minuten Austausch mit Dozenten und anderen Kursteilnehmern in einem eigens eingerichteten und nur mit Passwort zugängigen Chatroom.

Das anschließende Hauptstudium - Teilnehmer mit einschlägigen Fachkenntnissen können direkt einsteigen - besteht aus 42 CDs, 12 Chatseminaren und 45 Praxistagen (in Dittmayers „Lehrpraxis" bei Fulda). Die CDs können einzeln angefordert werden, der Preis von je 60 Euro beinhaltet zugleich die Gebühr für den Chatunterricht, die Teilnahme an den Praxisseminaren sowie die Bearbeitung der Lernkontrollaufgaben. Die Gesamtkosten der Ausbildung, die laut Selbstbekundung der *AFT*-Gesellschafterinnen Bruns und Dittmayer „qualitativ auf dem höchsten und modernsten Niveau [liegt], das zur Zeit wohl möglich ist", belaufen sich insofern (einschließlich Vorstudium) auf 2.998 Euro. Nach Beendigung des Studiums und erfolgter Vorlage einer „Facharbeit" kann eine „Prüfung" vor dem oben er-wähnten „Berufsverband" *Deutsche Gesellschaft der Tierheilpraktiker & Tierphysiotherapeu-ten e.V.* abgelegt (150 Euro) und bei Erfolg die Aufnahme in die Therapeutenliste der *AFTinteraktivGBR* (Jahresbeitrag 60 Euro) beantragt werden.[776]

Über Absolvierung von fünfundzwanzig zusätzlichen Praxistagen (625 Euro) lässt sich eine besondere Lizenz als „Tierphysiotherapeut HR®" erwerben. Dieser Begriff sei eigens geschaffen und als Markenzeichen patentrechtlich geschützt worden, „um den Absolventen der Ausbildung zum Tierphysiotherapeuten an der AFTinteraktivGBR eine Abgrenzung zu unseriösen'Therapeuten' zu ermöglichen (...). HR steht für 'Ausbildung nach Humanricht-linien'". Zusammen mit besagtem „Berufspraktikum" sei die Ausbildung so umfangreich, dass sie der „Ausbildung des Physiotherapeuten im Humanbereich gleichzustellen ist".[777] Nichts freilich liegt den Tatsachen ferner: Die Ausbildung an der *Interaktiven Akademie für Tierphysiotherapie* reicht nicht einmal ansatzweise an die staatlich anerkannte Ausbildung zum (Human)Physiotherapeuten heran: allein der für letztere geforderten Zahl von 1.600 Stunden klinischer Praxis stehen allenfalls 560 Praxisstunden der *AFT*-Ausbildung gegenüber; ob 52 CDs plus 48 Stunden interaktiven Chats ein Äquivalent zu 2.900 Stunden Unterricht an einer staatlich anerkannten Fachschule darstellen, kann insofern dahinstehen.

Um es abschließend noch einmal und in aller Eindringlichkeit zu sagen: Von Tier-physiotherapeuten, die weder über eine abgeschlossene Berufsausbildung als staatlich an-erkannte (Human-)Physiotherapeuten (bzw. als staatlich geprüfte Masseure/medizinische Bademeister) plus seriöser veterinärer Zusatzqualifikation (z.B. über einschlägige Universitätsseminare) in Anatomie, Physiologie, Neurologie etc. der zu behandelnden Tierart(en) verfügen, noch approbierte Tierärzte mit physikalisch-medizinischer und/oder physiotherapeutischer Aus- oder Zusatzausbildung sind, *ist dringend abzuraten.* Es besteht die Gefahr, dass durch inkompetent vorgenommene physiologische Eingriffe irreparable Schäden hervorgerufen werden; desgleichen abzuraten ist von Praktikern, die schmerzhafte, riskante oder sonstig obskure Methoden einsetzen. Ein Diplom als „Tierphysiotherapeut" oder „Tierkrankengymnast" hat, wie *sämtliche* Urkunden, Zertifikate und Zeugnisse von Tierheilpraktiker-, Tiertherapeuten- oder Tierhomöopathenschulen, einen rechtlichen Wert von *null.*

## 5.30.  Phytotherapie

Phytotherapie stellt, zumindest im deutschsprachigen Raum, das Naturheilverfahren schlechthin dar. Fast achtzig Prozent der Bevölkerung, so das Ergebnis einer Umfrage des Allensbacher *Instituts für Demoskopie* (BRD/2002), messen der Heilbehandlung (griech.= therapeía) mit aus dem Pflanzenreich (griech.= tà phytá) gewonnenen Stoffen größten Wert zu; vor allem in der Vorbeugung aber auch zur Therapie beziehungsweise Begleittherapie von Atemwegserkrankungen und Verdauungsproblemen halten sie Pflanzenpräparate für ausgesprochen hilfreich.[778]

In der Tat gilt bei einer ganzen Reihe der teils schon im Altertum als solche bekannten Arzneipflanzen eine Wirkung als nachgewiesen; im Einzelfall nicht unbedingt die traditionell behauptete, aber immerhin: die heutige Naturapotheke umfasst etwa vierhundert Arzneipflanzen, sprich: zu Arzneidrogen verarbeitete Zwiebeln, Wurzeln, Samen, Rinden, Hölzer, Kräuter, Früchte, Flechten, Blüten und Blätter, die zu Mono- oder Kombiwirkstoffpräparaten unterschiedlichster Dosierung aufbereitet und in Form von Pillen, Pulvern, Elixieren, Säften, Sirupen und Tees oder als Linimente, Öle, Salben, Tinkturen und dergleichen in den Handel gebracht werden. Wie es Anfang 2004 in einer viel beachteten *Stern*-Serie über „Alternative Medizin" hieß, „verlieren [inzwischen] selbst Experten zuweilen den Durchblick".[779]

Phytotherapeutische Heilmittel unterteilen sich in vier Kategorien:

1. Als „Rationale Phytopharmaka" werden aus pflanzlichen Bestandteilen hergestellte Arzneimittel bezeichnet, die über einen nachweislich hohen Grad an Wirksamkeit verfügen, wie etwa Kamillenblüten *(Matricaria chamomilla)*, die als Tinktur bei Hautverletzungen, als Tee-Aufguss bei Magen-Darmbeschwerden oder als alkoholisch-wässriger Extrakt bei Atemwegserkrankungen angezeigt sind. Um eine Arzneimittelzulassung für ein bestimmtes Pflanzenpräparat zu erlangen, muss der Hersteller klinisch belegen, dass ein spezifisches Krankheitsbild damit effektiver zu bekämpfen ist als mit einem Placebo, und dass die Risiken und Nebenwirkungen in vertretbarem Verhältnis zur Heilungsaussicht stehen. Die meisten Präparate dieser Kategorie - z. B. Baldrianwurzel *(Valeriana officinalis)* bei nervöser Unruhe, Efeu *(Hedera helix)* bei Atemwegserkrankungen, Goldrute *(Solidago virgaurea)* bei Harnwegsinfektionen, Campher *(Cinnamomum camphora)* bei Kreislaufstörungen oder Pfefferminze *(Mentha piperita)* bei Bauchschmerzen - kommen als Tabletten oder Tinkturen auf

den Markt, der Vertrieb erfolgt über die Apotheke. Zu den „rationalen Phytopharmaka"
zählen neben derlei wirkbelegten und weitgehend unschädlichen (allerdings nicht unbedingt
nebenwirkungsfreien) „Mite-Präparaten" auch die so genannten „Forte-Präparate", die neben
einer spezifischen Heilwirkung mit erheblichem Nebenwirkungsrisiko behaftet sind, wie etwa
der hochgiftige Fingerhut *(Digitalis purpurea)*, eingesetzt bei Herzrhythmusstörungen, die
gleichermaßen giftige Tollkirsche *(Atropa belladonna)*, eingesetzt bei Magenproblemen, oder
der dem Betäubungsmittelgesetz unterliegende und gegen Reizhusten eingesetzte Schlafmohn
*(Papaver somniferum)*.[780]

2. Unter dem Begriff „Traditionelle pflanzliche Heilmittel" werden all jene Phytopräparate zusammengefasst, deren Heilwirkung weder pharmakologisch noch klinisch nachgewiesen ist, deren Basispflanzen jedoch „seit je" in der Volksmedizin angewendet werden, wie
etwa Roter Sonnenhut *(Echinacea purpurea)*, der bei Atem- und Harnweginfekten, nach
manchem Autor gar gegen „Infektionen *jeder* Art" hilfreich sein soll.[781] Entscheidend ist -
ungeachtet nicht erwiesener Wirksamkeit -, dass das einzelne Mittel selbst bei fragwürdigster
Dosierung und Mischung weiter nicht gefährlich werden darf. Da das *Bundesinstitut für
Arzneimittel und Medizinprodukte* bei derartigen Präparaten die Angabe spezifischer
Krankheitsindikationen nicht erlaubt, behelfen sich die Hersteller und Vertreiber mit Flos-
keln wie „zur Besserung des Allgemeinbefindens", „zur Unterstützung der Blasenfunktion"
oder „zur Stärkung von Herz und Kreislauf". Die Präparate dieser Kategorie sind frei ver-
käuflich, sie werden nicht nur über Apotheken vertrieben sondern auch über Drogerien,
Reformhäuser und vor allem: über das Internet.

> Überzeugte Pflanzenheiler beziehen sich gerne auf die mittelalterliche Benediktiner-
> Äbtissin ⇨ Hildegard von Bingen (1098-1179), die sich neben allerlei theologischen
> Auslassungen und Prophezeiungen in einigen ihrer Schriften auch zu medizinischen
> Fragen und Heilmethoden geäußert hatte. Im Mittelpunkt ihres Heilkonzepts stehen
> Beten und Fasten, daneben verschreibt sie bestimmte Pflanzen- und vor allem Edel-
> steintinkturen, deren jeweilige Rezeptur sie „von höherer Warte" empfangen haben
> will. Anfang der 1970er holten der Medizinaußenseiter Gottfried Hertzka und der
> Heilpraktiker Wighard Strehlow die magisch-okkulten Visionen Hildegards aus der
> Versenkung und begründeten unter der Bezeichnung „Hildegard-Medizin" ein weit
> verzweigtes Vertriebssystem an Pflanzenpräparaten, Edelsteinen und Nahrungs(ergän-
> zungs)mitteln.[782] Für keines ihrer Produkte legten sie einen ernstzunehmenden
> Wirknachweis vor, den zu erbringen sie auch nie für erforderlich hielten: ihrer Auf-
> fassung nach sei die auf Hildegard zurückführende Heilkunde „göttlichen Ur-
> sprungs" und insofern erhaben über jeden Diskurs. Laut *Stiftung Warentest* gehören
> die behaupteten Wirkungen schlicht „ins Reich der Fabel".[783] Die Hildegard-Medi-
> zin, so die Bochumer Medizingeschichtlerin Irmgard Müller, sei nichts als ein „Kon-
> strukt profitbewusster Marktstrategen".[784]

3. In weiterem Sinne müssen auch all die ⇨ Synergistischen Nahrungsergänzungsmittel den
Phytotherapeutika zugerechnet werden, die ganz oder überwiegend auf pflanzlicher Basis

hergestellt sind. Diese Mittel sind *per definitionem* aus dem Arzneimittelrecht ausgeklammert und dürfen daher keinerlei Heilwirkung verheißen. Es ist den Herstellern indes unbenommen, ebensolche, zumindest „zwischen den Zeilen" ihrer Werbeverlautbarungen, zu suggerieren.

Vielfach werden in Alternativheilerkreisen Phytoprodukte der indisch-ayurvedischen, tibetischen oder traditionell-chinesischen Heilkunde eingesetzt. Unabhängig davon, dass keines der genannten Heilsysteme wissenschaftlichem Standard entspricht und von daher den Behauptungen über die Wirkkraft der einzelnen (Kombi-)Präparate *prinzipiell* zu misstrauen ist, kann noch nicht einmal darauf vertraut werden, dass wenigstens die Inhaltsstoffe der meist über das Internet bezogenen „Original"-Produkte korrekt deklariert sind. Abgesehen davon wurden in vermeintlich harmlosen „Natur- und Pflanzenheilmitteln der östlichen Medizin" vielfach große Mengen hochtoxischer Arsen-, Kadmium- und Quecksilberverbindungen gefunden; viele Präparate wiesen zudem extreme Pestizidbelastungen auf.[785] In der Regel werden die vorwiegend aus Indien, China oder Taiwan importierten Produkte als Nahrungsergänzungsmittel ausgewiesen.

4. Auch die so genannten „Pflanzlichen Hausmittel der Volksheilkunde" gehören der Phytotherapie zu. Sie stellen freilich keine Handelsware dar, vielmehr werden sie aus Arznei- oder sonstigen Pflanzen selbst hergestellt. Die Maßgaben zu Indikation und Verabfolgung entstammen entweder tradiertem Familienwissen oder sind einem der zahllosen Ratgeber entnommen, die, verfasst oftmals von phytopharmakologisch völlig unkundigen „Naturheilern" und „Kräuteraposteln", auf dem Buchmarkt erhältlich sind.

Zu deren weitestverbreiteten zählen die Werke der selbsternannten Kräuterexpertin Maria Treben, die in umfangreichen Auflistungen Tees, Einreibemittel und Umschläge für jede nur denkbare Erkrankung anempfiehlt: von Arnikaessenz bei Herzbeschwerden und Bärlappabsud bei Hodenkrebs hin zu Käsepappelsuppe bei Magengeschwüren, Spitzwegerichtee bei Lungenentzündung und Zinnkrautbädern bei Brustkrebs; selbst bei schwersten Erkrankungen und in den hoffnungslosesten Fällen, so Frau Treben, könnten die „Heilkräuter aus dem Garten Gottes" auf wunderbare Weise Heilung bewirken.[786] Die *Stiftung Warentest* schreibt hierzu, Frau Treben verknüpfe „volkstümliches Heilwissen mit Überliefertem aus der Vergangenheit und möglicherweise eigenen Erfahrungen und Interpretationen. Was dabei herauskommt, sind einerseits belächelnswerte Naivität, andererseits lebensgefährliche Behandlungsratschläge." Ihre Schöllkrautrezepte beispielsweise gegen Leber- und Gallenleiden seien eine „Anleitung zur Vergiftung".[787]

In der (alternativen) Tierheilkunde werden Phytopräparate in derselben Weise eingesetzt wie in der Humanheilkunde. Eine eigenständige Tierphytotherapie gibt es insofern nicht, die Autoren tierheilpraktischer Lehr- und Ratgeberbücher übertragen allenfalls „das uralte Kräuterwissen" der Volksheilkunde „analog" in den Veterinärbereich.[788] Die auf den Webseiten von Tierheilpraktikern vorfindlichen Texte zu tierspezifischer Phytotherapie sind in der Regel aus ebendiesen Vorlagen - oder direkt bei Maria Treben - abgeschrieben, der Begriff „empirische Forschung" ist offenbar unbekannt.

Präparate sämtlicher Kategorien *können* grundsätzlich eine Heilwirkung entfalten, einen wissenschaftlich tragfähigen Nachweis gibt es indes nur bei den „rationalen Phytotherapeutika". Diese stellen, ungeachtet ihrer Etikettierung als „sanfte" und „natürliche" Heilmittel, teils radikal in das organismische Geschehen eingreifende Medikamente dar - mit im Einzelfalle erheblichem Nebenwirkungsrisiko - und gehören insofern nicht in die Hände pharmakologisch und klinisch gänzlich unqualifzierter Heil- oder Tierheilpraktiker.

Tatsächlich kommen in der Tierheilpraxis nahezu ausschließlich Phytotherapeutika der Kategorien 2 bis 4 vor, vielfach besteht die ganze Phytotherapie aus nichts anderem als der symptombezogenen Verabfolgung handelsüblicher Salben, Tabletten und Tinkturen aus dem Bereich der „Traditionellen pflanzlichen Heilmittel": von Arnika *(Arnica montana)* bei Prellungen, Quetschungen und rheumatischen Gelenkbeschwerden über Hirtentäschel *(Capsella bursa-pastoris)* bei Hautausschlägen und Abszessen hin zu Zypresse *(Cupressus semperviris)* bei Erkältungen und Problemen mit Herz oder Kreislauf. Die Präparate werden - meist in völlig beliebiger Dosierung - aufgetragen, eingerieben, über Wickel und Umschläge appliziert, oral verabreicht oder unter das Futter gemischt.

Das Risiko des Einsatzes derlei „traditioneller", „nahrungsergänzender" oder „volksheilkundlicher" Pflanzenmittel besteht nicht nur darin, dass sie in der beabsichtigten Form wirken *können* aber nicht *müssen*, eine Behandlung folglich immer eine Art *va banque*-Spiel darstellt, sondern vor allem darin, dass den Behandlern ebendies in der Regel nicht bewusst ist. Viele Naturheiler setzen ihre Pflanzensäfte und Kräuterpillen in glaubensüberzeugter Wirk*gewissheit* ein - die Rede ist gerne von der „Apotheke Gottes", derer man sich bediene[789] -, die einer wissenschaftlichen Absicherung nicht bedarf. Der rechte Zeitpunkt zum Einsatz wirknachgewiesener Medikamente kann dadurch verpasst werden. Ein zusätzliches Risiko stellt die weit verbreitete Auffassung dar - hier formuliert von der Siegerländer Tierheilpraktikerin Claudia Stein -, bei Pflanzenmitteln seien „Nebenwirkungen kaum oder gar nicht vorhanden, im Gegensatz zu den chemisch hergestellten Produkten".[790]

In der einschlägigen Literatur werden die allenfalls *möglichen* Wirkungen durchgängig als faktisch *nachgewiesen* ausgegeben: Schafgarbe *(Achille millefolium)* etwa wirke „adstringierend, antiseptisch, entkrampfend, entzündungshemmend", Knoblauch *(Allium sativum)* „antisklerotisch, blutdrucksenkend, antimykotisch, antifungal", Lavendel *(Lavendula angustifolia)* „beruhigend und antirheumatisch".[791] Der Umstand, dass es tatsächlich *keinerlei* pharmakologischen oder klinischen Beleg für derlei Behauptungen gibt, wird überkompensiert in streckenweise heillosen Übertreibungen und Hirngespinsten: Die Wüstenlilie ⇨ Aloe Vera *(Aloe Vera Barbadensis Miller)* beispielsweise wirke als „älteste Heilpflanze der Welt" in wundersamer Manier bei Asthma, Blasenschwäche, Katarrh, Verstopfung, Herz-Kreislaufstörungen, Lungenerkrankungen, Magengeschwüren, Nierensteinen, Herpesinfekten, Zysten sowie auch und insbesondere bei Krebs und radioaktiver Verstrahlung.[792] Oftmals wird auch schlichtweg Falsches oder Unsinniges in die Welt gesetzt: Eine Tinktur aus Ringelblumen *(Calendula officinalis)* etwa wirke „antibakteriell", ein Salbeiabsud *(Salvia officinalis)* „desinfizierend", ein Aufguss aus Brombeerblättern *(Rubus fructiosus)* gar „keim- und pilz-tötend".[793] Nichts davon trifft zu. Es können derlei Falschhauptungen nachgerade fatale Folgen zeitigen, wenn etwa ein Tierhalter im Vertrauen darauf eine Infektion oder einen Pilzbefall mit einem Blätteraufguss zu bekämpfen sucht.[794] Gänzlich nutzlos sind auch pflanzliche Schutzmittel gegen Parasitenbefall. Die Behauptung etwa der szenebekannten Ratgeberautorin Petra Durst-Benning, mit einer zu Puder verarbeiteten Mischung aus ge-trockneten Eukalyptus-, Melisse-, Salbei- und Thymianblättern ließen sich Flöhe, Läuse und Milben fernhalten, ist reiner Nonsens; desgleichen ihre Behauptung, Lavendelöl schütze gegen Zecken oder sei in der Lage, „auf Bienenstiche aufgetragen, das Insektengift [zu] neutralisieren". Im gleichen Durst-Benning-Ratgeber, der so genannten *Kräuterapotheke für Hunde*, findet sich auch der Tip, Hunden zur Zeckenabwehr einmal monatlich Rosmarin in homöopathischer D200-Dosis zu verabfolgen.[795]

Zusammenfassend gilt: Phytopharmaka der Kategorie 1 dürfen nur vom Tierarzt nach genauer Diagnostik und Indikationsstellung verordnet werden; wie bei jedem anderen Medi-kament ist eine exakte Dosierung vorzunehmen, der Behandlungsverlauf ist ständig zu kon-trollieren. Präparate der Kategorien 2 bis 4 dürfen allenfalls als (zeitlich eng begrenzter) Bes-serungsversuch bei nicht-krankheitswertigen Befindlichkeitsstörungen eingesetzt werden; im Einzelfalle auch als Begleitmedikation eines wissenschaftlich anerkannten Heilverfahrens. Eine Behandlung gleich welcher Erkrankung oder Funktionsstörung ausschließlich mit „tra-ditionellen", „nahrungsergänzenden" oder „volksheilkundlichen" Pflanzenmitteln ist abzu-lehnen.

An den Tierheilpraktikerschulen ist Phytotherapie durchwegs integraler Teil des Ausbil-dungsangebotes. An einigen Schulen ist der Umfang der entsprechenden Qualifikation eigens ausgewiesen: die ⇨ *Rolf Schneider Seminare* etwa wenden im Zuge ihres vierundzwan-zig Unterrichtstage umfassenden Kurses exakt zwei Tage (= 12 Std. netto) für phytotherapeu-tische Unterweisung auf. Ähnlich verhält es sich an der Darmstädter ⇨ *naturopath*-Schule, an der der phytotherapeutische Teil der regulären Tierheilpraktikerausbildung auch extern belegt werden kann: der fünf Abende (= 15 Std. netto) umfassende Kurs kostet 250 Euro. Das Remscheider ⇨ *Bildungswerk für therapeutische Berufe* bietet, aufbauend auf den regulären Fernlehrgang zum Tierheilpraktiker, eine zwölf Lehrbriefe umfassende Spezialisierung in tier-spezifischer Phytotherapie an (630 Euro); am Heroldstätter ⇨ *Kurator-Institut* steht insofern ein eigenständiger Fernlehrgang zu Gebot (564 Euro).

Homöopathie und Anthroposophische Heilkunde zählen ausdrücklich nicht zur Phyto-therapie, auch wenn zur Herstellung einzelner Präparate pflanzliche Stoffe verwendet werden und Homöopathen wie auch Anthroposophen sich gerne als Natur- und/oder Pflanzenheil-kundler sehen (was sie *eo ipso* nicht sind); ebensowenig zählen Spagyrik, Aroma- oder Bach-Blütentherapie zur Phytotherapie.

## 5.31.   Radiästhesie

Der Begriff Radiästhesie, hergeleitet aus dem lateinischen radius (= Strahl) und dem griechischen aísthesis (= Empfindung), bezieht sich auf das Erspüren feinstofflicher „Vibrationen" oder „Strahlungen", die mit physikalischen Messgeräten nicht erfasst werden können. Als radiästhetische Instrumente gelten Pendel und Wünschelrute.[796]

Zwei französische Provinzpfarrer und Wünschelrutengänger, Abbé Bouly und Abbé Mermet, verhalfen Ende des 19. Jahrhunderts dem Pendeln zu enormer Popularität: als „modernes Reis der alten Kunst des Gehens mit der Rute", so glaubten sie, stelle es ein bei weitem empfindlicheres und genaueres Instrument der Radiästhesie dar als dieses selbst.[797] Der Legende nach seien die beiden Pfarrer in der Lage gewesen, Krankheiten mit Hilfe des Pendels sehr viel präziser zu diagnostizieren, als dies Ärzten mit herkömmlichen Methoden möglich gewesen sei.[798] Bouly und Mermet organisierten zahlreiche Vorträge und Kongresse, so dass sich die Praktik des Pendelns zu einer Art Massenbewegung entwickelte, die quer über den Kontinent Verbreitung fand. 1933 wurde mit der *British Society of Dowsers* sogar eine wissenschaftliche Fachgesellschaft begründet, die sich der Erforschung des Pendels als medizinischem Diagnoseinstrument widmete.[799] Mangels greifbaren Erfolges unter Laborbedingungen stellte die Gesellschaft ihre Aktivitäten aber bald wieder ein. In Alternativheilerkreisen indes zählt das Pendeln bis heute zu den weitestverbreiteten und beliebtesten Praktiken; selbstredend gehört es auch zum Standardinventar der Tierheilpraktik.

Ein Pendel besteht üblicherweise aus einer etwa 25 bis 30 cm langen Schnur oder dünnen Kette, an deren Ende ein kleines Gewicht - Material und Form sind völlig unerheblich - befestigt ist; der Pendler hält das freie Ende der Schnur mit Daumen und Mittelfinger fest und führt diese dann über das vordere Zeigefingerglied, so dass das Gewicht nach unten hängen kann. Die Hand wird ruhig gehalten, der Blick ruht auf dem Pendel, das, ohne willentliche oder bewusste Beeinflussung, sich nach kurzer Zeit hin und her oder im Kreise zu bewegen beginnt. Diese Bewegungen werden vom Pendler nach Belieben „codiert": beispielsweise definiert er einen horizontalen Ausschlag oder ein Kreisen im Uhrzeigersinn als „Ja" auf eine gestellte Frage und einen vertikalen Ausschlag oder ein Kreisen im Gegenuhrzeigersinn als „Nein".

Das Pendel, das als vermeintliches Instrument kosmischer Energieflüsse und damit unabhängig von der Person oder Meinung des Pendlers jede gestellte Frage mit „übergeordneter Zuverlässigkeit" zu beantworten in der Lage sei, wird vor allem zu heilpraktischer Diagnosestellung, aber auch zur Findung einer angemessenen Therapie oder eines geeigneten Medikaments eingesetzt: „In der Hand eines geübten Pendlers", so ein einschlägiges Lehrbuch, „zeigt das Pendel genaue Energiemuster an, die in ihrer Endanalyse die einzige uns bekannte Wahrheit sind. (...) Das Pendel ist ein Werkzeug, mit dem Sie in die tieferen, versteckteren Ebenen des Seins vordringen können (...) in jenen Teil, der die Wahrheit kennt, weil es die Wahrheit ist."[800] Zur Krankheitsdiagnose wird der Körper des Patienten von oben nach unten abgependelt. Stellt sich auf die „mentale" Frage „Ist in diesem Körperteil etwas nicht in Ordnung" ein „Ja"-Ausschlag des Pendels ein, gilt dies als untrügerischer Hinweis auf eine (potentielle) Störung oder Erkrankung. Derlei Diagnose - Psionic genannt - kann sogar in

## 5.28. Organo- / Zelltherapie

Die Übertragung tierischer Zellen von einem Organismus in einen anderen ist seit Anfang der 1930er als komplementärmedizinisches Verfahren bekannt. Bezeichnet je nach Betreiber und Schule als Biomolekular-, Frischzellen-, Organo-, Sicca-, THX-, Zell- oder Zytoplasmatische (Zell-)Therapie standen Idee und Methode seit je in der Kritik der wissenschaftlichen Medizin.

Als Begründer des Verfahrens gilt der schweizerische Chirurg Paul Niehans (1882-1971), der davon ausging, durch injizierte Zellen von Schafs- oder Rinderföten könnten beschädigte Zellen eines Empfängerorganismus ersetzt und dieser dadurch „revitalisiert", gar „verjüngt" werden. Diese Vorstellung entpuppte sich allerdings schnell als unhaltbar, da jedes körperfremde Material entweder vom Immunsystem angegriffen und zerstört oder aber verdaut und ausgeschieden wird. Als dies klar wurde, schwenkten die Befürworter auf eine andere Begründung um: nun sollten es nicht mehr die Zellen selbst, sondern die in ihnen enthaltenen Substrate und Enzyme sein, die eine heilsame Wirkung erbrächten.[726]

Eine Vielzahl an Frischzellsanatorien wurde begründet, in denen die Patienten mit Zellmaterial aus den Organen fötaler Tiere sowie aus Drüsenorganen geschlachteter Jungtiere, vor allem der Thymusdrüse, behandelt wurden. Als Indikationen galten angeborene und krankheitsbedingte Funktionsstörungen von Organen und Organsystemen, altersbedingte Funktionseinschränkungen sowie Tumorerkrankungen jeder Art; versetzt mit synthetischen Hormonen und Vitaminen sollten die Frischzellen gegen buchstäblich jede Art von Krankheit und Funktionsstörung helfen, letztlich sogar den Alterungsprozess umzukehren imstande sein.[727]

Schon in den 1950ern wurden schwere Schädigungen durch frischzellentherapeutische Behandlungen beschrieben: allergische Schockreaktionen, Magenblutungen, Leberzirrhosen, Herzinfarkte; es gab eine erschreckend hohe Zahl dokumentierter Todesfälle. Eine vernichtende Stellungnahme der *Bundesärztekammer* von 1957 konnte die weitere Ausbreitung des Verfahrens, das vor allem die Möglichkeit einer „Verjüngung" des Organismus suggerierte, jedoch nicht aufhalten: Frischzellentherapie boomte. Massive Nebenwirkungen bei ausbleibendem Erfolg führten in den 1970ern zu einem schleichenden Niedergang, den eine weitere Stellungnahme des *Wissenschaftlichen Beirates der Bundesärztekammer* von 1976 beschleunigte: „In Anbetracht des bisher nicht erbrachten Nachweises der Wirksamkeit der Zelltherapie" sei es nicht gerechtfertigt, diese als „wissenschaftlich begründetes Heilverfahren anzuerkennen. Vor der Verwendung von Frischzellen wird wegen der zusätzlichen Infektionsgefährdung der Patienten ganz besonders gewarnt."[728]

In der Heil- und Tierheilpraktikerszene lebt die ebenso nutzlose wie gefährliche Zelltherapie bis heute fort. Unter alternativen Tierheilern ist sie vor allem als „Zytoplasmatische (Zell-)Therapie" geläufig, bei der das potentiell allergieauslösende Fremdeiweiß aus den eingesetzten Zellpräparaten angeblich herausgefiltert sei. Laut Tierheilpraktikerin Petra Stein, Betreiberin einer eigenen Praxis in München, werde diese Therapieform „bevorzugt eingesetzt, wenn es darum geht, Degenerationen des Organismus anzugehen. (...) Egal, ob es sich nun um einen Prozess im Bereich der Wirbelsäule, Hüfte oder anderer Gelenke handelt oder

Abwesenheit des Patienten gestellt werden: in der veterinären Heilpraxis bedarf es dazu ledig-lich eines Diagramms der jeweiligen Tierart oder einer einfachen Tabelle sämtlicher Körper-teile, neben die ein paar Haare (bzw. Federn oder Schuppen) des zu behandelnden Tieres zu legen sind; alternativ kann auch ein Photo verwendet werden. Sofern erforderlich, wird der festgestellte Problembereich mittels einer anatomischen Skizze oder einer Auflistung der zugehörigen Organe, Nerven, Skelettteile etc. weiter eingegrenzt. Ist die Störungsquelle letzt-lich genau lokalisiert, kann über einer Tabelle möglicher Ursachen (Entzündung, Über- oder Unteraktivität, Degeneration etc.) ausgependelt werden, worum es sich im Einzelnen han-delt.[801] Desgleichen lässt sich über einer Liste möglicher Medikamente das Geeignete heraus-finden: „Dies kann geschehen, indem eine Schachtel mit Arzneimitteln in die Reichweite der linken Hand gestellt wird. Dann lässt man das Pendel über einem Zeugnis oder einer Probe des Patienten leise schwingen. (...) Während er mental die Frage stellt, welche Arznei der Patient braucht, bewegt der Praktiker den Zeigefinger seiner linken Hand von Arznei zu Arznei, bis sein Pendel [mit einem „Ja"-Ausschlag, CG] anzeigt, dass die Arznei für das ge-sundheitliche Problem des Patienten geeignet ist."[802] ⇨ Homöopathische oder Bach-Blüten-präparate werden mithin auf diese Weise ermittelt, desgleichen anzuwendende Heilverfahren wie Edelstein-, Farb- oder Phytotherapie.

Modernes Pendeln, das über die „binäre Codierung" des traditionellen Pendelns mit sei-ner Beschränkung auf simple Ja/Nein-Antworten hinausreicht, bedient sich so genannter *dowsing charts.* Es handelt sich dabei um Pappkartonkarten verschiedener Größe, die mit fächerartig gegliederten Halbkreisen bedruckt sind; die einzelnen Segmente der Fächer bieten verschiedene Antwortmöglichkeiten zu bestimmten Fragen. Beispielsweise zeigt eine Karte zur Findung eines geeigneten ⇨ Bach-Blütenmittels einen Fächerhalbkreis mit achtunddreißig Segmenten: jedem Segment ist eine Bach-Blüte zugeordnet. Das Pendel wird über den Mittelpunkt des Kreisdurchmessers gehalten und schwingt nach „mental" gestellter Frage in eines der Segmente aus: das geeignete Mittel ist gefunden.[803] Selbstredend ist es auch mög-lich, das Probenmaterial oder ein Photo des zu behandelnden Tieres in die Mitte der *dowsing chart* zu legen und das Pendel darüber schwingen zu lassen.

Entgegen der Meinung gläubiger Radiästheten hat der Ausschlag des Pendels keinerlei „fluidale", „odische", „mediumistische" oder sonstig paranormale oder unerklärliche Ur-sache.[804] Er bedingt sich vielmehr durch ideomotorisch induzierte Muskelimpulse: schon in den 1960er Jahren konnte nachgewiesen werden, dass allein die Vorstellung oder Suggestion einer Bewegung - beispielsweise das Schwingen eines Pendels in eine bestimmte Richtung - zu geringfügigen, bewusst nicht registrierten Bewegungsimpulsen in jenen Muskeln führt, die zur Verwirklichung dieser Vorstellung erforderlich sind. Über diesen so genannten „Car-penter-Effekt" hinaus spielen auch rhythmische Impulse aus Muskeltonusänderungen sowie Impulse aus orthotropen Reaktionen von Atmung und Kapillarpuls eine Rolle. Den Reso-nanzgesetzen der Physik gehorchend, schaukeln sich die minimalen Impulsstöße zu einer harmonischen Schwingung des Pendels auf. Es komme, wie der Naturwissenschaftler Wolf-gang Reimann es beschreibt, „zum Ausschlag des Pendels dann, wenn der Pendler (...) unbe-wusst eine Art Reflexbogen vom Gehirn zur Handmuskulatur schließt. Der Effektor reagiert adäquat, d.h. er erteilt dem Pendel Bewegungsimpulse, die der Pendler als von ihm unabhängig durch geheimnisvolle Kräfte erzeugt sieht."[805] Die Tatsache, dass das Pendel durch unbewusste Muskelimpulse des Pendlers zum Schwingen gebracht wird und nicht durch irgendwelche „Strahlen" oder „Energieströme", lässt sich experimentell leicht überprüfen: Sobald man die Pendelschnur nicht über den Zeigefinger, sondern über ein feststehendes Objekt laufen lässt (wodurch die Auswirkung der ideomotorischen Impulse aufgehoben wird), stoppt der Pendelausschlag.[806]

Die gleiche Aussagekraft wie das Pendel - nämlich null - besitzt das zweite populäre Radiästhesieinstrument, die so genannte Wünschel- oder Glücksrute. Bekannt bereits seit dem späten Mittelalter besteht die Rute traditionellerweise aus einem gegabelten Haselnuss- oder Weidenzweig, der, in beiden Händen gehalten, über bestimmten Reizzonen ausschlage. Moderne Ruten bestehen aus einem dünnen Metallbogen oder einem V- bzw. Y-förmigen Drahtgestell.[807]

Ging es früheren Rutengängern um das Erspüren (= Muten) von Wasseradern oder Bodenschätzen, so wird die Rute heute vor allem zum Auffinden angeblich krankmachender „Erdstrahlen" eingesetzt: Neuralgien, Ekzeme und nicht zuletzt Krebs sollen durch solche „Strahlen" verursacht sein. Daneben dient die Wünschelrute als (tier-)heilpraktisches Diagnoseinstrument: Krankheiten jeder Art ließen sich mit ihrer Hilfe zuverlässig früherkennen. Für derlei „klinische" Arbeit werden bevorzugt so genannte „Einhandruten" eingesetzt, bestehend aus einem Handgriff aus Bergkristall, Holz oder Kork, an dem eine etwa 15 bis 40 cm lange Stahlfeder mit einer kleinen Kugel oder einem (verschiebbaren) Metallring am Ende befestigt ist. Mittels solcher Einhandrute, bekannt auch als „Energiesensor" oder als „Biotensor" (nach Oberbach), sei eine schnelle und äußerst genaue Diagnosestellung möglich:[808] Die nach allen Seiten hin flexible Rute wird hierbei am Körper des Patienten entlanggeführt: schlägt sie an einer bestimmten Stelle „negativ" aus - entsprechend zuvor vorgenommener „Nein-Codierung" -, wird dies als Störung im zugeordneten Bereich gedeutet. Insbesondere das Abtasten von Energiemeridianen und ⇨ Akupunkturpunkten (die es tatsächlich gar nicht gibt) ergebe deutlichen Hinweis auf aktuelle oder latente Erkrankungen. Nicht selten wird auch die ⇨ „Aura" ausgemutet: von „spirituell" ausgerichteten Heilern wird jedem lebenden Organismus, also auch Tieren, eine den physischen Körper umgebende „feinstoffliche Energiehülle" (= „Äther-" oder „Astralkörper") zugesprochen -, wodurch es möglich sei, „lebensenergetische Ungleichgewichte aufzuspüren" und damit Krankheiten zu identifizieren und zu behandeln, lange bevor sie sich auf körperlicher Ebene manifestierten.[809]

Der Schorndorfer (Tier-)Heilpraktiker ⇨ Rainer Strebel führt exemplarisch vor, wie eine radiästhetische Heilmittelbestimmung vonstatten geht: Bei der Suche nach einem phytotherapeutischen Präparat habe das Bemuten verschiedener Kräuter mit der Einhandrute eine „positive Anzeige" bei Isländisch Moos, Odermenning und Schwarzer Johannisbeere ergeben. Es folgt eine weitere „mentale" Eingrenzung: „Frage: Optimale Kombination von Heilpflanzen? - Rutenanzeige: *Ja.* • Noch etwas dazu? - *Nein.* • Zur Anwendung: Alle drei gemeinsam verwenden? - *Nein.* • Alle einzeln verwenden? - *Nein.* • Isländisch Moos und

Odermenning gemeinsam verwenden? - *Ja.* (...) • Innere Anwendung? - *Ja.* • Äußere Anwendung? - *Nein.* • Anwendung als Tee (heißer Auszug)? - *Nein.* • Als kalter Auszug? - *Nein.* • Was denn nun? Vielleicht sind es ja gar nicht die Blätter? Anwendung der Blätter? - *Nein.* (Aha) • Anwendung der Früchte? - *Ja.* • Früchte essen? - *Nein.* • Als Saft - *Ja.*" Undsoweiterundsofort...[810]

Ebenso wie das Pendel könne natürlich auch die Rute zu ferndiagnostischem Muten eingesetzt werden. Wie bei der psionischen Diagnose bedürfe es lediglich einer geringen Menge organischen Testmaterials: egal ob nun Federn „ausgetestet" würden, wie die „Holistische Tierheilkundlerin" ⇨ Rosina Sonnenschmidt schreibt, „ob Haare eines Säugetiers, die Schuppe eines Reptils oder eines Fisches – in jedem Detail ist das Ganze enthalten. Als Tester (...) tue ich nichts anderes, als in Resonanz mit dem jeweiligen Informationsträger zu treten." Der Halter eines behandlungsbedürftigen Tieres müsse vorab entsprechendes Material einschicken, das mittels Rute überprüft werde: Man habe „durch den Ruten-Surrogattest einen exzellenten Vorlauf, ehe ein Tier persönlich in die Praxis kommt. Mehr noch: durch dieses Testverfahren wird festgestellt, ob eine persönliche Präsenz überhaupt nötig ist. (...) Wenn zu uns Tier und Tierhalter persönlich erscheinen, hat das klare Gründe, die wir über den Surrogattest ermittelt haben. Das macht einen großen Unterschied, denn in der Zeit, in der Halter und Tier anwesend sind, müssen wir nicht bei 'Null' der Anamnese und chinesischen und homöopathischen Diagnostik ansetzen, sondern haben einen Vorlauf und können nun auf wichtige Details eingehen. (...) Es steht außer Frage, dass wir zeit- und energieökonomisch arbeiten müssen bei der erschreckend hohen Anzahl kranker und gestörter Tiere."[811]

Anhand eigener Auflistungen anatomischer und physiologischer Einheiten werden über dem Testmaterial „mentale" Diagnosefragen gestellt, beispielsweise „Wie steht es mit diesem Tier im Verdauungstrakt?" Erfolge ein „positiver" (oder gar kein) Rutenausschlag, sei im gemuteten Bereich alles in Ordnung, schlage die Rute „negativ" aus, liege ein Problem vor. Auch hier wird das Problem über weitere „Mentalfragen" eingegrenzt: „Handelt es sich um eine Allergie? ... eine Vergiftung ?... eine Entzündung?"[812] Laut Tierheilkundlerin Sonnenschmidt sei der über organischem Surrogatmaterial vorgenommene Rutentest „sehr präzise", indes reichten schon ein Photo oder der auf einen Zettel geschriebene Name des Tieres völlig aus, um zuverlässige Ergebnisse zu erhalten: Beim Arbeiten mit der Rute nämlich trete der Therapeut, „unabhängig von Zeit- und Distanzbegrenzung", in eine „mentale Kommunikation" mit dem jeweiligen Patienten, der ihn auf sensitiv-radionischem Wege „in das Mysterium seiner Krankheit einweiht". Auch die erforderliche Medikation beziehungsweise Therapie könne dergestalt fernermittelt werden, und letztlich sei es sogar möglich, über die Rute Heilimpulse an den Patienten - auch und gerade in dessen Abwesenheit - zu senden.[813]

Eine Vielzahl wissenschaftlicher Untersuchungen hat längst die Unsinnigkeit der Radiästhesie - auch als Rhabdomantie bekannt - unter Beweis gestellt.[814] Der Ausschlag der Wünschelrute bedingt sich nicht durch etwaige „Strahlen" oder „mentale Kommunikation", sondern, wie beim Pendeln, durch unbewusste (ideomotorische) Bewegungen des Radiästheten. Vor allem bei der Einhandrute genügt der winzigste, bewusst tatsächlich nicht wahrnehmbare Impuls, um die mit einer Kugel beschwerte Stahlfeder in Schwingung zu versetzen. Beim Arbeiten mit der traditionellen Zweihandrute kommt zu dem beschriebenen „Carpenter-Effekt" das so genannte „Kohnstamm-Phänomen" hinzu: Die angespannte Haltung der Hände und Arme löst nach relativ kurzer Zeit einen Muskelklonus aus, ein (geringfügiges) krampfartiges Zucken, das die Rute zum Ausschlag bringt.[815] Wünschelrute oder Biotensor haben *keinerlei* Aussagekraft.[816]

> Auch wenn zwei Drittel aller Bundesbürger daran glauben beziehungsweise sich davor ängstigen:[817] auf die Existenz irgendwelcher „Erdstrahlen" oder „geopathischen Störfelder", die von Wünschelrutengängern „gemutet" werden könnten - und die sie eigener Behauptung zufolge auch muten können -, gibt es keinerlei ernstzunehmenden Hinweis.[818] Beim Aufspüren tatsächlich existenter elektromagnetischer Felder hingegen versagen die Radiästheten ebenso kläglich wie bei all ihren „geobiologischen" Versuchen, Wasser, Bodenschätze oder sonst irgendetwas zu muten.[819]
> Bei all den „Abschirmgeräten", „Frequenzmustermodulatoren" und dergleichen, die der Esoterik- und Alternativheilermarkt zum Schutze gegen „Erdstrahlen" feilbietet - für Haustiere gibt eigene Strahlenschutzamulette zum Um-den-Hals-Hängen, auch Kupfer- oder Magnetfeldmatten, die unter den Schlafplatz zu legen sind -, muss durchwegs von vorsätzlichem Betrug ausgegangen werden.[820] Ein insofern besonders unverschämtes Beispiel stellt ein so genanntes „Lichtquantengerät" dar, das von der oberbayerischen Firma ⇨ *naturwissen GmbH & Co. KG* vertrieben wird. Es handelt sich bei dem „Gerät" um eine etwas mehr als bierdeckelgroße Steinscheibe mit einem Zirkoniasteinchen in der Mitte, die, unter oder neben einen Bettplatz gelegt, für dessen „totale Entstörung" sorge: „Über die hohen Frequenzen dieser Scheibe wird ein messbares, starkes Kraftfeld aufgebaut", so dass „alle geopathogenen Störungen wie Wasseradern und negative Strahlungen nicht mehr wirksam sind". Die Scheibe, deren Kraftfeld mit einer zusätzlich zu erwerbenden „hochsensiblen Einhandrute" gemessen werden könne, kostet, zusammen mit dieser, 393 Euro.[821]

Sofern nicht unlautere oder betrügerische Absicht vorliegt, fallen Radiästheten, ebenso wie ihre zahlende Kundschaft, einem jahrhundertealten Aberglauben zum Opfer, der sich wesentlich aus einer Fehlinterpretation samt daraus hergeleitetem Zirkelschluss speist: aus dem beobachtbaren Ausschlag von Pendel oder Rute wird auf die Existenz von (Erd-, Wasser-, Elektro- oder sonstigen) Strahlen geschlossen, die aufgespürt zu haben die Fähigkeit des radiästhetischen Instruments beweise. Mit einem Pendel, einer Wünschelrute oder einem Biotensor kann *gar nichts* ermutet werden. Vielmehr muss die Diagnose von Krankheiten oder die Auswahl von Medikamenten oder Heilverfahren per Pendel oder Rute als unverantwortliche Scharlatanerie gewertet werden.[822] (Dasselbe gilt für die von Tierkinesiologin Sonnenschmidt entwickelte Technik, die Hände als radiästhetische Messinstrumente einzusetzen: nach entsprechender Sensitivitätsschulung [in einem ihrer Kurse] sei es ein Leichtes, ohne Pendel oder Rute, das heißt: mit bloßen Händen feinstoffliche Abstrahlungen wahrzunehmen, die dem Körper des Patienten entströmten. Der Ort der Wahrnehmung auf den

⇨ Reflexzonen der Handfläche gebe diagnostischen Hinweis auf vorliegende energetische Störungen: der obere Teil des Handtellers beispielsweise korrespondiere mit der Lunge, der untere mit dem Gedärm, die Handwurzel mit den Genitalien und die Daumenfalte mit dem Magen. Umgekehrt sei es möglich - ähnlich wie bei ⇨ Reiki -, über die gleichen Reflexzonen oder über einen in der Handtellermitte liegenden so genannten Feuerpunkt [Ks8/Zhong Chong] Heilenergie in entsprechende ⇨ Akupunkturpunkte des Patienten einzustrahlen.[823])

Der Umgang mit radiästhetischen Instrumenten wird in der Regel autodidaktisch erlernt, die erforderlichen Grundkenntnisse können über eine Unzahl einschlägiger Lehr- und Handbücher erworben werden (zum Thema Radiästhesie liegen ähnlich viele Titel vor wie zum Thema Astrologie).[824] Die dazugehörigen Gerätschaften sind über den esoterischen Zubehörhandel erhältlich. Ein einfaches Pendel ist ab 10 Euro zu haben, Ruten und Tensoren kosten zwischen 20 und 150 Euro.[825] Interessant ist die Palette unterschiedlichster Pendel, die der Allgäuer „Radionikberater" Stanislaus Milewski vertreibt: vom „UFO-Pendel, messing, speziell zum Testen von Chakren und Aura" (15 Euro) über das „ISIS-Pendel", das „weiße Strahlung emittiert und somit ideal [ist], um Arzneimittel einzuschwingen" (20 Euro) hin zum „OSIRIS-Pendel für den erfahrenen Radiästheten", das aufgrund seiner „hohen Grün-minus-Strahlung fast ausschließlich therapeutisch eingesetzt [wird], zum Beispiel bei Bakterien, Viren und Tumoren" (25 Euro). Glanzstück des Sortiments ist das „Universalpendel", das laut Milewski aufgrund seiner „elektro-magnetischen Schwingungen" sogar selbsttätig Energie erzeugen könne und daher besonders geeignet sei, „die mentale/spirituelle Ebene des Lebewesens energetisch auszugleichen" (140 Euro).[826]

Selbstredend werden auch eigene Kurse zur Vermittlung radiästhetischer Fertigkeiten veranstaltet. Das niederbayerische *Institut für Parapsychologie & Grenzwissenschaften* (IPG) beispielsweise, eines der ältesteingesessenen Esoterik-Versandhäuser der Republik, führt einen Fernlehrgang „Parapsychologie" im Angebot, der, neben Telepathie, Erinnerung an frühere Erdenleben, Hellsehen und Levitation, wesentlich auf den „Umgang mit Wünschelrute und Pendel" abstellt. Der Kursteilnehmer lerne dabei, „die gesamte kosmische Schöpfung völlig zu verstehen - und zu beherrschen". Die Kosten liegen, einschließlich eines großformatigen „Diploms", bei 1.431 Euro. Die für den Kurs benötigten Geräte können direkt beim Institut erworben werden.[827] Realen Vor-Ort-Unterricht bietet ein Institut *Ganzheitliche Lebensberatung* in der Schweiz: ein 2-Tage-Kurs „Therapeutisches Pendeln und Muten" kostet hier 340 Euro.[828] Eine weiterführende Ausbildung in „Energetisch-Therapeutischer Radiästhesie" findet sich im Programm der oberbayerischen ⇨ *raum & zeit-akademie* (= *naturwissen Ausbildungszentrums für Lebens-Energie und Biophysikalische Medizin*): der fünf mal vier Tage umfassende Lehrgang kostet, einschließlich eines Abschlussdiploms als „Radiästhetischer Lebens-Energie-Berater/LEB®/R", 2.750 Euro. Ein an der gleichen Einrichtung angebotener Kurs zum „Diplomierten Lebens-Energie-Berater für Tiere/LEB®/T" stellt wesentlich auf den „systemanalytischen" Einsatz von Pendel und Biotensor (Körbler®-Universalrute) ab. Die von (Tier-)Heilpraktikerin Rosina Sonnenschmidt als „Sensitiv-Radionische Tiertherapie" konzipierte Ausbildung dauert vier mal vier Tage und kostet 2.060 Euro.[829]

## 5.32. Reflexzonentherapie

Unter dem Begriff „Reflexzonentherapie" wird eine Vielzahl unterschiedlicher Heilverfahren verstanden, deren gemeinsame Grundannahme darin besteht, dass bestimmte Bereiche oder Punkte der Körperoberfläche über so genannte „Reflexbahnen" mit anderen, teils weit entfernten Bereichen des Körpers, vor allem aber mit inneren Organen, in Verbindung stünden.

In der Tierheilpraxis wird eine bestimmte Form der Reflexzonentherapie eingesetzt, die analog der in der Humanheilpraxis äußerst beliebten Fußreflexzonentherapie entwickelt wurde. Letztere basiert auf der so genannten „Zonenlehre" des amerikanischen HNO-Arztes William Fitzgerald, die dieser im Jahre 1913 vorgestellt hatte. Fitzgerald glaubte entdeckt zu haben, dass der menschliche Körper in zehn Längszonen aufgeteilt sei und dass jedes Organ, das innerhalb einer bestimmten Zone liege, sich von jeder beliebigen Stelle dieser Zone aus reflektorisch erreichen ließe. Die Vorstellungen Fitzgeralds (die nichts mit den so genannten ⇨ „Headschen Zonen" zu tun haben) erlangten in den 1930ern große Popularität, in erster Linie durch die Physiotherapeutin Eunice Ingham, die auf Seminarreisen quer durch die USA eine daraus hergeleitete „Reflexzonentherapie" vorstellte. Während die „Eunice-Ingham-Methode" im Insgesamt längst in der Versenkung verschwunden ist, hat ein Teilbereich daraus, nämlich besagte Fußreflexzonentherapie, überlebt und gilt heute als eines der best-etablierten Verfahren der alternativen (Human-)Heilerszene. Hauptvertreterin im deutschsprachigen Raum ist die ehemalige Krankenschwester Hanne Marquardt, die über eine Vielzahl eigener „Lehrstätten" Fußreflexzonentherapeuten ausbildet.[830]

Laut Ingham und Marquardt repräsentierten sich auf dem Fuß sämtliche Körperregionen und Organe. Die Innenseite des großen Zeh etwa sei „reflektorisch" mit der Stirn- und Schläfenregion verbunden, der Fußballen darunter mit der Schilddrüse. Trete beim Massieren des Fußes an einer bestimmten Stelle Druckschmerz auf, weise dies auf eine Störung des damit korrespondierenden Organes hin. Druckmassage der Schmerzstellen trage zur Auflösung der jeweiligen Organ- oder Funktionsstörung bei. Körperliche und psychosomatische Probleme jedweder Art könnten dergestalt durch Massage der jeweiligen Fußreflexzonen behandelt werden.[831]

Für den Einsatz in der Tier- genauer: der Hundeheilpraxis mussten die Maßgaben Marquards modifiziert werden - eine Hundepfote sieht anders aus als ein menschlicher Fuß -, eine Aufgabe, derer sich die Tiertherapeutin Brunhilde Mühlbauer annahm. Sie reduzierte die äußerst komplexe Topographie von über hundert Reflexzonen und -punkten auf der menschlichen Fußsohle (nach Ingham/Marquardt) auf exakt 21 Punkte auf der Hundepfote: Massage dieser Punkte - bei kleineren Hunden mit Hilfe eines umgedrehten Bleistiftes oder eines Wattestäbchens - rege Durchblutung und Stoffwechsel in den reflektorisch zugeordneten Organen oder Körperteilen an. Augenkrankheiten beispielsweise könnten behoben werden durch Behandlung der Reflexzonen „an allen vier Pfoten am Anfang der Zehenspalten rechts und links an jeder Zehe. (...) Es werden alle vier Pfoten insgesamt fünf Minuten am Tag massiert." Entzündungen des Rachenraumes oder der Harnblase seien ebenso behandelbar wie Gelenk- und Wirbelsäulenerkrankungen, Ischias, Unterleibsbeschwerden, Herzschwäche oder Störungen des Immunsystems. Selbstverständlich sei auf diesem Wege auch eine

Diagnosestellung möglich: „Akute oder chronische Krankheiten können an der Schmerzempfindlichkeit der einzelnen Reflexzonen erkannt werden." Nicht zuletzt könne man re-
flexzonentherapeutisch probat gegen Zahnstein und Haarausfall vorgehen: die entsprechenden Reflexpunkte lägen am Ansatz der zweiten Zehenkralle beziehungsweise hinter dem
Daumen: „Massieren Sie diese [Punkte] zwei- bis dreimal am Tag so kräftig, wie Ihr Hund es
zulässt". Zur Wirkverstärkung könne man die jeweiligen Punkte zusätzlich mit Aromaölen
oder Bach-Blütentropfen – sehr gut auch mit Eigenurin[832] – einreiben. Im Übrigen, so Frau
Mühlbauer, sei die Therapie am wirksamsten, „wenn der Hund bei der Behandlung liegt".[833]

Tatsache ist: Die von Mühlbauer vorgestellte Reflexzonentherapie für Hunde ist ebenso
unsinnig wie die Fußreflexzonentherapie Marquardts respektive Inghams, aus der sie sich
herleitet: Es gibt bis heute *keinerlei* Hinweis auf die tatsächliche Existenz der postulierten
Reflexverbindungen beziehungsweise Wirkzusammenhänge.[834]

Dasselbe gilt für die von Mühlbauer eigens vorgestellte „Ohrreflexzonenmassage für
Hunde", die sie ganz offenbar aus der „Ohrakupunktmassage" (OAM) des Heilpraktikers
Heinrich Luck abgekupfert hat[835] (die ihrerseits der als ⇨ Aurikulotherapie bekannten
Ohrakupunktur des französischen Medizinaußenseiters Paul Nogier entlehnt erscheint[836]).
Mühlbauer behauptet, sämtliche Organe des Hundekörpers seien reflektorisch mit der
Ohrmuschel verknüpft und könnten insofern durch Manipulation des Ohres erreicht wer-
den. An der oberen Außenkante des Ohres lägen die Reflexpunkte für Geschlechtsorgane,
Nieren, Harnwege, an der unteren jene für den Kopfbereich; die Punkte für Magen, Leber,
Zwerchfell, Herz und Lunge seien entlang des Ohransatzes zu finden, die der Wirbelsäule
genau in der Mitte des Ohres. Man könne mittels gezielter Massage dieser Punkte „Krankheiten vorbeugen, das Immunsystem stärken und stabilisieren und zur Regeneration beitragen, den Hund aktivieren oder beruhigen". Besonders wichtig sei der so genannte „Notfall-"
oder „Schockpunkt" an den Ohrspitzen, „mit dem Sie Ihr Tier aus einer Schocksituation
herausholen können, die durch Unfall, Rauferei, Allergie, Vergiftung oder Kreislaufprobleme
ausgelöst wurde. (...) Wenn Ihr Hund schon das Bewusstsein verloren hat, massieren und
drücken Sie die Ohrspitze mit festem Druck, bis Ihr Hund wieder bei Bewusstsein ist."[837]

Frau Mühlbauer betreibt eine eigene tiertherapeutische Praxis in Hennef, an der sie ihre
Reflexzonenarbeit, zuzüglich Reiki und Magnetfeldtherapie, anbietet.[838] Daneben unterrichtet sie Reflexzonentherapie, in Verbindung mit Akupressur, Massage und TTouch, an zahlreichen *Paracelsus*-Heilpraktikerschulen. Ein 2-Tage-Kurs kostet 170 Euro, ein 4-Tage-Kurs
340 Euro.

## 5.33.  Reiki

Wie die Legende berichtet, habe Mikao Usui, Lehrer an einer christlichen Klosterschule in
Kyoto (Japan), Ende des 19. Jahrhunderts das Geheimnis jener Energie entdeckt, mit der
Buddha oder Jesus geheilt haben sollen. Nach wochenlangem Fasten sei ihm die Methode
des Reiki (sprich: Ree-ki), was soviel bedeutet wie „göttliche Energie", auf einem Berg in

einem „großen weißen Licht" offenbart worden: die Übertragung universeller Lebenskraft (= Ki, Qi oder Ch'i) mittels Handauflegen.

Usuis Nachfolger gründeten in Tokio eine eigene Reiki-Klinik, die in den 1920er und 1930er Jahren nicht unerheblichen Zulauf aus ganz Japan verzeichnete. Eine hawaiianische Patientin, Hawayo Takata, die sich eines Krebsleidens wegen 1935 in diese Klinik begeben hatte und allein durch Handauflegung kuriert worden sein wollte, wurde zur Prophetin des Reiki im Westen: unermüdlich war sie auf Werbetourneen für die „göttliche Heilenergie" des Reiki unterwegs. Mit dem Aufkeimen der New-Age-Bewegung Anfang der 1970er erlebte Reiki in den USA einen ungeahnten Boom, Handauflegen wurde zum lukrativen Geschäft. Folgerichtig spaltete sich die Reiki-Bewegung 1980 in zwei einander konkurrente Fraktionen: das „Original-Usui-System der Reiki-Alliance" sowie die „Radiance Technik der Reiki Association Inc.". Die Unterschiede zwischen den beiden Systemen, die seit Mitte der 1980er auch im deutschsprachigen Raum um zahlende Kundschaft werben, sind völlig unerheblich.

Reiki kann angeblich weder gelehrt noch gelernt, sondern nur von einem Meister an einen Schüler weitergegeben werden. In einem Wochenend-Seminar zum Reiki-Grad I wird mittels verschiedener Einweihungsrituale („Einstimmungen") der Körper des Schülers für die Aufnahme „kosmischer Energie" geöffnet: diese sei ab diesem Zeitpunkt ständig und unbegrenzt verfügbar, was es dem Schüler erlaube, nun selbst heilend seine Hände aufzulegen. Nicht nur sich selbst könne er jetzt bei Problemen und Erkrankungen jedweder Art göttliche Heilenergie zufließen lassen, sondern auch anderen: In einem *Offiziellen Reiki Handbuch* sind exakt 385 Störungen beschrieben - von Allergien und Asthma über Harnwegsinfekte, Haarausfall und Herpes hin zu Tuberkulose, Tumoren und Typhus -, die mittels Reiki behandelt werden können; selbst genetische Defekte seien auf diese Weise behebbar.[839] Auch erkrankten Tieren und Pflanzen helfe das Handauflegen des Reiki und sogar „bei nicht anspringenden Autos und anderen mechanischen oder elektrischen Defekten" funktioniere die kosmische Energiezufuhr.[840] Selbstverständlich könnten auch Nahrungsmittel durch Reiki „entgiftet" werden.[841]

Durch eine ebenfalls im Rahmen eines Wochenend-Workshops verabfolgte Einweihung in den Reiki Grad II werden die „Energiekanäle" weiter geöffnet, nötig zur Behandlung schwererer Erkrankungen wie etwa Immunschwäche oder Krebs: „Es empfiehlt sich dringend, dem ganzen Körper mindestens zweimal täglich Reiki zu geben, bis die Krankheit zurückgeht."[842] Auch bei Koma und sogar im Todesfalle sei die Gabe von Reiki-Energie ratsam, schließlich sei es möglich, karmische Verflechtungen in Hinblick auf die folgende Inkarnation zu bereinigen.[843] Grad II befähige den Schüler überdies zu Fernbehandlung: „Sie brauchen den Empfänger nicht einmal zu kennen. Es reicht, wenn Sie seinen Namen und Wohnort kennen."[844] In einem Grad III kann der Schüler sich selbst zum Meister weihen lassen mit der Befugnis, seinerseits Grad I und II zu verleihen. Das Reiki-Handauflegen wird in der Regel an zwölf bis zwanzig Stellen des Körpers für je einige Minuten durchgeführt. Oft in Verbindung mit ⇨ Aroma-, Bach-Blüten- oder Kristalltherapie soll dergestalt die durch den Eingeweihten als „Kanal" hindurchfließende „Heilenergie" auf den Patienten übertragen werden. Eine Reiki-Therapeutin Doris Sommer hält Handauflegen vor allem „in Verbindung mit klassischen homöopathischen Typenmitteln in einer höheren Potenz" für ratsam.[845] Eine Überdosierung der kosmischen Energie sei prinzipiell nicht zu befürchten, denn „Reiki setzt in dem jeweiligen Empfänger immer nur so viele Energien zur Heilung/Gesundung frei, wie es für ihn *gut'* ist."[846]

Eine Vorstellung, was genau die (vorgeblich) kanalisierte Energie eigentlich sein soll, wo sie herkomme und wie genau ihre Übertragung vonstatten gehe, haben selbst Reiki-Anhänger nicht. Reiki-Meisterin Claudia Liesiecki: „Wird Reiki als Lichtenergie und somit als nicht-polar zu bezeichnend, angewandt, so hat diese Energie immer die gleichen Eigenschaften und fließt immer in einer gleichen, unveränderlichen Energie-Qualität."[847] Im Übrigen sei die „Energie einfach da, und es ist ihr vollkommen egal, ob Sie daran glauben oder nicht".[848] Ob diese „Energie" – die symbolhafte oder metaphorische Bedeutung des Begriffes wird beliebig mit dem physikalischen Energiebegriff vermengt – tatsächlich existiert, ist zweifelhaft; bislang gibt es dafür jedenfalls keinerlei Anhaltspunkte. Auch eine seriöse Dokumentation der angeblichen Heilerfolge des Reiki liegt bis heute, mehr als hundert Jahre nach seiner „Entdeckung", nicht vor.

Reiki wird in Einzelsitzungen angeboten. Die Kosten für eine Behandlungsstunde liegen zwischen 30 und 65 Euro. Die Einweihungen kosten für Grad I, durchgeführt in zwei Tage dauernden Gruppen, zwischen 120 und 250 Euro, für Grad II in zwei- bis dreitägigen Gruppen zwischen 400 und 700 Euro. Die Kosten für die Grad III-Meister-Einweihung, zu absolvieren ebenfalls in einem zwei- bis dreitägigen Kurs, liegen zwischen 1.200 und 6.000 Euro. (Die „Radiance Technik" umfasst sogar sieben Grade, die in preislich nach oben gestaffelten Kursen zu absolvieren sind.) Billiger und schneller geht es beispielsweise über die ⇨ *Paracelsus*-Heilpraktikerschulen: hier kann man in fünf Tagen sämtliche Reikigrade einschließlich des Meistergrades erwerben, und das für 970 Euro.

Grundsätzlich unterscheidet Reiki – bekannt auch unter Bezeichnungen wie Prana-Healing, Therapeutic Touch (TT) oder Energy-Transfer-Therapy (ETT) – nicht danach, ob es sich beim Empfänger der kosmischen Energie um Mensch, Tier, Pflanze oder Automobil handelt. Gleichwohl wird seit Mitte der 1990er ausdrücklich auch „Reiki für Tiere" angeboten, kaum ein Reiki-Praktiker, der nicht auch Tier-Patienten behandelte und kaum ein Tierheilpraktiker, der nicht auch Reiki (oder ein vergleichbares „Energieheilverfahren") anböte. Es gibt inzwischen eine ganze Reihe an Buchpublikationen zum Thema, die in den einschlägigen Tiermagazinen durchwegs mit großem Wohlwollen rezensiert werden. Auch redaktionelle Beiträge zu „Reiki mit Tieren" gibt es zuhauf, kritische Stimmen sucht man darunter freilich vergebens. Die marktführende Internet-Tierfutter- und Tierzubehörhandlung *zooplus.de* beispielsweise listet die möglichen Einsatzgebiete von Reiki bei Hunden auf: „Autofahren, Gewöhnung an neue Umgebung, Scheren, Kämmen, mangelndes Vertrauen, nach Besitzerwechsel, Nervosität, Spannung und Schwierigkeiten bei allgemeinem Umgang, während einer Trennung, Schock, Verletzung, Unfall und nach dem Gebären, Ausstellungen, Aggressionen, Beißen, Ungehorsam, Unsauberkeit, nicht allein bleiben können, Angst vor bestimmten Dingen, z. B. Hunde, Menschen, Geräusche, Katzen." Darüber hinaus ließen sich „gute Erfolge auch bei psychischen oder psychosomatischen Erkrankungen [und] Verhaltens-

auffälligkeiten der Tiere erzielen".[849] „Jeder Hund", so Hundetherapeutin ⇨ Brunhilde Mühlbauer, „kann Reiki in irgendeiner Form gebrauchen. Sei es, dass er aus einem Tierheim
kommt, und seelische Probleme hat (kein Vertrauen, Angst) oder ein Rassehund mit zucht-
bedingten Problemen ist. (...) Auch bei Narben und Operationen ist Reiki eine gute Hilfe.
Wurde zum Beispiel die Sterilisation oder Kastration ohne Einwilligung unseres Hundes
gemacht, braucht er Unterstützung."[850]

Besonders wirksam sei eine Reiki-Behandlung, wenn sie über den so genannten
⇨ Chakren vorgenommen werde: sieben „feinstoffliche" Energiezentren, die gemäß yogischer
Vorstellung die Versorgung des Organismus mit kosmischer Energie regelten. Angeordnet
seien diese Zentren entlang der Wirbelsäule (auf Höhe von Schädeldach, Stirn, Hals, Herz,
Bauch, Nabel und Schwanzansatz). Handauflegung auf dem Scheitelchakra (= Schädeldach)
beispielsweise lindere Angst, behebe Schmerzen und wirke heilsam auf Stirnhöhlen-, Kiefer-,
Nasen- und Ohrenerkrankungen; Reiki über dem Bauchchakra behebe Probleme von Leber,
Galle, Magen und Bauchspeicheldrüse, wohingegen „alle im Bauchraum liegenden Organe
über das Nabelchakra beeinflusst werden, also Därme, Milz, die Fortpflanzung. Bei der
Hündin kann man schon auf den Nachwuchs eingehen. Ebenso wird das Immunsystem
stabilisiert." Für besonders wichtig hält „Hundetherapeutin" Mühlbauer die Behandlung des
Wurzelchakras am Schwanzansatz: „Wenn dieses Energiezentrum gestört ist oder der
Schwanz durch Kupieren oder Unfall verloren gegangen ist, hat der Hund eine wichtige
Informationsquelle zur Erde und zu deren Kräften verloren. Es treten Probleme im Rücken,
im Beckenbereich, an den Hinterbeinen, Gleichgewichtsstörungen, Orientierungslosigkeit
oder Instinktschwäche auf. Auch alle Geschlechtsorgane und die Nieren können betroffen
sein. Hier kann man mit großem Erfolg über das Wurzelchakra arbeiten."[851] Tatsache ist:
Chakren gibt es nicht, die Behandlung nicht existenter Energiezentren mit der nicht existen-
ten Energie des Reiki ist insofern doppelter Unfug.

Dasselbe gilt für Reiki *in absentia* des Patienten. Ein Tierheilpraktiker und Reiki-Meister
Klaus Hasslöcher berichtet von wundersamen Heilerfolgen, die er bei schwersten körperlichen Erkrankungen und Funktionsstörungen mittels Fern-Reiki erzielt habe: Bei einem stark
geschwächten Foxterrier beispielsweise, der „nicht mehr ohne täglich Cortison-Tabletten
leben konnte", habe per Handauflegung auf das Photo des Hundes „eine Stabilisierung
der Psyche und des Immunsystems" vorgenommen, so dass „die Hundehalterin das Cortison
ab der dritten Woche absetzen konnte. Das Tier war nach acht Wochen beschwerdefrei." In
einem anderen Fall habe er ein junges Schaf behandelt, bei dem „eine Trübung der Augen
auf eine Blindheit des Tieres schließen ließ. Ein Tierarzt bestätigte diese Diagnose. Eine
vierwöchige Behandlung durch Fernübertragung führte dazu, dass das Tier wieder sehen
konnte."[852]

Selbstredend haben die Tierheilpraktikerschulen längst eigene Ausbildungsgänge eingerichtet. Das Wuppertaler ⇨ *Institut Kappel* beispielsweise führt einen Fernlehrgang „Reiki für
Tiere" im Sortiment (485 Euro), der ausdrücklich dazu befähige, „wie Jesus zu heilen".[853] An
der schwäbischen ⇨ *Akademie für Ganzheitliche Tierheilkunde* kann man sich an einem
Wochenende zum „Reiki-Therapeuten für Tiere" (Grad I/130 Euro) qualifizieren, an besag-

ten *Paracelsus*-Schulen umfasst die gleiche Ausbildung (bzw. „Einweihung") drei Abende und kostet, einschließlich eines beeindruckenden Zertifikates, 180 Euro.

## 5.34. Shiatsu / Akupressur

Unter Shiatsu ist eine Mitte der 1920er in Japan erstmals vorgestellte – angeblich aber auf über zweieinhalbtausendjähriger taoistischer Heilertradition fußende – Akupressurmethode zu verstehen, bei der mit dem Daumen Druck auf bestimmte Körperpunkte des zu Behandelnden ausgeübt wird (die Begriffe Shiatsu und Akupressur werden insofern synonym verwandt). Der Druck, gelegentlich auch mit den Fingern, den Fingerknöcheln oder dem Ellbogen erzeugt, wird jeweils fünf bis sieben Sekunden gehalten und diene dazu, Blockaden der in (imaginierten) Bahnen oder Kanälen den Körper durchfließenden Lebensenergie (jap.= Ki oder Ch'i) aufzulösen beziehungsweise deren Zirkulation zu stimulieren. Shiatsu (jap.= Fingerdruck) bezieht sich insofern auf Vorstellungen, wie sie auch aus der chinesischen ⇨ Akupunkturlehre bekannt sind. Je nach Schule gibt es im menschlichen Körper zwischen 360 und mehr als 1000 solcher Punkte.

In Europa beziehungsweise im deutschsprachigen Raum trat Shiatsu erst Ende der 1970er in Erscheinung, bekannt gemacht vor allem durch einen umtriebigen Japaner namens Wataru Ohashi (*1944), der das Verfahren in zahllosen Workshops und Kursen sowie einer Unzahl an Artikeln und Buchpublikationen einer breiten Öffentlichkeit nahe brachte. Bis heute zählt Shiatsu zu den populärsten Verfahren der Alternativheilerszene.

In die Tierheilpraxis hat Shiatsu Mitte der 1980er Eingang gefunden, wobei die aus der Behandlung von Menschen bekannten Druckpunkttechniken eins-zu-eins auf Tiere – Hunde, Katzen und Pferde vor allem – übertragen wurden. Eigene Untersuchungen über den Effekt an Tieren sind nicht bekannt (wobei es qualitativ ernstzunehmende Untersuchungen zu Shiatsu auch im Bereich der Humanheilkunde nicht gibt[854]). Gleichwohl wird von Tierheilpraktikern und Tiertherapeuten vollmundig behauptet, es lasse sich mit Shiatsu eine Vielzahl chronischer und akuter Krankheitsbilder, insbesondere bei Säugetieren, erfolgreich behandeln.

Bei Hunden etwa, so „Fachbuchautorin" Pamela Hannay, sei Shiatsu vor allem zur Therapie von Verschleißerscheinungen, Arthritis, Alters- und Verhaltensproblemen angezeigt; zudem würden Verletzungen schneller ausheilen. Im Übrigen profitierten alle Hunde auch geistig von Shiatsu-Behandlungen.[855] Die Hannay-Büchlein – es gibt eine vergleichbare Publikation zur Behandlung von Pferden[856] – sind mit zahlreichen Photos illustriert, die „zum sofortigen Mitmachen", sprich: zu wahllosem Herumgedrücke am eigenen Tier animieren. Das gleiche gilt für eine weit verbreitete „Do-it-yourself"-Broschüre von „Tiertherapeutin" ⇨ Brunhilde Mühlbauer, die Behandlungspunkte für Gelenk- und Wirbelsäulenprobleme, Haut-, Geschlechts- und Atemwegskrankheiten und sogar für Angst und Aggressivität vorstellt.[857]

Im (Shiatsu-)Fernlehrgang „Tiermassage/Kleintiere" des ⇨ *Institutes Kappel* sind einige Funktionsstörungen beziehungsweise Erkrankungen von Hund und Katze samt den dazugehörigen Druckpunkten aufgeführt. So seien etwa „Urogenitalerkrankungen (z. B. Blasen-entzündung, Harnröhrenentzündung), unwillkürliches Wasserlassen, Rectal-Prolaps [= Mast-darmvorfall, CG], Prolaps uteri [= Gebärmuttervorfall, CG], Impotenz, Sterilität" durch Druck des Punktes KG1 zu behandeln: beim männlichen Tier „2 Handbreit unter dem Anus auf der bauchwärtigen Mittellinie" und beim weiblichen Tier im „Bereich zwischen Anus und Labialfalte". Bei Impotenz und Sterilität [!] empfehle sich darüber hinaus der so ge-nannte KG2, ein „genital wirksamer Punkt", vorzufinden beim männlichen Tier „3 Hand-breit unter dem Anus", beim weiblichen „3 Querfinger unter der Vulva".[858] Allein schon der Umstand, dass „3 Handbreit unter dem Anus" bei einer Dänischen Dogge einen anderen Körperpunkt bezeichnen dürfte als bei einem Yorkshire-Terrier, weist auf die komplette Absurdität des *Kappel*-Lehrganges hin.

Aber auch die sonstige Literatur zu Shiatsu quillt über von Unsinn: Asthma, Durchfall und Schilddrüsenüberfunktion etwa seien probat mit Druck auf Punkt LG14, unterhalb der Dornfortsatzspitze des siebten Halswirbels, zu beheben, Bauchspeicheldrüsenentzündung, Schluckauf und Verstopfung hingegen durch Druck auf die beiden Punkte B20, „auf dem Rücken, zwei Querfinger von der Wirbelsäulenmittellinie entfernt, in Höhe zwischen dem vorletzten und letzten Brustwirbel". Komplett abwegig sind auch Behauptungen wie die, durch Druck auf Punkt LG26, direkt unterhalb der Nasenlöcher, könne ein bewusstloses Tier sofort wieder zu Bewusstsein gebracht werden.[859] Hergeleitet sind derlei Behauptungen aus der Shiatsu-Variante des Kuatsu, der „asiatischen Kunst der Wiederbelebung", die, dem Fundus japanischer Schwertkämpfer entstammend, jahrhundertelang nur „von Samurai-Meister zu Samurai-Schüler weitergegeben" worden sei.[860] Kuatsu wird durchaus auch in (Tier-)Heilpraxen eingesetzt, angeblich bietet es eine Vielzahl an Drucktechniken zur Schmerzlinderung sowie zu schnellerer Genesung bei Verletzungen.[861] Ein „Meister der Kampfkunst" namens Taisen Deshimaru Roshi spricht gar von einem „Geheimpunkt" (den man nur in einem Kuatsu-Kurs bei ihm erfahre): durch Druck auf diesen Punkt könne man „jemanden wieder aufwecken, der gerade eben gestorben ist".[862] Ob dies auch für Tiere gelte, lässt Deshimaru allerdings offen.

Hochgefährlich werden die Maßgaben des Shiatsu, wenn etwa zur Behandlung von Bandscheibenproblemen Herumdrücken an der Lendenwirbelsäule - „B25 in Höhe des vier-ten/fünften Lendenwirbels" - anempfohlen wird.[863] Bei Manipulation der Wirbelsäule hört selbst die wohlwollendste Toleranz „alternativen Heilverfahren" gegenüber auf.

Ein bezeichnendes Licht auf die Qualifikation veterinärer Shiatsu-Praktiker wirft ein ein-schlägiger „Studiengang", den das Viernheimer ⇨ *Institut für Tierheilkunde* (ifT) im Angebot führt: „Akupressur für Pferd und Kleintier". Der 2004 neueingeführte Kurs richtet sich „an alle interessierte Tierbesitzer und an Personen, die mittels Akupressur therapeutisch tätig werden wollen". Eine besondere medizinische Vorbildung sei nicht notwendig. Die Akupres-sur eröffne die Möglichkeit, „beginnende Schrägläufigkeiten zu behandeln, um schwer-wiegende Erkrankungen erst gar nicht entstehen zu lassen. Neben der Vorbeugung ist eine Akupressurbehandlung bei zahlreichen Krankheitsbildern indiziert." Als konkrete Anwen-dungsgebiete werden aufgelistet: „Behandlung leichter Schmerzzustände, Beeinflussung der

Psyche (z. B. Beruhigung des Tieres, Turniervorbereitung), Vorbeugung von Atemwegserkrankungen und Unterstützung der Therapie bei akuter Erkrankung, Erkrankung des Bewegungsapparates, Schmerzen im Bereich Genick-Hals-Rücken, Rehabilitation nach Verletzungen und nach Operationen, Akupressur bei jungen und alten Tieren, Notfälle."[864] Durch das *ifT*-Studium erwerbe der Teilnehmer die Kompetenz und Befähigung, „selbständig Pferde, Hunde und Katzen zu therapieren". Der Unterricht umfasse die „Grundlagen der chinesischen Medizin (...) Yin und Yang, 5 Elemente, Funktionskreise, Meridiane, Lage der wichtigsten Akupressurpunkte, ausgewählte westliche Krankheitsbilder und deren Therapiemöglichkeiten". Weitere Fachliteratur werde nicht benötigt, weitere Praktika seien nicht erforderlich.

Der komplette *ifT*-Studiengang kann, so unglaublich es klingt, an *einem einzigen Wochenende* (12 Teilnehmer/12 Unterrichtsstunden) absolviert werden. Bei einem (angenommenen) Praxisanteil von fünfzig Prozent - laut Programm werde das „theoretisch Erlernte anhand von konkreten Fallbeispielen am Tier umgesetzt" - liegt die Übungszeit an Hund, Katze oder Pferd bei exakt zwei Stunden pro Tierart und Ausbildungsgruppe; bei (angenommener) Bereitstellung von je einem „Übungstier" pro Tierart kann der einzelne Teilnehmer volle zehn Minuten „am lebenden Objekt" trainieren. Kosten: 195 Euro.[865] Ein vergleichbarer Kurs „Akupressur für Hund und Katze" an den ⇨ *Paracelsus*-Heilpraktikerschulen umfasst ebenfalls ein Wochenende und kostet 150 Euro. Am *Deutschen Institut für Pferdeosteopathie* (DIPO), einer in der Reiterszene hochgelobten Privateinrichtung in Dülmen, kann man sich als kompletter Laie in drei Wochenenden in Pferdeakupressur ausbilden lassen. Kosten: 660 Euro.[866]

Egal, ob nun Mensch oder Tier mit Shiatsu behandelt wird: Für die behauptete Wirksamkeit der japanischen Druckpunktmassage - in chinesischer Variante als „Tuina" oder „Premoprehensionstherapie" bekannt, geringfügig abgewandelt auch als „Shendo", „Trigger-", „Energypoint-" oder „Akupunkt-Massage" (nach Penzel) - gibt es keinerlei seriösen Beleg, auch für die Existenz der Meridiane und Akupunkturpunkte beziehungsweise des angenommenen Energieflusses fehlt bis heute jeder tragfähige Nachweis.[867] Bestenfalls lässt sich bei Shiatsu - desgleichen bei der so genannten „Gua Sha Fa"-Technik, die statt auf den Akupunkten herumzudrücken diese mit dem Rand einer (Glücks)Münze abschabt oder der „Emotional Freedom-" beziehungsweise „Energiefeldtechnik" (EFT™ nach Craig), die Punkte mit hohler Hand abklopft[868] - von der Möglichkeit eines unspezifischen Placeboeffekts sprechen, der bei Tieren allerdings nur in sehr viel geringerem Umfange zum Tragen kommt, als bei Menschen.

## 5.35.  Silberkolloidtherapie

Seit Mitte der 1990er wird in Alternativheilerkreisen vielfach kolloidales Silber zur Behandlung verschiedenster Erkrankungen eingesetzt. Es handelt sich dabei um Präparate in Tropfen- oder Pillenform, in denen winzigste Silberpartikel enthalten sind. Derlei Präparaten wird nachgerade wundersame Wirkungen zugeschrieben: nicht nur Augen-, Ohren- und

Rachenentzündungen sprächen vorzüglich darauf an, auch Erkrankungen der Atemwege, der Haut, des Verdauungs- und des Urogenitaltraktes, selbst Hirnhautentzündungen und Tumorerkrankungen seien mit dem „natürlichen Antibiotikum" schnell und effizient zu bekämpfen.[869] Der Neunkirchener Heilpraktikerfunktionär Andreas Filz hat in seinem www-Lexikon „alternativer Heilmethoden" Lobeshymnen über kolloidales Silber zusammengestellt: „Jede Art von Pilz, Virus, Bakterium, Streptokokken, Staphylokokken und anderen pathogenen Organismen wird in drei bis vier Minuten abgetötet. Tatsächlich ist kein Bakterium bekannt, das nicht durch kolloidales Silber innerhalb von höchstens sechs Minuten eliminiert wird, bei einer Konzentration von nur fünf Milligramm pro Liter (ppm). Und selbst bei hohen Konzentrationen gibt es keine Nebenwirkungen. (...) Kolloidales Silber schwächt nicht das Immunsystem, im Gegensatz zu Antibiotika. Es führt tatsächlich zu einer außerordentlichen Kräftigung des Immunsystems. (...) Ohne übertreiben zu wollen: Es ist an der Zeit, kolloidales Silber nicht nur als sicherste, sondern auch als wirksamste Medizin der Welt anzuerkennen."[870] Heilpraktiker Werner Kühni macht bereits einen „Megatrend im Gesundheitsbereich" aus: Kolloidales Silber habe sich in der Naturheilkunde längst als „wirksames Allheilmittel" durchgesetzt.[871]

Tatsache ist: Keine der angeblichen Heilwirkungen ist auch nur ansatzweise belegt. Hingegen hat sich die Gefahr einer schleichenden Argyrie - Vergiftung durch Silberablagerungen in den Augen, in der Leber, den Nieren und im Gehirn - in zahlreichen Fällen bestätigt; vor allem wird von teils massiven Störungen des Zentralen Nervensystems berichtet.[872]

Die US-amerikanische *Food and Drug Administration* [FDA] zieht die Grenze für die orale Aufnahme von Silber bei täglich fünf Mikrogramm pro Kilogramm Körpergewicht, darüber liegende Mengen seien potentiell gesundheitsschädigend. Da Silber auch über die Nahrung aufgenommen werde, vor allem über Milch und Milchprodukte, könne eine zusätzliche Einnahme von silberhaltigen Tropfen oder Tabletten sehr schnell in den gefährlichen Bereich führen. Die *FDA* rät von der Einnahme kolloidalen Silbers ausdrücklich ab.[873] Die propagandistische Behauptung von Heilpraktiker Filz, kolloidales Silber werde „von der amerikanischen Food and Drug Administration als Naturheilmittel angesehen", ist schlichtweg falsch; nachgerade fatal sein Ratschlag, im Zuge einer Silberkolloidbehandlung die „Darmflora durch Joghurt" [!] zu unterstützen.[874]

In der Tierheilpraxis ist der Einsatz kolloidalen Silbers weit verbreitet. Tierhalter werden angewiesen, ihren Tieren zur Therapie jedweder Erkrankung silberkolloidal versetztes Wasser in den Trinknapf zu geben; auch zu regelmäßigen „Immunisierungskuren" wird geraten, bei denen dem Tier über einen bestimmten Zeitraum erhöhte Mengen an Silberkolloid verabfolgt werden.[875] Im Übrigen stelle in Wasser gelöstes kolloidales Silber ein vorzügliches „Erste-Hilfe Spray" bei Schnittwunden, Entzündungen, Verbrennungen und Insektenstichen dar.[876] Der oberbayerische (Tier-)Kinesiologe Manfred Hoffmann führt zum Belege der „heilenden Wirkung von kolloidalem Silber in der Tierheilkunde" einschlägige „Erfahrungsberichte" an: „Unser English Setter war mit 300 Bissen fürchterlich von Rottweilern zugerichtet worden. Eine Wunde musste mit 80 Stichen genäht werden. Das Tier entwickelte ein Gangrän [= Wundbrand, CG] und der Tierarzt hatte die Hoffnung aufgegeben, den

Hund retten zu können. Deshalb beträufelte ich die Wunden mit kolloidalem Silber und gab ihm täglich ein paar Teelöffel davon zu trinken. Das Tier genas in kürzester Zeit!" Oder: „Eines Tages musste ich eine Stute mit einer Uterusinfektion behandeln. Nach einer speziellen antibiotischen Therapie ließen sich nach einem Monat noch Erreger (Pseudomonas seruginosa) nachweisen. Erst als ich das Tier drei Tage lang mit kolloidalem Silber behandelte, waren keine Bakterien mehr nachweisbar."[877] Wie das zu verstehen sei, weiß wieder Heilpraktiker Filz: „Die oszillierenden Silberpartikeln kreisen im Körperwasser und können so mit den Krankheitserregern in Interaktion treten." [sic!][878]

Als „Zaubermittel" gegen Altersbeschwerden jeder Art wird in der Alternativ(tier)heilerszene ein Verfahren des österreichischen „Biokybernetikers" Gerhard Eggetsberger gepriesen, das wesentlich auf der Einnahme von kolloidalem Silber beruht.[879] Über die tägliche Gabe eines so genannten PcE-Cocktails könnten sämtliche Körperzellen verjüngt und damit jedwede Krankheiten geheilt werden. Der Cocktail besteht aus 6-10 Spirulina-Algentabletten, 3-6 Gramm Vitamin C, 1-4 Teelöffeln kolloidalen Silberwassers sowie 1-2 Teelöffeln eines Magnesium-/Milchzucker-/Vitamin-B2-Pulvers, aufgelöst in „energetisiertem" Mineralwasser und Grüntee. Über sein *Institut für angewandte Biokybernetik und Feedbackforschung* in Wien verkauft Eggetsberger die nötigen Ingredientien: ein Liter Silberkolloidwasser („Silver Cloud") kostet 70 Euro, eine 300-Gramm-Dose des Magnesium-Vitaminpulvers 43 Euro.[880]

Im heilpraktischen Zubehörhandel sind eigene Apparate erhältlich, mit denen kolloidales Silber selbst hergestellt werden kann: ein so genannter „Ionic-Pulser-Standard S" beispielsweise, ein schwachstrombetriebenes Gerät in der Größe einer TV-Fernbedienung, sondert von einem eingelegten Silberstab feine Partikelchen ab, die direkt in ein Trinkglas oder in den Futternapf eingerührt werden können. Kosten des Gerätes: 170 Euro.[881]

Mit dem Einsatz von Silbernitratlösungen in der wissenschaftlichen Medizin hat Silberkolloidtherapie nichts zu tun.

## 5.36.  Spagyrik / Clustermedizin

Die Spagyrik stellt einen Teilbereich der mittelalterlichen Alchimie dar, eines in sich höchst uneinheitlichen Systems okkulter, orientalisch-mystischer, astrologischer und teilweise auch naturwissenschaftlicher Elemente, das, philosophisch besehen, aus der Neuplatonik der ausgehenden Antike hervorging. Auf ihrer Suche nach dem „Stein der Weisen" entdeckten die Alchimisten eine Vielzahl physikalischer und chemischer Zusammenhänge, die den Spagyrikern in ihrer Fertigung von Medikamenten und Tinkturen zugute kamen.

Als eigentlicher Begründer der Spagyrik gilt der Renaissance-Arzt Theophrastus Bombastus von Hohenheim (1493-1541), der, bekanntgeworden unter seinem lateinischen Namen Paracelsus, in Basel und später in Salzburg tätig war.[882] Paracelsus prägte (vermutlich) auch den Begriff Spagyrik, der sich aus den griechischen Verben *spageín* (= trennen) und *ageirein* (= verbinden) zusammensetzt und Hinweis gibt auf die besonderen Herstellungsverfahren spagyrischer Heilmittel: Zerkleinerte Pflanzenteile werden gereinigt, mit Backhefe vergoren oder mit Weingeist versetzt und kokobiert, das heißt: in geschlossenem Kreislauf wiederholt destilliert; der insofern „geläuterte" oder „erhöhte" Rückstand wird bei etwa 400 Grad Celsius verglüht, die verbleibende Asche wird in destilliertem Wasser aufgelöst; letztlich wird das Ganze mehrfach filtriert. In ähnlicher Weise werden Salze, Metalle, auch Blut, Urin, Kot und andere Körperflüssigkeiten sowie bestimmte Gewebe- und Organteile verascht und in Wasser gelöst. Bei dem aufwändigen und nach verschiedenen Ritualmaßgaben vorgenommenen Procedere werden kosmozyklische Abläufe - Stand von Sonne, Mond und Planeten - streng beachtet. Die in ganz unterschiedlicher Manier aus den entstehenden Stoffen hergestellten „Urtinkturen" werden in homöopathieähnlicher Weise „potenziert" (= verdünnt) und dem Patienten tropfenweise in Wasser verabfolgt; äußerlich werden sie für Umschläge, Kompressionen und dergleichen verwendet. Als Wirkträger der Spagyrika gelten nicht die jeweiligen Inhaltsstoffe, sondern die durch das besondere Fertigungsverfahren entwickelten „metaphysischen Kräfte".[883]

Die „moderne" Spagyrik, wie sie bis heute in (Tier-)Heilpraxen eingesetzt wird, geht auf den selbstberufenen Wunderheiler Carl-Friedrich Zimpel (1801-1879) zurück - ein Eisenbahnangestellter ohne die geringste medizinische Qualifikation -, der sich autodidaktisch mit Astrologie und verschiedenen Heiltraditionen vertraut gemacht hatte. Zimpel war besessen von der alchimistischen Idee, ein „Universalmittel" zur Heilung aller Krankheiten und zur Verlängerung des Lebens zu finden. Ungeachtet dessen entwickelte er einundzwanzig aus zahlreichen Einzelkomponenten zusammengesetzte Präparate, die er nach spagyrischer Vorschrift (respektive dem, was er dafür hielt) herstellte.[884] Obgleich Zimpel keinerlei Wirknachweis für seine Heilmittel erbringen konnte, fanden diese doch weite Verbreitung. 1925 begründete der Theosoph und Naturheiler Conrad Johann Glückselig die auf Spagyrika spezialisierten *Alchymistisch-spagyrischen Phönix-Laboratorien* in Stuttgart, die bis heute federführend im Geschäft sind.[885] Im Dritten Reich wurde die Spagyrik als „Volksheilweise" ausdrücklich gefördert. Heute sind mehrere hundert Präparate unterschiedlicher Hersteller im Handel, die gegen alles und jedes eingesetzt werden (gleichwohl für *kein einziges* davon ein tragfähiger Wirkbeleg vorliegt): von Allergien, Arthrosen und Augenentzündungen über Magen-, Leber- und Nierenerkrankungen hin zu Bluthochdruck, Bronchitis und Rheuma.[886] Gelegentlich werden Spagyrika auch individuell von Apothekern oder (Tier-) Heilpraktikern selbst hergestellt. Die Bochumer Tierheilpraktikerin Diana Reuber beispielsweise führt Spagyrik ausdrücklich in ihrem Behandlungssortiment, sie bezieht ihre Präparate allerdings direkt von einer Herstellerfirma.[887]

> Eine Sonderform der Spagyrik stellt die so genannte Clustermedizin® dar. Entwickelt von dem schwäbischen Heilpraktiker Ulrich-Jürgen Heinz soll der in Kurzform als „CM" bekannte Ansatz bei *allen* körperlichen und seelischen Erkrankungen *aller* Menschen und Tiere therapeutisch hilfreich sein: Wie Zimpel scheint auch Heinz ein „umfassendes Programm zur Heilung der gesamten Welt" anzustreben.[888] Heinzens Maßgaben zufolge werden verschiedene Proben von Blut, Urin und anderen Körperflüssigkeiten des Patienten über Erhitzung kristallisiert. Aus den dabei entstehenden fraktalgeometrischen Mustern - so genannte „Graphen" - wird ein „numerischer Code" erstellt, der das Insgesamt des jeweiligen Lebewesens vergegen-

wärtige. Der „Code" wird nun mit anderen, in einer eigenen Datenbank gespeicherten Kristallisationsmustern verglichen und damit „entschlüsselt", was Folgerungen auf jederart Krankheiten, organische Störungen, Toxinbelastungen, Vitamin- und Mineralienmangel zulasse; selbst künftige Erkrankungen, für die es noch keinerlei Anzeichen gibt, seien auf diese Weise erkennbar. Laut Heinz verwende die „Diagnostik der Clustermedizin® die Logik der probabilistischen Mustererkennung aufgrund biologischer, medizinischer, psychologischer und soziologischer Musterdaten. Sie erkennt damit selbst noch nicht manifeste Prozesse, Tendenzen und Abweichungen. Die Trefferleistung der Diagnostik ist hervorragend. Ebenso ihre Detaillierung, Ganzheitlichkeit der Aussage und Inhaltsbreite. So können präzise Lösungen gefunden werden für bekannte wie auch neuartige körperliche und psychische Störungen und Probleme. Die Diagnostik ist modular aufgebaut. Sie ist praktisch unbeschränkt an die Kundenwünsche anpassbar und kann beliebig ausgebaut werden."[889] Die Diagnostik der Clustermedizin® biete zudem „Hinweise für ausgefeiltes Therapieren": Der entschlüsselte „Code" ermögliche exakte und „objektive" Erkenntnisse, welche Heilmittel einzusetzen seien: über einen Zeitraum von sechs bis zwölf Monaten werden insofern spagyrisch hergestellte und homöopathieähnlich aufbereitete Präparate aus Pflanzenteilen, Metallen und Körpersubstanzen wie Kot, Urin, Ohrenschmalz oder Schweiß verordnet, die dem Körper sein „Störprofil" zurückgeben und ihn dadurch zur „Selbstkorrektur" anregen sollen.[890]

Tierheilpraktiker betrauen vielfach das Münsteraner Spagyriklabor *B.N.M. GmbH* mit Aufträgen. Eingesandte Blut-, Kot-, Urin- oder Speichelproben von Tieren aller Art werden von *B.N.M.* einer clustermedizinischen Analyse unterzogen, über die „Stoffwechselabläufe, schleichende krankmachende Herde, Organbelastungen und psychische Faktoren aufgedeckt" werden könnten. Zur Behandlung des jeweiligen Tieres stehen per Postversand eigene „Tieressenzen" zur Verfügung, die nach CM-Vorgabe und „speziell unterschieden nach Pferden, Hunden, Katzen, Nagetieren oder anderen, auch für Zucht- und Masttiere, aus Destillaten verschiedener Stoffe angefertigt" seien. In diesen Destillaten seien „keine Substanzen mehr enthalten, sondern nur noch die in das Wasser kopierten Informationen. Der Körper wird also nicht mit Substanzen in vorgegebene Reaktionen manipuliert, sondern er bekommt Informationen über seinen eigenen Stoffwechsel geliefert, die er mit seinen eigenen Möglichkeiten und nach eigenen Bedürfnissen dann selbst umsetzt." Es könne auf diesem Wege jedem Tier „gezielt und individuell geholfen werden. (...) Ein gesundes, sich wohlfühlendes Tier wird es Ihnen danken."[891]

Tatsache ist: es gibt *keinerlei* unabhängigen Hinweis darauf, dass sich aus der clustermedizinischen Kristallisationsanalyse *irgendeine* ernstzunehmende Erkenntnis herleiten ließe. Da das Heinzsche Gesamtverfahren als alleinige Maßnahme auch bei schwerwiegenden Erkrankungen empfohlen wird, besteht die Gefahr massiver Folgeschäden, wenn auf gesicherte Diagnose und Therapie verzichtet wird.[892]

Eine ganze Reihe an Lehrbüchern bietet die Möglichkeit, spagyrische Kenntnisse im Selbststudium zu erwerben. Im Übrigen kann jeder (Tier-)Heilpraktiker sich ohne Weiteres des Begriffes bedienen und als „Spagyriker" ordinieren: die dazugehörigen Präparate sind frei im Handel erhältlich. Selbstredend führen auch die einschlägigen Heilpraktikerschulen entsprechende Unterweisung im Angebot: ein Spagyrikkurs an den *Paracelsus*-Schulen beispielsweise ist an einem halben Tag zu absolvieren (5 Std.) und kostet 72 Euro. An der bei Bonn ansässigen *Akademie für Naturheilkunde* ist Spagyrik integraler Bestandteil der Ausbildung zum Tierheilpraktiker.

## 5.37. Synergistische Nahrungsergänzungsmittel

In Tierhalterkreisen sehr populär sind so genannte Nahrungsergänzungsmittel, denen nachgerade wundertätige Wirkungen in Prophylaxe und Therapie jeder nur denkbaren Erkrankung und Funktionsstörung zugeschrieben werden. Unter dem Begriff Nahrungsergänzungsmittel werden gemeinhin „Lebensmittel mit gesundheitlichem Zusatznutzen" verstanden, die *per definitionem* nicht unter das Arzneimittelrecht fallen: eine Zulassung, wie sie für Arzneimittel vorgeschrieben ist, gibt es daher nicht.

> Mit Inkrafttreten der „Verordnung über Nahrungsergänzungsmittel und zur Änderung der Verordnung über vitaminisierte Lebensmittel" vom 24. Mai 2004 dürfen als solche bezeichnete Nahrungsergänzungsmittel nur noch Vitamine und Mineralstoffe enthalten; andere Bestandteile sind nicht mehr erlaubt. Die Präparate müssen beim *Bundesamt für Verbraucherschutz und Lebensmittelsicherheit* gemeldet sein. Produkte, die dieser Verordnung nicht entsprechen und neben Vitaminen und Mineralstoffen auch Kohlehydrate, Eiweiße, Aminosäuren und/oder andere Bestandteile enthalten, dürfen nicht mehr als Nahrungsergänzungsmittel bezeichnet und in Verkehr gebracht werden.[893] Hersteller, Vertreiber und Konsumenten dieser nach wie vor und völlig legal verfüglichen Präparate, bedienen sich insofern neuer Begriffsschöpfungen wie etwa „Synergistische Nahrungsergänzungsmittel".
> Gleichwohl der (Szene-)Begriff „Synergistische Nahrungsergänzungsmittel" nicht allgemeinverbindlich ist, wird er nachfolgend verwendet. Er umfasst sowohl Präparate, die auf Vitamine und Mineralstoffe beschränkt sind als auch solche, die darüber hinausgehende Inhaltsstoffe aufweisen.

Vielfach werden die jeweiligen Produkte von den Tierhaltern in Eigenregie verabfolgt. Sie stützen sich dabei auf die Werbeaussagen von Herstellern und Vertreibern, die die Zufütterung Synergistischer Nahrungsergänzungsmittel als unverzichtbar propagieren, soll das Tier gesund bleiben. Im Katalog der Firma *Alsa* beispielsweise, einem der marktführenden Versandhäuser für Hundeartikel, heißt es hierzu in suggestivem Unterton: „Das ungesunde Aussehen eines Hundes [ist] in den wenigsten Fällen auf eine primäre Krankheit zurückzuführen. Viel öfter sind es Mangelerscheinungen, aufgrund derer der Stoffwechsel des Hundes nicht richtig funktioniert. (...) Die einzige Möglichkeit, solche Stoffwechselstörungen in den

Griff zu bekommen und ihnen vorzubeugen, ist die gezielte Zufütterung von Vitaminen und Mineralien." Denn: „Mangelt es Ihrem Hund an bestimmten Vitaminen und Mineralstoffen, wird er krank."[894] Das Angebot entsprechender Präparate ist groß: Ein so genanntes „Ernährungsöl" beispielsweise, bestehend aus Dorschlebertran, Pflanzenkeim- und Lezitinöl enthalte „viel Vitamin A, D und E und lebensnotwendige Fettsäuren wie Linol, Linolen und Arachidon. Täglich oder als Kur dem Futter beigegeben, stärkt es Fettstoffwechsel, Nerven-funktion und beugt Mangelerscheinungen vor." Ein Knoblauch-Ginkgo-Präparat dagegen steigere die Widerstandsfähigkeit und fördere das Kreislaufsystem; zudem werde „durch die darmreinigende Wirkung von Knoblauch der Verdauungstrakt optimiert und einem Wurm-befall vorgebeugt". Grünes Meeresalgenmehl fördere „in hervorragender Weise die Pigmen-tierung des Fells, der Augen, Nase und Pfoten".[895] Anderweitig werden Algenpräparate vor allem ihrer vorzüglichen Auswirkung auf die Funktion von Gehirn- und Nervenzellen wegen beworben.[896]

Obgleich *keinerlei* ernstzunehmender Nachweis für die behaupteten Effekte vorliegt, wird mit den Synergistischen Nahrungsergänzungsmitteln großes Geschäft gemacht. 1000 Gramm beispielsweise eines simplen Gelatinepulvers, das, versetzt mit ein paar Heilkräutern, helfe, „Gelenkprobleme zu vermeiden", kosten 109 Euro; dieselbe Menge eines „Ergänzungs-futters" aus Kieselsäure, Ackerschachtelhalm, Beinwell und Traubenzucker, das „degenerati-ven, schmerzhaften Gelenkerkrankungen" im Hüftgelenk-, Ellbogen- und Wirbelsäulen-bereich sowie Arthrosen und Bindegewebsschwächen entgegenwirke, beläuft sich auf 683 Euro [!].[897] Die Herstellungskosten der jeweiligen Präparate betragen einen winzigen Bruch-teil des Endverkaufspreises. Selbst Drogendealer, so der Lebensmittelchemiker Udo Pollmer lakonisch, könnten bei den Gewinnspannen der Hersteller und Vertreiber derartiger Pillen und Pülverchen neidisch werden.[898]

Es versteht sich, dass Synergistische Nahrungsergänzungsmittel auch von Tierheilprakti-kern empfohlen und vor allem: selbst vertrieben werden. Kaum eine Praxis, in der nicht einschlägige Produkte zum Verkauf stünden. Die Siegerländer Tierheilpraktikerin ⇨ Claudia Stein beispielsweise bewirbt und vertreibt über ihre als *Haus der Heilung* firmierende Praxis die weithin bekannten Brottrunk- und Fermentgetreideprodukte der Firma *Kanne GmbH & Co KG.* Durch die Einnahme dieser Produkte, wie auf Steins Webseite zu lesen steht, würden „Parasiten, Würmer etc. ausgeschieden und können sich nicht mehr entsprechend ver-mehren". Zudem werde die „Darmflora optimal aufgebaut, dadurch gesunde Verdauung. Immunstärkend, wirkt Husten und Sommerekzem entgegen, da der Körper 'gerüstet' ist und die Milben keinen Lebensraum mehr haben. Bei Flechten und Hautverletzungen, Schwel-lungen (...) und Entzündungen zeigt sich eine Besserung, wenn die betroffenen Stellen mit flüssigem Fermentgetreide eingerieben werden." Belege werden nicht angeführt.[899]

Offenkundig beziehen nicht wenige Tierheilpraktiker irgendwelche Produkte *en gros*, füllen sie in neutrale (oder mit dem eigenen Logo versehene) Flaschen oder Dosen um und verkaufen sie mit teils exorbitantem Preisaufschlag an die jeweiligen Tierhalter weiter. Oft-mals werden auf dieselbe Weise billigste Vitamin- und Mineralstoffpräparate aus dem Drogeriemarkt, von *ALDI* oder aus dem Internetversandhandel zu Veterinär-Synergistischen Nahrungsergänzungsmitteln umetikettiert und teuer verhökert.

Nicht selten führen (Tier-)Heilpraktiker auch Präparate der indisch-ayurvedischen, tibetischen oder traditionell-chinesischen Heilkunde im Sortiment. Die jeweiligen Präparate - im Zweifelsfalle ausgewiesen als zulassungsfreie Synergistische Nahrungsergänzungsmittel - sind problemlos über das Internet erhältlich. Tatsache ist freilich: Keines der genannten Heilsysteme entspricht wissenschaftlichem Standard - unabhängig davon, dass Tierheilpraktiker in der Regel keine tiefere Kenntnis davon besitzen -, für keines der importierten Heilmittel liegt ein ernstzunehmender Wirksamkeitsnachweis vor. Hingegen sind die einzelnen Präparate ihrer vielfach hochtoxischen Inhaltsstoffe wegen äußerst skeptisch zu sehen: In der ayurvedischen Heilkunde etwa werden Medikamente regelmäßig mit Mineralien und Metallen, insbesondere mit dem extrem giftigen Quecksilber, angereichert.[900] Die Behauptung, das Quecksilber werde in einem komplizierten „Destillationsprozess" zu einer ungiftigen, aber hochwirksamen „Silbermedizin" (sanskr.= Bhasma) umgewandelt - die Präparate werden vor allem in der Behandlung von Krebserkrankungen eingesetzt -,[901] sind gefährlicher Unfug. Tatsächlich besteht das „Umwandlungsverfahren" in simplem Erhitzen des jeweiligen Stoffes und anschließendem Vermischen mit Öl und Butterschmalz; auch Arsen, Blei und andere toxische Stoffe werden auf diese Weise „entgiftet".[902]

Auch die Arzneimittel der traditionellen tibetischen Medizin beinhalten vielfach Quecksilber, Kadmium und Blei; im Übrigen setzen sie sich aus Obskurantien wie getrocknetem Schafshirn, geraspeltem Rhinozeroshorn oder zermahlenen Tigerzähnen zusammen sowie auch und vor allem: aus tierischem und menschlichem Kot. Kaum ein in der Natur vorkommender Stoff, der sich nicht in einer der Pillen wiederfände; und kaum eine Erkrankung, die sich damit nicht „erfolgreich" behandeln ließe.[903] Von besonderem Interesse für westliche (Tier-)Heilpraktiker sind die so genannten „Juwelenpillen", die, unter strenger Berücksichtigung astrologischer Gegebenheiten, mithin aus Gold- und Silberpartikeln sowie pulverisierten Edelsteinen hergestellt werden. Diese Pillen gelten als Wunderheilmittel, mit denen jeweils ein breitgefächertes Spektrum an Krankheiten behandelt werden könne. Die so genannte „Wertvolle wunscherfüllende Juwelenpille" beispielsweise, zusammengesetzt aus (angeblich) über achtzig Bestandteilen wie Gold, Silber, Kupfer, Eisen, Schwefel, Quecksilber, Korallen, Perlen, Türkis und Lapislazuli, wirke unter anderem gegen jede Art von Vergiftung, zur Kontrolle hohen Blutdrucks, bei Herzkrankheiten, Blutgerinnseln, inneren Geschwulsten und Krebs. Darüber hinaus sei sie nützlich „in der Behandlung halbseitiger oder ganzer Lähmung, steifer oder bewegungseingeschränkter Gliedmaßen sowie unbeweglicher oder ausgerenkter Gelenke. Die „Große Eisenpille" hingegen, bestehend aus dem Drüsensekret eines Moschushirschen, der Gallenflüssigkeit eines Elephanten, aus Safran, Sandelholz, Eisenspänen und Asphaltteer, sei angezeigt bei „allen Arten von Augenproblemen"; darüber hinaus bei „Ansammlung unreinen Blutes in Leber und Milz, sowie bei Magengeschwüren."[904] *Gerade* das extrem breite Band der jeweiligen Indikation, verbunden mit sehr schlecht definierten Krankheitsbildern, lässt die Wirkkraft der „Juwelenpillen" (desgleichen aller sonstigen Pillen und Pülverchen der tibetischen Medizin) äußerst zweifelhaft erscheinen. Bis heute ist *kein einziges* tibetisches Arzneimittel auf seine Wirkungen hin unabhängig wissenschaftlich untersucht worden.

Interessanten Aufschluss gibt insofern ein Blick auf den wissenschaftlich relativ gut untersuchten Heilmittelbestand der traditionellen chinesischen Medizin, aus dem die tibetische Apotheke sich zu großen Teilen herleitet. Viele der chinesischen Arzneidrogen, so der Sino-Mediziner Paul Unschuld, besäßen in der Tat pharmakologisch aktive Wirkstoffe. Die Frage, ob deren heute nachweisbare Wirkungen mit den historisch postulierten Effekten übereinstimmten, sei freilich bislang nur selten zufriedenstellend beantwortet worden. Besonders problematisch sei die Bewertung traditioneller Rezepturen: „Die moderne Pharmakologie besitzt alle Möglichkeiten, einzelne Substanzen auf Inhaltsstoffe und Wirkverhalten zu untersuchen, die Analyse der synergistischen Effekte in einer Zusammenstellung mehrerer Substanzen bereitet jedoch Schwierigkeiten." Trotz umfangreicher *Screening*-Programme, wie sie seit Jahrzehnten von westlichen Pharmakonzernen durchgeführt würden, habe bislang kaum eine Handvoll chinesischer Arzneidrogen den Weg in die moderne Medizin finden können. Hingegen fand man in angeblich naturheilkundlichen und insofern vermeintlich harmlosen Präparaten vielfach große Mengen äußerst giftiger Arsen- und Mercuriumverbindungen.[905]

Oftmals suchen Hersteller und Vertreiber Synergistischer Nahrungsergänzungsmittel mit Hilfe eines Wusts (pseudo-)molekularbiologischer Begriffe Wissenschaftlichkeit und damit Seriosität vorzugaukeln. Ein als „Sumer-Elixier" bezeichnetes Wunderpräparat beispielsweise sei in der Lage, „über die Zellmembran unter Umgehung der Mitochondrien direkt in den Zellkern vorzudringen, wo die genetische Information gespeichert ist. Es ernährt damit nicht nur die Zellen, sondern auch die Gene selbst. Dadurch werden die Zellen befähigt, neue gesunde Generationen von Zellen entstehen zu lassen."[906] Tatsächlich handelt es sich bei dem Präparat, das eine Reinigung und Verjüngung des gesamten Organismus bewirken solle, um eine simple Mixtur aus Fruchtsäften, Wasser und Obstweindestillat.

Auch und vor allem mit Haifischknorpelpulver werden enorme Umsätze erzielt. Da Haie bekanntlich weder Rheuma noch Krebs bekämen, so die Werbung für die einschlägigen Produkte, müsse ihr Knorpel gegen ebendiese Krankheiten helfen; auch bei Osteoporose und Arthritis bewirke Haiknorpel Wunder. Seriöse Studien zur Wirksamkeit von Haiknorpelprodukten - vielfach werden die einzelnen Präparate unter Wissenschaftlichkeit suggerierenden Begriffen wie „Chondroitinsulfat maritimen Ursprungs" o. ä. vermarktet - fehlen bislang komplett.[907] Jährlich werden weltweit Millionen Haie mithin für die arzneilich gänzlich unsinnige Knorpelpulverproduktion gefangen und getötet, achtzig der dreihundertachtzig existierenden Haiarten sind insofern akut vom Aussterben bedroht.[908] Immerhin sah sich das *Bundesinstitut für gesundheitlichen Verbraucherschutz und Veterinärmedizin* Anfang 2003 aufgefordert, Haiknorpel als „minderwertiges Eiweiß", ähnlich der Rinder- oder Schweinegelantine, zu qualifizieren, was zu einem (vorübergehenden) Rückgang des Haipulverabsatzes führte.[909] (Schon Mitte der 1990er einmal war der Absatz von Haiknorpelpulver massiv eingebrochen, als der Marburger Apotheker Gregor Huesmann in einer Aufsehen erregenden Aktion das Präparat „HAIfit" öffentlich als „Scheiß des Monats" gebrandmarkt hatte: wie viele ähnliche Produkte zeichne sich auch HAIFit „durch einen hohen Preis und keinerlei arzneiliche Wirkung" aus.[910] Huesmann wurde vom Hersteller des Präparates auf sechsstelligen Schadensersatz verklagt, die Klage wurde indes Anfang 1999 vom Bundesgerichtshof endgültig abgewiesen.[911])

Für *keinen einzigen* der propagierten Wundereffekte liegt ein auch nur ansatzweise tragfähiger Beleg vor, egal ob es sich um Grapefruitsamen handelt - daraus hergestellte Essenzen sollen nicht nur gegen Magen-, Darm-, Scheiden-, Hals- und Ohrenentzündungen hilfreich sein, sondern auch gegen Schweinepest und Rinderwahn (BSE)[912] - oder um Präparate aus beziehungsweise mit Bestandteilen von ⇨ Aloe Vera (Wüstenlilie), Boswellia (Weihrauch), Chlorella (Süsswasseralge), Flachskeimen, Gelee Royale, Ginseng, Grüntee, Ingwer, Kombucha (Teepilz), Ling-Zhi („Langlebenspilz"), Muschelextrakten, Papaya, Nachtkerzenöl, Noni („Polynesische Wunderfrucht"), Schwarzkümmel, Spirulina (Mikroalgen), Teebaumöl oder Weintraubensamen. Das Wundermittel Curcumin (Gelbwurz) etwa wird wie folgt beworben: „Curcuminoide spüren effektiv schädliche freie Radikale auf und befreien den Körper wirksam von ihnen. Besonders wirksam gegen die Zerstörung von Haut und Magen und gegen Darmkrebs. Curcumin stoppt erwiesenermaßen innerhalb von 48 Stunden das Wachstum von zwei Arten von Darmkrebszellen um 96%. (...) Curcumin hat das Potential, die Größe und Auswirkungen von krebsartigen Tumoren zu verringern. (...) Verbesserung natürlicher antioxidanter Enzyme in der Leber. Es scheint, dass Curcumin möglicherweise die Fähigkeit hat, Dioxin zu kompensieren, das mit dem wachsenden Auftreten von Prostata- und Brustkrebs in Verbindung gebracht wird. Starke entzündungshemmende Wirkung gegen Arthritis und Gelenkschmerzen."[913] Undsoweiterundsofort. Ernstzunehmende Nachweise? Fehlanzeige. Da es, wie HAIfit-Kritiker Huesmann ausführt, bei Synergistischen Nahrungsergänzungsmitteln „kein Zulassungsverfahren gibt, fordert natürlich auch niemand einen Nachweis ein, dass das Produkt wirksam und unbedenklich ist - die Firma kann ihrem Mittel die wunderbarsten Eigenschaften andichten."[914] Eine 3-Monats-Kur Curcumin (270 Kapseln) kostet im einschlägigen Versandhandel 139,70 Euro.

Offenkundig in den Bereich des Betruges fällt das so genannte Himalayasalz - auch als Hunza-, Karakorum-, Naturkristall- oder Ursalz bekannt -, das aufgrund seines besonders hohen Mineralstoffgehaltes als Wundermittel gegen Akne, Bluthochdruck, Gelenkschmerzen, Hautunreinheiten, Leberschäden, Mundgeruch, Warzen und vielerlei sonstige Probleme angepriesen wird.[915] Von Tierheilpraktikern wird als generalpräventive Maßnahme empfohlen, dem Tier, je nach Größe, täglich einen Tee- bis Esslöffel Himalayasalzsole ins Futter zu geben. Tatsache ist: abgesehen davon, dass das Salz nicht aus dem Himalaya kommt sondern in Pakistan abgebaut wird, ist es praktisch identisch mit handelsüblichem Kochsalz: 98 Prozent Natriumchlorid plus einem kleinen Anteil verschiedener Spurenelemente.[916] Der Unterschied liegt allenfalls im Preis: während ein Kilogramm Speisesalz für 0,70 bis 1,20 Euro erhältlich ist, zahlt man für Himalayasalz im Reformhaus oder im Internethandel bis zu 25 Euro pro Kilo. Die Behauptungen „höherer bioenergetischer Wirksamkeit" sind reines Hirngespinst: Kochsalz, egal ob aus Pakistan oder aus Oberbayern, ist als Heilmittel völlig nutzlos. Hingegen kann eine Überversorgung mit Natriumchlorid bei hypertonischen Patienten zu ernsten Problemen führen.[917] Während in vielen Tierheilpraxen die Behandlung mit Himalayasalz als untergeordnete Begleitmaßnahme gesehen wird, firmiert die Tierheilpraktikerdozentin und Autorin des *Tierheilpraktiker-Lehrbuches* ⇨ Petra Sauer ausdrücklich als Himalayasalztherapeutin.[918]

Auch für die behaupteten Wunderwirkungen von Aminosäuren, L-Carnitin (ein Vitamin-B-Derivat), Omega-3-(6)-Fettsäuren, Karotinoiden, Pflanzenenzymen (Cellulase) oder von Megadosen Vitamin C oder E gibt es *keinerlei* seriösen Beleg. Gleichwohl wird auch und gerade in der Tierheilpraxis viel mit hochdosierten Vitamingaben herumexperimentiert. Der bekannteste Verfechter hoher Vitamindosen war der Chemiker und zweifache Nobelpreisträger Linus Pauling (1921-1994), der in seinem 1970 erschienenen Bestseller *Vitamin C and the Common Cold* verkündet hatte, die tägliche Einnahme von zumindest 1 Gramm Vitamin C senke die Häufigkeit von Erkältungen und Schnupfen um bis zu 45 Prozent. Ein paar Jahre später behauptete er in seinem Buch *Vitamin C and Cancer*, hohe Dosen Vitamin C Dosen könnten Krebserkrankungen vorbeugen. Aufgrund des Anfang der 1970er noch hohen wissenschaftlichen Ansehens Paulings wurden nach der Publikation seines ersten Buches verschiedene Studien initiiert, um die Wirksamkeit von Vitamin C-Gaben bei Erkältungen zu untersuchen. Paulings Thesen überstanden die klinische Prüfung nicht: es konnte keinerlei Zusammenhang zwischen Vitamin C-Einnahme und dem Auftreten beziehungsweise Verschwinden von Erkältungssymptomen festgestellt werden.[919] Dasselbe stellte sich später auch in Hinblick auf hohe Vitamingaben und Krebs heraus.[920] Obgleich Paulings Vorstellungen eindeutig widerlegt wurden, geistern sie unter der Bezeichnung „Orthomolekulare Therapie" bis heute durch die Alternativheilerszene: Megadosen Vitamin C und E werden buchstäblich gegen alles und jedes eingesetzt. Im günstigsten Fall ist die hochdosierte Vitamingabe unproblematisch und erzeugt allenfalls teueren Urin, im ungünstigsten aber können hohe Vitamin C-Dosen zur Bildung von Nierensteinen oder gar zu einer Veränderung des Erbgutes führen.[921] An der Tierheilpraktikerschule des hessischen ⇨ *TierVital-Zentrums für bio'logische' Tierheilkunde* ist Orthomolekulare Therapie integraler Teil der Ausbildung.

Über die synergistischen Effekte, sprich: das Zusammenwirken der künstlich hergestellten und/oder kombinierten Vitamine, Enzyme, pro-, pre- und synbiotischen Substanzen weiß man schlechterdings *gar nichts*, ebensowenig vom Zusammenwirken mit all den Zusatz-, Hilfs-, Fettersatz-, Süß- und Farbstoffen, die in den einzelnen Präparaten enthalten sind.

Zu sämtlichen Synergistischen Nahrungsergänzungsmitteln gibt es eine Unmenge an begleitender „Literatur", jeweils randvoll mit Berichten über angeblich erzielte Prophylaxe- und Heilerfolge. Allein für Teebaumöl liegen über dreißig deutschsprachige Titel vor - teils ausdrücklich auch auf Tierbehandlung ausgelegt[922] -, kolportiert und x-fach multipliziert in den

Magazinen und Verlautbarungsorganen der Alternativ(tier)heilerszene. Anfang 2005 erschien ein Buch *Von Apfelessig bis Teebaumöl* mit dutzenden einschlägiger Mittel zur Behandlung von Pferden.[923]

Nun sind allerdings nicht alle Synergistischen Nahrungsergänzungsmittel zum Fenster hinausgeworfenes Geld. Unter bestimmten Umständen können sie durchaus dazu beitragen, eine Unterversorgung mit Vitaminen, Mineralstoffen, Spurenelementen oder essentiellen Fettsäuren zu kompensieren. Bei kranken, rekonvaleszenten, trächtigen, laktierenden, älteren, schwer arbeitenden oder zu sportiven Zwecken missbrauchten Tieren besteht allemal die Gefahr, dass die Nährstoffbilanz ins Minus gerät. Eine gezielte Zufütterung bestimmter (Monosubstanz-)Präparate - nur der Tierarzt kann Auskunft erteilen, was sinnvoll und angezeigt ist und was nicht - kann hier hilfreich sein, wenngleich nur als zeitlich begrenzte und begleitende Maßnahme. Ansonsten muss das Futter den aktuellen Erfordernissen angepasst werden, die Arbeits- oder Sportbelastung ist zu reduzieren. Heil- oder gar Wunderheileffekte, wie sie die Werbung vorgaukelt, sind von Synergistischen Nahrungsergänzungsmitteln nicht zu erwarten. Dagegen kann es bei einigen Präparaten zu höchst unerwünschten Nebenwirkungen kommen: Synergistische Nahrungsergänzungsmittel sollten insofern nie nach Gutdünken und in Eigenregie des Tierhalters gegeben werden, sondern nur und ausschließlich nach tierärztlicher Verordnung, die sich im Zweifel auf eine Blutuntersuchung im Labor stützen muss. Ein unkontrolliertes Zufüttern beispielsweise von Vitamin D- oder Kalziumpräparaten bei Junghunden kann zu schwerwiegenden Wachstumsstörungen führen.[924] (Besonders zu warnen ist an dieser Stelle vor selbsthergestellten Kalziumpräparaten aus zerriebenen Eierschalen [= „Eierkalk"], wie sie als „altes Hausmittel" vielfach anempfohlen werden. Die Behauptung, „natürliches Kalzium wie Eierkalk ist vor allem für junge Hunde im Wachstum wichtig", ist, samt der unspezifischen Maßgabe, dem Hund „täglich etwas als zusätzliche Kalziumquelle unters Futter zu mischen",[925] gefährlicher Unfug.) Eine überdosierte Gabe von Vitamin A und D kann zu Arterienverkalkung und Herzrhythmusstörungen führen.[926]

Tierheilpraktiker sind grundsätzlich nicht befähigt, einen Vitamin- oder Mineralstoffmangel und/oder dessen Ursache zu erkennen; ebensowenig sind sie befähigt, einen sinnvollen Behandlungsweg vorzuschlagen. Sie können allenfalls die Propaganda von Herstellern und Vertreibern irgendwelcher Zufütterungsprodukte wiedergeben.

## 5.38. Systemaufstellungen

Das seit Anfang der 1990er in der Psycho- und Alternativheilerszene boomende (Pseudo-)Therapieverfahren des Familien- und Systemstellens nach Bert Hellinger hat längst auch auf die Tierheilerszene übergegriffen. Verhaltensauffälligkeiten jeder Art, aber auch körperliche Erkrankungen und Funktionsstörungen von Hund, Katze oder Pferd werden vielfach mit Hilfe einer „Aufstellung" behandelt.

> Was darunter zu verstehen ist, erschließt sich durch einen Blick auf das Verfahren, wie es von Hellinger für die Humanpsychotherapie entwickelt wurde: Anton Suitbert

„Bert" Hellinger, Jahrgang 1925, verfügt, wie die meisten seiner Adepten, über keinerlei ernstzunehmende Qualifikation als Psychotherapeut. Nach seinem Austritt aus einem katholischen Missionsorden, dem er fünfundzwanzig Jahre lang als Priester angehört hatte, begann er zwar eine psychoanalytische Ausbildung, brach diese aber nach kurzer Zeit ab. Mitte der 1970er absolvierte er ein paar Kurse in verschiedenen Modetherapieverfahren, konnte oder wollte sich aber nirgendwo etablieren. Letztlich lernte er auch ein seriöses Verfahren kennen: die Familientherapie nach Virginia Satir, aus deren hochdifferenziertem klinischen Kontext er eine zu Showzwecken verwertbare Einzeltechnik herausbrach - besagtes Familienstellen (das bei Satir allenfalls als diagnostisches Hilfsmittel diente) - und diese, eingebunden in eine dezidiert esoterische und zugleich erzreaktionäre Weltanschauung, zu einem eigenständigen Therapieverfahren aufbauschte.[927]

Hellingers Weltbild basiert auf folgender Überlegung: In jedem Sozialgefüge, jeder Familie also oder Sippe, wie er es gerne nennt, gebe es eine natürliche Ordnung, in die jedes Mitglied sich widerspruchslos einzufügen habe. So habe der Mann grundsätzlich Vorrang vor der Frau, das erstgeborene Kind Vorrang vor dem zweitgeborenen. Altvordere seien zu ehren, egal was sie getan oder nicht getan hätten und wie sie sich verhielten. Werde gegen diese Ordnung verstoßen, etwa dadurch, dass eine Frau sich ihrem Manne gegenüber nicht botmäßig zeige, werde innerhalb des Systems ein Mitglied krank. Die Krankheit befalle dabei nicht notwendigerweise die Person, die sich ordnungswidrig verhalten habe, sondern einen beliebigen Symptomträger selbst späterer Generationen. So könne etwa eine junge Frau *deshalb* an Brustkrebs erkrankt sein, *weil* ihre Urgroßmutter sich vor hundert Jahren - ungeachtet der Gründe - von ihrem Urgroßvater getrennt hatte. Sobald und nur wenn die rechte Ordnung wiederhergestellt würde, könne sie gesunden.

Diese Wiederherstellung der Ordnung erfolgt nach Hellinger über eine Aufstellung sämtlicher Beteiligter, auch der längst verstorbenen, durch Stellvertreter. In einer Therapiegruppe werden einzelne Teilnehmer gebeten, die zur Rede stehenden Familienmitglieder der ratsuchenden Person sowie diese selbst wie in einem Bühnenschauspiel darzustellen. Sobald diesen Stellvertretern ihre jeweilige Rolle und Position zugewiesen sei - ein Teilnehmer spielt etwa die Rolle des Vaters, der nächste des Großvaters, der nächste des Ur- beziehungsweise Ururgroßvaters etc. - träten sie in Kontakt zu einem, wie Hellinger es nennt: höheren, wissenden Feld, einer Art Weltenseele. Dieses wissende Feld gebe ihnen authentischen Zugang zu den Gedanken und Gefühlen der von ihnen repräsentierten Personen. Der Mitspieler also, der die Rolle etwa des im Beispiel angeführten Urgroßvaters übernimmt, bekomme dadurch, dass er auf eine bestimmte Position gestellt werde, genau die Eindrücke, Empfindungen und Erlebnisse, die der tatsächliche Urgroßvater gehabt habe - und als Toter immer noch habe. Es könne sich herausstellen, dass der im Grabe liegende Urgroßvater immer noch böse sei auf die Urgroßmutter (= Mitteilung des Stellvertreters), was sich wie ein Fluch über die Familie gelegt und letztlich zum Brustkrebs der Urenkelin geführt habe (= Interpretation des Therapeuten). Der Aufstellungsleiter gruppiert die Stellvertreter so lange räumlich um, bis sie sich am „rechten Platz", sprich: einander in Distanz, Blickrichtung und Augenhöhe „stimmig" zugeordnet empfinden. Stehen sie für nachrangige Personen, lässt er sie den Stellvertretern übergeordneter Personen gegenüber rituelle Sätze nachsprechen wie „Du bist groß und ich bin klein" oder „Ich gebe Dir die Ehre". Im genannten Beispiel könnte er die Stellvertreterin der Urgroßmutter anweisen, die Füße des Stellvertreters des Urgroßvaters zu küssen und diesem dadurch seine verlorengegangene Position zurückzugeben. Durch derlei Bühnenspektakulum werde innerhalb des Systems die „rechte Ordnung" wiederhergestellt: der böse Fluch löse sich, der Brustkrebs verschwinde.[928] Hellingers Verfahren basiert auf esoterischen Grundannahmen. Das Eintreten in ein „höheres wissendes Feld" ist durch nichts belegter Unfug, das Ganze kann allenfalls als Laienspielinszenierung gesehen werden mit projektiver Übernahme stereotyper beziehungsweise *adhoc* konstruierter Rolleninhalte seitens der Stellvertreter sowie deren willkürlicher Interpretation seitens des Therapeuten, der immer genau das findet, was er gemäß weltanschaulicher Vorgabe zu finden beabsichtigt. Mit seriöser Psychotherapie hat das so viel zu tun wie Astrologie mit Astronomie: nämlich *gar nichts.*[929]

Das Hellingersche Aufstellungsverfahren, transponiert in die Tierheilkunde, geht davon aus, dass innerhalb einer Familie auch die dazugehörigen Haustiere zu Symptomträgern werden können und für Ordnungsverstöße innerhalb des Systems, vor allem des eigenen Halters, mit Verhaltensstörungen oder Krankheiten bezahlen müssen. Oftmal täten sie das aus Loyalität heraus ganz freiwillig, wie die Münchner Tieraufsteller Sabina und August Rüggeberg wissen, für die es immer wieder „erschütternd ist, zu sehen, welch ungeheure Lasten Tiere für ihre Menschen zu tragen bereit sind" - oft noch mehr als Kinder oder PartnerInnen.[930] Eine Heilung könne nur durch Wiederherstellung der „rechten Ordnung" erfolgen. Als Therapieverfahren der Wahl empfehle sich, wie in der Humanpsychotherapie, eine Systemaufstellung, in der sämtliche Familienmitglieder, einschließlich des zur Rede stehenden Tieres, von Stellvertretern dargestellt würden. Die das Tier repräsentierende Person trete im Augenblick ihrer Rollen- und Positionsübernahme in das „wissende Feld" ein, wodurch sie unmittelbaren Zugang zum Empfindungs- und Gefühlsleben des Tieres erhalte. Auch der Tierhalter selbst könne in die Rolle seines Tieres und damit in dessen authentische Erfahrungswelt eintreten. Die Stellvertreter werden nun solange hin- und hergeschoben, bis alle einander „stimmig" und in der richtigen Hierarchie zugeordnet sind. Dieses räumliche „Lösungsbild" wirke sich in wunderbarer Weise auf das Familiensystem des betroffenen Tieres aus, unabhängig davon, ob es bei der Aufstellung real zugegen sei oder nicht.

Die Hellinger-Schüler Rüggeberg und Rüggeberg, Begründer und Leiter des *Aloha-Instituts München für Geistige Heilweisen für Menschen und Tiere* (AIM), beschreiben eine von ihnen geleitete Aufstellung, die für einen Hund von „Frauchen und Herrchen wegen seines Ungehorsams und ungestümen Verhaltens" anberaumt worden sei: „Der 'Unzähmbare' selbst war nicht anwesend dabei, und seine Stellvertreterin ließen wir symbolisch in der Aufstellung auf allen Vieren stehen. Der anwesende Hund einer anderen Teilnehmerin stand plötzlich während der Aufstellung auf und legte sich genau dort auf den Boden, wo die Stellvertreterin der Halterin beständig hinschaute. Wie man aus Familienaufstellungen weiß, ist das in aller Regel der Platz eines vergessenen verstorbenen Menschen, im vorliegenden Falle, wie wir vermuteten, eines abgetriebenen Kindes des unverheirateten Paares. Wir setzten einen Stellvertreter für dieses abgetriebene Kind an die Stelle, die der Hund präzise erspürt hatte, und die Hypothese bestätigte sich. Als wir die Stellvertreter des Hundes und des abgetriebenen Kindes ihre Plätze tauschen ließen, veränderte sich für keinen Vertreter etwas Nennenswertes. Wir durften also schließen, dass der ungestüme Hund mit dem abgetriebenen Kind identifiziert war." Da die Halterin des Hundes mit dieser Erkenntnis heillos überfordert gewesen sei, sei die Aufstellung abgebrochen worden. Daraufhin „lief der Hund erneut genau an die Stelle, wo das abgetriebene Kind gesessen hatte, und begann jämmerlich zu jaulen. Dadurch war die Halterin derart betroffen und angerührt, dass wir die Aufstellung doch noch fortsetzten, und sie und ihr Partner bekamen nun auch tieferen emotionalen Kontakt zum abgetriebenen Kind." Bereits am nächsten Tag sei der Umgang mit dem bis dahin ungehorsamen und ungestümen Hund erheblich leichter geworden.[931]

In einem anderen Fall sei die Hündin eines Ehepaares an Bauchspeicheldrüsenkrebs erkrankt gewesen: „In der Aufstellung begann der männliche Stellvertreter, den der Ehemann für die kranke Hündin ausgesucht hatte, plötzlich am ganzen Körper krampfartig zu zucken. Niemand aus der Gruppe (außer uns und den Klienten) wusste, dass die Hündin infolge des Karzinoms hypoglykämisch bedingte epileptische Anfälle hatte. Als wir eine junge Frau vor den Stellvertreter des Vaters auf den Boden legten, dort wo dieser konstant hinschaute, hörten die krampfartigen Zuckungen sofort auf. Um ganz sicher zu gehen, entfernten wir die junge Frau noch einmal kurzzeitig aus der Aufstellung, und sogleich kehrten die Zuckungen zurück. Wir erläuterten nun dem Ehemann und Vater, dies sei seine Tochter, die bei einem Verkehrsunfall nach einer Busfahrer-Rivalität in der Türkei ums Leben gekommen war. Der Vater allerdings konnte die Botschaft nicht anerkennen, dass seine Hündin für ihn die Trauer über die verstorbene Tochter trug, und zwar aus Liebe zu ihm bis zur bitteren Konsequenz einer Erkrankung zum Tode." Nach der Aufstellung am *Aloha-Institut* - die Rüggebergs sind neben ihrer Arbeit als Tieraufsteller auch als Astrologen, Psychokinesiologen, Reiki-Praktiker und vieles mehr tätig - habe die Hündin wider allen Erwartens noch zwei Jahre gelebt.[932]

Laut Tierkinesiologin ⇨ Rosina Sonnenschmidt, die den hellingerschen Ansatz für die Tierheilkunde entdeckte und publizistisch aufbereitete, sei indes der von Rüggeberg/Rüggeberg und anderen betriebene Aufwand, „Familien und Tiere durch Menschen aufzustellen, in der Tiertherapie unrealistisch". Sie bezieht sich auf die fortgeschrittene Erkenntnis Hellingers, derzufolge es auf die Stellvertreter und deren Wahrnehmungen im Grunde gar nicht ankomme. In einer Weiterentwicklung der Aufstellungsarbeit, geeignet vor allem für Einzeltherapie, werden für die jeweiligen Familienmiglieder einfach Stühle, Kissen, Schuhe und dergleichen durch den Raum geschoben. Der Klient gewinne alleine dadurch, dass er sich auf einen der Stühle setze oder das jeweilige Kissen oder den Schuh berühre, Zugang zur Erfahrungswelt der darin repräsentierten Personen. Selbst auf dem Tisch könne eine Aufstellung gemacht werden, mit Playmobil- oder Halmafiguren etwa, aber auch mit Gläsern, Tellern, Tassen und dergleichen mehr. Sonnenschmidt empfiehlt Gegenstände „von verschiedener Größe, Form, Farbe und Beschaffenheit. Man sollte sie aufstellen bzw. hinlegen können" (konkret schlägt sie Kugelschreiber, Schlüsselbund, Sonnenbrille und Feuerzeug vor). Der Klient wird aufgefordert, den Gegenständen ihre Bedeutung zuzuweisen („die Streichholzschachtel ist mein Goldhamster") und sie so zu arrangieren, „dass klar wird, welche Bezugspersonen eine Rolle spielen, welchen Platz das Tier einnimmt und wie alle Beteiligten des Systems in Beziehung zueinander stehen". Anschließend wird er gebeten, die Gegenstände auf dem Tisch einander neu zuzuordnen und bei jeder Veränderung mitzuteilen, wie er selbst, das zur Rede stehende Tier und die sonstigen Systembeteiligten sich dabei fühlten. Nach spätestens einer halben Stunde solle er zu einem „Lösungsbild" gefunden haben, in dessen „neue Ordnung" er hineinspüren und das er in sich aufnehmen solle.[933] Wie Bert Hellinger in der Familienaufstellung, so Frau Sonnenschmidt, habe auch sie in der von ihr entwickelten Tieraufstellung die Erfahrung gemacht, „dass die Arbeit mit dem Problem eines Einzelnen eine positive, manchmal an ein Wunder grenzende Auswirkung auf das Ganze hat". Wenngleich im Einzelfalle medikamentös nachbehandelt werden müsse - bei Bedarf sei Bach-Blütentherapie, Homöopathie oder Traditionelle Chinesische Medizin anzuraten - sei doch immer wieder erstaunlich, wie durch ein einmaliges Aufstellen „sich selbst offenkundig physische Symptome positiv verändern oder gar ganz verschwinden. Dazu zählen auch Verhaltensweisen, die sich körperlich äußern wie das Protestmarkieren, Protestpinkeln oder Dauergeschrei."[934]

Desungeachtet bietet die Darmstädter Heilpraktikerin und Lehrtherapeutin der Hellinger-Szene Corinna Grund in ihrer Praxis eigene „Special-Aufstellungstage für kranke/verhaltensauffällige Tiere" in klassischer Stellvertretermanier an. Tiere, wie Frau Grund weiß, könnten „bestimmte belastende Situationen, die vom Halter/Pfleger trotz bester Absicht gar nicht wahrgenommen werden, nicht mit Worten ausdrücken. Eine Aufstellung kann der Klärung der Situation und der Entlastung von Tier und natürlich Tierhalter dienen. Tiere nehmen auch manchmal einen Leerplatz innerhalb des Familiensystems ein und werden dadurch zu Symptomträgern. Sei es, dass sie körperlich krank werden oder aggressives bzw. merkwürdiges Verhalten an den Tag legen oder bestimmte Ängste zeigen. Aufstellungen mit Tieren sind sehr berührend und bringen oft Positives auch für die Halter/innen bzw. deren ganze Familie in Bewegung. (...) Kleinere Tiere können (müssen aber nicht) an dem Tag mitgebracht werden - sofern das für das Tier und die Seminarteilnehmer angenehm und vertretbar ist -, sie geben oft wichtige Hinweise während der Aufstellung." In gesonderten ⇨ „Feng-Shui- oder Wohnplatz- und Gartenaufstellungen" können die für das Tier „optimalen wohnlichen Veränderungen" gesucht werden.[935] Die Kosten liegen bei 100 Euro pro Kurstag.

Die Tierheilpraktikerschule ⇨ animalmundi führt einen eigenen Ausbildungskurs „Familienaufstellungen nach Bert Hellinger mit Tieren" im Sortiment. Dauer: 2 Tage, Kosten: 160 Euro.[936]

## 5.39.  Tachyonen

Seit Mitte der 1990er werden in den Verlautbarungsorganen der Heil- und Tierheilpraktikerszene mit großem Aufwand so genannte Tachyonen-Produkte beworben, angeblich mit
„subatomaren Energieteilchen" aufgeladene Heilmittel, die über den einschlägigen Versandhandel bezogen werden können.

Der Begriff „Tachyonen" (von griech.: tachys = schnell, iénai = gehen) wurde Mitte der
1960er von einem (Para-)Physiker namens Gerald Feinberg geprägt, der damit elektrisch ge-
ladene Teilchen bezeichnete, die sich, seiner Theorie zufolge, mit Überlichtgeschwindigkeit –
also außerhalb physikalischer Fassbarkeit – bewegten. Aufbauend auf Feinbergs Vorstellungen
entwickelte der Amerikaner David Wagner einen „Konverter", mit dem er die Energie der
(tatsächlich gar nicht existierenden) Tachyonen für „körperliche und geistige Heilung"
nutzbar zu machen suchte. Er behauptete, eine Möglichkeit gefunden zu haben, beliebige
Materie „im subelektronischen Level" so zu „restrukturieren", dass sie als „Antenne für
Tachyon-Energie" fungieren könne. Mittels dergestalt „tachyonisierter" Materie ließe sich
„vollkommene Gesundheit" schaffen, denn: Tachyonen „tragen den gesamten Bauplan der
Schöpfung in sich".[937] In endlosen Abhandlungen, durchzogen von (para-)physikalischer
Begrifflichkeit, wird der Eindruck erweckt, Tachyonenenergie sei nichts weniger als das „Tor
zur 'Medizin der Zukunft'".[938] „Die Tachyonen interagieren direkt mit den Subtilen Orga-
nisierenden Energiefeldern (SOEFs). Diese verwandeln Tachyonenenergie in all die verschiedenen Frequenzen des Universums. Alle Formen im Universum werden aus Frequenzen
zusammengesetzt, die von den SOEFs zusammengehalten werden. SOEFs werden direkt von
den Tachyonen energetisiert. Sie sind die Form der formlosen Nullpunktenergie, die überall
im Universum vorhanden ist (...) Die SOEFs [verwandeln] die Tachyonen in die exakte Frequenz, die benötigt wird für die optimale Gesundheit."[939] Bei Lichte besehen machen derlei
Ausführungen nicht den geringsten Sinn.

Wie genau der „Tachyonisierungsprozess" vonstatten gehen soll, wird in der einschlägigen Literatur nicht erklärt. Rein technisch – so zumindest wird es dargestellt – werde die
jeweilige Materie bzw. das jeweilige Objekt drei Wochen lang einem „elektrischen Vakuum"
ausgesetzt, wodurch (auf näher nicht nachvollziehbare Weise) die „Moleküle so ausgerichtet
[werden], dass sie in höchster Harmonie im Einklang mit der Natur stehen".[940] Was das im
Einzelnen heißen soll, bleibt völlig unerschließlich. Tachyonisierte und nicht-tachyonisierte
Materie unterscheiden sich physikalisch in *nichts* voneinander.

Neben tachyonisiertem Wasser (zum Einnehmen) oder Aromaölen (zum Einreiben) werden insbesondere kleine Pyramiden, Kegel, Scheiben oder „Donuts" aus buntem Glas vertrieben, die, „submolekular zu Antennen für Tachyon-Energie umstrukturiert", in der Lage
seien, deren „extrem hohe Schwingung" aufzunehmen; neben den Schlafplatz gelegt oder um
den Hals gehängt würden sie die hochkonzentrierte Schwingungsenergie abgeben und dergestalt jedwede Blockaden auflösen. So werde etwa die „Rate der fehlerhaft ablaufenden Stoffwechselprozesse" verringert, wodurch die „DNS ihre Erbinformation besser in den Stoffwechsel übertragen [kann], was das Risiko, an diversen Krankheiten wie Rheuma u. a. zu
erkranken senkt".[941] Laut Tachyonen-Fachmann Sascha Witschonke zeige die Erfahrung,

dass sich selbst „unheilbare, degenerative Krankheiten, wie Osteoporose, Multiple Sklerose und Krebs mit dieser Energie heilen lassen"; die Zufuhr von Tachyonen-Energie habe überdies eine „emotionale und mentale Bewusstwerdung" zur Folge. Selbstverständlich schützten die tachyonisierten Teile auch gegen Erdstrahlen, Elektrosmog und Wasseradern.[942] Die Kosten der Glaspyramiden und -scheiben liegen, je nach Größe, zwischen 25 und 500 Euro.

Zur tachyonischen Behandlung von Haustieren findet sich im einschlägigen Versandhandel eine Vielzahl an Halsbändern, Leinen, Gurten, Decken und dergleichen. Ein tachyonisiertes Hunde- oder Katzenhalsband beispielsweise kostet zwischen 10 und 15 Euro, nach Angaben der norddeutschen Herstellerfirma *VES-Ta-Tachyonen-Energie* beschwinge es das Tier „über die Energie- und Nervenbahnen der Wirbelsäule in jedem Bereich des Körpers".[943] Auch die zu den Marktführern zählende schweizerische Firma *Fostac-Tachyonen-Produkte* führt Tierartikel im Sortiment: eine Hundedecke in der Größe 100 x 50 cm beispielsweise kostet 143 Euro: „Wenn sich der Hund darauf begibt, wird er eingehüllt von der harmonisierenden Tachyonen-Energie. Alle negativen, kräftezehrenden Schwingungen von Umwelteinflüssen werden umgepolt. Die Leistungsbereitschaft des Hundes ist schneller wieder hergestellt. Bei kranken oder verletzten Tieren, oder auch therapiebegleitend eingesetzt, leistet die Fostac® Hundedecke unschätzbare Dienste." Eine etwas größere Pferdedecke, hilfreich bei „Störungen aller Art, wie z. B. bei: Muskelverspannungen, Nervosität, Unausgeglichenheit, Transport- und Turnierstress [und] schlechter Futteraufnahme" beläuft sich auf 530 Euro.[944] Grundsätzlich könne jeder beliebige Artikel, beispielsweise das Lieblingsspielzeug von Hund oder Katze, eingesandt und tachyonisiert werden. Ansonsten seien sämtliche in der Humanheilpraxis eingesetzten Tachyonen-Produkte prinzipiell auch für die Tierheilpraxis geeignet. Gesondert zu erwähnen ist das so genannte „Silica-Gel", ein Präparat aus tachyonisierter Kieselerde: „Durch die Einlagerung des tachyonisierten Siliziums (in die Knochen) erhöht sich allmählich die Fähigkeit des Körpers, selbst Tachyon-Energie aufzunehmen (...) Man wird durch die Einnahme dieses Produkts selbst zur 'Tachyon-Zelle'" und damit zum direkten Empfänger kosmischer Heilenergie. Ratsam sei die regelmäßige Verwendung des Gels vor allem bei Babies, Kleinkindern und Haustieren.[945] Ein 15ml-Fläschchen kostet knapp 40 Euro.

Über ein von David Wagner in den USA begründetes *Tachyon Institute for Spirituality & Science* kann man sich in weltweit durchgeführten „Quality of One"-Kursen zum „Tachyon-Practitioner" ausbilden lassen. Ein Wochenendkurs kostet, einschließlich Zertifikat, rund 250 Euro.[946] Laut Tierheilpraktikerin ⇨ Claudia Stein sei die Arbeit mit Tachyonenprodukten optimal mit Homöopathie, Bach-Blüten- oder Edelsteintherapie zu kombinieren, da diese Verfahren selbst „Teil der Nullpunktenergie/Tachyonenergie" seien.[947] Was genau das heißen soll, erklärt sie nicht.

Wie die *Gesellschaft zur wissenschaftlichen Untersuchung von Parawissenschaften* (GWUP) anmerkt, werde der Begriff „Tachyonen", ungeachtet des Umstandes, dass es bis heute keinerlei Hinweis auf die Existenz derart überlichtschneller Teilchen gebe, „in der esoterischen Ideen- und Anbieterwelt als nebulöses Wort für eine geheimnisvolle Energieform missbraucht, die sich der Interessent mit Hilfe verschiedener Produkte zunutze machen soll. Es handelt sich hierbei jedoch um reine, mit pseudowissenschaftlichen Worthülsen gestützte Scharlatanerie."[948]

Auch der physikalische Begriff der „Quantenmechanischen Nullpunktsenergie des Vakuums" (= „Freie Energie") wird von Alternativheilern gerne vereinnahmt, mit der (physikalisch unsinnigen) Behauptung, diese könne aus dem Kosmos bezogen und als unversiegbare Energie- und Heilquelle nutzbar gemacht werden. Als reiner Unfug, um nicht zu sagen: Betrug müssen insofern die über den Zubehörhandel angebotenen so genannten „Tesla-Energie-Platten" gelten (benannt nach dem Erfinder Nicola Tesla): violettfarbene rechteckige Aluminiumplättchen verschiedener Größe, deren „atomare Struktur" so verändert sei, dass sie „in Resonanz mit der Urenergie des Universums" stehe; anwendbar seien die Plättchen „zum Auflegen auf schmerzende Stellen, zum Energetisieren von Lebensmitteln und Wasser (...), zum Ausgleichen elektromagnetischer Störfelder [oder] als Schutzamulett".[949] Eine Platte in der Größe von 21 x 21 cm zum Unter-den-Schlafplatz-Legen kostet knapp 50 Euro.[950] Tatsächlich bewirken die „Tesla-Platten" überhaupt nichts. Dasselbe gilt für die so genannten „Hakakehl-Energie-Platten", deren (angeblicher) Germaniumanteil als „Biophotonenspender" eine „nachhaltige Stabilisierung der bioenergetischen Qualität bei Menschen, Tieren und Natur" hervorrufe.[951] Eine Hakakehl- oder Lichtkraft-Platte in der Größe von 11,7 x 19 cm, mit der man nicht nur Wasser und Nahrungsmittel sondern auch Medikamente energetisch aufladen könne, kostet etwa 70 Euro.

## 5.40.  Tierkommunikation

Als Pionierin der telepathischen Tierkommunikation *(animal communication)* gilt die US-Amerikanerin Penelope Smith, die seit Anfang der 1970er in weltumspannender Mission unterwegs ist, „Menschen zu lehren, mit Tieren zu kommunizieren". Über zahllose Vorträge und Workshops, TV-Auftritte, Bücher, Videos und CDs hat sie der telepathischen Kontaktnahme mit Tieren ungeheure Publizität verschafft; auch im deutschsprachigen Raum bietet ein mittlerweile unüberschaubar gewordenes Heer an Tierdolmetschern, Tierflüsterern und Tierkommunikatoren entsprechende Dienstleistungen an. Das ins Deutsche übersetzte Smith-Buch *Gespräche mit Tieren* von 1995 zählt zu den Offenbarungsschriften der Szene.[952] In Tierheilpraxen wird die telepathische Kontaktnahme zum Tier zu diagnostischen respektive therapeutischen Zwecken eingesetzt.

Eigenen Angaben zufolge kommuniziere Frau Smith „mit dem individuellen Tier, das ein spirituelles Wesen ist mit einem speziellen Typ Tierkörper, so wie Menschen spirituelle Wesen sind mit einem menschlichen Tierkörper. Dieses Bewusstsein von Tieren als intelligente Wesen mit geistigem Wissen ist das Wesentliche für die Ungezwungenheit und Leichtigkeit, mit der Tiere mit mir kommunizieren und ihre Bereitwilligkeit, zu verstehen und sich positiv zu verändern. (...) Ich kommuniziere mit Tieren telepathisch, mittels Gedanken, Vorstellungen oder geistigen Bildern. Sie können auch Worte verstehen, indem sie die tiefere Bedeutung oder Vorstellung erfassen ebenso wie Gefühle und Ausdruck. Sie kommunizieren zurück zu mir auf die gleiche Weise, und ich übersetze ihre Gedanken in Worte für das menschliche Verständnis. Einige Tiere übertragen sogar Worte auf geistigem Wege, speziell die, die sehr nahe mit Menschen zusammenleben und so die Bedeutung der Worte gelernt haben oder diejenigen, die bereits vergangene Leben als Menschen verbracht haben."[953]

Gerne wird in der Szene auf den britischen Biologen Rupert Sheldrake verwiesen, der die „inter-species telepathic communication" theoretisch begründet und empirisch belegt haben soll. Der unter Esoterikern als Superstar gehandelte Sheldrake hält unter Rückgriff auf seine viel zitierte Systemtheorie der „morphischen Felder", in denen irgendwie „alles mit allem" verknüpft sei, telepathische Kommunikation mit Tieren prinzipiell für möglich. In seinem Bestseller *Der siebte Sinn der Tiere* von 1999 führt er eine Unzahl einschlägiger Anekdoten und Fallgeschichten an - ausdrücklich bezieht er sich auch auf Penelope Smith[954] -, einen auch nur ansatzweise tragfähigen Beleg findet man darunter freilich nicht. [955]

„Die meisten Tiere", so Frau Smith weiter, „sind bereit, jegliche Fragen über Ihre Gedanken und Wünsche zu beantworten, obwohl sie vielen Dingen andere Prioritäten als die Menschen einräumen. Sie haben aufgrund ihrer Körpertypen unterschiedliche Erfahrungen und Interessen, (...) daher können wir nicht erwarten, mit ihnen über menschliche Aktivitäten, die für sie nicht durchführbar sind, zu sprechen, wie z. B. Golf spielen oder über Börsengeschäfte. Wenn man ihnen die richtigen Fragen stellt, können sie sich ihrer Jugenderinnerungen und sogar vergangener Leben erinnern, die - wie bei Menschen - oft große Bedeutung für ihr jetziges Verhalten haben." Durch psychoanalytisch oder klientenzentriert gestaltete telepathische Kommunikation - laut Smith würden „die gleichen Techniken, die den Menschen helfen, ihre Probleme zu verarbeiten und ihre emotionalen Traumen zu bewältigen, bei Tieren ebenso und gewöhnlich schneller funktionieren" - verschwänden Verhaltensprobleme im Handumdrehen, die Tiere würden „sichtbar aufgeweckter und aktiver oder entspannter [und] weniger krankheitsanfällig".[956] Als Beispiele ihrer Arbeit führt Frau Smith an: „Ein Rennpferd - eine Stute -, die oft gesiegt hatte und dann in eine Formkrise geriet, erreichte wieder kontinuierliche Platzierungen in Rennen, nachdem ich ihr geholfen hatte, ein mentales Trauma zu behandeln, das als Folge vergangener Verletzungen entstanden war. Ein anderes Pferd, das ich beraten habe, erinnerte sich an ein vergangenes Leben als erfolgreiches Rennpferd und zeigte in seinem nächsten Rennen eine so beeindruckende Leistung, dass es einem Dopingtest unterzogen wurde (obwohl natürlich keine Dopingmittel eingesetzt wurden), weil es so lange nicht gewonnen hatte."[957]

In der Praxis sieht die telepathische Kommunikation - bekannt auch als „shaman talk" oder „soul touch" - folgendermaßen aus: Eine ratsuchende Tierhalterin beauftragt die Tierdolmetscherin - in der Tat sind es fast ausschließlich Frauen, die entsprechende Dienste anbieten und fast ausschließlich Frauen, die sie in Anspruch nehmen -, mit dem zur Rede stehenden Tier in Kontakt zu treten. Dies kann über einen Hausbesuch geschehen, bei dem die Tierkommunikatorin sich in Anwesenheit von Tierhalterin und Tier in leichte Trance versetzt - über autogene Entspannung, Selbsthypnose (Meditation, Gebet, Anrufung von Schutzgeistern o. ä.) und/oder simple Veränderung des Atemrhythmus - und mit dem Tier in „mentale Verbindung" tritt. Sie übermittelt dem Tier auf telepathischem Wege von der Tierhalterin zuvor aufgelistete oder auch *adhoc* gestellte Fragen und gibt dessen auf gleichem Wege zurückübermittelte Antworten verbal an die Tierhalterin weiter. (Die Fragen sind immer dieselben: Was denkt und fühlt mein Tier, warum verhält sich mein Tier anders als früher, warum ist es plötzlich so aggressiv, hat mein Tier Schmerzen, wovor hat mein Tier Angst, findet mein Tier bei mir die passende Umgebung etc.). „Neben den Fragen an die Tiere, ob sie Kummer haben oder wo ihnen etwas wehtut", so Frau Smith, „kann ich mich in ihre Körper hineinversetzen, um schmerzende Bereiche oder blockierte Energie zu erfühlen und um ausfindig zu machen, wo tierärztliche oder tierheilkundliche Hilfe nötig ist."[958] Darüber hinaus sei es möglich, einem Tier Ereignisse wie Operation, Umzug oder Familienzuwachs anzukündigen und zu erklären. Eine 15- bis 30-minütige Tierkommunikation „vor Ort" kostet, je nach Prominenz der Kommunikatorin, zwischen 40 und 250 Euro (zuzüglich Spesen).[959]

Vielfach wird telepathische Kommunikation auch als telephonische Fernberatung angeboten. Hierzu sind der Telepathin lediglich Angaben zu Tierart, Rasse, Geschlecht, Farbe und Aussehen zu machen, dazu des Namens, des Lebensalters und der Lebensumstände - insbesondere woher das Tier stamme und wie lange es bereits beim jetzigen Halter lebe - , sowie der zu stellenden Fragen. Die Fragenliste kann auch schriftlich eingereicht werden, am besten mit einem Photo des zu kontaktierenden Tieres. Nach erfolgter Zwiesprache mit dem Tier - auch *spiritual channeling* genannt - wird der Halterin ein Protokoll über Verlauf und Inhalt der telepathischen Unterredung ausgehändigt, womit die Dienstleistung beendet ist. Solches Protokoll - im folgenden Beispiel erstellt von Daniela Simon, Betreiberin einer *Tierheilpraxis und Praxis für Geistiges Heilen* im hessischen Ulrichstein über ihr telepathisches Gespräch mit einem alternden Hund - liest sich wie folgt:

> *Simon:* „Hallo Hund! Ich bin die Dany. Dein Frauchen hat mich beauftragt, mit Dir ein Gespräch zu führen. Wie geht es Dir? Wie fühlst Du Dich?" - *Hund:* „Ich bin ein zufriedenes Tier. Ich brauch nicht viel. Ich will nur verstanden werden. Ich kann nicht mehr so gut laufen (...). Früher war ich immer gleich überall dabei. Heute komme ich nicht mehr so überall mit. Sie könnte ruhig mal auf mich warten. Ich will auch mal wieder erster sein... Ich habe nicht mehr so viel Zeit. Die möchte ich genießen. Mit ihr erleben. In meinem Alter wünscht man sich mehr Zuspruch, als junge Hunde. Wenn das mit meiner Hüfte und den Gelenken schlimmer wird, dann kann ich bald gar nicht mehr laufen. Die Gelenke in den Vorderpfoten tun mir am meisten weh. Das ist fies. Vorne kann ich das Gewicht schlecht halten, wegen der Gelenke und Hinten zwickt die Hüfte. Treppen sind eine echte Qual. Wer sich das ausdenkt. Ich will immer wissen, dass ich ihr wichtig bin, weil ich sie unendlich liebe. Dann habe ich auch die Kraft, noch lange durchzuhalten. (...) So lange ich für mich selbst sorgen kann, werde ich das auch tun. Ich will ihr keine Last sein. Ich will unauffällig sein. Keinen Ärger machen. Meinen Dienst machen. Und wenn es nicht mehr so geht, dann hoffe ich auf einen warmen Rentenplatz. Den ich bestimmt auch

bekomme. Ich bin ja eine treue Seele und das weiß sie. Sie liebt mich sehr. Das ist schön hier. Sag ihr bitte noch, dass ich sehr glücklich bin bei ihr."[960]

„Die Tierkommunikation", wie Frau Simon erläutert, „hat weder was mit spiritueller Übersinnlichkeit noch mit Hexerei zu tun. Die Kommunikation mit Tieren erfolgt über die Fähigkeit der Telepathie. Eine Fähigkeit, die all unsere Tiere bis aufs excellenteste beherrschen, und die auch uns Menschen gegeben ist. Aufgrund der Evolution und des Erlernens anderer Kommunikationsfähigkeiten, wie das Sprechen, Lesen, Zeichnen, Deuten, wurde diese Fähigkeit mit der Zeit immer weiter zurückgebildet."[961] Mit professioneller Unterstützung sei es indes möglich, diese verloren gegangene Fähigkeit wiederzuentdecken. Zahllose Workshops und Seminare werden zu diesem Zweck veranstaltet, auch und gerade für den tierhalterischen „Hausgebrauch". Ein 2-tägiger Basiskurs bei Penelope Smith oder einer ihrer zahlreichen Adeptinnen kostet rund 150 Euro, ein 3-tägiger Aufbaukurs 400 Euro.

Im Kursangebot etwa der anthroposophischen Tierkommunikatorin Gudrun Weerasinghe heißt es: „Möchten Sie selbst lernen, mit Ihrem Tier geistig zu kommunizieren? Möchten Sie lernen sein Seelenbild, seine Aura, zu deuten? Lassen Sie Ihre Vorurteile außen vor und begeben Sie sich auf eine neue Bewusstseinsebene. Diese Ebene war seit jeher in Ihnen vorhanden und hat nichts mit Mystik oder Übersinnlichem zu tun. Mit Tieren zu interkommunizieren, wobei auch das Deuten der tierlichen Aura sehr unterstützend und hilfreich sein kann, ist ein völlig normaler und alltäglicher Vorgang, der in anderen Kulturkreisen seit Jahrtausenden ausgeübt wird und für dafür offene Menschen recht leicht zu erlernen ist. (...) Tiere wünschen sich nichts *sehnlicher* als mit uns Menschen, die wir ihnen helfen könnten, Gedanken, Wünsche, Vorlieben und Abneigungen auszutauschen (...) und uns ihre eventuellen Schmerzen, ihre psychischen oder körperlichen Defizite und die Gründe für 'Verhaltensstörungen' mitzuteilen."[962] Sie selbst, so Frau Weerasinghe, die neben ihrer Tätigkeit als Esoterikberaterin als freischaffende Künstlerin tätig ist, habe seit je die Fähigkeit besessen, mit Tieren zu kommunizieren: „Schon in meiner frühen Kindheit teilten sich mir zum Beispiel die Nacktschnecken mit und ich wiederum übermittelte ihnen Erlebnisse aus meinem Leben. Noch heute faszinieren mich diese Wesen mit ihrer glockenreinen, weißen Seele."[963] (Am Rande erwähnt sei der Umstand, dass Frau Weerasinghe bevorzugt im Güllesheimer *Silberschnur*-Verlag des Rechtsaußen-Esoterikers Trutz Hardo-Hockemeyer publiziert.[964])

Bedeutsam für die Tierheilpraxis ist der Umstand, dass über Tierkommunikation auch Aufschluss zu Diagnostik und Arzneimittelwahl gewonnen werden könne. Tiere seien in der Lage, selbst mitzuteilen, was ihnen fehle und welches Medikament sie bräuchten: „Viele unserer Tiere", so Tierkommunikatorin Daniela Simon, „kennen sogar die homöopathische Arznei, die sie benötigen. Aufgrund meiner telepathischen Kommunikation mit den Tieren kann ich viele Arzneien beim Tier auf diesem Wege auch abfragen. Natürlich repertorisiere ich die Arzneien ebenso noch einmal durch, wie jeder Homöopath. Wenngleich das auch völlig überflüssig ist. Aber es ist eben noch mal eine kleine Bestätigung (...). Im Rahmen eines 'Heilungsgesprächs' stelle ich so die benötigte Arznei fest und kann auch Diagnosen erstellen und den Heilungsverlauf aufnehmen. Natürlich halte ich einen Vororttermin und eine tatsächliche Anamnese immer für sinnvoller, eine Fernbehandlung ist aber nicht unsicherer in Ergebnis. (...) Die Anamnese läuft in der Fernbehandlung über das Heilgespräch mit dem Tier und das 'Abscannen' des Tieres auf geistiger Ebene. Ich stelle so Schmerzzustände u. ä. fest und kann sie direkt lokalisieren und in bestimmte 'Auslöser' unterscheiden. (Bsp. 'kommt vom Muskel, Sehnensache, Gelenk betroffen, Nervenleiden, welcher Wirbel...') Wenn ich nun genau weiß, wo's klemmt, werde ich tätig. Ebenso, wie das 'Abscannen' auf geistiger Ebene, kann ich nun die lokalisierten Stellen auf der selben geistigen Ebene auch behandeln. Ich gehe sogar so weit, dass ich benötigte Homöopathika auf geistiger Ebene verabreiche, indem ich den Patienten auf das benötigte Mittel einstimme."[965]

Längst haben auch verschiedene Tierheilpraktikerschulen Ausbildungsgänge in Tierkommunikation ins Programm genommen: an den ⇨ *Rolf-Schneider-Seminaren* etwa umfasst eine entsprechende Weiterbildung für Tierheilpraktiker sechs Wochenenden, an denen die Teilnehmer unter Anleitung von Reiki-Meisterlehrerin Avana Ebertz lernen könnten, „auf intuitive Weise mit Tieren zu sprechen". Die Ausbildung sei sehr praxisorientiert, Leiterin Ebertz hält, eigenem Bekunden zufolge, eine Vielzahl an „Übungen auf spirituelle und indianische Art" bereit. Die Kosten liegen für *RSS*-Absolventen bei 990 Euro, für Externe bei 1.300 Euro.[966] An der schweizerischen ⇨ *AnimalSpirit*-Schule gibt es einen eigenständigen Ausbildungsgang zum Tierkommunikator. Er umfasst fünfeinhalb Wochenenden und beläuft sich auf 1.570 Euro (2.420 CHF). Inhaltlich besteht der Kurs aus einem Sammelsurium (pseudo)schamanistischer Praktiken - Trancereise, Visionssuche, Kontaktaufnahme mit dem „spirituellen Krafttier" etc. -, die zur Entwicklung medialer und telepathischer Fähigkeiten beitragen sollen. Ziel sei die Befähigung zu „schamanischer Tierkommunikation", einschließlich „sensitiv-intuitiver" Diagnose und Therapie.[967] Billiger geht es über das szenebekannte Channelingmedium Naira Miller: ein 2-Tage-Kurs kostet 180 Euro.[968]

Tierkommunikatorinnen bieten ihre Dienste durchwegs auch als Begleitung von Tier und Halter an, wenn das Tier stirbt oder eingeschläfert werden muss: „Es besteht die Möglichkeit, ein unheilbar krankes Tier zu fragen, ob es weiterleben möchte oder ob es möchte, dass ihm beim Sterben geholfen wird. Viele Tiere sind mit Sterbehilfe einverstanden und es besteht die Möglichkeit für uns, die Verantwortung für die Entscheidung wenigstens ein Stück weit abzugeben."[969] Aus dem Protokoll der Tierkommunikatorin und Reiki-Praktikerin Heike Uhde über ein von ihr geführtes mentales Gespräch mit einem Kaninchen, das Euthanasie bei Krankheit und fortgerücktem Lebensalter ausdrücklich begrüßt habe:

> *Kaninchen:* „Ja, wir sind gerne Haustiere, wir haben uns diese Aufgabe ausgesucht und wollen sie zu eurer Zufriedenheit ausfüllen! (...) So lange Jahre dienen wir euch dann, haben wir dann nicht ein Anrecht auf einen würdigen Tod? Lasst uns nicht unnötig dahin vegetieren, in der freien Wildbahn hätte uns längst der Fuchs, der Adler oder der Wolf geholt. (...) Lasst uns gehen und wir werden euch glücklich zurück lassen, ihr werdet glücklich sein, denn wir müssen jetzt nicht mehr leiden, wir sind von Schmerz und Leid und den Qualen des Alters befreit, bereit für eine neue Aufgabe, bereit für neue Tage..." [970]

Sterbende Tiere, wie Tierkommunikatorin Kate Solisti-Mattelon bestätigt, „machen uns ein großes Geschenk. Immer wieder sagen sie ihren Besitzern durch uns, dass der Tod ein Tor in eine andere Realität ist. Er ist nicht das Ende, sondern ein Übergang, der sie zurück zur Einheit mit der Quelle führt, bevor sie in einem neuen Körper zurückkehren." Insofern müsse man „keine Angst vor dem Einschläfern" haben. Sie selbst habe vielen Klienten geholfen, „ihr Haustier in einem neuen Körper wiederzufinden".[971]

Das Protokoll Frau Uhdes über ein telepathisches Gespräch mit einer sterbenden 14-jährigen Katze liest sich wie folgt:

> *Katze:* Die Kraft verlässt mich, die Energie zerrinnt. Ich sehe den Tunnel und das Licht, ich werde bald gehen (...) - *Uhde:* Möchtest du, dass ich [deinem Frauchen] noch etwas ausrichte? *Katze:* Sie soll eine Kerze für mich anzünden und mich in die Welt hinausgehen lassen. Was man liebt, lässt man gehen und kann dann in der Zukunft neue Wege gehen. So ist das. Zündet eine Kerze an und denkt an mich, ich werde eure Gedanken begleiten und langsam gehen, wenn ihr soweit seid. Wenn ich tot bin und mein Körper schlaff und kalt, soll sie mich begraben. (...) Mein Körper ist dann wohl versorgt. Meine Seele lasst reisen, lasst mich gehen, denn dann werden neue Wege frei, Wege zu Entwicklung und Reichtum. Ohne Tod gäbe es keine Veränderung, ohne Tod gäbe es kein Wachstum und ohne Tod gäbe es keine Ewigkeit."[972]

Auch Kommunikation mit toten Tieren ist möglich, die ihren vormaligen Besitzern aus dem Jenseits Rat und Lebenshilfe - von beruflichen und finanziellen Fragen bis hin zur Entscheidung bei der Wahl eines Lebenspartners - zuteil werden lassen. Die Kölner Tierkommunikatorin Petra Wiesmann führt zur „Kommunikation zwischen Mensch und verstorbenem Tier" sogar eigene Aufbau-Workshops im Angebot, in denen sie ethische Maßstäbe setzt: „Leider wird im Umgang mit dem Reich der Toten oftmals die Demut vor der Schöpfung vergessen und das Kommunizieren verliert sich im Ego-Spiel und mutiert zum Plauderstündchen mit dem Jenseits. (...) Das Kommunizieren mit verstorbenen Tieren ist kein Übungsfeld, sondern sollte mit Bescheidenheit und ohne Eifer behandelt werden. Unsere Verstorbenen sind keine 'Lebensberater' und wollen auch nicht als solche missbraucht werden. (...) Jede Seele hat das Recht auf Entwicklung und mit dem stetigen 'Anpeilen' wird eine verstorbene Seele an die Materie gebunden. Hier ist eine klare ethische Grenze zu sehen." Der Kurs bei Frau Wiesmann dauert zwei Tage und kostet 168 Euro.[973]

Der Grund, weswegen die Aussagen der Tierkommunikatorinnen in der Regel als zutreffend oder passend gewertet werden, liegt in erster Linie in der gläubigen Erwartungshaltung, mit der sie aufgenommen werden: wie bei der Konsultation von Hellsehern oder Astrologen fällt es der zahlenden Kundschaft nicht auf, dass die jeweiligen Aussagen so vage und vieldeutig gehalten sind, dass sie *immer irgendwie* zutreffen. Die etwas konkreteren Angaben, die zwischen Allgemeinplätzen („Ich wünsche mir mehr Zuspruch") und simpler Affirmation beziehungsweise Paraphrasierung der gestellten Fragen („Ich liebe mein Frauchen") zu finden sind, sind in banalster Weise hergeleitet aus dem äußeren Erscheinungsbild

(Photo) des zur Rede stehenden Tieres sowie den zur Verfügung gestellten Daten („Ich bin alt und kann nicht mehr gut laufen"). Der Rest wird frei daherphantasiert und vor allem: dahermoralisiert, wobei die geneigte Kundschaft nach dem Prinzip selektiver Wahrnehmung „Treffer" als unumstößlichen Beleg für die telepathischen Fähigkeiten der Kommunikatorin zu werten bereit ist, während nicht zutreffenden oder passenden Aussagen keine weitere Beachtung zugemessen wird.

Die Tierkommunikatorinnen unterliegen durchgängig entweder einer Selbsttäuschung – sie halten ihre Halluzinationen für Telepathie –, oder aber sie agieren in Betrugsabsicht. Wann und wo immer vermeintliche PSI-Fähigkeiten, zu denen Telepathie gehört, überprüft wurden, konnten sie widerlegt oder als Schwindel nachgewiesen werden.[974] Auf die Existenz tatsächlicher PSI-Phänomene (benannt nach dem ersten Buchstaben des griechischen Wortes psyché = Seele) gibt es, trotz unzähliger gegenteiliger Behauptungen, keinerlei ernstzunehmenden Hinweis. Das von dem amerikanischen Trickspezialisten James Randi seit 1997 ausgesetzte Preisgeld in Höhe von 1 Million US-Dollars für den Nachweis derartiger Kräfte unter Laborbedingungen wurde bis heute nicht abgeholt.[975]

## 5.41. Traditionelle Chinesische Medizin (TCM) / Akupunktur

Die „Traditionelle Chinesische Medizin" (TCM), wie sie sich seit Anfang der 1970er in den westlichen Industriestaaten verbreitet hat, hat mit der traditionellen chinesischen Medizin, die gegenwärtig in China ausgeübt wird, ebensowenig zu tun, wie diese mit den verschiedenen Formen chinesischer Heilkunde, wie sie sich bis ins 19. Jahrhundert hinein in mehr als 2000-jähriger Tradition entwickelt hatten.

Was heute sowohl in China als auch in Europa und in den USA als „Traditionelle Chinesische Medizin" verkauft wird, stellt einen nur minimalen Restbestand an Ideen und Praktiken der tatsächlichen Heilertraditionen Chinas dar. Diese Traditionen, basierend auf regional sehr unterschiedlichem Volksheilwissen, auf taoistischen beziehungsweise konfuzianischen Lehr- und Leitsätzen, Beobachtungen der Natur und vor allem: auf Magie samt ausgeprägtem Geister- und Dämonenglauben, waren im Zuge des erstmalig breiteren Kontakts Chinas mit dem Westen und westlicher Medizin während der Opiumkriege (1840-1842) massiv eingebrochen; 1929 wurde die Ausübung der traditionellen Heilkunde von der nationalchinesischen Kuomintang-Regierung sogar verboten. In den 1950ern wurde sie im Rahmen der Rückbesinnung auf nationales Kulturgut wieder erlaubt, gar offiziell gefördert, allerdings in gestraffter, vereinheitlichter und von den groteskesten Auswüchsen metaphysischen und irrationalen Unsinns sowie einer Vielzahl schlichtweg falscher Elemente bereinigter (dadurch aber nicht wissenschaftlicher gewordener) Form. Während die insofern neugeschaffene „Traditionelle Chinesische Medizin" im Westen großen Anklang fand und findet, tendiert ihre Bedeutung in China gegen null (vor allem des Umstandes wegen, dass sie die Erkenntnisse und Errungenschaften der modernen Medizin schlichtweg ignoriert): nur noch an wenigen Hochschulen des Landes werden entsprechende Studiengänge angeboten.[976]

Die „philosophischen Grundlagen" der „Traditionellen Chinesischen Medizin", wie sie in der einschlägigen (West-)Literatur dargestellt werden, entbehren jedweder Plausibilität. In den jeweiligen Publikationen, vorgelegt in der Regel von sinomedizinischen Laien, finden sich breitausgewalzt die immergleichen Behauptungen und Hirngespinste, die dem Leser alleine dadurch als verifiziert vorgegaukelt werden, dass sie drapiert in chinesische Begrifflichkeit und als Teil „uralter Überlieferungen" daherkommen. Gegen Skepsis und Kritik immunisiert die gebetsmühlenartig wiederholte Behauptung, es sei die „Denkweise, die der TCM zugrundeliegt, für Menschen unseres westlichen Kulturkreises teilweise schwer nachzuvollziehen".[977] Skeptisch könne nur sein, wer nichts begriffen habe oder aus westlicher Kulturarroganz heraus nichts begreifen wolle: „Um der chinesischen Medizin den ihr zustehenden wissenschaftlichen Respekt entgegenbringen zu können", müsse man sich „an ein anderes Koordinatensystem des Denkens gewöhnen: Wir müssen unser Raster, durch das wir die Wirklichkeit sehen, beiseite legen und betrachten, welches Raster das chinesische Denken - erfolgreich - anwendet."[978]

Eine Unzahl an Heilpraktikern, Alternativmedizinern und „Sachbuch"autoren fühlt sich berufen, dem insofern besonders begriffsstutzig gewähnten Westen das „Koordinatensystem chinesischen Denkens" nahezubringen. Woher sie selbst ihre Kenntnisse haben, bleibt meist im Dunkeln. Bei der zur Rede stehenden „Traditionellen Chinesischen Medizin" handle es sich jedenfalls um eine *prinzipiell andere*, der westlichen Medizin dichotom gegenüberstehende Form der Heilkunde, die dieser in ihrem „ganzheitlichen" Selbstverständnis und vor allem in ihrem Eingebundensein in über 8000-jähriges Erfahrungswissen haushoch überlegen sei: „Wir können die chinesische Heilkunde bis auf die Zeit von etwa 6000 v. Chr. zurückverfolgen. (...) Die Ärzte behandelten in dieser frühen Zeit nicht etwa nur die Körperkrankheiten, sondern waren in erster Linie Seelenärzte. Sie galten als 'göttliche Heiler', die nicht nur den Zusammenhang zwischen Körper, Geist und Seele kannten. Sondern sie 'sahen' vor allem die jeweilige Schicksalsentwicklung, die Lebensaufgaben und die notwendigen Entwicklungsschritte ihrer Patienten und stellten ihre Behandlung darauf ein." Es liege insofern der heutigen „Traditionellen Chinesischen Medizin" eine „ganzheitliche Auffassung von Gesundheit" zugrunde, in der das Individuum „Teil eines großen, lebendigen Ganzen" sei. Seit je seien „die Chinesen der westlichen Welt in den Kenntnissen über die Beziehungen von Erkrankungen (...) weit voraus" gewesen.[979] Dass die jeweiligen Autoren durchwegs nicht die geringste Ahnung von chinesischer Medizingeschichte haben (und insofern vielleicht gar nicht wissen, dass sie ein kulturrevolutionäres Kunstprodukt aus den 1950er Jahren propagieren, das mit den tatsächlichen Traditionen chinesischer Heilkunde kaum mehr etwas gemein hat), fällt komplett unter den Tisch; ebenso der Umstand, dass TCM im modernen China praktisch keine Rolle mehr spielt und allenfalls noch als Devisenbringer - der Export einschlägiger Produkte und Dienstleistungen ist ein Milliardengeschäft - fortgeschrieben wird.

Wie in jeder (West-)Veröffentlichung zum Thema nachzulesen steht, wurzle die „Traditionelle Chinesische Medizin" in der philosophischen Lehre des Taoismus. Ohne profundeste Kenntnis dieser Lehre sei jeder Versuch, TCM verstehen zu wollen, von vornherein zum Scheitern verurteilt. In merkwürdigem Kontrast zu dieser Behauptung finden sich in der einschlägigen Literatur allerdings nur extrem abgedroschene Platitüden zu diesem vorgeblich bestimmenden Wesensgrund. Die Bielefelder TCM-Therapeutin Andrea Mechler beispielsweise beschreibt die Grundlagen ihrer Heilertätigkeit wie folgt: „Die älteste chinesische Naturphilosophie, der Taoismus, geht von der Vorstellung aus, dass alle Gegebenheiten in der Welt miteinander in einem dynamischen, aber geordneten Zusammenhang stehen. (...) Die beiden wichtigsten Ordnungsprinzipien sind *Yin* und *Yang*. Ursprünglich Bezeichnungen für Licht- und Schattenseite eines Hügels, sind sie Ausdruck für die Polarität aller Naturerscheinungen und Lebensabläufe: Yang ist der jeweils aktive, bewegte und bewegende Aspekt, Yin der statische, bewahrende, verdichtete Aspekt eines Sachverhalts. Unter dem Einfluss von Yin und Yang entsteht und vergeht alles. Yin und Yang sind Gegensätzlichkeiten, die sich gegenseitig hervorbringen, bedingen, wandeln und zu einer Einheit ergänzen. Konkret sind Yang-Phänomene z. B.: die Sonne, das Prinzip des Männlichen, das Warme, das Feuer, die Hohlorgane Magen, Darm, Gallenblase (...). Yin-Phänomene sind z. B.: der Mond, das Prinzip des Weiblichen, das Kalte, das Wasser, die Speicherorgane Herz, Lunge, Milz (...). Prinzipiell werden aber *alle* Abläufe und Ereignisse in der belebten und unbelebten Welt als in polarer Wechselbeziehung zueinander stehend angesehen."[980] Oder wie Tierheilpraktikerdozentin und Fachbuchautorin ⇨ Petra Sauer es formuliert: „Aus dieser Polarität heraus ist Bewegung erst möglich. Anziehung und Abstoßung sind beispielsweise Grundlage einer rhythmischen Bewegung. Oder auch auf den Tag folgt die Nacht."[981] Einem weiteren Ordnungsprinzip zufolge seien all diese Abläufe zudem einem zyklischen Wandel der fünf Naturelemente - Holz, Feuer, Erde, Metall und Wasser - unterworfen.

Besagte Ordnungsprinzipien würden aufrechterhalten durch den Fluss einer als Qi (bzw. Ki oder Ch'i [sprich: Tschi]) bezeichneten Lebensenergie, die für eine ausgewogene Balance von Yin und Yang sowie ungestörten Ablauf der elementaren Wandlungsphasen sorge. Jedes Lebewesen werde von Qi-Energie durchströmt. Diese zirkuliere in einem an der Körperoberfläche gelegenen Netz so genannter Meridiane, vergleichbar einem in sich geschlossenen System auf- und absteigender Wasserrohre. Es werden vierzehn ineinander übergehende Hauptmeridiane sowie eine Reihe an Nebenmeridianen unterschieden, die (auf näher nicht erläutertem Wege) mit jeweils zugeordneten Organen oder Funktionskreisen in Verbindung stünden. Jede organismische Erkrankung oder Funktionsstörung zeige sich (noch bevor sie manifest werde) in einer Blockade des Qi-Flusses im entsprechenden Meridian, umgekehrt löse die Behebung dieser Blockade das verursachende (bzw. sich abzeichnende) Problem auf. Sämtliche Verfahrensformen der „Traditionellen Chinesischen Medizin" zielen auf Diagnose und Behebung ebendieser Qi-Blockaden ab. (Therapieverfahren, die auf die Annahme einer universellen und/oder den Körper durchströmenden Lebensenergie abstellen - Aura-Healing, Bioenergetik, Feng-Shui, Kinesiologie, Reiki, TCM etc. - werden zusammenfassend als „Energiemedizin" bezeichnet.[982])

Was an dem Konzept der TCM nun so schwer zu begreifen sein soll, erschließt sich nicht. Es basiert auf relativ simplen präwissenschaftlichen Vorstellungen über organismische Abläufe, wie sie im 2. und 1. Jahrhundert v.u.Z. erstmalig beschrieben und in Ermangelung korrigierender Erkenntnismöglichkeiten als unhinterfragbare Grundlage medizinischen

Handelns tradiert wurden (was sie in Parallele setzt zur galenischen Säftelehre, die, gleichwohl prinzipiell falsch, von der römischen Antike bis in die Neuzeit die Heilkunde Europas beherrschte). Auch die Erkenntnis, dass alles Sein sich in polare Kräfte differenziere, die, dialektisch aufeinander bezogen, zyklischem Wandel unterworfen seien, ist weder aufregend neu noch schwer zu begreifen.

Die „Traditionelle Chinesische Medizin", wie sie im Westen betrieben wird, umfasst neben einer eigenen Zungen- und Pulsdiagnostik fünf spezifische Verfahrensformen: Akupunktur, Akupressur (= Shiatsu/Tuina), Heilmitteltherapie, Diätetik und Qi-Gong (= Atem- und Bewegungslehre). Längst haben diese Verfahren auch in die alternative Tierheilkunde Eingang gefunden, wobei Qi-Gong aus naheliegenden Gründen wegfällt; desgleichen die in der Untersuchung von Tieren wenig praktikable Zungendiagnose (ganz abgesehen davon, dass deren Aussagewert äußerst zweifelhaft ist). Die Pulsdiagnostik wird hingegen vielfach eingesetzt, mit der Behauptung, es handle sich dabei um „ein erstaunlich präzises Verfahren, dessen Ergebnisse leicht dem Check-up eines westlichen Mediziners standhalten können. (...) Selbst Krebs ist mit der Pulsdiagnose oft schon im Anfangsstadium erkennbar."[983] Der TCM-Praktiker legt drei Finger auf eine Hauptschlagader: „Der Zeigefinger ertastet Lungen und Dickdarm, Herz und Dünndarm sowie den Oberkörper und das Element Feuer. Der Mittelfinger beurteilt Leber und Gallenblase, Milz und Magen, sowie den Mittelkörper und das Element Erde. Der Ringfinger fühlt linke und rechte Niere, Blase, das Reservoir für den Samen bzw. die weiblichen Organe sowie den Unterkörper und das Element Wasser." Dreiundvierzig verschiedene Pulsarten seien auf diese Weise zu ertasten, die Hinweis gäben auf sämtliche nur erdenklichen Krankheiten. Selbst die Lebenserwartung sei aus dem Puls ablesbar.[984] Tatsächlich ist die TCM-Pulsdiagnose durch nichts belegt. In der Tierheilpraktik dient sie ausschließlich dem Zweck, dem Tierhalter die Notwendigkeit irgendeines (Pseudo-) Therapieverfahrens aufzuschwätzen. Eine tragbare Erkenntnis lässt sich damit nicht gewinnen.

Die diätetischen Maßgaben der TCM finden tierheilkundlichen Niederschlag vor allem in der Verabfolgung bestimmter ⇨ Nahrungsergänzungsmittel. Ingwerpräparate *(Gan Jiang)* beispielsweise zählen zu den bevorzugten Prophylaxe- und Stärkungsmitteln bei Magen-Darmproblemen, Ginkgopräparate *(Bai Guo Ye)* bei Kreislaufstörungen; Ginsengwurzel *(Ci Wu Jia)* wird zur „allgemeinen Vitalisierung" eingesetzt. Gerne bedienen sich Tierheilpraktiker auch des (völlig unüberschaubaren) Heilmittelbestandes der „Traditionellen Chinesischen Medizin": tausende verschiedener Präparate für und gegen alles und jedes können problemfrei über das Internet bezogen werden, die tierheilkundliche Verwendung erfolgt in freier Analogie zur Humanheilkunde. In der Verschreibung chinesischer Nahrungsergänzungs- oder Heilmittel spielt der vielbeschworene „philosophische Hintergrund" der TCM nicht die geringste Rolle, die jeweiligen Mittel werden ausschließlich symptombezogen eingesetzt: *Chuan Wu Tou* beispielsweise (ein aconitumhaltiges Eisenhutpräparat) als Schmerzstiller, *Bai Mao Gen* (hergestellt aus tropischem Cogongras) bei Problemen des Urogenitalbereiches. Weitgehend unbeachtet bleibt dabei der Umstand, dass es keine ernstzunehmende Kontrolle der importierten Pillen, Pulver und Tinkturen gibt. In der Regel sind bei den einzelnen Präparaten weder die Inhaltsstoffe korrekt oder nachvollziehbar deklariert noch liegt irgendein seriöser Wirknachweis vor.[985] Viele TCM-Heilmittel setzen sich aus dutzenden verschiedener Bestandteile zusammen, neben Heilkräutern jeder Art findet sich da auch höchst Obskures wie Rhinozeroshorn, Haifischknorpel, Tiger-, Bären- oder Wolfshoden, Fledermauskot, mumifizierte Raupen, Würmer, Skorpione oder Tausendfüßler, getrocknetes Schafshirn, Sepiatinte, Hühnermagenschleimhaut, Borax, Gips oder Teer; einige Präparate beinhalten hochtoxische Arsen-, Kadmium- und Quecksilberverbindungen, andere sind mit Corticosteroiden versetzt, wieder andere mit Pestiziden oder extrem giftigen Pflanzenschutzmitteln behaftet; in den so genannten *Guang Fangji*-Präparaten, eingesetzt bei chronischem Husten, wurden krebserregende Aristolactame gefunden, in den angeblich fiebersenkenden *Ma Huang*-Präparaten Alkaloide, die zu massiven Herzrhythmusstörungen führen können. In den USA sind viele TCM-Heilmittel, beispielsweise besagtes *Ma Huang*-Präparat oder das hierzulande bei Erkältungs- und Lungenkrankheiten häufig eingesetzte ephedrinhaltige Präparat *Ban Xia*, verboten.[986] Verantwortungsvolle Tierhalter sollten ihre Tiere *unter keinen Umständen* mit TCM-Heilmitteln behandeln lassen.

Zentrale Verfahrensform der „Traditionellen Chinesischen Medizin" ist die so genannte ⇨ Akupunktur, die davon ausgeht, über das Einstechen (lat.= pungere) von Nadeln (lat.= acus) in bestimmte Meridianpunkte die blockierte Qi-Energie wieder in Fluss bringen zu können. (Der Begriff „Akupunktur" wurde von jesuitischen Missionaren geprägt, die bereits im 17. Jahrhundert das in China als „Zhen Jiu" bekannte Nadelstechen kennengelernt hatten; vielfach werden die Begriffe Akupunktur und TCM auch synonym verwandt.) Auf jeder der erwähnten vierzehn Meridianbahnen befinde sich eine Vielzahl an Punkten, die, in Position und Funktion durch „mehrtausendjährige empirische Forschung" exakt festgelegt, gezielt akupunktiert werden könnten.[987] Auf dem absteigenden (= von oben nach unten verlaufenden) und damit Yin-energetischen „Lungenmeridian" beispielsweise, der sich von der Schulter über die Ellenbeuge zum Daumen erstrecke, seien 11 Punkte angeordnet (Lu1-Lu11); eine Akupunktur des auf Höhe des unteren Bizepsansatzes gelegenen Punktes Lu4 etwa sei angezeigt bei Husten, Asthma und Kurzatmigkeit, des am Handgelenk gelegenen Punktes Lu8 bei Atemnot und Krämpfen, und des an der Daumenspitze gelegenen Punktes Lu11 bei drohender Ohnmacht. Der parallel dazu aufsteigende, sprich: Yang-energetische „Dickdarmmeridian", der von der Zeigefingerspitze über die Armaußenseite zum Schüsselbein und von dort weiter zur Nase verlaufe, weise zwanzig Punkte auf (Di1-Di20); eine Akupunktur beispielsweise des Punktes Di3 (am Ansatz des Zeigefingers) helfe bei „Rumpeln in den Eingeweiden", Di11 (auf der Ellenbogenspitze) bei Durchfall. Auf dem vom Auge über die gesamte Vorderseite des Körpers bis zu den Zehen herabführenden „Magenmeridian" lägen fünfundvierzig Punkte (Ma1-Ma45); eine Nadelung beispielsweise des direkt unterhalb der Kniescheibe gelegenen Punktes Ma36 wirke gegen stockende Verdauung und Kräfteverfall, aber auch gegen nervöse Herzbeschwerden. Der parallel dazu vom Großen Zeh über die Beininnen- sowie die Bauch- und Brustaußenseite zur Achselhöhle verlaufende „Milz-Pankreas-Meridian" weise einundzwanzig Punkte auf (Mp1-Mp21); Mp9 etwa empfehle sich bei Rückenproblemen und rheumatischen Gelenkschmerzen. Besondere Bedeutung wird dem vom Augeninnenwinkel über das Schädeldach entlang der Wirbelsäule zum Steißbein führenden „Blasenmeridian" zugeschrieben, der zusammen mit einer auf Schulterhöhe abzweigenden Linie, durch die er sich über Rücken und Gesäß bis zur Fußspitze hinab verlängere, siebenundsechzig Punkte aufweise (Bl1-Bl67). Praktisch sämtliche Erkrankungen und Funktionsstörungen könnten über Akupunktur allein der entlang der Wirbelsäule gelegenen so genannten Shu-Punkte (Bl10-Bl54) behandelt werden: der zwischen den Schulterblättern gelegene Punkt Bl11 beispielsweise wirke gegen Husten, Fieber und Gelenkerkrankungen, Bl23 (auf Lendenhöhe) gegen Hör- und Sehstörungen, Bl25 (auf Kreuzhöhe) gegen Verdauungsprobleme und Koliken, Bl36 (auf Unterleibshöhe) gegen Beschwerden im Urogenitalbereich. Der „Herzmeridian" (Achsel-Arminnenseite-Kleiner Finger) weise neun Punkte (He) auf, der „Dünndarmmeridian" (Kleiner Finger-Armaußenseite-Nacken-Kiefer-Ohr) 19 Punkte (Dü), der „Nierenmeridian" (Fußsohle-Beininnenseite-Bauch-Brust-Schlüsselbein) 27 Punkte (Ni), der „Kreislauf-Sexusmeridian" (Brust-Arminnenseite-Mittelfinger) 9 Punkte (Ks), der „Gallenblasenmeridian" (Augenaußenwinkel-Ohr-Schläfe-Kiefergelenk-Stirn-Schulter-Oberkörperaußenseite-Hüfte-Beinaußenseite-Kleiner Zeh) 44 Punkte (Gb), der „Lebermeridian" (Großer Zeh-Innenknöchel-Beininnenseite-Genital-Oberbauch) 14 Punkte (Le); hinzu kämen drei weitere Meridiane, der so genannte „Dreifacherwärmer" (Ringfinger-Handgelenk-Armaußenseite-Schulter-Kiefergelenk-Ohr-Augenaußenwinkel) mit 23 Punkten (3E), das „Ren Mai-" oder „Konzeptionsgefäß" (Genital-Bauch-Brust-Hals-Unterlippe) mit 24 Punkten (Kg) sowie das „Du Mai-" oder „Gouverneursgefäß" (Steißbein-Gesäß-Rücken-Nacken-Schädeldach-Nase-Oberlippe) mit 28 Punkten (Gg).[988]

Insgesamt seien auf den vierzehn Hauptmeridianen 361 Punkte angeordnet, über die Blockaden im Fluss der Qi-Energie samt den ebendiese verursachenden Krankheiten und Funktionsstörungen behoben werden könnten. Die Zahl der Akupunkte ist allerdings in der einschlägigen Literatur keineswegs einheitlich angegeben: die Rede ist wahlweise von 220, 533, 695, 750, 1054 undsoweiter bis hin zu mehreren tausend Punkten, die auf einer divergierenden Zahl von zwölf bis zweiunddreißig Haupt- und zahllosen Nebenmeridianen verteilt seien. Der Verlauf der Meridiane weicht bei einzelnen Autoren erheblich voneinander ab, ebenso die Lage und/oder Funktion der angegebenen Punkte. Diese Punkte, so wird in einschlägigen Lehrbüchern behauptet, lägen an so genannten „Triggerpunkten" der Muskulatur, an denen diese besonders schmerzempfindlich sei und/oder an Durchtrittsstellen von Gefäß-Nerven-Bündeln durch Muskelfasern; jedenfalls unterschieden sie sich von ihrer Umgebung durch erhöhten Hautwiderstand (was sie mit Hilfe entsprechender Punktsuchgeräte problemlos auffindbar mache), auch ließen sie sich als kleine Einbuchtungen oder Knötchen leicht ertasten. Bei anderen Autoren wird genau das Gegenteil behauptet: die Akupunkte wiesen verminderten Hautwiderstand auf und seien gegenüber dem umgebenden Hautareal distinkt erhaben. Meinen die einen, eine erhöhte Temperatur an den Akupunkten festgestellt zu haben, meinen andere, sie sei leicht vermindert. Und wieder andere meinen, nichts dergleichen treffe zu: die Punkte seien auf physikalische Weise überhaupt nicht feststellbar, sondern nur intuitiv zu ermuten.[989]

Auch die Praxis der Akupunktur ist alles andere als einheitlich: nach einer - auf unterschiedlichstem Wege vorgenommenen - Diagnose und damit Bestimmung der zu nadelnden Punkte werden die Akupunkturnadeln, bestehend aus biegsamem Stahl in einer Stärke zwischen 0,2 und 0,4 Millimeter und einer Länge von zwei bis zwanzig Zentimetern, zwischen 0,2 und 0,8 Zentimeter tief in die Haut eingestochen (bei größeren Tieren auch bis zu 8 cm). Ist eine tonisierende (= anregende) Wirkung gewünscht, werden sie schräg in Fließrichtung der Qi-Energie appliziert, soll eine sedierende (= beruhigende) Wirkung erzielt werden, entgegen dieser Fließrichtung oder auch senkrecht zum Meridian (verschiedene Schulen machen hierzu allerdings sehr unterschiedliche Angaben). Vereinzelt wird auch behauptet, eine tonisierende Wirkung sei nur mit goldenen Nadeln zu erzielen, eine sedierende nur mit silbernen.[990] Nach dem Einstechen werden die Nadeln ein paar mal hin- und hergedreht, wodurch, wie Alternativveterinärmediziner ⇨ Wolfgang Becvar erläutert, „die notwendigen neurohormonalen Kanäle geöffnet [werden], um Impulse durchzulassen, die zum ersten die entsprechenden Drüsen und zum zweiten die Orte der Immunkörperbildung stimulieren. (...) Über die entsprechende Hormonausschüttung und die Bahnen des peripheren Nervensystems werden die entsprechenden Meridiane mit heilenden Informationen aufgeladen und reharmonisiert. Für sie ist es dann ein leichtes, diese Informationen ans Erfolgsorgan weiterzuleiten."[991] Was das heißen soll, bleibt ebenso unerfindlich wie die zusammenfassende Behauptung, durch das Drehen der Nadeln werde der „Fluss des Qi" stimuliert.

Gelegentlich werden mehrere Nadeln eng nebeneinander eingestochen, um die nur wenige Quadratmillimeter großen Akupunkte nicht zu verfehlen. Nach Angaben eines weiteren veterinärmedizinischen [!] Autors sei das „betroffene Gebiet großzügig mit Nadeln [zu] spicken wie ein Nadelkissen".[992] Die Nadeln verbleiben zwischen zehn und dreißig Minuten in der Haut und werden dann herausgezogen. Je nach Schule werden zwischen zehn und fünfzig Punkte gleichzeitig genadelt, wobei sich bei 361 (oder mehr) Punkten eine praktisch unendliche Zahl an Kombinationsmöglichkeiten ergibt. Die Behandlung wird als einmalige Therapie durchgeführt oder ein- bis dreimal wöchentlich über mehrere Wochen hinweg wiederholt. Es gibt auch Dauernadeln mit einer Art Widerhaken, die, eingestochen und mit Heftpflaster fixiert, tagelang in der Haut verbleiben.[993] Auch Dauerimplantationen werden vorgenommen: dazu werden kleine Stücke Golddraht (1,5-3mm) an Akupunkturpunkten unter die Haut verbracht, was insbesondere bei Gelenk- und Wirbelsäulenproblemen nachgerade phänomenale Heilaussichten eröffne.[994] Die *Gesellschaft für Ganzheitliche Tiermedizin* weiß zu berichten, dass die Dauerakupunktur mit Golddraht „ein Leben lang wirkt". Eine Quellenangabe - wie üblich bei derartigen Behauptungen - fehlt.[995] (Tatsache ist: die weltweit einzig bekannte Doppelblindstudie zu Golddrahtimplantaten an Akupunkten, durchgeführt an der Universität Helsinki, weist *nicht den geringsten* Nutzen aus.[996])

Entgegen aller Behauptung kommt dem angeblich so wesensbestimmenden „philosophischen Hintergrund" der TCM auch in der Akupunktur allenfalls die Rolle zu, das Verfahren mit der Aura des Exotischen und damit weiter nicht Hinterfragbaren zu umgeben (wozu auch die notorische Verwendung der chinesischen Punktebezeichnungen - z. B. Dü8 = Xiaohai = „Punkt des Kleinen Meeres" [am Ellenbogen] - dient): genadelt wird nicht gemäß der

„Ordnungsprinzipien von Yin und Yang" oder des „Wandels der fünf Naturelemente", sondern in plattest symptombezogener Kausalmanier. Anhand eigener Atlanten, in denen sämtliche nur denkbaren Krankheitssymptome mit entsprechenden Akupunktkombinationen verknüpft sind, sowie dazugehöriger Körperschemata, in die die Meridiane und Punkte genau eingezeichnet sind, können (und dürfen) die Nadeln von jedermann gesetzt werden. Einer besonderen Ausbildung bedarf es hierzu nicht. Allenfalls beziehen sich einzelne Akupunkteure auf die so genannte „Organuhr" der TCM, derzufolge das Meridiansystem in exakt vierundzwanzig Stunden einmal von Qi-Energie durchströmt werde. In jedem Meridian (mit Ausnahme von „Konzeptionsgefäß" und „Gouverneursgefäß") halte sich das Qi für zwei Stunden auf (Lunge 3-5 Uhr, Dickdarm 5-7 Uhr, Magen 7-9 Uhr usw.), eine Nadelung während der energetischen „Hochzeit" des jeweiligen Meridians sei besonders wirksam.[997]

Akupunktur wird in einer Vielzahl methodischer Variationen angeboten: mancher Praktiker sucht die Wirkung seiner Behandlung zu verstärken, indem er an die eingestochenen Nadeln Elektroden anklemmt und schwache Stromimpulse einleitet. (Eine Sonderform solchen Vorgehens stellt die „Elektroakupunktur nach Voll" [EAV] dar, die zum einen aus der Messung des Hautwiderstandes auf Akupunkten Erkenntnisse über sich anbahnende, aber noch nicht manifeste Erkrankungen herzuleiten und zum anderen über die Abgabe niederfrequenter Reizströme auf die gleichen oder andere Punkte mittels einer Art Elektrogriffel ebendiese Erkrankungen zu verhindern sucht; eine Kurzform der EAV ist als „Vegatest" bekannt.[998]) Vielfach werden die eingestochenen Nadeln auch mit einem Infrarotstab oder aufgesetzten und abgebrannten kleinen Kegeln aus getrocknetem Beifußkraut (= Moxibustion) erwärmt. Weit verbreitet ist auch die Methode, in Wasser gelöste Homöopathika, Schüßler-Salztabletten oder TCM-Präparate auf den Akupunkten zu verreiben oder in diese zu injizieren; auch Eigenblut oder Eigenurin wird dergestalt eingesetzt. Ebenfalls weit verbreitet ist das Bestrahlen der Akupunkte mit Farb- oder Laserlicht, das Auftragen von Bach-Blütenessenzen, Aroma- oder Aura-Soma-Ölen, das Befestigen kleiner Magnetstreifen undsoweiter. In weiterem Sinne ist auch die ⇨ Akupressur (= Shiatsu/Tuina) als Variante der Akupunktur zu verstehen.

In der Tierheilpraxis zählt Akupunktur zu den wichtigsten und meisteingesetzten Verfahren. Die Indikationslehre entspricht eins-zu-eins der der Humanheilpraxis, das heißt: sie wurde in freihändiger Analogie in die Tierheilpraxis übertragen. Auch das methodische Vorgehen ist weitgehend identisch: Längst wurden die Meridiane und Akupunkte vom menschlichen Körper auf die verschiedenen Tierkörper transponiert - Veterinärheilkunde war in der „Traditionellen Chinesischen Medizin" ursprünglich nicht vorgesehen -, inzwischen gibt es eigene Akupunkturatlanten für Hunde, Katzen, Pferde, Rinder und Schweine (die indes, je nach Schule, ganz erheblich voneinander abweichen).[999] Soll ein Tier akupunktiert werden, für das es kein Behandlungsschema gibt, wird nach Gutdünken und Intuition gearbeitet. Naheliegenderweise erfolgt die Nadelung bevorzugt an Stellen, an denen die Tiere die eingestochenen Nadeln nicht selbst entfernen können: an den Schultern und am Rücken. In erster Linie wird über den „Blasenmeridian" gearbeitet, dessen überwiegend entlang der Wirbelsäule liegende Akupunkte praktisch jedes Krankheitsbild zu behandeln erlaubten.[1000] Gerne wird auch eine Sonderform der Akupunktur eingesetzt: die so genannte Aurikulotherapie, die Mitte der 1960er von dem französischen Medizinaußenseiter Paul Nogier publik gemacht worden war. Es handelt sich dabei um die Nadelung der Ohrmuschel (die freilich nicht über Meridiankanäle sondern auf ⇨ reflektorischem Wege mit den einzelnen Organen und Strukturen des Körpers verknüpft sei). An der oberen Außenkante des Ohres lägen die zu nadelnden Punkte für Genitalien, Nieren, Harnwege, an der unteren jene für den Kopf und die Sinnesorgane; die Punkte für Magen, Leber, Zwerchfell, Herz und Lunge seien entlang des Ohransatzes zu finden, die der Wirbelsäule genau in der Mitte des Ohres. Insgesamt gibt es nach Nogier exakt einhundertzwanzig Nadelpunkte auf jedem Ohr.[1001] Bislang allerdings, so Sylvia Dauborns *Lehrbuch für Tierheilpraktiker*, lägen für die Ohrakupunktur beim Tier noch keine ausreichenden Erfahrungswerte vor, „zumal die anatomische Stellung der Ohrmuschel etwas abweichend von der des Menschen ist".[1002] Merkwürdigerweise hat indes derselbe Verlag *(Sonntag)* Jahre zuvor schon ein eigenes Lehrbuch zur *Ohrakupunktur in der Veterinärmedizin* herausgebracht.[1003] (Interessant ist auch die von Nogier vorgestellte „Aurikulomedizinische Pulsdiagnostik", die behauptet, mit Hilfe ans Ohr gehaltener Nosodenpräparate [mit abgetöteten Viren, Bakterien, Pilzen etc.] lasse sich feststellen, ob der Patient von entsprechenden Krankheitserregern befallen sei: der Puls, messbar an jeder großen Arterie, steige schlagartig an, wenn dies zutreffe. Dieses als „vascular-autonomous signal" [VAS], wahlweise auch als „réflexe auriculo-cardiaque" [RAC] oder „Nogier-Reflex" beschriebene Phänomen sei auch zu beobachten, wenn dem Patienten bestimmte Töne vorgespielt würden: steige beispielsweise bei einem Ton von 9,125 Hz der Puls schlagartig an, weise dies auf eine Allergie hin, bei einem Ton von 36,5 Hz auf Krebs.[1004])

Vielfach kommen unter dem Begriff „Tierakupunktur" statt der „klassischen" Nadelung die angesprochenen Varianten zur Anwendung, die sich zur Behandlung gerade kleinerer Tiere eher eignen, da diese die eingesteckten Nadeln oft als lästig oder schmerzhaft empfinden und versuchen, sie abzuschütteln: Farb-, Laserlicht- oder Magnetfeldbestrahlung der Akupunkte, Auftragen bestimmter Öle oder Tinkturen, Akupressur, Ansetzen von Blutegeln (= „Hirodino-" oder „Biopunktur"), Injizieren von Wasser-, Vitamin- oder Zelllösungen, von homöopathischen Präparaten (= „Homöosiniatrie") oder Eigenblut. Der Phantasie sind insofern keine Grenzen gesteckt. Gerne werden auch besagte Golddrahtimplantate eingesetzt.

Einen ernstzunehmenden Wirkbeleg für die Akupunktur oder eine ihrer Varianten gibt es, entgegen aller Erfolgsmeldungen in den Boulevard- und Alternativheilermedien, bis heute nicht. Die bislang durchgeführten Modellversuche, mit deren Hilfe Wirksamkeitsnachweise erzeugt werden sollten, waren durch die Bank mangelhaft konzipiert und/oder mit eklatanten methodischen Fehlern behaftet. Die mit großem Aufwand publizierten positiven Ergebnisse wurden entweder nie einer unabhängigen Überprüfung unterzogen oder konnten solcher nicht standhalten. Nochmal: es gibt bis heute *keinerlei* Nachweis einer überplaceboiden Wirkung von Akupunktur: gezieltes Setzen der Nadeln nach Atlas oder Punktsuchgerät und beliebiges Setzen der Nadeln an irgendwelchen Stellen des Körpers zeitigten in klinischen Versuchen absolut gleichwertige Resultate. Abgesehen von unspezifischen Reizkomponenten sind es in erster Linie suggestive Faktoren, die die Akupunkturwirkung erklären. Insbesondere gibt es *keinerlei* seriösen Nachweis für irgendeine (überplaceboide) Wirkung bei Tieren.[1005] Behauptungen wie die der *Internationalen Veterinärakupunkturvereinigung*, es seien beispielsweise bei Pferden „Schulter- oder Hüftlahmheit mit einer Erfolgschance von 80-90% bei 2-6 Behandlungen" zu beheben (über gleichzeitige Nadelung von Gb23, Gb25, Bl20 und Kg12), sind rein propagandistischer Unfug.[1006]

Als erwiesen gilt allenfalls, dass durch das Einstechen der Nadeln die Freisetzung stimmungsaufhellender Serotonine und schmerzlindernder opioider Peptide ausgelöst werden kann. Allerdings hat diese gänzlich unspezifische Wirkung nichts mit irgendwelchen Meridianen oder Akupunkten zu tun: vielmehr ist es völlig egal, an welcher Stelle die Nadeln eingestochen werden.[1007] Tatsache ist: es gibt *nicht den geringsten* Hinweis auf die Existenz irgendwelcher Energiekanäle, die den Körper durchzögen; ebensowenig auf die Existenz irgendeiner Energie, die darin fließen könnte. Ein System an Punkten auf der Hautoberfläche, über deren Nadelung (oder sonstige Manipulation) organismisches Geschehen in einer Weise beeinflusst werden könnte, wie die Akupunkteure sich das vorstellen, gibt es nicht.[1008]

Hingegen birgt die Akupunktur ungeahnte Risiken. Zahllose Fälle sind bekannt, in denen die Einstichstellen sich durch mangelhaft sterilisierte Nadeln oder Dauernadeln infizierten; auch Fälle, in denen die haarfeinen Nadeln abbrachen und in der Haut verbliebene Spitzen chirurgisch entfernt werden mussten. Es sind auch Verletzungen von Herz, Blase, Lunge, Auge, Rückenmark, Nervenleitungen und Gefäßen dokumentiert, selbst Todesfälle durch zu tiefes Anstechen des Brustkorbes, was zu einem Zusammenfall der Lunge (Pneumothorax) führte.[1009]

Bezeichnend ist die Qualifikation der veterinärheilpraktischen Akupunkteure. Während an den meisten Tierheilpraktikerschulen TCM und/oder Akupunktur integrale Bestandteile der Ausbildung darstellen - an der ⇨ *Heilpraktikerschule Richter* beispielsweise umfasst das Training in veterinärer Akupunktur einen halben Tag [!], an der ⇨ *Heilpraktiker-Schule Kiel* immerhin ein Wochenende -, gibt es auch eigenständige Sonder- oder Aufbaustudiengänge zum zertifizierten, diplomierten oder schlicht: tierheilpraktischen Tierakupunkteur. Interessant ist insofern das Programm des Wuppertaler ⇨ *Instituts Kappel,* das einen Kurs in „Pferdeakupunktur" anbietet: es handelt sich dabei, wie bei allen *Kappel*-Kursen, um einen „Fernlehrgang", der, bestehend aus ein paar zusammengehefteten Loseblättern samt beigefügter „Diplomurkunde", um 760 Euro zu haben ist. Einen vergleichbaren Kursus führt das bei Heroldstatt ansässige ⇨ *Kurator-Institut* im Sortiment. Kosten: 612 Euro, praktische Unterweisung: Null.

Tatsächlichen Unterricht mit Übungsmöglichkeit „am Tier" gibt es an der ⇨ *Heilpraktikerschule Westfalen:* der angebotene Lehrgang „Akupunktur für Tiere" umfasst immerhin sechs Wochenenden, beläuft sich allerdings auf 1.344 Euro. Ganz ähnliche Lehrgänge (unter dem Signet TCM) finden sich im Programm beispielsweise der schwäbischen ⇨ *Akademie für Ganzheitliche Tierheilkunde* (7 Wochenenden/900 Euro) oder der ⇨ *1. Deutschen Ausbildungsstätte für Hundephysiotherapie* (7 Wochenenden/1.500 Euro); letztgenannte Einrichtung veranstaltet zudem hundespezifische Kurse in „Laserakupunktur" (2 Tage/160 Euro). Auch an den *Paracelsus*-Heilpraktikerschulen wird Tierakupunktur unterrichtet, gar in Gestalt einer „Jahresausbildung"; bei Lichte besehen umfasst der Kurs, der laut Studienprogramm zu „Kompetenz und Profilierung in einer der bekanntesten und effektivsten Naturheilweisen" führe und neben den klassischen „Nadel- und Stichtechniken (...) eine explizite Einführung in Laserakupunktur" beinhalte, nicht mehr als zwölf, auf dreieinhalb Monate verteilte Samstagnachmittage. Kosten: 1.200 Euro.

Besonders auf TCM/Akupunktur spezialisiert hat sich das Viernheimer ⇨ *Institut für Tierheilkunde*, das neben der regulären Tierheilpraktikerausbildung entsprechende „Vertiefungsstudiengänge" anbietet: in „achtmonatigen Studien" könne man sich wahlweise zum „Pferde-Akupunkteur" oder zum „Kleintier-Akupunkteur" (für Hunde und Katzen) fortbilden lassen. Tatsächlich bestehen die Lehrgänge aus lediglich acht Wochenendseminaren (einmal pro Monat), die auf Wunsch auch in Form eines Heimstudiums plus fünfeinhalbtägiger „Intensivseminarwoche" absolviert werden können. Kosten: 1.450 Euro. Ein weiterer *ifT*-Studiengang „Akupressur für Pferd und Kleintier" ist, einschließlich einer Einführung in die „Grundlagen der chinesischen Medizin", an *einem einzigen* Wochenende zu absolvieren. Er kostet 195 Euro.

Die Aus- und Fortbildungsangebote für approbierte Tierärzte passen ins Bild nachgerade lächerlicher Qualifikation: an der Wuppertaler *August-Brodde-Schule* beispielsweise, einer der führenden Schulungseinrichtungen für „Traditionelle Chinesische Medizin" im deutschsprachigen Raum und Partnerinstitut einer chinesischen TCM-Hochschule, umfasst ein Kurs in Tierakupunktur - mit dem „Papst" der Pferdeakupunktur Jean-Yves Guray - ganze zehn Wochenenden, die verteilt auf knapp elf Monate veranstaltet werden (130 Std./1.925 Euro).[1010] (Exakt derselbe 10-Wochenenden-Kurs wird von der *Arbeitsgemeinschaft für Klassische Akupunktur und Traditionelle Chinesische Medizin e.V.*, dem Dachverband der *August-Brodde-Schule*, als über „14 Monate" sich erstreckender Lehrgang beworben, der, einschließlich Schulferien, von Juni des einen bis April des folgenden Jahres [!] dauere. Konsequenterweise werden für die knapp 11-monatige Lehrgangsdauer auch 14 Monatsgebühren eingehoben.[1011] An der *Deutschen Akademie für Akupunktur und Aurikulomedizin* lässt sich ein kompletter Kurs „Akupunktur in der Tiermedizin" auch an fünf Wochenenden absolvieren.[1012]


## 5.42.   TTouch

Einen selbsterfundenen Therapieansatz stellt die amerikanische Tierbuchautorin Linda Tellington-Jones vor: das so genannte TTouch-System (sprich: Ti-Tatsch), benannt zum einen nach dem ersten Buchstaben ihres Nachnamens (= Tellington-Touch/Berührung) und zum anderen in offenkundiger Anlehnung an das in den USA weit verbreitete und dem ⇨ Reiki verwandte Handauflegeverfahren des Therapeutic Touch (TT) zur Übertragung „universeller Lebensenergie". Laut Tellington-Jones basiere TTouch in erster Linie auf ihren Erfahrungen in so genannter Feldenkrais-Arbeit, einem in den 1970ern aufgekommenen und bis heute in

Alternativheilerkreisen sehr populären Verfahren zur Bewusstmachung und Veränderung fehlkonditionierter Haltungs- und Bewegungsmuster. Jedenfalls, so Tellington-Jones, sei TTouch in der Lage, „die Funktion der Zellen zu aktivieren und die zelluläre Intelligenz zu erwecken",[1013] wodurch „dem Tier ein neues Körperbewusstsein vermittelt [wird]. Durch das verbesserte Körperbewusstsein ist es den Tieren möglich, ihren Körper besser zu organisieren und sich auf eine für das jeweilige Individuum optimale Weise zu bewegen."[1014]

Trotz allen Werbeballyhoos, mit dem Tellington-Jones ihr Verfahren seit Ende der 1970er weltweit propagiert: TTouch, bekannt auch als TT.E.A.M (= Tellington Touch Every Animal Method), stellt nichts anderes dar als ein Set von 22 simplen Massagegriffen, die in kreisenden Handbewegungen („magic circles") verabfolgt werden. Vor allem bei Pferden, Hunden und Katzen ließen sich damit ausgezeichnete Erfolge erzielen - es liegen hierzu je eigene Anleitungsbücher mit einer Vielzahl entsprechender „Fallgeschichten" vor -, aber auch Vögel und Reptilien könnten gewinnbringend „geTTtoucht" werden.

TTouch sei angezeigt bei Krankheiten und Verletzungen jedweder Art, insbesondere aber zur Minderung von Schmerz. Hüftgelenksdysplasie beim Hund beispielsweise wird durch kreisende Massage der Hüfte behandelt: „Beugen Sie Ihre Fingerspitzen in einem Winkel von etwa 90 Grad und bewegen Sie die Haut in einem winzigen 1-1/4-Kreis herum. Der TTouch wird mit minimalem Druck ausgeführt. Der Daumen liegt auf dem Fell. (...) Die gebräuchlichste Geschwindigkeit für einen 1-1/4-Kreis beträgt zwei Sekunden."[1015] Auch psychische Probleme wie Hyperaktivität, Widersetzlichkeit oder „Leinenbeißen" ließen sich durch TTouch schnell in den Griff bekommen. Aggressives Verhalten eines Hundes etwa könne durch „Ruten-TTouch" schnell und nachhaltig behoben werden: „Dazu halten Sie die Rute [= Hundeschwanz, CG] mit einer Hand von unten nah der Basis, die zweite Hand hält die Rute von oben direkt hinter der ersten, falls Ihr Hund ruhig liegen bleibt. Falls Ihr Hund steht oder unruhig ist, unterstützen Sie mit einer Hand den Körper; die zweite Hand umfasst die Rute von oben an der Rutenbasis. Führen Sie mit der Rute kleine Kreise in beiden Richtungen um die Basis herum aus."[1016] Ganz besonders hilfreich sei „Ruten-TTouch" auch bei Tieren, die „Angst vor lauten Geräuschen haben, wie Donner oder Schüsse".[1017]

Frau Tellington-Jones vermarktet ihr - für seriöse Tierheilbehandlung völlig unbrauchbares - TTouch-System über ein weltweites Netz an Lizenznehmern, die in nationalen „Gilden" organisiert sind: nur Gilden-Mitglieder dürfen TTouch-Kurse anbieten. Die Ausbildung zum zertifizierten „TTouch-Practitioner" ist streng reglementiert: sie umfasst sechs Unterrichtseinheiten (à 5 bis 6 Tage), die verteilt über einen Zeitraum von zweieinhalb bis drei Jahren zu absolvieren sind. Die Kursgebühr liegt bei 5.000 US-Dollars. Trotz dieser relativ hohen Kosten (zuzüglich regelmäßig und kostenpflichtig zu verlängernder Lizenzen) steigt das Interesse an den Ausbildungen zum TTouch-Practitioner stetig an. Einer der Gründe hierfür liegt in Tellington-Jones' flächendeckender Eigenpropaganda: redaktionell aufgemachte Exklusivwerbung findet sich beispielsweise auf der Ratgeberwebseite von *MARS Inc.*, dem führenden Hersteller von Haustierfutter (*Frolic, Pedigree, Whiskas* etc.).[1018] Das im *Sonntag*-Verlag erschienene ⇨ *Lehrbuch für Tierheilpraktiker* lobt TTouch ganz ausdrücklich: die Methode sei zwar „etwas zeitintensiv aber ungeheuer effektiv, da sie z.T. sogar bei verhaltensgestörten Tieren mit verblüffendem Erfolg angewendet wird und - wenn überhaupt noch nötig - Folgetherapien sehr erleichtert";[1019] auch das ⇨ *Tierheilpraktiker-Lehrbuch* des *Verlages Wissenschaftliche Scripten* weiß TTouch zu empfehlen.[1020] Kurse für Tierhalter dauern in der Regel einen Tag.

Ungeachtet des Umstandes, dass es keinerlei ernsthaften Beleg für die behaupteten therapeutischen Wirkungen des TTouch gibt, sind Tellington-Jones' „magic circles" vor allem im Hunde- und Pferde„sport" allgegenwärtig; auch bei Ausstellungen wird ständig „geTToucht", um die Tiere „körperlich, geistig und seelisch zu optimieren". Über die „Bedeutung von TT.E.A.M. im Schlittenhundesport" etwa heißt es in bezeichnender Wortwahl: „Vorbereitung auf Rennen, Training: Mehr Körperbewusstsein, mehr Körperkontrolle, bessere Balance, mehr Konzentration. Nach der Beanspruchung: Schnellere Regenerierung, schnellere Entspannung, schnellerer Laktatabbau in den Muskeln, Reduzierung von Spannungen."[1021]

## 5.43. Urintherapie

Die in Kreisen alternativer Humanheilkunde vielgepflogene „Urintherapie", bei der Urin - der eigene oder der von Kühen, Schafen oder sonstigen Tieren - auf die Haut aufgetragen, getrunken oder intramuskulär injiziert wird, ist auch in der alternativen Tierheilkunde weit verbreitet; hier allerdings nur in Form von „Eigenurintherapie", auch „Autourotherapie" genannt. Das *Lehrbuch für Tierheilpraktiker* empfiehlt die Behandlung von Tieren mit dem eigenen Urin als „sehr wirkungsvolle Therapieform bei allen Erkrankungen, denen bekanntermaßen eine allergische Diathese [= Veranlagung, CG] zugrunde liegt, insbesondere auch Autoimmunerkrankungen oder bei verminderter Reaktionsbereitschaft des Organismus. Der Vorteil dieses Verfahrens liegt in der Wirtschaftlichkeit, in der einfachen Anwendung und vor allem darin, dass keine Allergentestung notwendig ist."[1022] Die Ratgeberseite www.naturax.de rät zu Urintherapie bei „akuten Krankheiten" *jedweder* Art: „Ein besseres Mittel das Entzündungen hemmt, reinigt und desinfiziert, dazu die Temperatur senkt und das alles ohne Nebenwirkungen, gibt es in einer Apotheke nicht zu kaufen."[1023] (Prinzipiell können sämtliche Körperflüssigkeiten verwendet werden - Lymphe, Speichel, Schweiß -, ⇨ Eigenblut und Eigenharn werden indes am häufigsten zur „Reizung" oder „Umstimmung" des Immungeschehens eingesetzt.)

Da Tiere sich in aller Regel dem Einflößen des eigenen Urins widersetzten, sei dieser - entnommen bevorzugt dem ersten morgendlichen Absatz - in bestimmte Muskelpartien zu injizieren.[1024] Sei Injektion nicht angezeigt oder möglich, könne man mit den Fingern in den Urinstrahl des zu behandelnden Tieres fassen und diesem den frischen Urin in die Nasenlöcher reiben.[1025] Ansonsten, so besagtes *Lehrbuch für Tierheilpraktiker*, gestalte sich die „Gewinnung des Harnes manchmal nicht einfach. Möglichkeiten sind z. B. die Katzentoilette statt mit Streu mit einem Flies auszulegen oder bei Hunden mit einer ausgedienten Schöpfkelle den Harn aufzufangen."[1026]

Ernstzunehmende Belege für eine therapeutische Wirkung des Urins gibt es, trotz aller Bezugnahme auf irgendwelche „Volksweisheiten" oder auf die traditionellen Heilersysteme Indiens, Tibets oder Chinas, in denen der Gebrauch von Urin eine zentrale Rolle spiele,[1027] nicht. Im Gegenteil: durch die Verabfolgung von Urin kann es zu schweren Infektionen oder Vergiftungserscheinungen kommen.[1028] Die Behauptung der Hamburger Heilpraktikerin Flora Peschek-Böhmer, Urin sei „medizinisch steril", seine Verwendung könne insofern als „Basistherapie bei fast allen Leiden" gelten, ist gefährlicher Unsinn, der auch nicht dadurch relativiert wird, dass Peschek-Böhmer sich in ihrem Standardwerk über *Urintherapie* selbst widerspricht, wenn sie einräumt: „Befinden sich im Urin Eiterbeimischungen, verbietet sich die innere Anwendung. Dann lässt sich der Urin hierfür höchstens zur homöopathischen Substanz aufbereiten."[1029] Tatsache ist: über den Harnleiter abgelassener Urin ist *allemal* bakteriell besetzt (keimfrei wäre er nur dann, wenn er durch eine Punktion direkt aus der Blase gewonnen würde, organische Gesundheit des Spenders vorausgesetzt). Je länger der Urin herumsteht, desto höher und damit pathogener wird die Bakteriendichte.[1030]

Entgegen aller Behauptungen ist auch die externe Behandlung etwa von Allergien oder Neurodermitis mit Urin sehr skeptisch zu sehen, Nachweise für eine entsprechende Wirksamkeit existieren nicht. Desungeachtet wird von (Tier-)Heilpraktikern quer durch die Republik die „Heilkraft des Urins" beschworen. In der einschlägigen Literatur finden sich die haarsträubendsten Ratschläge: Besonders empfehlenswert sei es etwa, bei Haarausfall das Tier an den betroffenen Stellen mit Urin einzureiben. Zu diesem Zwecke, so Alternativmediziner Ingfried Hobert allen Ernstes, „sollte der Urin gesammelt werden, um ihn zunächst für drei Tage in einem geschlossenen Gefäß reifen zu lassen". Die Einreibungen sollten regelmäßig zwei- bis dreimal pro Woche durchgeführt werden.[1031] Neben derlei jeder Hygiene spottendem Unfug – zur „Stärkung des Immunsystems" rät Hobert gar zu Urin-Vollbädern – finden sich auch Maßgaben, die nachgerade ans Kriminelle heranreichen: Das *Lehrbuch für Tierheilpraktiker* beispielsweise spricht von „guten Ergebnissen", die zu erzielen seien, wenn „Ekzeme um die Augen" mit Urin behandelt würden,[1032] das Szenemagazin *Pulsar* rät gar, bei Sehproblemen „mehrmals täglich Eigenurin in die Augen [zu] träufeln".[1033]

## 5.44. Verhaltenstherapie / Tierpsychologie

Der Begriff Verhaltenstherapie, wie er in der Tierheilerszene gebräuchlich ist, umfasst Beschreibungen tierischen *Norm*verhaltens, samt einer Palette „agogischer" und „therapeutischer" Maßgaben, davon abweichende Tiere – in der Regel geht es um Hunde und Pferde, in beschränktem Umfange auch um Katzen – an ebendiese Normen anzupassen.

Mit (kognitiver) Verhaltenstherapie in klinisch-psychotherapeutischem Sinne haben die in der alternativen Tierheilkunde eingesetzten Praktiken respondenten und operanten Konditionierens – aversiver Stimulus (Tadel, Bestrafung etc.) bei unerwünschtem und affirmativer Stimulus (Lob, Belohnung etc.) bei erwünschtem Verhalten – nur insofern zu tun, als sie sich mit dieser auf einer gemeinsamen Grundlage behavioristischer Lerntheorien bewegen.[1034] Außerhalb eines klinischen Gesamtkontexts eingesetzt sind derlei Praktiken freilich nichts anderes als Verhaltens*dressur*. Mit wissenschaftlich-ethologischer Erkenntnis haben sie ohnehin nichts gemein..

Zahllose Buchpublikationen finden sich auf dem Markt, überquellend mit „therapeutischen" Ratschlägen zur Einübung, Vermeidung oder Behebung jedes nur denkbaren Verhaltens. Das Niveau dieser Ratschläge übersteigt nur im Ausnahmefall das der Ratgeberecken in Tierzeitschriften und Verbandsbroschüren beziehungsweise der Webseiten-Verlautbarungen von Tierheilpraktikern, -therapeuten und -trainern (was indes weiter nicht verwundert, da im Kreise voneinander abgeschrieben wird): banalste, platteste – und teils offen tierschutzwidrige – Dressurmaßgaben, die, vor allem bei sportiv eingesetzten Tieren, aber auch in der Konditionierung von Jagd-, Schutz- und Gebrauchshunden, noch nicht einmal auf extremste Bestrafungs- und Zwangsmaßnahmen verzichten. Längst überholt geglaubte Dressur mit Stachel- oder Würgehalsband, Peitsche und Elektroschock („Teletakt") ist nach wie vor an der Tagesordnung, kaum ein Hunde- oder Pferdeausbildungsplatz, auf dem nicht irgendein „Tiertherapeut" sein Unwesen triebe, der solcherart „Verhaltensprägung" oder „Verhaltenskorrektur" als artgerecht und aus „psychologischen" Gründen unabdingbar verkaufte. (Die *Bundestierärztekammer* hat sich schon Mitte der 1990er für ein grundsätzliches Verbot elektrischer Erziehungsgeräte ausgesprochen, desgleichen die *Tierärztliche Vereinigung für Tierschutz e.V.*[1035] Dennoch sind die ferngesteuerten Elektroschockgeräte nach wie vor und völlig legal im Handel erhältlich.[1036]) Weiter- und weithin gilt die Maxime bedingungsloser Unterwerfung des Tieres, wie Winfried Nouc, langjähriger Zuchtleiter und Präsident des ältesten Hundeverbandes Deutschlands, es (in einem Ende der 1990er in 5. neubearbeiteter Auflage erschienenen Fachbuch) auf den Begriff bringt: „Lob und Tadel sind der Zugang des Menschen in die Welt des Hundes. (...) Wenn die Situation es erfordert, scheuen Sie sich auch nicht, einmal die Hand zum Züchtigen zu gebrauchen", der Hund werde dadurch nicht gleich handscheu. Im Übrigen sei es bei insubordinantem Verhalten „durchaus angebracht, mit entsprechend starken Zwangsmitteln wie der Peitsche die alte Ordnung aufrechtzuerhalten".[1037] (Nouc ist bis heute Präsident dieses Verbandes [Stand 10/2005], sein Buch erschien unter dem Patronat des *Verbandes für das Deutsche Hundewesen*, dem über 140 Rassezuchtverbände angehören.) Auch und vor allem in der Pferdedressur gilt das Prinzip „absoluten Gehorsams": auf Abreiteplätzen werden nicht selten Fußfesseln und Elektroschockgeräte eingesetzt. Selbst das Pferdesportmagazin *St. Georg* beklagt die „miesen Ausbildungsmethoden", die die Szene durchherrschten, die Rede ist von „Terror und Brutalität" gegenüber den Tieren.[1038]

Auch wenn neuere Publikationen zunehmend darauf abstellen, in der Korrektur von Fehlverhalten (zu) strenge Sanktionierungen, zumindest körperliche Strafen, nach Möglichkeit zu vermeiden,[1039] läuft die „Therapie" unerwünschten Verhaltens nach wie vor auf die Prinzipien (isolierter) operanter Konditionierung – sprich: Dressur – hinaus. „Tierpsychologen" und „Tiertherapeuten" sind in der Regel gänzlich unqualifiziert, einen *ethologisch begründeten* und *behavioristisch* (oder sonstwie) *strukturierten* Therapieplan zur Modifikation von sozialunverträglichem oder sonstig unerwünschtem Verhalten eines Tieres zu entwerfen und/oder umzusetzen. Stattdessen wird mit mehr oder minder kaschierten Zwangsmaßnahmen am verhaltensauffälligen Tier herumdiszipliniert (es verwundert insofern nicht, dass das *Lehrbuch für Tierheilpraktiker* angehenden Tiertherapeuten ausdrücklich die Jägerausbildung [!] zu absolvieren anempfiehlt [was, einschließlich Schießtrainig und Erwerb der Führungserlaubnis für eine Jagdwaffe, in zweiwöchigen Kompaktkursen erledigt werden kann]:[1040] Die von Jägern angewandten äußerst repressiven Methoden in der Abrichtung ihrer Hunde passen jedenfalls ins Bild); oder aber es wird - auf der anderen Seite des Spektrums sozusagen - auf eines der vorliegend beschriebenen „Feinstoff"-Verfahren zurückgegriffen: egal ob Akupunktur, Bioresonanztherapie, Feng-Shui oder TTouch, alles helfe auch und gerade zur Behebung psychischer Probleme und/oder auffälligen Verhaltens; in erster Linie hilfreich seien homöopathische Präparate („Probleme, die tief ins Seelisch-Geistige reichen, brauchen schon mal eine Höchstpotenz, das ist z. B. eine C1000"[1041]) oder Bach-Blütentropfen („Die sehr feinstoffliche Energie der Blüten vermag ganz sanft und subtil ins tierische Bewusstsein einzudringen und dort vorhandene 'verquere' Denkmuster aufzulösen"[1042]). Tierpsychologin Sonja Ströbl, Leiterin des *Tierpsychologischen Zentrums München*, führt als verhaltenstherapeutische Maßnahmen Systemische Tieraufstellung (nach Hellinger/Sonnenschmidt), Reiki, Aura-Soma, Akupressur, Homöopathie, Bach-Blütentherapie und Numerologie im Sortiment.[1043] Und auch die ⇨ *Gesellschaft für Ganzheitliche Tiermedizin* weiß zu bestätigen: „Vor allem bei Problemen wie Angst, Eifersucht oder auch zu dominatem, aggressivem Verhalten ermöglichen die ganzheitlichen Therapieformen Homöopathie, Akupunktur oder auch die Bachblütentherapie eine sichere, sanfte und dauerhafte Heilung des Tieres innerhalb seiner individuellen Grenzen."[1044]

Die Ausbildungsgänge, die die in der Szene allgegenwärtigen „Tierpsychologen" und „Tiertherapeuten" durchlaufen haben, können keinerlei ernst zu nehmenden Anspruch genügen: In der Regel handelt es sich um Fernkurse, die per Post zu absolvieren sind (⇨ *B.V.I., Kappel, VetSchool London* u. a.); sie umfassen je ein paar Lehrbriefgehefte und kosten, einschließlich beeindruckender Abschlussdiplome, zwischen 1.200 und knapp 3.000 Euro. (Im Lehrgang „Tierpsychologie" des *Institutes Kappel* beispielsweise wird zum Thema „Der Hund als Angstbeißer" die wissenschaftlich völlig unhaltbare Auffassung vertreten, es gebe bestimmte Rassen, die vermehrt zu solchem Verhalten neigten: „Sie sind besonders ängstlich, wie zum Beispiel Yorkshire Terrier oder Cocker Spaniel." Der Besitzer solchen Hundes solle diesen allemal anleinen, wenn Besuch komme und sich „am besten auf die Leine [setzen], damit er jede Reaktion des Tieres kontrollieren kann".[1045]

Zu den anspruchsvolleren dieser Kurse zählt ein Fern-„Studium der Tierpsychologie", das die schweizerische ⇨ *Akademie für Tiernaturheilkunde* im Angebot führt. Das Ziel des Studiums sei „der Erwerb der allgemeinen und speziellen verhaltensbiologischen Grundlagen des Pferdes und des Hundes sowie das Erlangen von verhaltenstherapeutischen Grundsätzen, die Sie befähigen, eine verhaltenstherapeutische Praxis zu führen". Das „sehr ausführliche Studium" bestehend aus achtzehn Skripten (samt einzusendender *Multiple-Choice*-Korrekturbögen) und neun Lehrvideos, empfehle sich besonders für „Hundeausbilder, Betreiber von Hundeschulen, vereidigte Gutachter für Pferde- und Hundewesen, Trainer, die therapeutisches Reiten anbieten, professionelle Reiter und Fahrer sowie Tierfilmmacher. Zum großen

Publikum gehören aber auch Züchter und private Personen, die einfach Interesse an der Tierpsychologie haben." Die Kosten liegen bei 2.520 Euro („nur Hund" [14 Skripten/7 Videos] kostet 1.988 Euro, „nur Pferd" [11 Skripten/5 Videos] 1.380 Euro).[1046] So unglaublich es klingt: die dergestalt qualifizierten „Tiertherapeuten" haben qua Ausbildung mit *keinem einzigen* Tier wirklich gearbeitet; was sie gegebenenfalls mit „Übungstieren" ihres privaten oder sportiven Umfeldes getrieben haben, unterlag keinerlei Kontrolle oder Supervision. (Die oben erwähnte Tierpsychologin und Reiki-Meisterin Sonja Ströbl weist sich als Absolventin der *Akademie für Tiernaturheilkunde* aus; desgleichen eine Tierpsychologin Veronique Grob, die nach Absolvieren ihres *ATN*-Fernlehrganges eine Telephonberatung „rund um den Hund" etablierte. Auf dieser so genannten *DOGLINE* [mit kostenpflichtiger Nummer] erteilt sie hundepsychologische Auskunft zu Verhaltensproblemen und Therapieplänen jeder Art, die Minute zu 1,75 Euro. Frau Grob hält diesen Tarif - immerhin 105 Euro pro Stunde - für eine „günstige Angelegenheit": „Für einfache Fragen, wie z. B. Rasseanfragen oder Tipps zur Erziehung genügen oft 3-6 Minuten [ein Buch wäre teurer] und für Problemfälle benötigt man ca. 10-20 Minuten. [...] Das Verhältnis von Preis zu Leistung stimmt in jedem Fall."[1047])

Die Hamburger „Tierpsychologin" Ramona Meissner, „Bachelor of Animal Psychology" der Pseudouniversität ⇨ *VetSchool London*, rechnet Telephonberatung mit einem Stundensatz von 60 Euro ab, gegebenenfalls erforderliche telepathische Befragung des jeweiligen Tieres mit zusätzlichen 84 Euro pro Stunde.[1048] Auf welchem Niveau die Ratschläge derartig qualifizierter „Tierpsychologen" liegen, erschließt sich aus den Maßgaben einer Petra Buchner, eigenen Angaben zufolge ebenfalls „Bachelor of Animal Psychology" der *VetSchool London*, die in Zeitschriften wie *Ein Herz für Tiere* als „Expertin für Leserfragen" auftritt. Der Besitzer einer autoaggressiven Katze beispielsweise, die sich die eigenen Haare ausreißt und sich auch mit anderen Katzen nicht verträgt, wird beschieden: „Diese Art von Verhaltensstörung findet man bei Tieren, wenn sie unter psychischem Stress stehen und dieser nicht behoben wird." Zur Behandlung empfiehlt Tierpsychologin Buchner einen Bach-Blütencocktail sowie homöopathische Globuli *Natrium chloratum* (Kochsalz) D200.[1049]

Anfang 2005 startete der Privatsender VOX mit *Die Tier-Nanny* eine veterinärpsychologische Doku-Soap-Serie, mit der die „Diplom-Tierpsychologin" Katja Geb-Mann, Betreiberin einer eigenen Praxis in Leverkusen, bundesweite Bekanntheit erlangte. Die verhaltenstherapeutischen Maßgaben, die Frau Geb-Mann zur Behandlung von Problemhaustieren vorstellt - vergleichbare Ratgeberformate gibt es mit *Superfrauchen* auf RTL2 sowie mit *Die Tierpsychologin* auf Kabel1 -, sind erwartungsgemäß von äußerst beschränkter Brauchbarkeit (Beißkorb für den unbotmäßigen Hund, dazu ein elektronisch fernbedienbarer Zitronenölsprayer am Halsband etc.): Frau Geb-Mann hat als Fachqualifikation nicht viel mehr vorzuweisen als einen Fernkurs der schweizerischen *Akademie für Tiernaturheilkunde*. Laut VOX indes zählt sie zu den „besten Tierpsychologen Deutschlands".[1050]

Die gleiche Fachqualifikation bringt Tierpsychologe und „Hundeflüsterer" Martin Rütter mit, der im Jahr zuvor im öffentlich-rechtlichen Fernsehen (WDR) eine ganz ähnliche Doku-Soap (produziert von Bettina Böttinger) vorgestellt hatte. Die beiden Staffeln von *Eine*

*Couch für alle Felle* hatten enormes Zuseherinteresse auf sich gezogen und in der Folge einen ungeahnten Boom losgetreten: allenthalben schossen plötzlich tierpsychologische Beratungspraxen aus dem Boden.[1051] Seit Anfang 2005 zieht Rütter mit einschlägigen Vortragsveranstaltungen durch die Lande.

Eines der neuaufgezogenen Institute führt neben tierpsychologischer Beratung ein eigens konzipiertes Fernstudium „Psychologie und Verhaltenstherapie der Katze" im Angebot. Nach Abschluss der von Institutsleiterin und Katzentherapeutin Petra Twardokus zusammengestellten Unterrichtsmaterialien - der Kurs beinhaltet mithin neben „Einblicken in die Seele der Katze" eine Ausbildung in Bach-Blütentherapie, Homöopathie und Telepathischer Tierkommunikation - erhält der Teilnehmer ein „Diplom", das ihn zur „professionellen und selbständigen Berufsausübung im Bereich Katzenpsychologie und -verhaltenstherapie" berechtige. Kosten des Lehrgangs: 1.500 Euro. Woher Frau Twardokus ihre Kenntnisse bezieht, ist nicht ersichtlich.[1052] Ihr *P.M.-Institut* in Mühlheim/Ruhr wurde durch einen völlig unkritischen Bericht in Focus TV und entsprechende Beiträge in der Regenbogenpresse bundesweit bekannt gemacht.[1053]

Kurse mit realem Unterricht bieten, in verschiedenen Formaten, die ⇨ *Paracelsus*-Heilpraktikerschulen. Eine „Fachqualifikation TierverhaltensberaterIn/therapeutIn" beispielsweise, ausgerichtet auf die therapeutische Arbeit mit Hunden und Katzen, umfasst 15 Abende (à 3,5 Std.) plus 2 Praxistage in einer Hundeschule (à 5,5 Std.). Gleichwohl nur ein kleiner Teil der 63,5 Stunden sich tatsächlich mit verhaltenstherapeutischen Maßnahmen befasst - der überwiegende Teil dreht sich um Domestikation, Fortpflanzung, Prägungsphasen etc. -, qualifiziere die Ausbildung „zum kompetenten Ansprechpartner für Tierärzte, Tierheime, Hundeschulen, Tierhalter, etc. in allen Fragen der Erkennung, Vermeidung und Behandlung von Verhaltensauffälligkeiten bei Hund und Katze". Die Kosten, einschließlich Zertifikat, liegen bei 1.195 Euro. Ein weiterer *Paracelsus*-Kurs „Tierpsychologie für Pferde" umfasst nur 11 Abende (à 3,25 Std.): „Sie werden nach diesem Seminar bei Erziehungsfragen und Fragen der artgerechten Haltung Hilfe leisten können. Verhaltensstörungen können von Ihnen erkannt und mit Therapien und natürlichen Heilmitteln (wie Bachblüten) behandelt werden. Detektivischer Spürsinn ist dabei zur Eruierung der Ursachen und Hintergründe eines abnormen Verhaltens ebenso gefragt wie Einfühlungsvermögen und Verantwortungsgefühl. Nach Absolvieren der Ausbildung werden Sie kompetent bei Pferden vertraut sein mit (...) Sozialverhalten, Ausdrucksverhalten, Lernprozessen beim Pferd, Verhaltensstörungen und Verhaltensabweichungen und der Umgang damit." Kosten: 550 Euro. Und es geht noch simpler: *Paracelsus* bietet eine komplette Ausbildung in „Tierpsychologie", die an zwei Wochenenden (!) absolviert werden kann: „Sie erlernen während der Ausbildung die natürlichen Verhaltensweisen der Haustiere und des Pferdes in Abgrenzung zu den möglichen Abweichungen. Ebenso werden Sie nach diesem Seminar bei Ausbildungsfragen oder Fragen der artgerechten Haltung Hilfe leisten können. Verhaltensstörungen werden von Ihnen erkannt und können mittels der Lerntheorie therapiert werden. Zur Unterstützung können natürliche Heilmittel wie Bachblüten, Homöopathie, Kinesiologie etc. und Massagen eingesetzt werden." Die Ausbildung umfasst 28 Stunden (einschließlich Pausen) und kostet 350

8

Euro.[1054] Die im Rahmen der regulären Tierheilpraktikerausbildungen vermittelte Qualifikation in Tierpsychologie reicht vielfach noch nicht einmal an diesen Zwei-Wochenenden-Kurs heran. zu den tierpsychologischen Dozentinnen bei *Paracelsus* zählt im Übrigen eine Andrea Delveaux, die ihre Qualifikation über einen Fernlehrgang der ⇨ *VetSchool London* erworben hat.[1055]

> Nur zur Verdeutlichung der Relationen: eine Kassenzulassung als Verhaltenstherapeut in der Humanheilkunde erfordert ein mehrjähriges postgraduales Training (nach Abschluss eines medizinischen beziehungsweise psychologischen Hochschulstudiums) in einer anerkannten Einrichtung. Die *Deutsche Gesellschaft für Verhaltenstherapie* etwa setzt 600 Stunden Theorie, 600 Stunden klinische Ausbildung, 600 Stunden Krankenbehandlung unter Supervision, 150 Stunden Einzelsupervision, 120 Stunden Selbsterfahrung, 1800 Stunden praktische Erfahrung in der psychiatrischen Versorgung und 930 Stunden Fallkonferenzen, Kolloquien etc. an (= 3.800 Stunden). Den Abschluss bildet eine staatliche Prüfung.[1056]

Die mit Abstand anspruchsvollste (und teuerste) Ausbildung zum „Dipl. Tiertherapeuten" findet sich an der schweizerischen ⇨ *AnimalSpirit*-Schule (die ansonsten Kurse zum „Schamanischen Berater" und [telepathischen] Tierkommunikator anbietet). Laut Prospekt liege der Schwerpunkt der Ausbildung „auf der ganzheitlichen Tiertherapie, die dank neuester Methoden der Energie- und Körperarbeit sowie der fachgerechten Diagnose erfolgreich eingesetzt wird. In unserem Ausbildungsprogramm erlernen Sie eine komplementäre Methode, Tiere zu therapieren und zu betreuen sowie sie in ihren physischen und psychischen Stärken zu unterstützen, sei es im Alltag, im Sport oder in der Rekonvaleszenz." Die an der „Zukunft der Tiertherapie" (was immer das heißen soll) orientierte Ausbildung dauert 4x14 Tage (verteilt auf zwei Jahre) und beinhaltet neben einer Einführung in Anatomie, Physiologie und Pathologie von Hund, Katze und Pferd vor allem Alternativverfahren wie Chakren- und Energiearbeit, Farbtherapie, telepathische Tierkommunikation (einschließlich [pseudo] schamanistischer Praktiken) und TTouch. Kosten: 6.265 Euro (= 9.680 CHF). Die in der Szene gleichfalls hochgelobte Ausbildung zum „Tierpsychologischen Berater" am schweizerischen *Institut für angewandte Ethologie und Tierpsychologie* (I.E.T.) umfasst dagegen lediglich 14 Ausbildungstage, verteilt auf zwei Jahre. Begründet wurde das Institut Anfang der 1990er von dem durchaus renommierten US-Verhaltensforscher Dennis C. Turner, der seit 1983 einen Lehrauftrag an der Universität Zürich innehat. Unter den *I.E.T.*-Dozenten findet sich allerdings auch ein gewisser Wolfgang Zemp, seines Zeichens Tierhomöopath und Hundetrainer, der sich als fünffach graduierter Bachelor und Master der Veterinärwissenschaften der ⇨ *VetSchool London* ausgibt. Die Kosten des Lehrganges liegen bei 4.600 Euro (= 7.150 CHF).[1057]

Da die Begriffe „Tierpsychologe" oder „Tiertherapeut" rechtlich nicht geschützt sind, kann jedermann sie sich aneignen und führen; ungeachtet der Frage, ob irgendeine einschlägige Ausbildung absolviert wurde oder nicht. Nochmal und in aller Deutlichkeit: *jedermann* kann sich von heute auf morgen als Tierpsychologe oder Tiertherapeut bezeichnen - wahlweise auch als Tiertrainer, Tierausbilder, Tierheiler, Tierflüsterer oder Tierheilpraktiker – und als solcher tätig werden, ohne die geringste Ahnung oder Qualifikation nachweisen zu müssen. Da es den Beruf des Tierpsychologen, Tiertherapeuten etc. in engerem Rechtsverständnis nicht gibt, gibt es auch kein rechtliches Reglement für eine entsprechende (Erwerbs-)Tätigkeit: Jeder darf nach Belieben herumdilettieren.

Auch die Mitgliedschaft in einem der einschlägigen Berufsverbände besagt *gar nichts*. Diese Verbände stellen allenfalls Alumni-Einrichtungen und/oder Selbstdarstellungsforen der einzelnen Ausbildungsstätten dar, eine darüber hinausreichende Funktion haben sie in der Regel nicht. Der *Verband der HaustierPsychologen e.V.* (VdH) beispielsweise, vertreten in Deutschland und Österreich, ist nicht viel mehr als eine getarnte Verkaufsagentur für Fernlehrkurse der oben erwähnten ⇨ *VetSchool London* (einer angeblich in England ansässigen [tatsächlich aber vom bayerischen Mainburg aus operierenden] Briefkasteneinrichtung namens *Open University of Veterinary Science*). Die beiden Vositzenden des *VdH* Elisabeth Krause und Denise Seidl scheuen sich nicht, ihre an der Pseudouniversität erworbenen akademischen Grade „Doctor of Veterinary Science" (DVS) in aller Öffentlichkeit zu führen.[1058] Sonstige Aktivitäten des *VdH* sind nicht bekannt. Bemerkenswert erscheint, was *Open University*-Absolventin Ramona Meissner zur tierpsychologischen Konkurrenz zu sagen weiß: „Die vielfach übliche, aber missbräuchliche Bezeichnung 'Dipl.-Tierpsychologe' ist für Tierhalter sehr irreführend, da sie den Anschein erweckt, es handele sich um ein staatlich anerkanntes Universitätsdiplom." Sie selbst hingegen tritt ungeniert unter dem Pseudodiplom „Bachelor of Animal Psychology" auf und behauptet dreist, es handele sich dabei um einen „nach EU-Recht international anerkannten akademischen Grad".[1059]

Von „Tiertherapeuten" ohne seriöse veterinärmedizinisch-psychologische Qualifikation (Hochschulabschluss und Zusatzausbildung) sollte man tunlichst die Finger lassen, egal wie groß das „Diplom" ist, das sie an der Wand hängen haben; und selbstredend sollte man sich von Orten fernhalten, an denen Tiere mit Würgehalsbändern, Peitschen, Elektroschockgeräten oder sonstigen Zwangsmitteln trainiert und/oder zu artwidrigem Verhalten genötigt werden.

## 5.45.  Sonstiges

In der Regel entstammen die alternativveterinären Methoden der alternativen Humanheilpraxis, sie wurden, in mehr oder minder plausibler Adaption, von dort in die Tierheilpraxis übertragen. Nur wenige Verfahren, wie etwa ⇨ TTouch oder „wings system®", wurden eigens für die Tierheilpraktik entwickelt.

Der Markt alternativer Tierheilkunde expandiert zusehends, einhergehend damit auch das Angebot para- und pseudomedizinischer Verfahren. Dem insofern sehr viel umfänglicheren Sortiment der alternativen Humanheilkunde ließen sich noch zahlreiche Methoden oder Methodenbruchstücke entnehmen, die bislang in der Tierheilpraktik nicht aufgetaucht sind, die indes jederzeit dort auftauchen *könnten*: ACE-Therapie, ACU-Impulse-Therapie, Autologe Vaccine, Béres-Tropfen, Bioelektronik nach Vincent, Bioenergetik nach Lowen, Biofeedback, Biopulsarreflexographie, Biorhythmik nach Fließ, Breussche Krebskur, Cancelltherapie, Chelattherapie, Chitosantherapie, Colon-Hydro-Therapie, Eigenblutzytokinthearpie nach Klehr, Elektroneutraltherapie nach Croon, Essiactherapie, Eugemedtherapie nach Grässlin, Frequenztherapie nach Rife, Hong-Qu-Therapie, Horvi-Enzymtherapie, Hydrazinsulfattherapie, Iatrochemie, Induktionstherapie nach Mandel, Klinische Ökologie nach Randolph, Organhydrolysattherapie nach Kasakow, Krebiozentherapie, Mahuangtherapie, Mikrobiologische Therapie, Neurotopische Therapie nach Desnizza, Orgontherapie nach Reich, Orthobionomie, Oxyvenierungstherapie nach Regelsberger, Permanentmagnettherapie, Pflanzengeistmedizin, Plasmaprintverfahren, Polaritätstherapie, Procainkur nach Aslan, Quantum-Therapy, Sauerstoffmehrschritttherapie nach Ardenne, Serumtherapie nach Wiedemann, Spenglersantherapie, Thermoregulationsdiagnostik nach Schwamm, Tian-Xian-Therapie, Urmedizin nach Konz, Vegetotherapie, Vitaflextherapie, Vitalfeldtherapie, Zellentsäurungstherapie, Zellularpathologische Therapie.[1060]

*Nichts* davon ist empirisch ausreichend abgesichert – wenn überhaupt irgendeine Empirie vorliegt –, *nichts* davon taugt zu seriöser Diagnosestellung oder Heilbehandlung.

# 6. Literatur

Die Flut alternativmedizinischer Literatur entzieht sich jeder Überschaubarkeit, hunderte einschlägiger Publikationen werden alljährlich neu auf den Markt geworfen. Seit Ende der 1990er finden sich zunehmend auch alternativ*tier*medizinische Bücher darunter, genauer gesagt: Bücher, in denen die populärsten Methoden der Tierheilpraktik näher vorgestellt beziehungsweise zum „Do-it-yourself"-Verfahren für den Hausgebrauch aufbereitet werden. Insbesondere zu Homöopathie und Bach-Blütentherapie für Tiere liegen dutzende von Ratgebern vor, sowohl allgemein gehalten als auch spezifiziert für die Behandlung von Pferden, Hunden, Katzen, Vögeln und „Nutz"tieren.

In der Regel sind diese Bücher, mehr oder minder phantasievoll aus- und umgestaltet, aus entsprechenden Ratgebern der Humanheilpraxis abgeschrieben; ernstzunehmende veterinärspezifische Untersuchungen werden nirgendwo angeführt (was allerdings keine Rolle spielt: auch in den humanheilpraktischen Werken werden zum Belege der aufgestellten Behauptungen allenfalls Kasuistiken aufgelistet, tragfähige Untersuchungen gibt es auch hier nicht). Vielfach erscheinen die Publikationen auch gnadenlos *voneinander* abgeschrieben: dieselben hanebüchenen Behauptungen, dieselben Fallbeispiele, dieselben Grammatikfehler. *Keine einzige* der zahlreichen Publikationen zur alternativen Tierheilkunde kann wissenschaftlichem Anspruch genügen.

Die meisten Autoren tierheilpraktischer Ratgeber firmieren als Tierheilpraktiker, Tierhomöopathen, Tierpsychologen oder dergleichen: sie sind also veterinärmedizinische Laien. Nicht wenige verlegen ihre Arbeiten selbst oder geben sie im *book-on-demand*-Verfahren heraus. Allerdings gibt es auch eine Handvoll Verlage, *Sonntag* und *Franckh-Kosmos* vorneweg, die mit alternativveterinären Titeln reüssieren. Als insofern federführend gilt der Stuttgarter *Sonntag*-Verlag, der, angeschlossen an die *Medizin-Verlage Stuttgart* (MVS) und damit an die renommierte *Thieme*-Gruppe, größten Wert auf ein seriöses Erscheinungsbild legt. In Hinblick auf Aufmachung und Gestaltung der einzelnen Publikationen lehnt man sich bewusst an die wissenschaftsbetrieblichen Usancen der *Thieme*-Veröffentlichungen an. Inhaltlich indes spricht das *Sonntag*-Sortiment jedem wissenschaftlichen Selbstverständnis Hohn:[1061] Das Gros der aufgelegten Titel dreht sich um Akupunktur, Bach-Blütentherapie, Homöopathie und dergleichen, dazu gibt es jede Menge Studientexte und Nachschlagewerke für (angehende) Heilpraktiker. Das Angebot tierheilpraktischer Literatur - *Sonntag* hält immerhin vierzig einschlägige Titel vor - ist aus wissenschaftlicher Sicht nicht minder zweifelhaft. Es beinhaltet ausschließlich „Lehrbücher" zu randständigen, sprich: para- oder pseudoveterinärmedizinischen Verfahren: neben mehreren Titeln zur homöopathischen Behandlung von Haus- und „Nutz"tieren jeder Art, einschließlich eines *Praktischen Leit-*

*fadens zum Einsatz der Homöopathie in der Rinderhaltung*, gibt es eine Reihe an Praxis-büchern zur Anwendung von *Bach-Blütentherapie in der Tiermedizin*, *Farb- und Musik-therapie für Tiere*, *Tierkinesiologie*, *Laser- und Magnetfeldtherapie in der Tiermedizin*, auch zur *Ganzheitlichen Behandlung von Kaninchen und Meerschweinchen* oder zu *Ganzheitlich orientierter Verhaltenstherapie bei Tieren*. Unter dem Titel *Das Tier im Familiensystem* findet sich gar eine veterinäre Aufbereitung der (pseudo)systemischen „Aufstellungsarbeit nach Bert Hellinger". Einen besonderen Schwerpunkt stellt die heilpraktische Behandlung von Pferden dar: zahlreiche eigenständige Publikationen liegen hierzu vor, von Akupunktur und Homöopathie über Craniosakral- und Farblichttherapie hin zu Osteopathie, Kinesiologie und Traditioneller Chinesischer Medizin (TCM); selbst ein Titel *Pferdehufe ganzheitlich behandeln* findet sich im Programm. Zu den meistpublizierten Autoren des *Sonntag*-Verlages zählt die „Holistische Tierheilkundlerin" ⇨ Rosina Sonnenschmidt , die zugleich für die ab-wegigsten Titel (z. B. *Ganzheitliche Vogeltherapie mit Homöopathie und TCM*) verantwort-lich ist.[1062] Frau Sonnenschmidt war über Jahre hinweg als leitende Dozentin an der ober-bayerischen ⇨ *raum&zeit-akademie* tätig, an der alternative Tierheiler ausgebildet werden.

Das 2004 in erweiterter Neuauflage bei *Sonntag* erschienene *Lehrbuch für Tierheil-praktiker* - laut Klappentext beinhalte und vermittle es „das gesamte für dieses Fach-gebiet nötige theoretische und praktische Basiswissen" - erweckt mit 592 Seiten den Eindruck durchaus ernstzunehmender Gewichtigkeit.[1063] Bei näherer Hinsicht indes löst dieser Eindruck sich sehr schnell in Luft auf: *Sämtliche* Aspekte werden in derart verkürzter Manier dargestellt - Biochemie, Histologie oder Pathologie beispielsweise auf je vier bis fünf Seiten -, dass von seriöser Wissensvermittlung nicht mehr die Rede sein kann (am wenigsten dann, wenn das Buch, wie ausgewiesen, auch noch zum „Selbststudium" dienen soll).

Anstatt sinnfällige Erklärungen für angehende Tierheilpraktiker, also veterinärmedi-zinische Laien, zu liefern, an die das Buch sich ausdrücklich zu wenden vorgibt, be-wegt sich die Autorin nachgerade zwanghaft in der lexikalisch-kompendialen Termi-nologie medizinischer Nachschlagewerke (aus denen sie sich offenbar freizügig bedient hat). Über Seiten hinweg werden in extrem komprimierter Form biologische Sachverhalte dargestellt, die der durchschnittliche Tierheilpraktiker mangels ein-schlägiger Vorbildung nicht nur nicht versteht, sondern die für seine Tätigkeit auch keinerlei Relevanz in sich tragen, die indes - und vermutlich geht es um nichts anderes - Tierheilpraktik als wissenschaftlich eingefasste Disziplin erscheinen lassen (zu Aufbau und Funktion des Zellkerns heißt es etwa: „Nukleolen bestehen aus ent-stehenden Ribosmomen und r-RNA. Funktion: Produktion von ribosomalen Unter-einheiten [Aufbau aus DNA-Schleifen, die r-RNA-Gene tragen, r-RNA-Transkripten und ribosomalen Untereinheiten]. Findet sich in allen Interphasekernen an den Nu-kleolus-Organizer-Regionen akrozentrischer Chromosomen."[1064])

Die extreme Verkürzung der Materie wird vollends zur Groteske in den veterinär-spezifischen Kapiteln des Buches: so werden etwa in der Abteilung „Spezielle Ana-tomie und Physiologie" verschiedene Tierarten beziehungsweise Tiergattungen in

Hinblick auf ihre organischen Besonderheiten dargestellt (Haut, Sinnesorgane, Bewegungsapparat, Herz-Kreislaufsystem, Gefäße, Atmungsorgane, Gastrointestinaltrakt und Verdauungsorgane, Harnorgane, Genitalorgane, Blut, Retikuloendotheliales System [= Infektions- und Fremdstoffabwehr], Nervensystem und Hormonsystem). Für Hund, Katze, Pferd, Wiederkäuer, Vögel und Reptilien werden dabei *in toto* je zehn bis fünfzehn Seiten aufgewandt, Schweine werden auf sieben Seiten abgehandelt, Amphibien und Fische auf jeweils sechs (zur Muskulatur von Amphibien heißt es beispielsweise auf dreieinhalb Zeilen [ohne hin- oder weiterführende Erläuterung]: „Bei den Urodelen ist die Rumpfmuskulatur durch Myocammata in Myomere zerlegt, sie ist wichtig für das schlängelnde Schwimmen und das Laufen an Land"[1065]).

Auf den folgenden 30 Seiten werden drei Dutzend Tierseuchen aufgelistet - von Afrikanischer Pferdepest hin zu Viraler hämarrhagischer Septikämie der Salmoniden (Forellenseuche) -, die dazugestellten Symptombeschreibungen reichen indes nicht ansatzweise hin, einen Tierheilpraktiker die jeweilige Erkrankung erkennen zu lassen, so dass er sie bei den zuständigen Behörden anzeigen und im Übrigen die Finger davon lassen könnte (zu den Symptomen beispielsweise der Asiatischen Geflügelpest heißt es: „Erfasst von der Krankheit werden Tiere jeder Altersstufe. Die Erkrankung tritt in Abhängigkeit von der Virulenz des Erregers entweder perakut, akut, chronisch oder inapparent auf. Gefürchtet sind besonders die durch velogene, viszerotrope Virusstämme hervorgerufenen Erkrankungen, die durch septikämische, kardiovaskuläre, pneumonische, enzephalitische, gastrointestinale Symptome gekennzeichnet sind und bei der Zerlegung das Bild der Septikämie [Hyperämie der Organe, Blutungen am Brustbein, Perikard, in der Schleimhaut des Drüsenmagens, Kehlkopfes, Ösophagus, Eileiters u.a.] aufweisen. Bei inapparentem Verlauf höchstens leichte respiratorische Erscheinungen und Legeabfall."[1066]

Als höchst fahrlässig stellt sich der therapeutisch-praktische Teil des Buches dar: *Sämtliche* organischen Erkrankungen *sämtlicher* Tiere werden auf etwas mehr als 100 Seiten abgehandelt, Erkrankungen der Harnorgane etwa auf sechs, der Sinnesorgane (Auge/Ohr) auf viereinhalb, des Gefäßsystems auf ganzen eineinhalb Seiten; hinzu kommen dreizehneinhalb Seiten zu „Infektionskrankheiten und Parasitosen", je eine dreiviertel Seite davon befasst sich etwa mit Räude oder Toxoplasmose, je eine halbe mit Borreliose oder Staupe. Ein gutes Viertel der jeweiligen Darstellungen besteht aus Maßgaben zur - *ausschließlich* homöopathischen - Therapie. Neben den zu verwendenden Präparaten (in Potenzen zwischen D2 und D200) werden die Firmen, die diese herstellen beziehungsweise vertreiben, werbewirksam gleich mitaufgelistet.[1067]

Weitere zehn Seiten stehen unter der Überschrift „Differentialdiagnose häufiger Befunde bei Hund und Katze". Auch hier werden ausschließlich homöopathische Medikamente angeführt, bei infektiöser oder toxischer Gastroenteritis (Magen-Darmentzündung) etwa *Alumina* (Aluminium) D4 oder auch *Plumbum aceticum* (Bleiazetat) D6, bei Hämoptyse (Bluthusten) *Phosphorus* (Phosphor) D200. Homöopathie dominiert auch das (ganze 7 Seiten umfassende) Kapitel über „Das alternde

Tier": bei Diabetes mellitus beispielsweise empfehle sich „Momordica comp./Heel", ein (selten eingesetztes) Tiefpotenzkomplexpräparat bestehend u. a. aus *Momordica balsamina* (Balsamapfel) D3, *Carum carvi* (Kümmel) D2, *Chamomilla* (Kamille) D1, *Chinium sulfuricum* (Chininsulfat) D4 und *Foeniculum* (Fenchel) D2, zu verabfolgen „3x wöchentlich bis täglich 1 Amp". Zur Behandlung von Alterskrankheiten werden indes auch „traditionelle" Verfahren wie Aderlass (bei peripheren Durchblutungsstörungen) oder Phytotherapie (bei Urogenitalproblemen) anempfohlen. Hinzu kommt, vor allem in der „Sterbebegleitung", der Einsatz von Aromaölen, Bach-Blüten und Edelsteinen. Gleichwohl Tiere „sich leichter von ihrem Körper lösen, als es der Mensch im Allgemeinen tut", bedürfe es doch gelegentlich therapeutischer Unterstützung: Bachsche Herbstenzianblüten, Lemongras und roter Jaspis beispielsweise vermittelten „Vertrauen in die unabdingbaren Gesetzmäßigkeiten der Natur", zu empfehlen sei auch das homöopathisch-anthroposophische Mittel *Carbo betulae* (Birkenrindenasche), das „auf den Abschied vom Körper" vorbereite.[1068]

Auf exakt 16 Seiten werden die „wichtigsten Therapieverfahren" der Tierheilpraxis im Einzelnen vorgestellt: Akupunktur, Ausleitungsverfahren (Aderlass und Blutegel), Laser- und Magnetfeldtherapie, Eigenblut- und Eigenharntherapie, Wickel und Auflagen, Homöopathie, Nosodentherapie, Neuraltherapie, Phytotherapie, Umstimmungs- und Reiztherapie, Aromatherapie, Bach-Blütentherapie, Isopathisch-homöopathische Regulationstherapie nach Enderlein, Therapie mit homöopathischen Tiergiften und tierischen Reintoxinen, Farb- und Edelsteintherapie. Hinzu kommen fünf Seiten „Verhaltensphysiologie und Tierpsychologie".[1069]

Tipps zu Berufskunde und Praxisführung (Standortwahl, Marketing, Honorar etc.) sowie die aktuellen Tierschutz- und Tierseuchengesetze im Originalwortlaut runden das Buch ab. Nicht zu vergessen eine Liste mit 439 Fragen (gut ein Drittel davon in *multiple-choice*-Form), die dem in Eigenregie studierenden Tierheilpraktikeranwärter „zur Selbstkontrolle" dienen sollen. Fragenbeispiele: „Wie viele Brustwirbel bzw. Rippenpaare hat ein Hund? a. 11, b. 12 , c. 13, d. 14." Oder: „Nennen Sie die 4 Abschnitte des Wiederkäuermagens! ? P.....n / N...m...n / H...e, R.......m / B......m...n, P.....r, O....s / L..m...n, A......s".[1070] Laut Klappentext bediene sich das Buch „ausgefeilter Didaktik".

Als Autorin firmiert eine frühere Werbegrafikerin namens Sylvia Dauborn, die, eigenen Angaben zufolge, seit Mitte der 1980er als Heil- und Tierheilpraktikerin tätig ist. Schwerpunkte ihrer Arbeit sind Bioresonanz- und Bach-Blütentherapie. In der Tierheilpraktikerszene wird das Buch als unabdingbares Grundlagenwerk gepriesen.

Ein weiteres *Tierheilpraktiker-Lehrbuch*, erschienen 2004 im Zwickauer *Verlag Wissenschaftliche Scripten*, bringt das Kunststück zuwege, die ohnehin extrem verkürzten und damit weitgehend unbrauchbaren Inhalte des oben beschriebenen Dauborn-Buches auf ein Drittel des dortigen Umfanges einzudampfen: die *komplette* Tierheilkunde wird in zwei dünnbrüstigen Spiralgeheften, sprich: auf wenig mehr als 200 Skriptenseiten (!), abgehandelt.[1071] Das Kapitel „Krankheitslehre" beispielsweise umfasst ganze 38 Seiten: Herz-Kreislaufkrankheiten kommen dabei auf dreieinhalb Seiten vor, Erkrankungen des Immunsystems auf eineinhalb Seiten, zum Thema Tumorerkrankungen gibt es eine halbe Seite. Der in der Tierheilkunde zentrale Bereich „Virologie" umfasst ebenfalls dreieinhalb Seiten, je eine dreiviertel Seite davon bezieht sich auf Hunde, Klauentiere und kleine Heimtiere, eine halbe Seite auf Katzen, eine viertel Seite auf Pferde. „Parasitologie" findet auf ganzen eineinhalb Seiten statt. Unter der Überschrift „Alternative Heilmethoden" werden auf exakt zwölf Seiten die szeneüblichen Verfahren Homöopathie, Phytotherapie, Bach-Blütentherapie, Akupunktur, Akupressur und Tellington-Touch vorgestellt. Über die Autorin der Gehefte, eine gewisse Petra Sauer, lässt sich im Impressum nachlesen, sie sei als Betriebswirtin „viele Jahre in einem naturheilkundlichen Pharmaunternehmen tätig" gewesen, heute sei sie „als freie Tierheilpraktiker-Dozentin" zugange; überdies praktiziere sie selbst „alternative Heilmethoden, wie Bachblüten, Pranaheilung, Reiki, Kristalle, Himalayasalz und Feldentstörungen".[1072] Wie der ansonsten durchaus seriöse *Verlag Wissenschaftliche Scripten* darauf verfallen konnte, Frau Sauer als Autorin ins Programm zu nehmen – allein die zahllosen Orthographie- und Grammatikfehler der Texte sind mehr als genant, ganz abgesehen von Sauers pseudowissenschaftlichen Auslassungen zu „alternativen Heilmethoden" –, bleibt unerfindlich.

Zu den führenden Verlegern tierheilpraktischer Literatur zählt auch der Stuttgarter *Franckh-Kosmos*-Verlag mit zahlreichen einschlägigen Titeln. Zu deren ärgerlichsten gehört zweifellos der Mitte der 1990er erstmalig erschienene und inzwischen mehrfach neu aufgelegte Band *Naturheilkunde für Hunde* von Wolfgang Becvar. Auf 272 Seiten werden die geläufigsten Verfahren der Tierheilpraxis vorgestellt: von Akupunktur, Homöopathie und Massage über Bach-Blüten-, Enzym-, Farb-, Magnetfeld-, Musik-, Neural-, Ozon- und Phytotherapie hin zu Reiki, Schüßler-Salzen, Umschlägen und Wickeln. Unabhängig davon, dass die Mehrzahl der aufgelisteten Praktiken nicht das Geringste mit Naturheilkunde zu tun hat, werden diese in komplett unreflektierter und distanzloser Manier als „wunderbar sanfte Heilmethoden" gepriesen, deren „überwältigende Erfolge ganz klar für sich sprechen".[1073] Es werden Behauptungen aufgestellt, die an Abstrusität kaum mehr zu überbieten sind: zum Thema „Bach-Blütentherapie" beispielsweise schreibt Autor Becvar, die „sehr feinstoffliche Energie der Blüten (...) vermag ganz sanft und subtil ins tierische Bewusstsein einzudringen und dort vorhandene 'verquere' Denkmuster und gefühlsmäßige Blockaden aufzulösen. Die dadurch eventuelle entstandene 'Krankheit schmilzt hinweg wie Schnee in der Sonne' (Bach)". Der Einsatzbereich der Tropfen sei insofern „schier grenzenlos": „Unfälle jeder Art, Verletzungen, (...) akute Entzündungen und Infektionen, Magen-Darm-Krämpfe, Koliken, (...) neugeborene Welpen mit Lebensschwäche u.v.a.m." Zur Therapie reiche „oftmals auch das Nahebringen des Fläschchens an den Stammplatz des Tieres, um eine Wirkung zu erzielen. Auf nicht zu große Entfernung, maximal 20 cm, strahlt die Blütenenergie durch das Fläschchen hindurch auf seinen Empfänger." Im Übrigen hätten „so wie alle Geschöpfe des Universums (...) auch Tiere den inneren Drang zur persönlichen Vervollkommnung. Für entsprechende Hilfen, wie eben die Blütenenergien, sind sie sehr dankbar, und es ist herrlich, anzusehen, wie 'gierig' manche Tiere nach ihren Bach-Blüten sind." Auch auf Reiki sprächen

Tiere sehr gut an, wobei die übertragenen Energien „ganz automatisch den richtigen Ort erreichen und wirksam werden".[1074]

Das Ärgerliche an dem Buch ist vor allem der Umstand, dass der geballte Unsinn von einem approbierten Tierarzt vorgetragen wird: Dr. med.vet. Wolfgang Becvar scheut sich nicht, selbst bei schwersten Erkrankungen sein hanebüchenes Sammelsurium pseudo(natur)-heilkundlicher Maßnahmen anzuempfehlen. Bei einer infektiösen Leberentzündung beispielsweise weist er zunächst darauf hin, dass in der Leber „wahrhaftige Wunderwerke an Transformationen auf grob- und feinstofflichen Ebenen" geschähen, aber: „Kummer, Gram, Sorgen und Ärger sind die Feinde der Leber. Diese negativen Gemütszustände blockieren über das Nabelchakra den Energiefluss der Leber und beeinträchtigen ihre verschiedenen Funktionen. Angestaute, nicht gelebte Aggressionen führen zum Leberstau. (...) Das Gemüt eines solcherart chronisch gestauten und vergifteten Patienten beginnt sich zu verändern. Der 'Lebertyp' wird mürrisch, launisch, unzufrieden. (...) Der betroffene Hund neigt zu viel Schlaf und körperlicher Unlust, wird zusehends unansprechbar, ja sogar bissig und erscheint seiner Umwelt als recht unerfreulicher Zeitgenosse." Ratsam sei eine homöopathische Behandlung u. a. mit Mariendistel, Bärlapp, Brechnuss oder Schwefel in unterschiedlichen Potenzen; wahlweise auch mit Bach-Blüten, insbesondere Enzian, Springkraut und Gefleckter Gauklerblume. Verschiedene Meridianpunkte seien zu akupunktieren, andere zu akupressieren, Leibwickel seien aufzulegen und Vitamine zu verabfolgen; zudem sei das Tier auf Höhe des Herzchakras mit Orangelicht zu bestrahlen. Letztlich müsse, um die „beleidigte" Leber zu besänftigen, Musik von Johann Sebastian Bach oder Robert Schumann abgespielt werden.[1075] Ähnliche Maßgaben finden sich für sämtliche sonstigen Erkrankungen und Funktionsstörungen (bei Blasenentzündung etwa empfehle sich Musik von Bob Dylan, bei Hepatitis von Eric Clapton). Selbst bei Krebs hält Becvar Homöopathie und Bach-Blüten für angezeigt, dazu Farblichtbestrahlung (blau und gelb), Reiki, Magnetfeld-, Neural- und Ozontherapie sowie Musik von Vivaldi, Schumann oder des New-Age-Komponisten Paul Horn. Im Übrigen sei zu überprüfen, „ob unser Hund nicht etwa die meiste Zeit seines Lebens auf geopathogenen Zonen [= Erdstrahlen oder Wasseradern, CG] verbringt. Davon ist er unbedingt zu entfernen."[1076] Es versteht sich, dass Becvar auch ein „alternatives Impfprogramm" anempfiehlt: zum Schutz gegen Staupe, Leptospirose, Parvovirose, Zwingerhusten, Tollwut etc. seien entsprechende homöopathische Nosoden zu verabfolgen: „Der volle Impfschutz tritt bei allen Impfungen 3 Tage nach der 2. Gabe ein."[1077] Laut Becvar entsprächen diese (komplett unsinnigen und hochgefährlichen) Angaben „dem neuesten Wissensstand der praxisgerechten Heilerfahrung".[1078] (Ein ähnlich ärgerliches Werk findet sich unter dem Titel *Naturheilpraxis für Hunde* im Mürlenbacher *Kynos*-Verlag: eine Tierheilpraktikerin Gaby Haag lässt sich zu Akupressur, Bach-Blüten-, Farb- und Musiktherapie, Homöopathie, Kinesiologie und „sonstig bewährten Hausmitteln" aus.[1079] Und gleichermaßen unbrauchbar ist das aus dem Amerikanischen übersetzte und in der Szene hochgelobte Mammutwerk *Naturheilverfahren in der Tiermedizin* von Allen Schoen und Susan Wynn, das, angepriesen als „Brückenschlag zwischen ganzheitlicher und konventioneller Tiermedizin", lediglich und völlig unkritisch die üblichen „Alternativ"verfahren - von Akupunktur, Bach-Blüten und Bioenergetik hin zu Homöopathie, Orthomolekularer Medizin und Phytotherapie - aufführt.[1080])

Becvar legte, ebenfalls bei *Franckh-Kosmos*, ein seinem Hundebuch praktisch identisches Katzenbuch vor; wenig später im österreichischen *AV*-Verlag ein sehr ähnliches Buch zur Naturheilkunde von Nutztieren, aus dem kurze Zeit darauf im Stuttgarter *Ulmer*-Verlag drei eigenständige Bücher zur Behandlung von Schweinen, Rindern und Schafen/Ziegen wurden; dazwischen brachte er sein Nutztierbuch nocheinmal im Münchner *BLV*-Verlag heraus sowie bei *AV* einen Band *Wir heilen Pferde natürlich*. Becvar zählt damit zu den wichtigsten Autoren der Alternativheilerszene: kaum eine Tierheilpraxis, in der seine Bücher nicht zu finden wären. Bezeichnenderweise war er lange Jahre als Dozent an der Bad Bramstedter ⇨ *Akademie für Tiernaturheilkunde* tätig.

Neben den Becvar-Werken finden sich im Haustierprogramm von *Franckh-Kosmos* Bücher zu Astrologie für Hunde, Bach-Blütentherapie für Katzen, Kinesiologie für Pferde, zu Homöopathie, Reiki, TTouch und anderem Nonsens mehr; selbst auf den Esoteriktrend telepathischer Kommunikation mit Tieren sprang *Franckh-Kosmos* mit mehreren Titeln auf.[1081] Weit weniger krass stellt sich insofern das Programm der (Tierbuch-)Verlage *Cadmos* (Lüneburg), *Oertel+Spörer* (Reutlingen), *Pala* (Darmstadt) oder *Ulmer* (Stuttgart) dar: aber auch hier tauchen mitten unter den seriösen und brauchbaren Publikationen immer wieder Titel zu Bach-Blütentherapie, Homöopathie, Shiatsu oder ähnlichem auf. (Eine löbliche Ausnahme bildet insofern der Ruhmannsfeldener *bede*-Verlag, dessen mehr als 300 Titel umfassendes Tierbuchprogramm sich jeden Schielens auf den Zeitgeist enthält und dem Leser wissenschaftlich fundierte Sachbuchinformation ohne den üblichen „alternativen" Firlefanz bietet.) Gänzlich unbrauchbar ist das Szenehandbuch *Tiere sanft behandeln: Alternative, ganzheitliche und natürliche Medizin für Hunde, Katzen, Nager und Pferde* der veterinärmedizinischen Laien Roland Bettschart und Birgit Kofler.[1082]

Auch in den zahllosen Ratgeberbüchern anderer Verlage zu Haltung, Pflege und Gesunderhaltung des Haustieres - inzwischen gibt es für buchstäblich jede Gattung, Art und Rasse eine eigene Publikation - wird immer wieder auf Verfahren der alternativen Tierheilkunde, auf Akupunktur, Bach-Blütentropfen und Homöopathie zumindest, abgestellt.[1083] Dasselbe gilt für unzähligen Zeitschriften und Magazine der Szene - *TierBILD* und *Ein Herz für Tiere* vorneweg -, auf deren Ratgeberseiten selbst der abgründigste Unfug noch wohlwollende Erörterung findet. Eine kritische Auseinandersetzung mit den „alternativen Veterinärheilverfahren" findet nirgendwo statt, von den Blättern der Yellow-Press und den Boulevardmedien ganz zu schweigen.

Außerhalb jeder Diskutierbarkeit bewegen sich rein esoterische Titel, wie sie von Verlagen wie *Atlaris* (Spalt), *Reichel* (Weilersbach) oder *Ch. Falk* (Seeon) herausgebracht werden; in letztgenanntem Verlag erschien 2004 ein Werk der Geistheilerin Anja Hertwig über ihre Kontakte zu Engeln, die sich in tierischer Gestalt inkarniert haben...[1084]

# 7. Berufsverbände

Vielfach wird von Tierheilpraktikern als ultimativer Beleg für die Seriosität und Kompetenz der eigenen Praxis die Mitgliedschaft in einem einschlägigen „Berufsverband" oder einer „Fachgesellschaft" angeführt. Solche Verbandsmitgliedschaft sagt freilich nicht das geringste aus. Auch wenn einzelne Organisationen noch so beeindruckende Bezeichnungen als „offizielle" Berufs- und Dachverbände führen: in der Regel handelt es sich um verbandspolitisch völlig unbedeutende Privatvereine, meist Alumni-Einrichtungen irgendwelcher Heilpraktikerschulen, deren Hauptzweck in einer Art „Meta-Legitimierung" (Verbandslogo, Ausweis, Stempel etc.) der einzelnen Mitglieder liegt; hierfür – über die genannten Dienstleistungen hinaus haben die jeweiligen Verbände Nennenswertes nicht zu bieten – sind viele Tierheilpraktiker offenbar gerne bereit, selbst überzogenste Aufnahmegebühren und Mitgliedsbeiträge zu entrichten. Mancher „Berufsverband" scheint überhaupt nur zu existieren, weil er eine günstige Einnahmequelle für die Betreiber darstellt: neben der Erhebung von Beitragsgeldern können den Mitgliedern endlos irgendwelche obligat zu belegenden Fort- und Weiterbildungsseminare verkauft werden.

In der Bundesrepublik buhlen nicht weniger als sieben einander teils heftig befehdende Tierheilpraktikerverbände um zahlende Mitglieder. Der einzelne Tierheilpraktiker kann einem oder mehreren dieser Verbände nach Belieben beitreten oder dies ebenso beliebig auch bleibenlassen. Eine Kammer mit obligater Mitgliedschaft, die das Tun des einzelnen Tierheilpraktikers beaufsichtigen und gegebenenfalls Sanktionen einleiten könnte, gibt es, anders als in der Tierärzteschaft, nicht. Es existiert insofern auch keine öffentliche Beschwerdeinstanz: Tierheilpraktiker können in einem rechtlich und inhaltlich völlig unüberwachten Freiraum – beschränkt nur durch die für *jedermann* geltenden Gesetze – treiben, was immer sie gutdünkt.

Die bundesdeutschen Tierheilpraktikerverbände sind durchwegs als eingetragene Vereine (e.V.) verfasst. Dieser formale Rahmen lässt indes keine inhaltliche Wertung zu, in der Gestaltung ihrer Satzungen unterliegen die Vereine keiner öffentlicher Kontrolle: *jedermann* kann zu *jedem* Zweck einen Verein gründen (der zur Erlangung der Rechtsfähigkeit allenfalls formale Bedingungen zu erfüllen hat). Grundsätzlich könnte jeder Tierheilpraktiker seinen eigenen Berufsverband ins Leben rufen.

Im Folgenden werden die einzelnen Verbände der Szene kurz vorgestellt (in alphabetischer Reihenfolge). Letztlich sind sie, ebenso wie die Bezeichnungen, die sie führen und die Dienstleistungen, die sie bieten, beliebig austauschbar. (Die angegebenen Mitgliederzahlen entsprechen dem Stand 6/2005.)

## ADT

Die *Arbeitsgemeinschaft deutscher Tierheilpraktiker im Freien Verband deutscher Heilpraktiker e. V.* (ADT im FVDH) zählt durch ihre Einbindung in einen der bestetablierten und mitgliederstärksten (Human-)Heilpraktikerverbände selbst zu den bedeutenderen Verbänden der Szene. Ihr gehören bundesweit etwa 150 Mitglieder zu. Die *ADT* kooperiert mit zwei Ausbildungszentren, dem in Köln ansässigen und mit Filialen in Viersen und Moers vertretenen ⇨ *Natura-Medica-Institut für naturheilkundliche und psychologische Erwachsenenbildung* (über das auch verbandseigene Fortbildungskurse durchgeführt werden) sowie den *Medius-Heilpraktikerschulen Münsterland* beziehungsweise dem *Medius*-Ableger ⇨ *Pegasus* in Münster. Der Verband gibt sich äußerst seriös, für seine Mitglieder hat er eine eigene Berufsordnung entwickelt (Ausschluss von Fernbehandlungen und bedenklichen Heilmitteln, Fortbildungspflicht u. a.), ein verbindliches Gebührenverzeichnis erstellt, Vorlagen für Behandlungsverträge erarbeitet und vieles mehr. Teil der Berufsordnung ist auch die Verpflichtung des Mitglieds, sich als Tierheilpraktiker „in Ausübung des Berufs, wie auch im Privaten stets der Würde des Berufsstands entsprechend" zu verhalten und alles zu vermeiden, „was dem Ansehen und der Würde des Standes abträglich ist".[1085] Ein Blick auf das Angebot der *Medius-Heilpraktikerschulen*, die als „offizielle Verbandsschulen" der *ADT* ausgewiesen sind, bringt indes das Bild des Seriösen erheblich ins Schwanken: *Medius* bietet „Fachausbildungen" an unter anderem in Ayurveda, Bach-Blütentherapie, Chakradiagnostik, Feng-Shui, Homöopathie, Kinesiologie, Neuraltherapie, Reiki und Schüßlersalztherapie. Im Sommer 2005 richtete die *ADT* den „1. Bundestierheilpraktikertag" aus, der, veranstaltet an der Kooperationsschule *Natura-Medica* in Viersen, neben Workshops zu Kosten- und Leistungsrechnung, Klinischer Diagnostik und Laborarbeit auch Aroma-, Edelstein-, Magnetfeld-, Neural- und Blutegeltherapie im Programm führte.[1086]

## DGT

Die Anfang der 1980er begründete *Deutsche Gesellschaft der Tierheilpraktiker & Tierphysiotherapeuten e. V.* (DGT) zählt sich zu den „vier wichtigsten deutschen Verbänden" der Veterinärheilerszene.[1087] Sie residiert in den Räumen des ⇨ *Freien und Privaten Ausbildungsinstituts für Alternative Tierheilkunde* (FAT) in Gelsenkirchen, das, eigenem Bekunden zufolge, als „älteste und eine der renommiertesten Schulen" der Branche überhaupt zu gelten habe. In der *DGT* waren ursprünglich nur Tierheilpraktiker organisiert, seit das *FAT* Ende der 1990er sein Ausbildungsangebot entsprechend erweitert hat, versteht die Gesellschaft sich auch als Standesvertretung der Tierphysiotherapeuten. Wie sie ihrem satzungsgemäßen Ziel, der Tierheilpraxis und -physiotherapie „mehr Gehör bei Behörden und politischen Gremien zu verschaffen" näherzukommen gedenkt, ist allerdings nicht ersichtlich; ebensowenig, wie sie ihrem selbstgestellten Fort- und Weiterbildungsauftrag nachkommen will: außer den regulären Angeboten der *FAT* ist nichts dergleichen zu entdecken. Angeblich gehören der *DGT* rund 300 Mitglieder zu.

Zusammen mit der *Deutschen Tierheilpraktiker Union e.V.* (DTU), dem *Verband der Tierheilpraktiker Deutschlands e.V.* (THP) und dem *Verband freier Tierheilpraktiker* (VfT) hat sich die *Deutsche Gesellschaft der Tierheilpraktiker & Tierphysiotherapeuten e.V.* (DGT) 1996 zu einer (neuerdings als e.V. verfassten) *Kooperation der Tierheilpraktikerverbände Deutschlands* (kthp) zusammengeschlossen, die sich mithin auf gemeinsame Kenntnisüberprüfungsrichtlinien verständigt hat (so muss etwa die Ausbildung zum Tierheilpraktiker nach einheitlicher Prüfungsordnung mit einer Facharbeit und einer Prüfung mit schriftlichem, mündlichem und praktischem Teil abgeschlossen werden); auch ethische Richtlinien und die Verpflichtung aller Mitglieder zu regelmäßiger Fortbildung wurden vereinbart.[1088] (Die wesentliche Triebfeder der Kooperation scheint indes der Kampf gegen die Übermacht der ⇨ *Paracelsus*-Schulen und deren hauseigenem *Verband deutscher Tierheilpraktiker e.V.* zu sein; vorübergehend gehörte auch die *ADT* der Kooperation an.)

## DTU

Die *Deutsche Tierheilpraktiker Union e.V.* (DTU) wurde Anfang der 1980er „von praktizierenden Tierheilpraktikern gegründet mit dem Bestreben, den damals noch weitgehend unbekannten Beruf des Tierheilpraktikers einer breiteren Öffentlichkeit bekannt zu machen".[1089] Über eine verbandseigene Schule in Günzburg bildet die *DTU* selbst zum Tierheilpraktiker aus (22 Monate/400 Stunden), Verbandspräsidentin, Schulleiterin, Hauptdozentin und Prüfungsvorsitzende treten in Personalunion auf. Die *DTU* hält über ihre Schule regelmäßig Fortbildungsveranstaltungen ab, darüber hinausgehende Verbandsaktivitäten sind nicht bekannt. Die *DTU* hat etwa 50 Mitglieder, sie ist Mitglied der *Kooperation der Tierheilpraktikerverbände Deutschlands*.

## FNT

Der 2002 gegründete *Fachverband Niedergelassener Tierheilpraktiker e.V.* (FNT) mit Sitz in Bad Oldesloe bei Hamburg versteht sich als Organisation von Tierheilpraktikern, die „eine wirklich fundierte Ausbildung genossen haben. (...) So können nur Personen Mitglied im Verband werden, die eine Ausbildung zum Tierheilpraktiker bzw. Tierhomöopathen mit mindestens 700 Unterrichtsstunden absolviert haben." Just 712 Unterrichtsstunden umfasst die Ausbildung zum Tierhomöopathen an der Bad Bramstedter ⇨ *Akademie für Naturheilkunde* (ATN), aus deren Umfeld besagter Fachverband begründet wurde und die als einzige auf dessen Webseite empfohlen wird. Umgekehrt wird der *FNT* im Hausjournal der *ATN*, das an Schüler und Absolventen verteilt wird, umfänglich beworben: „Wer das Siegel 'Tierheilpraktiker im FNT' trägt, von dem soll der Verbraucher wissen: Dieser Mann oder diese Frau hat eine fundierte Ausbildung."[1090] Selbstredend gibt es auch Sonderkonditionen für die Aufnahme in den Verband: „Liegt ein solcher Qualifikationsnachweis [von mindestens 700 Ausbildungsstunden] nicht vor, kann im Einzelfall geprüft werden, inwieweit der Tierheilpraktiker über die fachliche Eignung verfügt."[1091] Diese Regelung ist insofern günstig getroffen, als die Ausbildung zum Tierpsychologen an der *Akademie für Tiernaturheilkunde* nur etwas mehr als die Hälfte der geforderten Stunden umfasst und die Absolventen des entsprechenden *ATN*-Fernlehrganges *keine einzige* Stunde Unterricht vorweisen können, dennoch aber als Mitglieder des Verbandes rekrutierbar sein sollen. (Konsequenterweise wurde Mitte 2004, als Unterabteilung des *FNT* sozusagen, ein eigener *Verband der Tierpsychologen und Tierhomöopathen* [VDTT] begründet, der geringere Anforderungen an seine Mitglieder stellt.) „Tierheilpraktiker", so der Verband in seiner Selbstdarstellung, „die sich im FNT organisieren, verpflichten sich der Verknüpfung moderner medizinischer Erkenntnisse mit der traditionellen Naturheilkunde. Diese Befähigung muss bei allen im Verband organisierten Mitgliedern sowohl auf schulmedizinischen Grundlagen, als auch auf einem umfangreichen Studium der Theorie und Praxis der Naturheilkunde basieren."[1092] Was das heißt, erhellt ein Blick auf das Ausbildungsprogramm der *ATN,* das neben Homöopathie, Phyto- und Organotherapie vor allem auf Akupunktur, Baunscheidtieren, Cantharidenbehandlung und dergleichen abstellt. Von Schulmedizin ist hier ebensowenig zu entdecken wie in den von *FNT*-Mitgliedern obligat zu absolvierenden Praktika und Fortbildungskursen, die, veranstaltet über die *ATN* oder von hierzu beauftragten Einzelmitgliedern, dasselbe Spektrum vorwiegend para- und pseudowissenschaftlicher Verfahren aufweisen (ungeniert wird auf den *FNT*-Veranstaltungen auch Propaganda für einschlägige Pharmaunternehmen gemacht: zu den regelmäßigen Referenten zählt beispielsweise der Veterinärhomöopath Wolfgang Daubenmerkl, der als Außendienstmitarbeiter der Rastatter Firma *Biokanol Pharma GmbH* unterwegs ist: *Biokanol* stellt veterinäre Bach-Blütenpräparate, Futterergänzungsmittel und Homöopathika her[1093]); das gleiche Bild bietet sich beim Blick auf die Webseiten der knapp 100 Verbandsmitglieder. Auch an den seit 2004 jährlich in den Räumen der *ATN* stattfindenden „Tierheilpraktikertagen" ist von „moderner wissenschaftlicher Erkenntnis" nicht viel zu sehen: die Tagungsworkshops drehen sich in erster Linie um Akupunktur, Blutegeltherapie, Homöopathie und Kinesiologie (nach Sonnenschmidt); hinzu kommen Werbeveranstaltungen von Herstellern einschlägiger Hilfsmittel und Präparate.

## GGTM

Nicht unerwähnt bleiben darf die 1985 begründete *Gesellschaft für Ganzheitliche Tiermedizin e.V.* (GGTM) mit Sitz im oberbayerischen Schnaitsee, die als „einzige deutschsprachige Dach- und Fachgesellschaft für alle biologisch interessierten, naturheilkundlich und ganzheitlich tätigen und forschenden Tierärztinnen und Tierärzte" firmiert. Sie versteht sich als „Interessengemeinschaft für die Belange der Ganzheitlichen Tiermedizin in Praxis und Wissenschaft", als welche sie die „Praxistauglichkeit (...) alter und neuer Verfahren in Diagnostik und Therapie" prüft und „professionelle Standards" erarbeitet.[1094]
Die *GGTM* lässt keinen Zweifel, was sie darunter versteht: die rund 300 Mitglieder des Verbandes - *ausschließlich approbierte Tierärztinnen und Tierärzte* (!) - vertreten praktisch das komplette Spektrum para- und pseudowissenschaftlicher Verfahren, das

ansonsten die Tierheilpraktikerszene auszeichnet. Noch nicht einmal von Diagnose mit Pendel und Wünschelrute wird Abstand gehalten. Im Einzelnen listet die *GGTM* folgende „Therapierichtungen in den Naturheilverfahren" auf, für die sie selbst steht und die ihre Mitglieder im Behandlungssortiment führen: „Akupunktur, Anthroposophische Medizin, Applied Kinesiology, Bach-Blütentherapie, Biotensor, (...) Chiropraktik, Elektroakupunktur nach Voll, Eigenbluttherapie, Ganzheitliche Verhaltenstherapie, allgemeine Homöopathie, klassische Homöopathie, Homotoxikologie (...), Lasertherapie, Magnetfeldtherapie, (...) Neuraltherapie, Ohrakupunktur, (...) Orthomolekulare Therapie, Ozontherapie, (...) Radiästhesie, Spagyrik, Tellington Touch, Tierkinesiologie nach Wings®, Zelltherapie, Zytoplasmatische Therapie."

Auch wenn weniger als 2,5 Prozent aller approbierten Tierärte der BRD der *GGTM* zugehören, muss es doch erschrecken, dass fast 300 Tiermediziner, die ein jahrelanges wissenschaftliches Hochschulstudium absolviert haben, nunmehr auf medialem Wege mit ihren vierbeinigen und gefiederten Patienten kommunizieren und ihnen Globuli oder Bach-Blütentropfen verabfolgen. Nachgerade skandalös wird es, wenn die *Akademie für Tierärztliche Fortbildung der Bundestierärztekammer* (!), zusammen mit der *GGTM* und einer *International Association for Veterinary Homeopathy*, einen „Internationalen Kongress Ganzheitliche Tiermedizin" ausrichtet, auf dem neben Intensivseminaren zu Akupunktur, Homöopathie und Osteopathie in die „ganzheitlichen Diagnoseverfahren" von ⇨ „Biotensor" (= Einhandwünschelrute) und ⇨ „RAC/VAS nach Nogier" (= pseudowissenschaftliche Pulsdiagnostik) eingeführt wird.[1095]

Die als gemeinnützig anerkannte *GGTM* ist Herausgeberin der im Stuttgarter ⇨ *Sonntag*-Verlag erscheinenden *Zeitschrift für Ganzheitliche Tiermedizin*, die als „wissenschaftliches" Referenzmedium für zahlreiche Tierheilpraktiker dient.

## THP

Der *Verband der Tierheilpraktiker Deutschlands Bundes- und Fachverband e.V.* (THP) hält sich für die älteste und traditionsreichste Standesvertretung der Szene. Er versteht sich als Nachfolgeorganisation einer 1931 als *Reichsverband deutscher Tierheilkundiger* begründeten und 1937 in *Verband der Tierheilpraktiker Deutschlands* umbenannten Organisation für nicht als Tierärzte bestallte Tierheiler. Nachdem der Verband, der sich wie viele andere Volksheilkundeverbände den Nazis angepasst hatte, nach dem Krieg völlig in der Versenkung verschwunden war, wurde er Mitte der 1980er wiederbelebt – zumindest bezog man sich ausdrücklich auf die Vorläufereinrichtung – und unter der aktuellen Bezeichnung vereinsrechtlich eingetragen. Der *THP* gibt sich ein betont konservatives Erscheinungsbild, das sich auch und vor allem in der für Mitglieder verbindlichen Berufsordnung niederschlägt: „Tierheilpraktiker verpflichten sich, ihren Beruf gewissenhaft auszuüben und stets nur die Heilmethoden anzuwenden, die nach ihrer Überzeugung auf dem einfachsten und schnellsten Weg und ohne Schädigung des Tiers zum Heilerfolg führen oder Linderung verschaffen.

Tierheilpraktiker verpflichten sich, bedenkliche Heilmittel in der Praxis nicht anzuwenden (...). Tierheilpraktiker sollen sich der Grenzen ihres Wissens und Könnens bewusst sein. Insbesondere müssen die Grenzen der gesetzlich vorgeschriebenen Einschränkungen beachtet werden (...) Verstöße gegen die Berufsordnung können mit einem Bußgeld bis 1.000,- Euro geahndet werden."[1096]

Mit Verve wendet sich der Verband gegen Ausbildungen per Fernlehrgang: „Gerade ein praktischer Beruf, wie der des Tierheilpraktikers, ist ohne Anschauungsunterricht und handwerkliche Ausbildung in der Praxis nicht vorstellbar. (...) Durch Fernlehrgänge werden bestenfalls theoretische Grundkenntnisse vermittelt, die sich ein interessierter Schüler weitaus preisgünstiger selbst aus Büchern erarbeiten kann. Die Skripte und Lehrbriefe enthalten lediglich aus bereits vorhandener Literatur abgeschriebenes Wissen." Fernkurse würden insofern „prinzipiell in Frage gestellt".[1097] Gleichwohl der *THP* keine eigene Schule unterhält, empfiehlt er doch die Schuleinrichtungen seiner Mitglieder: ⇨ *Rolf Schneider Seminare, Scola Animilia, TierVital-Zentrum für bio'logische' Tierheilkunde* sowie das *Zentrum für Tiernaturheilkunde*. Selbstredend auch die so genannte ⇨ *Tierheilpraktiker-Naturheilschule*, die von der 1. Vorsitzenden des Verbandes, Tierheilpraktikerin Mechthild Prester, geleitet wird. Die Ausbildung an Presters Schule spiegelt die Seriosität wider, mit der der verbandseigene Anspruch auf Qualität erfüllt wird: die Tierheilpraktikerkurse erstrecken sich zwar über einen Zeitraum von zwei Jahren, umfassen aber nicht mehr als wöchentlich vier Stunden Vormittags- oder Abendunterricht (= 340 Std. à 45 Min). Inhaltlich dreht sich der Prestersche Unterricht um Akupunktur, Bach-Blütentherapie, Homöopathie und Phytotherapie, flankiert von Reiki, Pendeln und Heilsteintherapie. Interessant ist der Umstand, dass die Lehrgänge auch als Fernkurse (!) zu absolvieren sind: die Teilnehmer bekommen die Unterlagen wöchentlich per eMail zugesandt. In vierteljährlichem Abstand werden Wochenendseminare veranstaltet, an denen, so Prester, eine „persönliche Anwesenheit sinnvoll" aber nicht unbedingt notwendig sei.[1098]

Die Fortbildungsangebote des *THP*, einschließlich der seit 2003 jährlich (zusammen mit der *Kooperation der Tierheilpraktikerverbände Deutschlands*) veranstalteten „Tierheilpraktikertage", komplementieren das Kursangebot der 1. Vorsitzenden: Diagnose mit dem Biotensor (= Einhandwünschelrute), Therapie mit Blutegeln sowie ⇨ „Neue Homöopathie nach Körbler". Dasselbe Bild ergibt die Präsenz des Verbandes auf einschlägigen Tagungen und Messen. Der *THP* weist 260 Mitglieder auf.

# VDT

Der *Verband deutscher Tierheilpraktiker e.V.* mit Sitz in Koblenz gilt als hundertprozentiger Ableger der *Paracelsus*-Heilpraktikerschulen GmbH, der mit mehr als fünfzig Dependancen mit Abstand größten Aus- und Fortbildungseinrichtung für Heilpraktiker, heilpraktische Psychotherapeuten und Tierheilpraktiker im deutschsprachigen Raum.[1099] *Paracelsus* hat für sämtliche drei Bereiche eigene Alumni- respektive Berufsverbände etabliert. Der *VDT*, wie es in einem Werbefaltblatt des Verbandes heißt, betreibe „aktive Berufsstandspolitik durch

Qualitätssicherung in der Aus- und Weiterbildung".[1100] Was darunter zu verstehen ist, zeigt ein Blick auf das einschlägige Lehrangebot der *Paracelsus*-Schulen: die Ausbildung zum Tierheilpraktiker umfasst dort (ausweislich des verliehenen Abschlusszertifikates) 168 Unterrichtsstunden, die, verteilt auf einunddreißig Tagesseminare, über einen Zeitraum von eineinhalb Jahre hingezogen werden.[1101] Tierspezifische Fachausbildungen (Homöopathie, TTouch, Physiotherapie, Psychologie etc.) dauern zwischen vier und zehn Tagen, Fortbildungsseminare (Bach-Blütentherapie, Kinesiologie, Reiki etc.) durchschnittlich zwei Tage.[1102] Ein Sonderkurs „Sterbebegleitung für Hunde" dauert zweieinhalb Stunden.[1103]

Seit 2003 veranstaltet der *VDT* alljährlich eigene Tierheilpraktikerkongresse, auf denen die übliche Selbstdarstellung betrieben wird. Die Mitgliedsbeiträge des *VDT* werden auf die Gebühren von Fort- und Weiterbildungskursen an den *Paracelsus*-Schulen angerechnet. Dem *VDT* gehören angeblich 580 Mitglieder zu.

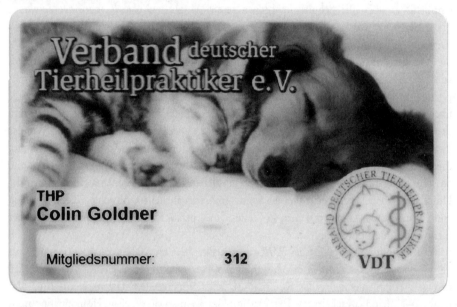

Wie leichtfertig im Einzelfalle mit Verbandsmitgliedschaften umgegangen wird, illustriert folgende Anekdote: Autor Goldner, der sich im Zuge der Recherchen zu vorliegender Studie mit der Bitte um nähere Informationen an den *Verband deutscher Tierheilpraktiker e.V.* (VDT) gewandt hatte, wurde von diesem umgehend zum Tierheilpraktiker graduiert und als neues Verbandsmitglied vereinnahmt. Zusammen mit den gewünschten Informationen erhielt er einen Mitgliedsausweis, einen numerierten Verbandsstempel und Werbematerial für seine Praxis zugesandt. Nach entsprechendem Protest Goldners löste man die Mitgliedschaft wieder auf und bat in aller Form, die „unfreiwillige Aufnahme in unseren Verband zu entschuldigen".[1104]

## VfT

Der in Bremervörde ansässige *Verband freier Tierheilpraktiker e.V.* (VfT) versteht sich als Standesvertretung nicht nur von Tierheilpraktikern sondern auch von verhaltenstherapeutisch tätigen Tierpsychologen. Er operiert unter dem Motto: „Als Therapeut muss man die jeweilige Tierart gut kennen, um sie auch behandeln zu können." Zu den Verfahren, die die - etwa 100 - Mitglieder des Verbandes anbieten, zählen „Akupunktur, Laserakupunktur, Akupunktmassage nach Penzel, Bachblüten, Bioresonanztherapie, Blutegeltherapie, Kinesiologie, klassische Homöopathie, Humoraltherapie, Magnetfeld, Phytotherapie, Traditionelle chinesische Medizin, Zytoplasma-Therapie, manuelle Therapien und weitere".[1105] Der *VfT* führt eine Reihe einschlägiger Fortbildungsmaßnahmen im Sortiment - bevorzugt mit ⇨ *Biokanol*-Pharmareferent Wolfgang Daubenmerkl -, ansonsten firmiert er im Rahmen der *Kooperation der Tierheilpraktikerverbände Deutschlands* als Mitveranstalter der seit 2003 alljährlich durchgeführten „Tierheilpraktikertage". Besagte Kooperation wird durch den *VfT* verwaltet.

## Sonstige

Neben den genannten Tierheilpraktikerverbänden gibt es eine Reihe an Fachverbänden und Fachgesellschaften, die all die Tierhomöopathen, -psychologen, -therapeuten und -trainer vertreten (bzw. zu vertreten vorgeben), die, ohne als Tierheilpraktiker zu firmieren, ihre „fachlichen" Dienste feilbieten: beispielsweise einen *Berufsverband klassischer Tierhomöopathen* (BkTH), einen *Verband der HaustierPsychologen* e.V. (HdV) oder eine *International Veterinary Acupuncture Society* (IVAS).

Für praktisch jedes in der Tierheilpraxis eingesetzte Verfahren gibt es eigene „Standesvertretungen", die, wenngleich nicht notwendigerweise veterinärspezifisch ausgerichtet, auch (beitragszahlende) Tierheiler in ihren Reihen willkommen heißen: von einem *Berufsverband für Feng-Shui & Geomantie e.V.* über eine *Fördergemeinschaft Reiki-Praktizierender e.V.* (FRG) hin zu einem *Verband Reflexzonentherapie am Fuß* (VRZF). Nicht immer handelt es sich bei diesen Zusammenschlüssen um eingetragene oder sonstig rechtsfähige Körperschaften.[1106] Nicht selten steckt hinter einer aufgeblasen daherkommenden „Fachgesellschaft" oder einem „Bundesverband" nur ein kleines Grüppchen das jeweilige Verfahren anbietender Einzelpersonen. Dasselbe trifft natürlich auch auf „Internationale Fachgesellschaften" zu, die keineswegs immer international vertreten sind und/oder eine nennenswerte Anzahl an Mitgliedern aufweisen.

Wirklich tragfähige Mitgliederzahlen gibt es nicht, zumal viele Anbieter der Tierheilerszene Mitglied mehrerer derartiger Fachverbände sind. Auch Tierheilpraktiker finden sich vielfach nicht nur auf der Mitgliederliste eines Tierheilpraktikerverbandes, sondern zusätzlich auf der *member role* einer oder mehrerer der Fachgesellschaften. Allerdings besagten selbst exakte und von Mehrfachmitgliedschaften bereinigte Zahlen nicht viel über die Gesamtzahl der Personen, die - mehr oder minder kommerziell interessiert - in der Tierheilerszene zugange sind. Allenfalls lässt sich aus der Zahl der Mitglieder in den Tierheilpraktikerverbänden herleiten, wieviele Tierheilpraktiker „niedergelassen" sind (wobei nicht jeder niedergelassene Tierheilpraktiker auch gewerbsmäßig als solcher tätig ist: viele betreiben ihre Tierheilpraxis „nebenberuflich" oder als „Hobby"; zudem ist nicht jeder niedergelassene Tierheilpraktiker Mitglied eines Tierheilpraktikerverbandes).

Grundsätzlich ist die Zahl der Absolventen von Tierheilpraktikerschulen und Tierheilpraktikerfernlehrgängen, die als graduierte, zertifizierte oder diplomierte „Tierheilpraktiker" (dito: „Tierpsychologen", „Tiertherapeuten", „Tiertrainer" etc. pp.) reüssieren, nicht erfassbar; sie müßte, was noch weniger möglich ist, ergänzt werden durch die Zahl der Tierheiler, die sich, ohne Besuch einer Schule oder Bearbeitung eines Fernlehrganges, *per Selbstakklamation* zum Tierheilpraktiker graduiert haben.

# 8. Was tun?

Der abschließende Rat an den verantwortungsvollen Tierhalter kann kurz ausfallen: Halten Sie im Interesse Ihres Tieres Abstand zu all den Verfahren, Praktikern und Einrichtungen, die in diesem Buch aufgeführt werden. Das Risiko ist zu groß, an einen inkompetenten Therapeuten und/oder eine unsinnige oder auch gefährliche Methodik zu geraten. Noch kürzer: Lassen Sie keinen Tierheilpraktiker, Tierhomöopathen oder sonstig alternativen „Tierheilkundigen" an Ihrem Tier herummurksen! Das „Diplom" oder „Abschlusszertifikat" irgendeiner Tierheilpraktikerschule besagt *überhaupt nichts.*

Seien Sie allemal auf der Hut, wenn ein Behandler von irgendwelchen „Schwingungen" oder „Energien" spricht, die da gemessen oder beeinflusst werden sollen; desgleichen, wenn es sich bei der einzusetzenden Methode um „sanfte", „unkonventionelle", „komplementäre", „traditionelle", „biologische", „natürliche", „spirituelle" oder sonstig „alternative" Heil- oder Erfahrungsheilkunde handeln soll: in der Regel wird durch derlei Begriffe lediglich verschleiert, dass das jeweilige Verfahren nicht oder nicht ausreichend belegt ist. Insbesondere der in der Szene ständig anzutreffende Begriff der „Ganzheitlichkeit", meist verbunden mit „...von Körper, Geist und Seele", der ein umfassenderes Herangehen suggeriert, als dies die wissenschaftlich abgesicherten Ansätze zu bieten haben, ist nichts als Phrase; auch wenn die Ganzheitlichkeit terminologisch aufgepeppt als „Holismus" daherkommt.[1107]

Grundsätzlich ist von Verfahren abzuraten, die sich einer seriösen Wirksamkeitsüberprüfung bislang entzogen haben, beziehungsweise keinen ausreichenden Wirksamkeitsnachweis liefern können. Für *sämtliche* der in vorliegendem Band angeführten Verfahren fehlt bisher jede stichhaltige Wirksamkeitsuntersuchung, beziehungsweise wurde solche quantitativ und/oder qualitativ nur in unzureichendem Maße vorgenommen, beziehungsweise fiel solche alles andere als überzeugend aus; es fehlen insofern die Minimalkriterien dafür, dass man diesen Verfahren trauen könnte.[1108]

Den Praktikern der alternativen Tierheilerszene ist grundsätzlich zu misstrauen: die Ausbildungen, die sie absolviert haben - sofern sie überhaupt ein formales Training vorweisen können -, qualifizieren sie nicht ansatzweise zu seriöser Tierheilbehandlung. Ihre diagnostischen respektive praxeologischen Fähigkeiten sprechen den Anforderungen, die an einen akademisch qualifizierten Veterinärmediziner zu stellen sind, Hohn.

Drei beliebig herausgegriffene Beispiele:

1. Ein in der Region Berlin-Brandenburg tätiger Tierheilpraktiker Thomas Braunsdorf bewirbt seine Praxis wie folgt: „Ich biete Beratung und Therapie an bei folgenden Problemen: Verhaltensstörungen (z. B. übermäßige Ängste oder Aggression, Fe-

derrupfen, Fellfressen, Automutilitation [Selbstverletzungen], Hospitalismus [Zwangs-bewegungen], Dauerschreien oder -bellen etc.) Tierpsychologie, Verpaarungsberatung (Wer passt zu wem?), Chronische oder immerwiederkehrende Erkrankungen, gene-relle Immunschwäche ('Anfälligkeit'), Alternative Behandlungsversuche bei schul-medizinisch 'austherapierten', als unheilbar eingestuften Krankheiten, z.B. Virus-erkrankungen oder Infektionen mit multiresistenten bakteriellen Keimen, die nicht auf Antibiotika ansprechen sowie Neoplasien (bösartige Tumore) und Erkrankungen des Immunsystems, Ernährung, Optimierung der Haltungsbedingungen, Sanfte Sterbebegleitung mit Homöopathie und Farblicht als Alternative zum 'Einschläfern'. (...) Im Einzelnen verwende ich: Ganzheitliche Systemdiagnose nach Traditioneller Chinesischer Medizin, Radionische Testverfahren (Fell- oder Federtest)/kinesiolo-gischer Surrogattest, Klassische Homöopathie, Bach-Blüten-Therapie, Sanum-Therapie (Isopathie) nach Prof. Enderlein, Verhaltenstraining für Tier und Tierhalter, Phyto-therapie, Farb- und Musiktherapie."[1109]

2. Ein Tierheilpraktiker Klaus Fischer, der mit „mobiler Praxis" im gesamten Bun-desgebiet unterwegs ist, betont, er behandle „ausschließlich mit Natur-Heilverfahren, wie: Homöopathie, Akupunktur, Reizstrom, Magnetfeldtherapie, blutentziehenden Heilverfahren, Bachblüten, Phytotherapie usw. Behandelt werden können fast alle Krankheiten, ob chronisch oder akut. z.B.: Rückenprobleme verschiedener Art, von der einfachen Verspannung bis hin zur Rückenlähme, Dackellähme, Hautkrankhei-ten jeglicher Art, Räude, chronischer Husten bis hin zur Dämpfigkeit (...) Epilepsie, psychische Krankheiten, Kolikanfälligkeit, Fruchtbarkeitsstörungen, Lahmheit, Seh-nenschäden auch chronisch, Herz- und Kreislauferkrankungen, Hilfe bei der Rekon-valeszenz. Dies ist nur ein Auszug der zu behandelnden Krankheiten. Immer da, wo ärztliche Kunst versagt, lohnt sich der Versuch mit der Natur und die Erfahrung zeigt, dass in den meisten Fällen eine Heilung oder Besserung zu erreichen ist."[1110]

3. Ein Tierheilpraktiker Klaus Hasslöcher führt in seiner schwäbischen Praxis „fein-stoffliche" Behandlungen durch: „Die Schwingungen der Organe und Körperzellen können mit einem Pendel oder einem Radionikgerät getestet und somit die Abwei-chung zu der 'gesunden' Schwingung festgestellt werden. Da diese Analyse im fein-stofflichen Bereich stattfindet, können Abweichungen schon in einem sehr frühen Stadium erkannt werden, noch ehe sie sich als Krankheit manifestieren. Ich arbeite mit Fernreiki, Geistheilung und Radionik. Energien spezieller Kraftorte, von Blüten-Essenzen, Farben, Heilsteinen, Homöopathie und Musik werden von mir durch feinstoffliche Schwingungsübertragung angewendet." Grundsätzlich könne *jedes* ge-sundheitliche Problem *jedes* Tieres von ihm behandelt werden, selbst wenn nur ein Photo oder eine Haarprobe vorlägen: „Da Bilder und Haare die Schwingungen eines Lebewesens übermitteln können, ist es möglich, Schwingungsabweichungen der Zel-len und der Organe ohne die Anwesenheit des Tieres festzustellen. Somit sind auch Behandlungen durch Fernübertragung möglich. Die räumliche Entfernung ist dabei unerheblich."[1111]

Staatliche Stellen kümmern sich überhaupt nicht um die ausufernde Szene von Tierheilpraktikern, Tiertherapeuten und Tierhomöopathen. Diese können, sofern sie die für jedermann
geltenden rechtlichen Bestimmungen beachten, in einem von Kritik weitgehend unangetaste-
ten Freiraum treiben, was ihnen beliebt. Niemand sieht ihnen auf die Finger.

Nochmal im Klartext: Veterinärmedizinisch völlig unqualifizierte Möchtegerns dürfen in
Deutschland völlig legal und außerhalb jeglicher Kontrolle an jedem verhaltensauffälligen
oder erkrankten Tier herumdilettieren, sofern dessen Besitzer oder Halter ihnen dazu die
Erlaubnis erteilt; selbst bei gröbsten Behandlungsfehlern können sie indes nicht zur Verantwortung gezogen oder haftbar gemacht werden. Die gesetzgeberische Duldung dieses Miss-
standes ist ein Skandal ohnegleichen. (In Österreich ist man insofern erheblich weiter: Tierheilpraktische Tätigkeit ist dort kategorisch verboten, desgleichen der Betrieb tierheilpraktischer Schuleinrichtungen. Auch die Inanspruchnahme eines Tierheilpraktikers [dito: Tier-
dentisten, Tierhomöopathen, Tiertherapeuten etc.] ist in Österreich strafbar: „Tierbesitzer,
die im Wissen, dass sie die Untersuchung, Vorbeugungsmaßnahme oder Behandlung ihres
Tieres von einem 'Tierheilpraktiker' durchführen lassen, unterliegen wegen Anstiftung bzw.
Beihilfe zur Tat gem. § 7 Verwaltungsstrafgesetz 1991 derselben Strafe wie der Täter selbst"
[Bußgeld bis zu 4.360 Euro]. Das Verbot tierheilerischer Tätigkeit durch nicht-approbierte
Personen „steht auch im Einklang mit dem EU-Recht [vgl. EuGH 11.7.2002, C-294/00].
Hinweise der 'Selbsternannten' auf Übereinstimmung ihres Wirkens mit EU-Recht sind
schlichtweg falsch."[1112] In der Schweiz sind die gesetzlichen Regelungen von Kanton zu
Kanton unterschiedlich.)

Auch die Veterinärwissenschaft muss sich vorwerfen lassen, in der Auseinandersetzung
mit dem Geschehen an ihren Rändern bislang heillos versagt zu haben. Tierärzte und ihre
Standesvertretungen halten es nur sehr vereinzelt für angezeigt, sich kritisch dazu zu äußern.
Man würde die Tierheilpraktiker samt ihren unwissenschaftlichen Methoden nur ungebühr-
lich aufwerten, so die gängige Argumentation, wollte man sich ernsthaft damit befassen. Das
Gegenteil ist der Fall: Es ist mithin dieser weitgehenden Ignoranz des akademischen Esta-
blishments zuzuschreiben - bis auf eine „Kleine Anfrage" im Bundestag und eine wettbewerbsrechtliche Klage gegen eine der Tierheilpraktikerschulen Mitte der 1990er passierte
*gar nichts* -, dass sich die Scharlatane, Beutelschneider und Volksverdummer so ungehindert
ausbreiten konnten.

Es steht zu wünschen, dass das vorliegende Buch zu entsprechender Aufklärung beiträgt.
Im Interesse und zum Schutze der Tiere.

# Anmerkungen

1 Bundesagentur für Arbeit: BERUFEnet: Tierheilpraktiker/in. In: http://berufenet.arbeitsamt.de/bnet2/T/B0449102zugang_t.html [13.1.2005].

2 Bundesagentur für Arbeit: BERUFEnet: Tierheilpraktiker/in. In: http://berufenet.arbeitsamt.de/bnet2/T/B0449102kompetenz.html [13.1.2005].

3 Bundesagentur für Arbeit: BERUFEnet: Tierheilpraktiker/in. In: http://berufenet.arbeitsamt.de/bnet2/T/B0449102zeit_a.html [13.1.2005].

4 Die Behauptung, es gebe Vollzeitausbildungen zum Tierheilpraktiker, findet sich in zahllosen Publikationen: z. B. Aktuelles-lexikon.de (Stichwort Tierheilpraktikerausbildung). In: www.aktuelles-lexikon.de/themen/tierheilpraktiker.htm [22.1.2005]. Allenfalls gibt es das Modell einer Vollzeitkombiausbildung zum Tier- und zugleich Humanheilpraktiker an der Münsteraner Pegasus-Schule (von dem indes nicht bekannt ist, ob es je realisiert wurde).

5 Bundesagentur für Arbeit: KURS – Datenbank für Aus- und Weiterbildung: Tierheilpraktiker/in (B0449-00). In: http://infobub.arbeitsagentur.de/kurs/advancedSearch.do?resultShortItemsValues=B++0449-00&resultShortItemsName=systematikNrn&suchVariante=ResultShort&doNext=forwardToResultShort [17.1.2005].

6 In einigen Bundesländern ist eine gewerberechtliche Anmeldung vonnöten.

7 Institut für berufliche Weiterbildung (ibw): Ausbildung Tierheilpraktiker/in. Lörrach, o.J., S. 31.

8 Für die Zulassung zur amtsärztlichen Überprüfung als Heilpraktiker gibt es nach § 2 DVO zum HPG außer der Erfordernis sittlicher Zuverlässigkeit und gesundheitlicher Eignung keine weitere Bedingung: es reicht, deutscher (bzw. EU-) Staatsbürger, über 25 Jahre alt und Hauptschulabsolvent zu sein. Heilkundliche Ausbildung wird nicht vorausgesetzt. Die Überprüfung als Verwaltungsakt kann im Falle des Nichtbestehens endlos wiederholt werden. In Österreich ist die gewerbliche Tätigkeit des Heilpraktikers verboten, in der Schweiz ist sie je nach Kanton erlaubt, geduldet oder untersagt.

9 vgl. www.med-con.de/html/tih01.html [25.3.2004]. Eine Quellenangabe findet sich nicht.

10 vgl. z. B. die Erklärung der Universität Marburg gegen die Irrlehren der Homöopathie: „Homöopathie hat nichts mit Naturheilkunde zu tun. Oft wird behauptet, der Homöopathie liege ein 'anderes Denken' zugrunde. Dies mag so sein. Das geistige Fundament der Homöopathie besteht jedoch aus Irrtümern (...). Ihr Wirkprinzip ist Täuschung des Patienten, verstärkt durch Selbsttäuschung des Behandlers". In: Deutsche Apothekerzeitung, Nr. 11/1993, zit. in: Prokop, O.: Homöopathie: Was leistet sie wirklich? Frankfurt/Main, 1995, S. 103f.; vgl. auch: Goldner, C.: Die Psycho-Szene. Aschaffenburg 2000, S. 164f.

11 Die Paracelsus-Heilpraktikerschulen beispielsweise führen sowohl Ausbildungen zum „Tierheilpraktiker" als auch zum „Astro-Therapeuten" im Programm; darüber hinaus eine Vielzahl an Kursen in Feng Shui, Geistigem Heilen, Kinesiologie, Reiki etc. (vgl. Paracelsus-Seminarprogramm. Koblenz, 2004).

12 vgl. Deutscher Bundestag: Drucksache 13/2661 vom 11.10.1995. In: http://dip.bundestag.de/btd/13/026/1302661.asc [7.5.2005]. (Die ansonsten zum Thema gestellten Fragen sind ebenso wie die dazu erteilten Antworten hier nicht von Relevanz).

13 vgl. Deutscher Bundestag: Drucksache 13/2824 vom 31.10.1995. In: http://dip.bundestag.de/btd/13/028/1302824.asc [7.4.2005].

14 vgl. Goldner, C.: Sekten, Ma und Sterne. In: Jungle World vom 1.10.2003, S. 23 (vgl. auch: www.jungleworld.com/seiten/2003/40/1768.php).

15 vgl. UWG = Gesetz gegen den unlauteren Wettbewerb. § 3: Wer im geschäftlichen Verkehr zu Zwecken des Wettbewerbs über geschäftliche Verhältnisse, insbesondere über die Beschaffenheit, den Ursprung, die Herstellungsart oder die Preisbemessung einzelner Waren oder gewerblicher Leistungen oder des gesamten Angebots, über Preislisten, über die Art des Bezugs oder die Bezugsquelle von Waren, über den Besitz von Auszeichnungen, über den Anlass oder den Zweck des Verkaufs oder über die Menge der Vorräte irreführende Angaben macht, kann auf Unterlassung der Angaben in Anspruch genommen werden (vgl. www.gesetze.2me.net/uwg_/uwg_0003.htm [7.5.2005]).

16 1. Zivilsenat des Bundesgerichtofes: Az.: I ZR 108/97 - OLG München, LG München I, Urteil vom 22.4.1999 (vgl. www.rws-verlag.de/bgh-free/volltex/1999/vo9_9/vo62832.htm [7.5.2005]).

17  z. B. Fachverband Niedergelassener Tierheilpraktiker. In: http://f-n-thp.de/aktuelles/bundesregierung.htm [7.5.2005].

18  vgl. z. B. AGBP/med-con: THP_Zert Brief 1-1. Wattenscheid, o.J., S. 2f.

19  vgl. z. B. Fachverband Niedergelassener Tierheilpraktiker. In: http://f-n-thp.de/aktuelles/bundesregierung.htm [7.5.2005].

20  Bundesagentur für Arbeit: BERUFEnet: Tierheilpraktiker/in (B0449-102). In: http://berufenet.arbeitsamt.de/bnet2/T/B0449102kompetenz.html (vgl. auch: www.arbeitsamt.de/cgi-bin/aoWebCGI?kurs_sys&INDEX0=B++0449-00+ [4.4.2004]).

21  Bundesagentur für Arbeit: BERUFEnet: Astrologe/Astrologin (B8389-100). In: http://berufenet.arbeitsamt.de/bnet2/A/B839100kompetenz.html (vgl. auch: www.arbeitsamt.de/cgi-bin/aoWebCGI?kurs_sys&INDEX0=C++8610-q4 [4.4.2004]).

22  Bundesagentur für Arbeit: KURS - Datenbank für Aus und Weiterbildung. In: http://infobub.arbeitsagentur.de/kurs/profession?syspos=C+++856170 [13.1.2005].

23  vgl. Goldner, C.: Psycho - Therapien zwischen Seriosität und Scharlatanerie. Augsburg, 1997, S. 53f.

24  Institut Kappel: Studienprogramm. Wuppertal, o.J. [versandt 3/2004] (vgl. auch: www.institut-kappel.de).

25  Das so genannte „Heilpraktiker-Studium" dient, ebenso wie das Studienprogramm „Heilpraktiker für Psychotherapie", der Vorbereitung auf die amtsärztliche Überprüfung.

26  Institut Kappel: Studienprogramm. Wuppertal, 1995, S. 11. Der Lehrgang zum „Tarot-Analytiker" findet sich, unter geringfügig veränderter Ausschreibung, auch 2004 noch im Programm.

27  Institut Kappel: Studienprogramm. Wuppertal, o.J. [versandt 3/2004], S. 23. Bei Fragen und Unklarheiten zum Lehrgang selbst ist es möglich, sich in schriftlicher Form an das Institut zu wenden.

28  Institut Kappel: Reiki für Tiere. Wuppertal, o.J. [versandt 3/2004], o.S.

29  Institut Kappel: Nutzung der Steuervorteile. In: Studienprogramm. Wuppertal, o.J. [versandt 3/2004], S. 23. Ein Hinweis auf etwaige ZFU-Zulassung findet sich nicht.

30  Institut für berufliche Weiterbildung (ibw): Studienprogramm. Lörrach, o.J. [versandt 3/2004], S. 35 (vgl. auch: www.ibw-institut.de).

31  Institut für berufliche Weiterbildung (ibw): Studienprogramm. Weil am Rhein, o.J. [versandt 11/1997]. Eine qualitative Verbesserung der Lehrgänge, die die enormen Preiserhöhungen rechtfertigen könnte, ist nicht erkenntlich.

32  Die Kurse dienen der Vorbereitung auf die amtsärztliche Überprüfung.

33  Institut für berufliche Weiterbildung (ibw): Studienprogramm. Lörrach, o.J. [versandt 3/2004], S. 10.

34  ebenda, S. 40.

35  Das im ibw-Studienprogramm erwähnte „Spezial-Seminar für Tierheilpraktiker/in" taucht unter der Rubrik „Seminare & Kurse" nicht weiter auf.

36  Institut für berufliche Weiterbildung (ibw): Ausbildung Tierheilpraktiker/in. Lörrach, o.J. [versandt 3/2004], S. 17.

37  ebenda, S. 93f.

38  ebenda, S. 46.

39  ebenda, S. 76.

40  ebenda, S. 29.

41  Institut für berufliche Weiterbildung (ibw): Ausbildung Tiertherapeut/in. Lörrach, o.J. [versandt 3/2004], S. 28f.

42  ebenda, S. 17.

43  Institut für berufliche Weiterbildung (ibw): Studienprogramm. Lörrach, o.J. [versandt 3/2004], S. 6

44  European Committee for Quality Assurance, Brüssel. In: www.eu-admin.com [15.3.2004].

45  Eine schriftliche Anfrage vom 15.4.2004 wurde bis Drucklegung der vorliegenden Studie nicht beantwortet.

46  Kurator-Institut: Studieninformation. Heroldstatt, o.J. [versandt 3/2005], S. 8f. (vgl. auch: www.kurator.de). (Die Heilpraktiker- und Psychotherapiekurse dienen der Vorbereitung auf die amtsärztliche Überprüfung).

47  ebenda, S. 20f.

48  ebenda, S. 44.

49  Kurator-Institut: Werbebroschüre. Heroldstatt, o.J.

50  B.V.I.-Institut: Studienbroschüre. Wiehl, o.J. [versandt 3/2005] (vgl. auch http://bundesrecht.juris.de/bundes-
recht/fernusg/ [15.3.2005]).

51  www.online-fernkurse.de.

52  Schulungsinstitut für Tierheilpraktiker/Verhaltenstherapeuten: Studienprogramm. Bonn, o.J. In: www.tier-
heilpraktiker-institut.de [16.1.2005].

53  Weder für die VetSchool London noch die Open University of Veterinary Science ist eine reale Adresse
ausfindig zu machen; ebensowenig für das International Higher Education Institute, London. Der Studien-
interessent erhält lediglich eine (britische) Postfachanschrift und eine (deutsche) Handynummer sowie eine
Kontaktmöglichkeit per Fax in Mainburg. Laut eigener Propaganda ist die VetSchool London bereits seit
1988 im Geschäft.

54  vgl. z. B. Werbeannonce in: Ein Herz für Tiere, 7/2003, S. 21.

55  VetSchool London of the Open University of Veterinary Science: Studienprogramm. o.O., o.J. [versandt
4/2004]. (Seit Anfang 2005 auch: http://vet-university.co.uk/studienangebote.html [15.5.2005]).

56  z. B. Traumberuf? So werden Sie Tierpsychologe. In: Hunde, 6/2002.

57  vgl. Deutsche Paracelsus-Schulen für Naturheilverfahren: Seminarprogramm (Tierpsychologie). Koblenz,
1/2005, S. 75.

58  vgl. www.tierpsychologin-veterinaerwissenschaften.de [20.5.2005].

59  vgl. www.tierpsychologie.de [20.4.2004].

60  Krause, E.: Studium & Berufsstart: Beruf der Woche: Tierpsychologe (Interview). In: www.jobpilot.de/con-
tent/journal/studium/beruf/tierpsychologe.html [20.4.2004].

61  Seidl, D.: Verhaltenskunde. In: www.tierpsychologie.at/Hund/hund.htm [20.4.2004].

62  www.tierpsychologin-meissner.de/pageID_1113028.html [10.6.2005].

63  www.hundeschule-conny.de [10.6.2005].

64  www.tathzen.de [10.6.2005].

65  z. B. LG Freiburg Az: 330Js18357/05, LG Gießen Az: 302Js15257/05, LG Köln Az: 74Js253/05. (Die Ermittlungsverfahren waren bei Drucklegung noch nicht abgeschlossen.)

66  Die Heilpraktiker- und Psychotherapie-Kurse dienen der Vorbereitung auf die amtsärztliche Überprüfung.

67  Bildungswerk für therapeutische Berufe (BTB): Studienprogramm. Remscheid, o.J. [versandt 3/2004], S. 46
(vgl. auch: www.NatureMed.de).

68  vermutlich aus: Pschyrembel, W.: Klinisches Wörterbuch. Berlin, 2002 (258. Auflage) oder aus: Löffler, K.:
Anatomie und Physiologie der Haustiere. Stuttgart, 2002 (10. Auflage).

69  Bildungswerk für therapeutische Berufe (BTB): Tierheilpraktiker – Studienbrief 1. Remscheid, o.J. [versandt
5/2004], S. 30f.

70  ebenda, S. 56.

71  Bildungswerk für therapeutische Berufe (BTB): Tierheilpraktiker – Studienbrief 3. Remscheid, o.J. [versandt
5/2004], S. 38f.

72  Bildungswerk für therapeutische Berufe (BTB): Studienprogramm. Remscheid, o.J. [versandt 2/2005], S. 43f.
(vgl. auch: www.NatureMed.de). (Die Wochenendseminare wurden auf jeweils 10 Stunden aufgestockt.)

73  Vennemann, M.: Stellungnahme des Leiters der ZFU Köln zu dem Beitrag „Geistige Tiefflieger" (taz
23.9.1994). In: Die Tageszeitung vom 20.10.1994, S. 24.

74  ZFU Köln: Schreiben an Forum Kritische Psychologie (Az: 135/7537/06700) vom 29.3.2004.

75  vgl. www.kidmed.de/forum/showtopic.php?thread[threadid]=2911&post_start=400&time=1101597732 (Ermittlungsverfahren LG Berlin Az.: 90 Js 331/05).

76  vgl. www.med-con.de/html/bioe01.html [6.5.2004]. [Kursivsetzung CG].

77  vgl. www.med-con.de/html/bpzert02.html und www.med-con.de/html/anmgh.html [6.5.2004].

78  AGBP/med-con: THP_Zert Brief 1-1. Wattenscheid, o.J., S. 3.

79  ebenda, S. 2f.

80  Impulse-Schule für freie Gesundheitsberufe (SfG). Studienprogramm. Wuppertal, o.J. (versandt 1/2005). (vgl.
auch: www.impulse-schule.de1024/wir.htm [13.1.2005]). (Die Heilpraktiker- und Psychotherapiekurse dienen
der Vorbereitung auf die amtsärztliche Überprüfung.)

81  ebenda, S. 2.

82  vgl. Vennemann, M.: Stellungnahme des Leiters der ZFU Köln zu dem Beitrag „Geistige Tiefflieger" (taz 23.9.1994). In: Die Tageszeitung vom 20.10.1994, S. 24.

83  Die Heilpraktikerkurse dienen der Vorbereitung auf die amtsärztliche Überprüfung.

84  Heilpraktikerschule Isolde Richter. Studieninformationen. In: www.isolde-richter.de/tier.htm [2.4.2005].

85  Deutsche Paracelsus-Schulen für Naturheilverfahren: Seminarprogramme. München/Koblenz, 1996-2004 (vgl. auch: www.paracelsus.de). (Die Paracelsus-Programme werden fortlaufend verändert und unterscheiden sich von Studienort zu Studienort.)

86  z.B. Paracelsus-Report, 4/1999, S. 70f. (vgl. auch: www.ecm.net/infotainer/esoterik.htm [18.9.2004]). Seit Geraumem ist der Begriff „Esoterik" aus der Selbstdarstellung der Paracelsus-Schulen verschwunden, inhaltlich stellt man indes nach wie vor zentral auf Esoterikverfahren ab.

87  Eine detaillierte Darstellung und Kritik nicht-veterinärer Esoterikverfahren findet sich in einem anderen Band des Autors: Die Psycho-Szene. Aschaffenburg, 2000.

88  Deutsche Paracelsus-Schulen für Naturheilverfahren: Studieninformation der Ausbildung zum/zur Tierheilpraktiker/in. Koblenz, o.J. (versandt 9/2004).

89  Die Angaben der Paracelsus-Schule hinsichtlich des Stundenumfanges der Tierheilpraktikerausbildung sind sehr widersprüchlich: während in den Studieninformationen von „31 Wochenendseminaren" die Rede ist, was 62 Unterrichtstage suggeriert, weist der Terminplan nur 31 Unterrichtstage an verschiedenen Wochenenden aus; und während die Unterrichtstage mit jeweils 7 Stunden ausgewiesen sind (10-17 Uhr), was zumindest 6 Zeitstunden Unterricht suggeriert (insgesamt also 31x6=186 Zeitstunden=248 Unterrichtsstunden), ist auf dem Abschlusszertifikat nur von 168 Unterrichtsstunden die Rede ( vgl. Deutsche Paracelsus-Schulen für Naturheilverfahren: Studieninformation der Ausbildung zum/zur Tierheilpraktiker/in. Koblenz, o.J. [versandt 9/2004]). Die telephonische Studienberatung konnte oder wollte hierzu keine Aufklärung erteilen [Gesprächsprotokoll vom 25.1.2005].

90  Österreichische Tierärztekammer: 'Tierheilpraktiker' in Österreich ungesetzlich. Pressemitteilung vom 23.12.2002. In: www.tieraerztekammer.at (zit. in: www.ariplex.com/ama/ama_at01.htm [24.2.2005]).

91  vgl. Psychologie Heute, 3/1997, S. 71.

92  Deutsche Paracelsus-Schulen für Naturheilverfahren: Tierpsychologie für Hunde. In: www.paracelsus.de/sosemi.asp?SOSENR_48908 [19.9.2004].

93  vgl. Deutsche Paracelsus-Schulen für Naturheilverfahren: Seminarprogramm (Tierpsychologie). Koblenz, 1/2005, S. 75.

94  Deutsche Paracelsus-Schulen für Naturheilverfahren: Seminarprogramme. Koblenz, 1-2/2004.

95  vgl. raum&zeit, Nr. 89/1997, S. 39.

96  vgl. raum&zeit/naturwissen/ehlers: Die Sprache der Natur verstehen lernen (Produktkatalog). Wolfratshausen, 2004, S. 2f.

97  raum&zeit-akademie: Ausbildungsprogramm. Wolfratshausen, o.J. [versandt 12/2004], S. 3 (vgl. auch http://217.160.88.14/textpool_13/detail.php?nr=1348&kategorie=textpool_03 [06.12.2004]).

98  ebenda, S. 4f.

99  ebenda, S. 14f.

100 ebenda, S. 24f.

101 ebenda, S. 11f.

102 http://new.mypetstop.com/SWI_GER/Fische/Lifestyle/Berufe+rund+ums+Tier/Tierkinesiologe.htm [27.7.2004].

103 Bundesagentur für Arbeit: KURS – Datenbank für Aus und Weiterbildung: Tierheilpraktiker/in (B0449-00). In: http://infobub.arbeitsagentur.de/kurs/advancedSearch.do?resultShortItemsValues=B++0449-00&resultShortItemsName=systematikNrn&suchVariante=ResultShort&doNext=forwardToResultShort [17.1.2005].

104 Gesprächsprotokoll vom 18.1.2005.

105 Informations- und Ausbildungsstätten für ganzheitliche Therapien GmbH W. Bürschel: Studieninformation Tierheilpraktiker. Düsseldorf, o.J. [versandt 4/2005] (vgl. auch: www.iat-heilpraktikerschulen.de). (Die Ausbildungszeiten sind in Bürschels Informationspapier nur sehr vage angegeben [„i.d.R. 14-tägig"]; sie können insofern geringfügig von den genannten Daten abweichen.)

106 ebenda.

107 Tierheilpraktiker-Naturheilschule Prester: Studieninformation. In: www.tierheilpraxis-prester.de/main/uns.php [16.3.2005].

108 vgl. www.tierheilpraxis-prester.de/main/ablauf.php [16.3.2005].

109 Bundesministerium für Verbraucherschutz, Ernährung und Landwirtschaft: Tierschutzgesetz. In: http://bundesrecht.juris.de/bundesrecht/tierschg [20.1.2005].

110 Rolf-Schneider-Seminare: Studienprogramm. In: www.naturheilkundeschule.de [26.1.2005]. (Die Heilpraktikerkurse dienen der Vorbereitung auf die amtsärztliche Überprüfung.)

111 Rolf-Schneider-Seminare: Ausbildung zum Tierkommunikationstrainer (Programm). In: www.naturheilkundeschule.de/?lnk=weiterbildung_tierheilpraktiker_start [26.1.2005].

112 Heilpraktikerschule Westfalen. Studienprogramm. In: www.heilpraktikerschule-westfalen.de [20.1.2005]. (Die Heilpraktiker- und Psychotherapiekurse dienen der Vorbereitung auf die amtsärztliche Überprüfung.)

113 Heilpraktikerschule Westfalen: Die Tierheilpraktikerausbildung. In: www.heilpraktikerschule-westfalen.de/heilpraktikerschule_2_7_1.htm [20.1.2005].

114 ebenda.

115 ebenda.

116 In der Tat ist nach § 5 (3) TierSchG eine Betäubung beim Kastrieren, Kupieren oder Enthornen von „Nutztieren" (Rinder, Schweine, Schafe und Ziegen), sofern sie ein bestimmtes Lebensalter noch nicht erreicht haben, nicht erforderlich; die für die Tiere äußerst schmerzhaften Maßnahmen dürfen insofern von jedermann durchgeführt werden (vgl. Bundesministerium für Verbraucherschutz, Ernährung und Landwirtschaft: Tierschutzgesetz, http://bundesrecht.juris.de/bundesrecht/tierschg [20.1.2005]).

117 Institut für Tierheilkunde: Studienprogramm. Viernheim, o.J. [versandt 4/2004].

118 ebenda.

119 Institut für Tierheilkunde: Studienmaterial. Viernheim, o.J. [versandt 4/2004].

120 Akademie für Ganzheitliche Tierheilkunde: Studieninformation. Kirchzardt, o.J. [versandt 4/2004] (vgl. auch www.gth-schule.de).

121 Vet. med. Akademie für Naturheilkunde: Studienprogramm. Bochum, o.J. [versandt 3/2004] (vgl. auch www.v-man-gaberscik.de).

122 ebenda.

123 ebenda.

124 Freies und Privates Ausbildungsinstitut für Alternative Tierheilkunde: Studienprogramm. Gelsenkirchen, o.J. [versandt 3/2004] (vgl. auch www.tierheilpraktiker-fat.de).

125 Bezirksregierung Münster Az 63.01.07-/04 Bescheid vom 2.12.2004 .

126 Akademie für Tiernaturheilkunde: www.akademie-tierheilkunde.de/UEber_uns.3.0.html [20.6.2005].

127 www.akademie-tierheilkunde.de/FAQ.faq.0.html#irfaq9 [20.6.2005].

128 Sanara-Fachschule: Studienprogramm. Dortmund, o.J. (versandt 5/2005); (vgl. auch www.sanara-fachschule.de). Die Heilpraktiker- und Psychotherapiekurse dienen der Vorbereitung auf die amtsärztliche Überprüfung. Die angegebenen Stundenzahlen rechnen die im Schulprogramm aufgeführten „Unterrichtsstunden" auf Vollzeitstunden um.

129 Die Humanheilpraktikerausbildung dient der Vorbereitung auf die amtsärztliche Überprüfung.

130 Weltersbach, F.: Biovet. In: www.biovet.de/ [10.3.2005].

131 Zentrum der Naturheilkunde: Kursprogramm. In: www.drmeyerzentrum.de/akademie/index.html [10.3.2005].

132 Deutsche Tierheilpraktiker Union e.V.: Informationsmaterial. Ettenbeuren, o.J. [versandt 3/2005] (vgl. auch www.tierheilpraktiker-union.de/schule.html).

133 In den Unterrichtsbedingungen der DTU-Schule ist einerseits von mindestens 880 Ausbildungsstunden die Rede, andererseits aber weist der Lehrplan konkret nur 400 Stunden aus.

134 Naturopath-Heilpraktikerschule: Studienprogramm. In: www.naturopath.de/tierhp.html [16.1.2005].

135 vgl. Medius Heilpraktikerschulen Münsterland (Studieninformationen). In: www.mediushp.de [16.5.2005]. (Die Heilpraktikerkurse dienen der Vorbereitung auf die amtsärztliche Überprüfung. Der Vollzeitkurs beinhaltet eine zusätzliche Homöopathie-Fachausbildung.)

136 vgl. Medius Heilpraktikerschulen Münsterland (Studieninformationen Pegasus THP-Schule). In: www.mediushp.de/tier_beleitend.htm und...tier_vollzeit.htm [16.5.2005]. (Ob das Vollzeitkombimodell je realisiert

wurde, konnte nicht ermittelt werden: telephonisch wurde hierzu keine Auskunft erteilt [Gesprächsprotokoll vom 8.3.2005].)

137  Heilpraktikerschulen Gehl. Studienprogramm: Püttlingen/Trier, o.J. [versandt 1/2004] (vgl. auch www.heilen-und-mehr.de). (Die Heilpraktiker- und Psychotherapeutenkurse dienen der Vorbereitung auf die amtsärztliche Überprüfung.)

138  Heilpraktiker-Schule Kiel: Studienprogramm. Kiel, o.J. [versandt 3/2004].

139  Natura-Medica-Institut für naturheilkundliche und psychologische Erwachsenenbildung: Studienprogramm. In: www.natura-medica.org/index2.php?content=thp [7.5.2005]. (Die Heilpraktiker- und Psychotherapiekurse dienen der Vorbereitung auf die amtsärztliche Überprüfung.)

140  Scola Animilia: Studienproramm. In: scola-animilia.de/scola.htm [20.12.2004].

141  Akademie für Tiernaturheilkunde: Studienprogramm. Bad Bramstedt, o.J. [versandt 7/2004], S. 5f. (vgl. auch www.atm.de).

142  ebenda, S. 12.

143  Akademie für Tiernaturheilkunde: Studienanmeldung. Bad Bramstedt, o.J. [versandt 7/2004].

144  Akademie für Tiernaturheilkunde: Studienprogramm. Bad Bramstedt, o.J. [versandt 7/2004], S. 14f.

145  ebenda, S. 17f.

146  ebenda, S. 20f.

147  Akademie für Tiernaturheilkunde: Fernstudienprogramm. Wald (CH). o.J. [versandt 7/2004], S. 2f. (vgl. auch: www.atn-ag.ch).

148  ebenda, S. 7f.

149  Vennemann, M.: Stellungnahme des Leiters der ZFU Köln zu dem Beitrag „Geistige Tiefflieger" (taz 23.9.1994). In: Die Tageszeitung vom 20.10.1994, S. 24.

150  z.B. Becvar, W.: Naturheilkunde für Hunde: Grundlagen, Methoden, Krankheitsbilder. Stuttgart, 1994.

151  animalmundi-Schule der Tierhomöopathie: Studienprogramm. Egestorf, 5/2004 (vgl. auch www.animal-mundi.com [15.7.2004]).

152  ebenda, S. 4.

153  Ob bzw. inwieweit die Fernlehrbriefe der Privaten Schule für Tierheilpraktiker Schichtl tatsächlich anderweitig abgeschrieben sind, entzieht sich letztlicher Beweisbarkeit; es wird dies insofern auch nicht unterstellt. Dasselbe gilt für die Angebote der Schulen Hoffmann und Kischel.

154  vgl. Private Schule für Tierheilpraktiker: http://tierheilpraktiker.1awebsite.de/?page=Ausbilder [7.3.2004].

155  vgl. www.tt-centrum.de [18.5.2005].

156  vgl. www.heilpraktikerausbildung.com/heimst.htm [18.5.2005].

157  TierVital-Zentrum für bio'logische' Tierheilkunde: Studieninformationen. In: www.tiervitalzentrum.de [16.4.2005].

158  Zentrum für Tiernaturheilkunde: www.tierheilpraktikerschule.com/include.php?path=start.php [10.3.2005].

159  Straßer, H.: Ohne Eisen: Gesunde Hufe ohne Beschlag durch artgerechte Pferdehaltung. München, 1987.

160  Institut für Hufheilpraktik & ganzheitliche Pferdepflege: Studieninformation. In: www.hufheilpraktiker.de/html/ausbildung.html [16.4.2005].

161  ebenda.

162  Institut für Hufheilpraktik & ganzheitliche Pferdepflege: Studieninformation. Hollfeld, 2/2004, S. 2 [versandt 4/2004]. (Die Ausschreibungstexte weichen in der Printausgabe teils erheblich von der www-Ausgabe ab.)

163  ebenda, S. 5.

164  www.vgtier.dehtml/dieakademie/seminarprogramm.html [30.6.2005].

165  vgl. www.katzundco.info/9227.html [1.7.2005].

166  vgl. www.bernhardinerfamilie.de/beruf.html [24.5.2005].

167  vgl. Universal Life Church: We Are One (Werbebroschüre). Modesto (USA), o.J. (vgl. auch http://www.ulc.net/order.htm [26.5.2005]).

168  vgl. Bundesagentur für Arbeit: KURS - Datenbank für Aus und Weiterbildung: Tierheilpraktiker/in (B0449-00). In: http://infobub.arbeitsagentur.de/kurs/advancedSearch.do?resultShortItemsValues=B++0449-00&resultShortItemsName=systematikNrn&suchVariante=ResultShort&doNext=forwardToResultShort [17.1.2005].

169  Arbeitsgruppe für Tierheilpraktiker. Tätigkeitsgebiet des Tierheilpraktikers. In: www.ag-thp.de/modules.php?op=modload&name=News&file=article&sid=36&mode=thread&order=0&thold=0 [6.6.2005].

[170] www.maria-mengwasser.de/modules.php?op=modload&name=News&file=article&sid=57&mode=thread& order=0&thold=0 [6.6.2005].

[171] z.B. Zentrum für Naturheilkunde. In: www.tierheilkundezentrum.de [20.7.2004].

[172] vgl. BSE & Co in den Medien (Textsammlung). In: http://earth.prohosting.com/khdit/BSE/M/edien00.html [20.1.2005].

[173] vgl. Narr, H.: Ärztliches Berufsrecht: Ausbildung, Weiterbildung, Berufsausübung. Stuttgart, 1982.

[174] Oepen, I.: An den Grenzen der Schulmedizin: Eine Analyse umstrittener Methoden. Köln-Lövenich, 1985, S. 28 (unter Bezugnahme auf Otto, E.: Naturheilkunde im Rahmen der Allgemeinmedizin. Ärztezeitung: Naturheilverfahren, 25/1984, S. 737).

[175] vgl. Denoix, J.-M./Pailloux, J.-P.: Physiotherapie und Massage bei Pferden. Stuttgart, 2000. In: www.vet-magazin.com/service/bookshop/komvet/physiotherapie/Physiotherapie-Massage-Pferde.html [4.5.2005]).

[176] Heilpraktikerschule Westfalen: Die Tierheilpraktikerausbildung (Studienprogramm). In: www.heilpraktikerschule-westfalen.de/heilpraktikerschule_2_7_1.htm [20.1.2005].

[177] Bundesministerium für Verbraucherschutz, Ernährung und Landwirtschaft: Tierschutzgesetz (http://bundesrecht.juris.de/bundesrecht/tierschg [20.1.2005]).

[178] Sofern sich das von der Heilpraktikerschule Westfalen hervorgehobene „Kupieren" auf das Be- oder Abschneiden von Ohren oder Rute bei Hunden bezieht, sei darauf hingewiesen, dass solche Eingriffe nach § 6 [1] TierSchG seit dem 1. Juni 1998 verboten sind (das Kupieren der Ohren ist bereits seit 1986 untersagt). Hunde dürfen auch dann nicht mehr kupiert werden, wenn dies bisher fester Bestandteil des Rassestandards war, wie etwa bei Boxer, Bouvier, Dobermann, Dogge, Pinscher, Pudel, Rottweiler oder Schnauzer. Als Ausnahmen gelten nur medizinische Indikation oder nachweislich „jagdliche Führung" des Hundes; der Eingriff darf nur unter Narkose und grundsätzlich nur von Tierärzten vorgenommen werden. Tierheilpraktiker, die an Hunden herumkupieren, machen sich strafbar. (Das Kupierverbot wurde durch Entscheidung des Bundesverfassungsgerichtes vom 28.7.1999 – Az: 1 BvR 875/99 – ausdrücklich bestätigt.)

[179] vgl. www.tierheilpraxis-prester.de/main/ablauf.php [16.3.2005].

[180] Die Verwendung des maskulinen Genus dient nur der sprachlichen Vereinfachung des Textes: wenn von Tierheilpraktikern die Rede ist, sind Tierheilpraktiker*innen* natürlich immer mitgemeint.

[181] vgl. Lambeck, M.: Irrt die Physik? Über die alternative Medizin und Esoterik. München, 2003, S. 52f.

[182] vgl. Westerhuis, A.: Compendium Veterinaire Homeopathie. Alkmaar, 1989.

[183] vgl. Scheffer, M.: Seelische Gesundheitsvorsorge für unsere Haustiere. Zürich, 1994.

[184] vgl. Roy, R./Roy, C.: Selbstheilung durch Homöopathie. München, 1988; Peschek-Böhmer, F.: Heilung durch die Kraft der Steine. München, 1996 (2. Aufl.); Schiegl, H.: Colortherapie. Freiburg, 1979.

[185] Beyerstein, B.: Warum falsche Therapien zu wirken scheinen. In: Shermer, M./Traynor, L. (Hrsg.): Heilungsversprechen. Alternativmedizin zwischen Versuch und Irrtum. Skeptisches Jahrbuch III. 2. Aufl., Aschaffenburg, 2004, S. 198f.

[186] z.B. mypetstop.com des US-Tierfuttermittelherstellers MARS Inc.: http://new.mypetstop.com/SWI_GER/Forums/letstalk (vgl. auch www.natur-forum.de/forum/viewforum.php?f=30 [27.7.2004]).

[187] Krüger, A.-C.: Eigenbluttherapien. In: http://thp-krueger.de/Praxis/Heilverfahren/eigenblut.htm [24.2.2005].

[188] Aderlass kann allenfalls bei Polyzythämie (selten auftretende Blutkrankheit) sowie bei Hämochromatose (Eisenstoffwechselkrankheit) indiziert sein. Mit dem Instrumentarium des (Tier-) Heilpraktikers können diese Erkrankungen nicht diagnostiziert werden.

[189] Hobert, I.: Das Handbuch der natürlichen Medizin. Kreuzlingen, 1997, S. 167.

[190] vgl. www.tierheilpraxis-prester.de/main/uns.php [16.3.2005].

[191] vgl. Gorlas, D.: Schröpfen. In: http://www.naturheilkundeportal.com/neu/themen.php?aid=106&tid=13 [18.3.2005].

[192] vgl. Stiftung Warentest (Hrsg.): Die Andere Medizin. Berlin, 1996, S. 82f.

[193] Akademie für Tiernaturheilkunde: Studienprogramm. Bad Bramstedt, o.J. (versandt 7/2004), S. 7f. (vgl. auch: www.atm.de).

[194] vgl. Humoralpathologie. In: Paralexx Files, o.O., 2002 (einsehbar unter: www.kidmed.de/forum/showtopic.php?threadid=5398&time= [24.1.2005]).

[195] Dauborn, S.: Lehrbuch für Tierheilpraktiker. Stuttgart, 2004 (2. Aufl.), S. 490f.

[196] www.rosa-world-of-aloe.com [8.1.2005].

197  vgl. http://found.at/aloevera/abc.asp [8.1.2005]

198  vgl. http://found.at/aloevera/eigenschaften.asp [8.1.2005].

199  Forever Living Products (Werbefaltblatt). Frankfurt, o.J.

200  vgl. Hüneborn, J.: Aloe Vera. In: http://aloeveraspecial.gmxhome.de/welcome.htm [8.1.2005].

201  vgl. www.aloevera.at.tc [8.1.2005].

202  vgl. Das Wunder aus der Wüste. In: Fressnapf Journal, 7/2003, S. 19.

203  vgl. Aloe Vera - was ist dran? in: Arznei-Telegramm, 33/2002, S. 65.

204  z. B. http://found.at/aloevera/abc.asp [8.1.2005]

205  vgl. Aloe Vera. In: Paralexx Files, o.O., 2002 (einsehbar unter: www.kidmed.de/forum/showtopic.php?-threadid=5398&time= [12.1.2005]; vgl. auch: Jaehnichen, S.: Wundermittel Aloe Vera Saft. In: www.ariplex.com/ama/ama_alo3.htm [5.3.2005]).

206  Urteil LG München I Az.: 17 HK O 3624/03 vom 12.5.2005 (vgl. auch: http://rsw.beck.de/rsw/shop/default.asp?docid=147793&from=ZIS.1.6 [18.5.2005]).

207  Dyson, J./Hollmann, C.: Anthroposophische Medizin. In: Hill, A.: (Hrsg.): Illustriertes Handbuch alternativer Heilweisen. Freiburg, 1980, S. 29.

208  vgl. Lange-Eichbaum, W./Kurth, W.: Genie, Irrsinn und Ruhm: Genie-Mythos und Pathographie des Genies. München, 1967; vgl. auch: Treher, W.: Hitler, Steiner, Schreber: Gäste aus einer anderen Welt: Die seelischen Strukturen des schizophrenen Prophetenwahns. Emmendingen, 1990.

209  Poppelbaum, H.: Mensch und Tier: Fünf Einblicke in ihren Wesensunterschied (Perspektiven der Anthroposophie). Hamburg, 1981, S. 98.

210  Die folgenden Ausführungen basieren, wenn nichts anderes vermerkt ist, auf: Burkhard, B.: Anthroposophische Arzneimittel: Eine kritische Betrachtung. Eschborn, 2000.

211  vgl. Lambeck, M.: Irrt die Physik? Über alternative Medizin und Esoterik. München, 2003, S. 87f.

212  vgl. Daems, W.: Die vegetabilisierten Metalle. In: Mensch und Heilmittel. Weleda-Korrespondenzblätter für Ärzte, 100/1989 (3. Aufl.), S. 135f.

213  Dauborn, S.: Lehrbuch für Tierheilpraktiker. Stuttgart, 2004 (2. Aufl.), S. 435f.

214  vgl. Wolff, O.: Das Bild des Menschen als Grundlage der Heilkunst (Bd. 2). Stuttgart (4. Aufl.), 1993, S. 341.

215  vgl. Habermann, E. et al.: Kein Freibrief für Mistel. In: Skeptiker, 2/1995, S. 65f.

216  vgl. Bettschart, R. et al.: Bittere Naturmedizin. Köln, 1995, S. 736.

217  Werner, H.: Die anthroposophische Methode der Medizin. In: Weleda-Korrespondenz für Ärzte, Nr. 117, 1987, zit. in: Burkhard, B.: Anthroposophische Medizin am Beispiel Mistel. In: Shermer, M./Traynor, L. (Hrsg.): Heilungsversprechen. Alternativmedizin zwischen Versuch und Irrtum. Skeptisches Jahrbuch III. 2. Aufl., Aschaffenburg, 2004, S. 93.

218  vgl. Bettschart, R. et al.: Bittere Naturmedizin. Köln, 1995, S. 735.

219  zit. in: Burkhard, B.: Anthroposophische Medizin am Beispiel Mistel. In: Shermer, M./Traynor, L. (Hrsg.): Heilungsversprechen. Alternativmedizin zwischen Versuch und Irrtum. Skeptisches Jahrbuch III. 2. Aufl., Aschaffenburg, 2004, S. 96f.

220  vgl. Simonis, W.: Heilpflanzen und Mysterienpflanzen: Medizinisch-botanische Wesensdarstellungen. Wiesbaden, 1991.

221  vgl. Stratmann, F.: Charakteristika der anthroposophischen Medizin. In: Oepen, I. (Hrsg.): Unkonventionelle medizinische Verfahren. Stuttgart, 1993, S. 69.

222  vgl. Rohrbach, C.: Radiästhesie: Physikalische Grundlagen und Anwendungen in Geobiologie und Medizin. Heidelberg, 1996, S. 224f.

223  vgl. Stiftung Warentest (Hrsg.): Die Andere Medizin. Berlin, 1996, S. 169. (Das Zitat bezieht sich auf anthroposophische Präkanzerose-Diagnostik in der Humanmedizin.)

224  vgl. Bock, K.: Wissenschaftliche und alternative Medizin. Berlin, 1993, S. 66.

225  Dauborn, S.: Lehrbuch für Tierheilpraktiker. Stuttgart, 2004 (2. Aufl.), S. 435f.

226  vgl. Tisserand, R.: Aromatherapie. In: Handbuch alternativer Heilweisen. Freiburg, 1980, S. 124f.

227  vgl. ebenda.

228  Die gegensätzlichen Angaben entstammen: Tisserand, R.: Aromatherapie. In: Handbuch alternativer Heilweisen. Freiburg, 1980, S. 124f.; Fischer-Rizzi, S.: Himmlische Düfte: Aromatherapie. München, 1995 (11.

Aufl.), S. 249f.; Roberts, M.: Das Neue Lexikon der Esoterik. München, 1995, S. 72f.; Federspiel, K./ Lackinger-Karger, I.: Kursbuch Seele. Köln, 1996, S. 503.

229 vgl. Keller, E.: Das Große Praxisbuch der Aromalehre. Genf, 1995, S. 244.

230 Dauborn, S.: Lehrbuch für Tierheilpraktiker. Stuttgart, 2004 (2. Aufl.), S. 495.

231 vgl. Stiftung Warentest (Hrsg.): Die Andere Medizin: Nutzen und Risiken sanfter Heilmethoden. Berlin, 1996, S. 196.

232 zit. in: Federspiel, K./Lackinger-Karger, I.: Kursbuch Seele. Köln, 1996, S. 503.

233 vgl. Bettschart, R. et al.: Bittere Naturmedizin. Köln, 1995, S. 739. (vgl. auch: Aromatherapie. In: Paralexx Files, o.O., 2002; einsehbar unter: www.kidmed.de/forum/showtopic.php?threadid=5398&time= [12.1.2005]).

234 zit. in: www.alternativmed.at/suche/themen/aromatherapie.html [12.12.2004].

235 Dauborn, S.: Lehrbuch für Tierheilpraktiker. Stuttgart, 2004 (2. Aufl.), S. 405.

236 www.alternativmed.at/suche/themen/aromatherapie.html [12.12.2004].

237 vgl. www.tierwissen.de/artikel/hunde/krankheiten/zeckenbefall.shtml [20.12.2004].

238 vgl. www.naturheilkunde-fuer-tiere.de/therapien.htm [12.12.2004].

239 vgl. Astrologie. In: www.gwup.org/themen/texte/astrologie/ [4.1.2005].

240 vgl. Erklärung des Rates Deutscher Planetartien (RDP): 'Die Sterne lügen nicht'. Jena, 4/1996. zit. in: Skeptiker, 4/1996, S. 139.

241 vgl. Zwerenz, G.: Magie, Sternenglaube, Spiritismus. Frankfurt, 1974.

242 vgl. Klöckler, H.: Astrologie als Erfahrungswissenschaft. München, 1989 [original: Leipzig, 1926].

243 Liechti U.: Astrologie für Hunde: Tierkreiszeichen und Geburtsbild als Schlüssel zur Hundepersönlichkeit. Stuttgart, 2004, S. 94f.

244 vgl. Liechti, U.: Astrologie für Pferde und Reiter. Stuttgart, 2002.

245 vgl. Adorno, T.W.: Studien zum autoritären Charakter. Frankfurt/Main, 1973.

246 Liechti, U.: Astrologie mit Pferden. In: www.astro.com/astrologie/in_at_hors_g.htm?xrn= 11049699690.743-072046739147 [4.1.2005].

247 Klein, N.: Esoterische Astrologie. In: Baumann, A. (Hrsg.): Der neue Therapieführer. München, 1992, S. 247.

248 vgl. Wagener-Gimeno, A.: Astrologische Konstitutionsmittel. In: ders.: Die Pentagramm- und Karmadiagnose: Ein Schlüssel zu ganzheitlicher Gesundheit. Freiburg, 1999, S. 186f.

249 vgl. Bunkahle, A.: Das Medizinisch-Astrologische Repertorium. Freiburg, o.J. (vgl. auch www.bunkahle.com/ Astromedizin/Repertorium.htm [8.1.2005]).

250 vgl. Klein, N.: Esoterische Astrologie. In: Baumann, A. (Hrsg.): Der neue Therapieführer. München, 1992, S. 247.

251 Liechti U.: Astrologie für Hunde: Tierkreiszeichen und Geburtsbild als Schlüssel zur Hundepersönlichkeit. Stuttgart, 2004, S. 23f.

252 vgl. Hermann, J.: Argumente gegen die Astrologie. In: Skeptiker, 2/1995, S. 45f.

253 Wiechoczek, R.: Akademisch getarnter Unsinn. In: Skeptiker, 1/1989, S. 8.

254 1. Horoskop für Hunde. In: Die Bunte vom 29.8.1996, S. 106f.

255 Liechti, U.: Durch Astrologie mehr Harmonie zwischen Mensch und Pferd. In: Pegasus, 1/1997.

256 Känel, U.: Das Horoskop für Hunde: Sterne für den Hund. In: Hunde 1/02 vom 11.1.2002.

257 Alsa-Hundewelt (Werbebroschüre) Ihlow, Winter 2004/05, S. 45.

258 Titel einer WDR-Sendung über Tierastrologie (Quarks & Co.) vom 2.12.1997.

259 vgl. Sanders, L.: Die Farben deiner Aura. München, 1990.

260 vgl. Federspiel, K./Lackinger-Karger, I.: Kursbuch Seele. Köln, 1996, S. 529.

261 vgl. Leadbeater, C.: Der sichtbare und der unsichtbare Mensch. Freiburg, 1985 (7. Aufl.).

262 vgl. Francis, K.: Die Aura. In: Hill, A.: (Hrsg.): Illustriertes Handbuch alternativer Heilweisen. Freiburg, 1980, S. 46f.

263 vgl. z.B. Choa Kok Sui: Durch kosmische Energien heilen. Freiburg, 1989.

264 vgl. Hehenkamp, C.: Lightbody: Erwecke Deinen Lichtkörper (Werbebroschüre) München, o.J.

265 vgl. Denning, M./Philips, O.: Psychischer Selbstschutz: Die Entwicklung positiver Kräfte. Freiburg, 1997 (3. Aufl.).

266 vgl. www.naturheilkunde-imzentrum.de [3.4.2005].

267 vgl. raum&zeit-akademie: Ausbildungsprogramm. Wolfratshausen, o.J. (versandt 12/2004), S. 11.

[268] Weerasinghe, G.: Seelenbilder unserer Tiere: Handbuch zum Deuten der Aura. Weilersbach, 2003.

[269] Tierheilpraxis Op den Rhein: Einige alternative Diagnoseformen. In: www.tierheilpraxis-odrhein.com/ [3.4.2005].

[270] vgl. Stiftung Warentest (Hrsg.): Die Andere Medizin. Berlin, 1996, S. 210f.

[271] vgl. Bio-Tec-Produkte (Werbebroschüre). Eggenfelden, o.J.

[272] vgl. Forum Kritische Psychologie: Scharlatane und Beutelschneider. München, 1996 (unveröffentlichtes Untersuchungsergebnis; aktualisiert 1999/2003 [Manuskript beim Verfasser]).

[273] vgl. Petersen, J.: Heile dich selbst mit Bach-Blüten. München, 1989, S. 10.

[274] Schreinemakers live. SAT1 vom 1./8./22.6.1995.

[275] Lindenberg, A.: Bach-Blütentherapie für Haustiere: Tierkrankheiten sanft und natürlich heilen. Düsseldorf, 1989.

[276] Bach, E.: Blumen, die durch die Seele heilen. München, 1979.

[277] vgl. ebenda.

[278] zit. in: Linditsch, J.: Mit Bachblüten aus der Krise: ABC der Seelenbilder. München, 1996, S. 13.

[279] Genaugenommen sind es nur 37 Blütenessenzen, das 38. Bachsche Heilmittel ist simples Quellwasser (Rock Water), in das keine Pflanzenteile eingelegt wurden. Dennoch ist in der einschlägigen Literatur durchgängig von 38 *Blüten*essenzen die Rede.

[280] zit. in: Linditsch, J.: Mit Bachblüten aus der Krise: ABC der Seelenbilder. München, 1996, S. 13.

[281] vgl. Scheffer, M.: Die Bach-Blütentherapie (Interview). In. Dic Andere Realität, 4/1991, S. 19. (Das Gespräch mit Mechthild Scheffer führte „Reinkarnationsexperte" Trutz Hardo-Hockemeyer.)

[282] Stark, M.: Das Bachblüten-Buch für Hunde: Helfen und heilen – sanft und natürlich. Lüneburg, 2002, S. 7f.

[283] vgl. Stiftung Warentest (Hrsg.): Die Andere Medizin. Stuttgart, 1996, S. 192.

[284] vgl. Heinke, D.: Sanft heilen mit Bach-Blüten. München, 1995.

[285] vgl. Dr.-Bach-Blüten AG: Seelentherapie mit Blütenenergie (Informationsbroschüre). Hamburg, o.J.

[286] Gelegentlich wird statt des Alkohols auch Obstessig verwendet.

[287] Krämer, D.: Esoterische Therapien. Band 1. Interlaken, 1993, S. 20.

[288] Stark, M.: Das Bach-Blüten-Buch für Hunde: Helfen und heilen – sanft und natürlich. Lüneburg, 2002, S. 21f.

[289] ebenda, S. 45f.

[290] ebenda, S. 47.

[291] ebenda, S. 12.

[292] Stein, P.: Bach-Blüten für Hunde (mit einem Vorwort von Mechthild Scheffer). Stuttgart, 1997, S. 46f.

[293] vgl. Scheffer, M.: Die Bach-Blütentherapie (Interview). In: Die Andere Realität, 4/1991, S. 19.

[294] Stark, M.: Das Bachblüten-Buch für Hunde: Helfen und heilen – sanft und natürlich. Lüneburg, 2002, S. 47.

[295] vgl. Lindenberg, A.: Bach-Blütentherapie für Haustiere: Tierkrankheiten sanft und natürlich heilen. Darmstadt, 1997 (Neuauflage).

[296] ebenda, S. 126.

[297] Scheffer, M.: Die Bach-Blütentherapie (Interview). In: Die Andere Realität, 4/1991, S. 19.

[298] Lindenberg, A.: Bach-Blütentherapie für Haustiere: Tierkrankheiten sanft und natürlich heilen. Darmstadt, 1997 (Neuauflage), S. 109f.

[299] ebenda, S. 118.

[300] ebenda, S. 81.

[301] vgl. www.horoskopeparadies.de/buch_bachbl.html [8.1.2005].

[302] Lindenberg, A.: Bach-Blütentherapie für Haustiere: Tierkrankheiten sanft und natürlich heilen. Darmstadt, 1997 (Neuauflage), S. 81.

[303] vgl. Rütting, B.: Wer heilt hat Recht: Alternativmedizin auf dem Prüfstand (Redebeitrag). In: Hart aber fair (TV-Talkshow). WDR vom 23.6.2004 (www.wdr.de/tv/hartaberfair03/aktuell/experten.phtml [28.6.2004]).

[304] vgl. Gienger, M./Miesala-Sellin, L.: Stein und Blüte: Hilfe und Heilung mit Bachblüten und Edelsteinen. Saarbrücken, 2002.

[305] vgl. Krämer, D.: Esoterische Therapien. Band 1. Interlaken, 1993, S. 284.

[306] Dauborn, S.: Lehrbuch für Tierheilpraktiker. Stuttgart, 2004 (2. Aufl.), S. 497.

307 Spieß, W.: Energie für alle Körperebenen: Quintessenz-B-Essenzen. In: http://gesundheitstrends.de/gesundheitstrends/aktuelletrends/quintessenz.php [16.12.2004].

308 Shanaya-Spirits of Flowers. In: Pranahaus, 3/2004, S. 97.

309 vgl. Baumgart, L./Hand, M.: Bach-Blüten für Tiere: Selbsthilfe - schnell und einfach. Reutlingen, 2000, S. 30f.

310 ebenda, S. 65.

311 Stark, M.: Das Bachblüten-Buch für Hunde: Helfen und heilen - sanft und natürlich. Lüneburg, 2002, S. 15.

312 Lindenberg, A.: Bach-Blütentherapie für Haustiere: Tierkrankheiten sanft und natürlich heilen. Darmstadt, 1997 (Neuauflage), S. 66f.

313 Becvar, W.: Naturheilkunde für Hunde: Grundlagen, Methoden, Krankheitsbilder. Stuttgart, 1994, S. 50.

314 vgl. Hornberger, R.: Blüten-Bilder. In: www.nysop-flowerpower.de [30.6.2004].

315 Linditsch, J.: Mit Bachblüten aus der Krise: ABC der Seelenbilder. München, 1996, S. 15.

316 Oppliger, P.: Naturheilkunde: Geheimnisse der natürlichen Heilkräfte, ihre Wirkungsweisen und Anwendungen. Aarau, 2002, S. 66.

317 Sauer, P.: Tierheilpraktiker-Lehrbuch (Teil 2). Zwickau, 2004, S. 83.

318 vgl. Goldner, C.: Esoterische Mattscheibe: Bach-Blüten-Therapie. In: Skeptiker, 3/1995, S. 108.

319 Lindner, H.: Bach-Blütentherapie bei Allergien. In: Forum Lebensfreude, 3/1999, S. 14.

320 vgl. Stiftung Warentest (Hrsg.): Die Andere Medizin. Stuttgart, 1996, S. 191f. Laut Stiftung Warentest könne eine Behandlung mit Bach-Blütenmitteln grundsätzlich nicht empfohlen werden.

321 vgl. Brockschmidt, H.: Effizienz einer Bach-Blütentherapie während der Eröffnungsperiode einer Geburt. Dissertation Universität Duisburg, 1989 / Ernst, E.: 'Flower Remedies': a systematic review of the clinical evidence. In: Wiener Klinische Wochenschrift, 114/30.12.2003, S. 23f.

322 Kübler, H.: Bach-Blüten in der Tiermedizin: Grundlagen und Praxis. Stuttgart, 2002.

323 Ausschreibung in: Psychologie Heute, 3/1996, S. 6.

324 Scheffer, M.: Seelische Gesundheitsvorsorge für unsere Haustiere. Hamburg. E.i.S., o.J.

325 z.B. Stiftung Warentest (Hrsg.): Die Andere Medizin. Stuttgart, 1996, S. 191f.

326 Forum Kritische Psychologie: Scharlatane und Beutelschneider. München, 1996 (unveröffentlichtes Untersuchungsergebnis; aktualisiert 1999/2003 [Manuskript beim Verfasser]).

327 vgl. Künsberg, v., I.: Bach-Blütentherapie: Gesundes Pferd. Stuttgart, 2002.

328 vgl. Cochrane, A./Harvey, C.: Die Enzyklopädie der Blütenessenzen. Grafing, 1996.

329 vgl. Dambacher, B.: Karma-Engel-Chakra Blüten-Essenzen (Werbepapier) Isen, o.J.

330 vgl. Haslebner, C.: Alpenblüten (Werbebroschüre) Füssen, o.J.

331 Yggdrasil (Werbeannonce) in: Böning, R./Neuwald, B. (Hrsg.): Handbuch für Ganzheitliche Therapie und Lebenshilfe. Gschwend, 1999, S. 532.

332 Knauss, H.: Die Urkraft der Bäume mit Runen entschlüsselt, Wolfratshausen, 2000, S. 95.

333 vgl. raum & zeit/naturwissen/ehlers: Die Sprache der Natur verstehen lernen (Produktkatalog). Wolfratshausen, 2004, S. 12f.

334 vgl. www.tierheilpraktikerin-c-s.de/1463234.htm [10.3.2005].

335 vgl. Oepen, I.: Paramedizinische Verfahren in Diagnostik und Therapie. In: Oepen, I. (Hrsg.): An den Grenzen der Schulmedizin: Eine Analyse umstrittener Methoden. Köln, 1985, S. 39f.

336 vgl. Baunscheidtismus. In: Paralexx Files, o.O., 2002 (einsehbar unter: www.kidmed.de/forum/showtopic.php?threadid=5398&time= [12.1.2005]).

337 vgl. Heufers, F.: Carl Baunscheidt und das Baunscheidtieren. In: www.praxis-heufers.de/html/baunscheidtieren.html [14.1.2005]. (Die zitierten Angaben stammen aus der Humanheilkunde.)

338 Baunscheidt-Verfahren. In: www.alternativmed.at/komplementaer/index.html [22.1.2005].

339 vgl. Stiftung Warentest (Hrsg.): Die andere Medizin: Nutzen und Risiken sanfter Heilmethoden. Berlin, 1996, S. 84f.

340 Schüßler kommt in der Literatur auch als Schüssler vor.

341 vgl. Biochemie nach Schüßler. In: Paralexx Files, o.O., 2002 (einsehbar unter: www.kidmed.de/forum/showtopic.php?threadid=5398&time= [12.1.2005]).

342 Schüßler, W.H.: Eine abgekürzte Therapie - begründet auf Histologie und Cellularpathologie. Dormagen, 2002 [Nachdruck der 25. Auflage von 1898].

343  zit. in: Heepen, G.: Biochemie nach Dr. Schüssler. In: Alternative Heilmethoden A-Z. In: www.handicap-network.de/handicap/Handicaps/alternativeheilmethoden/ah_b.htm#biochemie [24.1.2005].

344  vgl. Kellenberger, R./Kopsche, F.: Mineralstoffe nach Dr. Schüssler: Ein Tor zu körperlicher und seelischer Gesundheit. Aarau, 2002 (11. Aufl.) S. 22f.

345  Heepen, G.: Biochemie nach Dr. Schüssler. In: Alternative Heilmethoden A-Z. In: www.handicap-network.de/handicap/Handicaps/alternativeheilmethoden/ah_b.htm#biochemie [24.1.2005].

346  ebenda.

347  vgl. Phlegmonenversuche. In: Paralexx Files, o.O., 2002 (einsehbar unter: www.kidmed.de/forum/showtopic.php?thread%5Bthreadid%5D=3917&post_start=50 [24.1.2005]).

348  vgl. www.bioverein.de [25.1.2005].

349  Heese, R.: Das Wiehern der Gesundheit: Mit der Biochemie nach Dr. med. Wilhelm Heinrich Schüßler Gesundheit und Lebensfreude bis ins hohe Pferdealter. Dormagen, 2002 (2. Aufl.).

350  Höner, K.: Krebsbehandlung mit der 'Schüßlerschen Biochemie'. In: www.tierheilpraktiker-hoener.de/Krebs/krebs.html [10.3.2005].

351  z.B. Gesund durch Salze? in: Bunte vom 18.11.2004, S. 128f.

352  Meinert, F.: Leitfaden zur biochemischen Behandlung unserer kranken Haustiere. Dormagen, o.J.

353  Quast, C.: Symptomenverzeichnis zur Schüßler-Salz-Therapie für Tiere. Neckarsulm, 2005.

354  Ernstzunehmenden Quellen zufolge soll Franz Morell (1921-1990) hochrangiges Scientology-Mitglied gewesen sein; vgl. Scientology und die Bioresonanztherapie. In: Aktion Bildungsinformation (ABI-Info) vom 14.11.2003 (vgl. auch: www.abi-ev.de/pdf/in141103.pdf [28.1.2005]).

355  vgl. Morell, F.: 10 Jahre MORA-Therapie. In: Erfahrungsheilkunde, 37/1988.

356  vgl. Konrad, H.: Biophysikalische Methoden. In: www.ggtm.de/200_natur_bio.htm [16.5.2005].

357  Prechtl, W.: Bioresonanztherapie. In: Das Gesundheitsportal für alternative Heilmethoden und Diagnoseverfahren. In: www.das-gesundheitsportal.com/siles/bioresonanz.html [28.1.2005]. („Aus rechtlichen Gründen", wie es einleitend heißt, müsse man „darauf hinweisen, dass eine Wirksamkeit der Bioresonanztherapie bisher mit schulmedizinisch anerkannten Prüfverfahren nicht zweifelsfrei nachgewiesen worden ist".)

358  Dittmer, H.-O.: Bioresonanz: Fernbehandlung. In: http://bioresonanz.net/fernbehandlung.php [28.1.2005].

359  vgl. Biophotonics. In: www.biophotonen-online.de/bemerkungen.htm [30.1.2005]. In der Naturwissenschaft gelten Popps Vorstellungen längst als widerlegt (vgl. Stiftung Warentest [Hrsg.]: Die Andere Medizin. Berlin, 1996, S. 244f.), allenfalls in der Esoterik- und Geistheilerszene stellen sie bis heute eine unverzichtbare Bezugsgröße dar (vgl. z.B.: Wiesendanger, H.: 'Inneres Licht' aus bloßen Händen: Biophotonenmessung bei Prof. Fritz-Albert Popp. In: Heilen ohne Grenzen: Dokumentation eines wissenschaftlichen Tests mit 55 Geistheilern und 120 Schwerkranken. Schönbrunn, 1999 (vgl. auch: www.psi-infos.de/biophotonen_geistiges_heilen.html [30.1.2005]).

360  Fa. Regumed: Bicom Bioresonanz. In: www.regumed.de/pages/bicom_besitzer/bb_produkte_fs.html [20.12.2000].

361  vgl. Ostendorf, G.-M.: Die 'Bioresonanz-Therapie' (MORA-Therapie). Eine medizinische Außenseitermethode. In: Oepen, I./Sarma, A. (Hrsg.): Paramedizin: Analysen und Kommentare. Münster, 1998, S. 79f. (Szeneimmanente Erklärungsversuche finden sich z.B. bei Wänke, P.: Medizinische Radionik. In: Forum-Bioenergetik: www.forum-bioenergetik.info/pdf/8001_radionik1.pdf [6.2.2005]).

362  vgl. z.B.: Bioresonanz bei Dermatitis wirkungslos. In: www.infomed/screen/1997/S72.html [28.1.2005].

363  vgl. Stiftung Warentest (Hrsg.): Die Andere Medizin. Berlin, 1996, S. 241.

364  Naturheilkundliche Therapiestation für Pferde und Hunde: in: www.gestuet-madaya.de/naturheilkunde.htm [2.2.2005].

365  vgl. Ulbricht, A.: Energetische Diagnostik und Therapie in der Tierheilkunde am Beispiel der Radionik. In: http://www.m-tec.ag/1_3_1_4.asp?lang=de [16.3.2005].

366  vgl. Wiseman, R./Watt, C.: Rupert Sheldrake and the Objectivity of Science. In: Skeptical Inquirer, 5/1999, S. 1f.

367  www.tierheilpraxis-prester.de/ [16.3.2005].

368  Medea-7-Abaris. In: www.bioaktiv.de/produkte/23.html [27.1.2005].

369  Medea-7-Orgonstrahler. In: www.bioaktiv.de/produkte/10.html [27.1.2005].

370 Die Herbert&Breves Bioaktiv GmbH & Co KG bewarb ihre Produkte über Jahre hinweg in teils mehrseitigen Anzeigen (z. B. in der Esoterikpostille *Die Andere Realität*, in der die regelmäßigen Großanzeigen als redaktionelle Beiträge kaschiert wurden). Seit Klagen durch Verbraucherschutzorganisationen und einer entsprechenden Anweisung der Staatsanwaltschaft des AG Ansbach vom 25.2.1998 sind die Werbeaussagen deutlich zurückhaltender geworden.

371 zit. in: Neumann, A.: Das Geschäft mit den Todkranken. In: SternTV vom 16.12.1998 (Sendemanuskript). (vgl. auch: www.vrzverlag.com/esoterik/geist2htm [6.3.2000]).

372 Staatsanwaltschaft Ansbach; Az.: 3 Js 9846/96 vom 25.2.1998.

373 Rechtlicher Hinweis. In: www.bioaktiv.de/hin8.html [27.1.2005].

374 Strebel, R.: Die Individuelle Therapie. Baden, 2005, S. 137.

375 vgl. www.weber-bio-energie-systeme.de/index3.html [2.4.2005].

376 Medea-7-Homöo-Plus. In: www.bioaktiv.de/produkte/50.html [27.1.2005].

377 Medea-7-Schwingungspotenzierer für Tiere. In: www.bioaktiv.de/produkte/62.html [27.1.2005].

378 Vit-Theragon Bio-Energie-Systeme Fuchs (Werbematerial) München, o.J. (vgl. auch www.vit-theragon.de/produkte.pt1.html [28.1.2005]).

379 Hulda-Clark-Zapper K100 (Werbeannonce). In: Pranahaus, 1/2005, S 115. (Einen Wirkbeleg gibt es auch außerhalb Europas nicht.)

380 Bio-Electronics (Werbematerial). Mündersbach, o.J.

381 HealthBalance: Optimizer: Der richtige Impuls für die gesundheitliche Balance. In: www.healthbalance.ch/HP/Frontend/PHP/Seite.php?sID=27&IID=62&iFrame=1&Ing=0 [21.3.2005].

382 Mindpower-Versand (Werbematerial) o.O., o.J. (vgl. auch Ostendorf, G.-M.: Paracelsus-Messe. In: Skeptiker, 2/1994, S. 44f.).

383 SEB (Werbematerial). Hausdülmen, o.J.

384 Prisma GbR: CatanDog's (Werbematerial). Großkarolinenfeld, o.J. (vgl. auch www.catandogs.biz [1.2.2005]).

385 naturwissen GmbH: Lebensenergie aus Licht (Werbung). In: raum&zeit, spezial 11, Wolfratshausen, 2003, S. 125.

386 Medea-7-Bio-Energie-Anhänger. In: www.bioaktiv.de/produkte/14.html [27.1.2005].

387 Fostac AG: Parasit Stop. In: www.fostac.ch/prodes8a5.asp?frameset=true [30.3.2005].

388 www.imu-college.de/ [1.9.2005]. (Kursdauer und -kosten sind in den Unterlagen sehr verwirrend dargestellt, sie können auch nach oben oder unten abweichen.)

389 Dauborn, S.: Lehrbuch für Tierheilpraktiker. Stuttgart, 2004 (2. Aufl.), S. 490.

390 vgl. Blaise, S. et al.: Contact dermatitis with Hirudo medicinalis. In: Ann Dermatol Venereol, 129/2002, S. 1380f.

391 Knopp, N.: Blutegeltherapie. In: www.thp-knopp.de [12.1.2005].

392 z. B. Blutegeltherapie bei Hunden. In: www.hundund.de/archiv/artikel.php?art=91 [12.1.2005]).

393 Dauborn, S.: Lehrbuch für Tierheilpraktiker. Stuttgart, 2004 (2. Aufl.), S. 490.

394 Blutegeltherapie in der Tiermedizin. In: www.blutegel.org/tiermedizin.htm [12.1.2005].

395 vgl. Dauborn, S.: Lehrbuch für Tierheilpraktiker. Stuttgart, 2004 (2. Aufl.), S. 490.

396 Grafe, A.: Hirudinopunktur der Gelenkerkrankungen. In: Journal der Akademie für Tiernaturheilkunde, 16/2004, S. 22

397 Dauborn, S.: Lehrbuch für Tierheilpraktiker. Stuttgart, 2004 (2. Aufl.), S. 491.

398 www.blutegel.org/seminare.htm [12.1.2005].

399 Dauborn, S.: Lehrbuch für Tierheilpraktiker. Stuttgart, 2004 (2. Aufl.), S. 490.

400 vgl. Cantharidenpflaster. In: http://naturmedizin.qualimedic.de/qmDoc.php?fn=cantharidenpflaster&filetime=1039780822 [20.1.2005].

401 Treek, M. v.: Das Cantharidenpflaster. In: www.medizinkritik.de/weg_nat/ausleitendes/cantharidenpflaster_200402.htm [20.1.2005]. (Der Beitrag bezieht sich originär auf die Humanmedizin.)

402 ebenda.

403 Akademie für Tiernaturheilkunde: Studienprogramm. Bad Bramstedt, o.J. (versandt 7/2004), S. 5f. (vgl. auch www.atm.de).

404 vgl. Wang, C. et al.: Cytotoxic effects of cantharidin on the growth of normal and carcinoma cells. In: Toxicology, 147/2000, S. 77f.

405  Hobert, I.: Das Handbuch der natürlichen Medizin. Kreuzlingen, 1997, S. 172.

406  vgl. Esser, T.: Craniosacrale Therapie als Teil der Osteopathie. In: Böning, R./Neuwald, B. (Hrsg.): Handbuch für ganzheitliche Therapie und Lebenshilfe. Gschwend, 1999, S. 552f.

407  vgl. Pietsch, B.: Craniosakrale Therapie. In: LOGOS interdisziplinär, 2/1998, S. 98f.

408  vgl. Aisenpreis, P.: Craniosacral Integration. In: Böning, R./Neuwald, B. (Hrsg.): Handbuch für Ganzheitliche Therapie und Lebenshilfe. Gschwend, 1999, S. 211.

409  vgl. Welter-Böller, B.: Cranio-sacrale Therapie beim Pferd. In: www.welter-boeller.de/seiten/index.htm [3.3.2005]. (Die verschiedenen Schreibweisen finden sich ebenso im Originaltext.)

410  vgl. Green, C. et al.: A systematic review of craniosacral therapy: biological plausibility, assessment reliability and clinical effectiveness. In: Complementary Therapies Medicine 7/1999, S. 201f.

411  vgl. Agustoni, D.: Craniosacral-Rhythmus: Praxisbuch zu einer sanften Körpertherapie. München, 1999, S. 201f.

412  Verband der Osteopathen Deutschlands e.V.: Was ist das, Osteopathie? In: www.osteopathie.de/subpages/kinder.html [3.3.2005].

413  vgl. www.welter-boeller.de/seiten/index.htm [3.3.2005].

414  vgl. Hertzka, G./Strehlow, W.: Die Edelsteintherapie der Heiligen Hildegard. Freiburg, 1987.

415  z. B. Hofmann, A./Hofmann, G.: Die Botschaft der Edelsteine. München, 1988.

416  vgl. Gienger, M.: Einführung in die Steinheilkunde. In: Böning, R./Neuwald, B. (Hrsg.): Handbuch für Ganzheitliche Therapie und Lebenshilfe. Gschwend, 1999, S. 384f.

417  vgl. Krämer, D.: Esoterische Therapien. Band 1. Interlaken, 1993, S. 174f. (vgl. auch: www.edelsteintherapie.de).

418  Die gegensätzlichen Angaben entstammen: Sharma, C.: Edelsteine. In: Hill, A.: (Hrsg.): Illustriertes Handbuch alternativer Heilweisen. Freiburg, 1980, S. 101f.; Krämer, D.: Esoterische Therapien. Band 1. Interlaken, 1993, S. 174f.

419  Bauer KG: Prana-Katalog, 2/2000, S. 24.

420  vgl. Dauborn, S.: Lehrbuch für Tierheilpraktiker. Stuttgart, 2004 (2. Aufl.), S. 504.

421  vgl. Edelsteintherapie. In: www.gesundheit.com/gc_detail_1_aheilw12_3.htm [16.12.2004].

422  vgl. Dauborn, S.: Lehrbuch für Tierheilpraktiker. Stuttgart, 2004 (2. Aufl.), S. 504.

423  Hildegard-Medizin basiert auf mittelalterlichen Vorstellungen mit magisch-okkultem Einschlag. Zu zeitgemäßer Behandlung gleich welcher Krankheit ist sie völlig ungeeignet, einige der Hildegard-Maßgaben sind sogar lebensgefährlich (vgl. Stiftung Warentest [Hrsg.]: Die Andere Medizin. Berlin, 1996, S. 124).

424  vgl. Edelsteintherapie. In: www.gesundheit.com/gc_detail_1_aheilw12_3.htm [16.12.2004].

425  vgl. Cochrane, A./Harvey, C.: Die Enzyklopädie der Blütenessenzen. Grafing, 1996, S. 280f.

426  www.tahuti.nl [16.12.2004].

427  vgl. Neß, S./Neß, T.: Licht, Farbe, Edelstein. In: naturel: Eintauchen ins Leben, 2/2004 (auch: www.naturel.de/licht_farbe_edelstein.htm [14.12.2004]).

428  vgl. Ostendorf, M.-G.: Gesundheitsmesse „Pro Sanita" in Stuttgart. In: Skeptiker, 3/1991, S. 73.

429  Dauborn, S.: Lehrbuch für Tierheilpraktiker. Stuttart, 2004 (2.Aufl.), S. 442f.

430  Perpetua-Versandhandel (Werbeanzeige). In: Esotera, 1/1990.

431  vgl. www.esogetics.com/german/kps.htm [8.3.2005].

432  Lubecki, J.: Heile dich selbst mit dem Muskeltest: Einstieg in die Kinesiologie. München, 1995, S. 93.

433  Krämer, D.: Esoterische Therapien. Band 2. Interlaken, 1995, S. 120f. (vgl. auch: www.edelsteintherapie.de).

434  vgl. Cochrane, A./Harvey, C.: Die Enzyklopädie der Blütenessenzen. Grafing, 1996, S. 280f.

435  Dauborn, S.: Lehrbuch für Tierheilpraktiker. Stuttgart, 2004 (2. Aufl.), S. 491.

436  Barthofen, T.-D.: Eigenbluttherapie. In: www.tiere-natuerlich-heilen.com/1/2/ID10137fb55e6-e5a877aa.htm [25.2.2005].

437  vgl. Stiftung Warentest (Hrsg.): Die Andere Medizin. Berlin, 1996, S. 222.

438  vgl. www.claudias-haus-der-heilung.info/tierheilpraxis/c09fe19519089cf07/c09fe1951908e2e2e/index.html [2.5.2005].

439  vgl. Krebs, J.: Praxis der Eigenbluttherapie. München, 1999 (vgl. auch: ders.: Eigenblut als Medikament. In: www.phoenix-laboratorium.de/xthema02.htm [25.2.2005]).

[440] vgl. Eisenmenger, W: Zur Ozontherapie. In: Oepen, I./Prokop, O. (Hrsg.): Außenseitermethoden in der Medizin: Ursprünge, Gefahren, Konsequenzen. Darmstadt, 1986, S. 195f.

[441] vgl. Binder, G: Tod durch Luftembolie bei Ozon-Therapie. In: MMW Fortschritte der Medizin, 114/1996, S. 55f.

[442] Ebertin, B.: Eigenblut-Behandlung. In: www.ebertin-stuttgart.de/index.php?id=20 [25.2.2005].

[443] vgl. Oepen, I./Neidel, U.: Hepatitis C nach Ozon-Eigenblut-Behandlung. In: Oepen, I./Sarma, A. (Hrsg.): Paramedizin: Analysen und Kommentare. Münster, 1998, S. 203f.

[444] vgl. Burgard, H.: Grundlagen und Anwendung der Ozontherapie. In: ders. et al.: Naturheilverfahren in der Veterinärmedizin. Hannover, 1991, S. 95.

[445] vgl. Eigenbluttherapie. In: Paralexx Files, o.O., 2002 (einsehbar unter: www.kidmed.de/forum/show-topic.php?threadid=5398&time= [24.2.2005]).

[446] vgl. www.claudias-haus-der-heilung.info/tierheilpraxis/c09fe19519089cf07/c09fe1951908e2e2e/index.html [2.5.2005].

[447] vgl. Humoralpathologie. In: Paralexx Files, o.O., 2002 (einsehbar unter: www.kidmed.de/forum/show-topic.php?threadid=5398&time= [24.1.2005]).

[448] Dauborn, S.: Lehrbuch für Tierheilpraktiker. Stuttgart, 2004 (2. Aufl.), S. 490f.

[449] vgl. Weber Bio-Energie-Systeme (Werbetext). In: LebensArt, 3/1999, S. 23 (vgl. auch: www.weber-bio-energie-systeme.de/index3.html [2.4.2005].

[450] Haarlammert, H.: Wasser als Lebenselixier. In: www.weber-bio-energie-systeme.de/wasserakt/wasser04.pdf [2.4.2005].

[451] vgl. INVE Ganzheitliche Schwingungstechnik (Werbematerial). Reindlmühl, o.J.

[452] vgl. Schär, S.: Globuli für die Kuh und Nadeln für die Katz. In: schweizwelt spezial: alternative Tiermedizin. In: 3sat vom 20.3.2005 (vgl. auch: www.3sat.de/SCRIPTS/print.php?/url=/sfdrs/77398/indexhhtml [21.3.2005]).

[453] HealthBalance: AquaWave: Gibt dem Wasser seine Kraft zurück. In: www.healthbalance.ch/HP/Frontend/PHP/Seite.php?sID=29&IID=64&iFrame=1&Ing=0 [21.3.2005].

[454] Die Rede ist hier nicht von Geräten zur physikalischen Wasserbehandlung, wie sie zum Schutz gegen Verkalkung bzw. Korrosion im häuslichen Sanitärbereich eingesetzt werden. Allerdings ist auch die behauptete Wirkung dieser Geräte sehr zweifelhaft (vgl. Richter, H.: Physikalische Wasserbehandlung: Eine Bestandsaufnahme. In: Skeptiker, 2/1997, S. 44f.).

[455] vgl. www.toolsforexploration.com/water-technology.html [4.4.2005].

[456] vgl. aldat.de/levita/wasist.htm [25.4.2000].

[457] vgl. Müller, M.: Trinkwasser: Viel heiße Luft ums kühle Nass. In: Beobachter, 23/1999. In: www.beobachter.ch/aktuell/artikel99/23.99_wasser.html [25.4.2000].

[458] zit. in: Dambeck, H.: Der Mythos Wasser. In: Spiegel online. In: www.spiegel.de/wissenschaft/mensch/0,1518,337211,00.html [22.3.2005].

[459] vgl. www.paranormal.de/paramirr/local/water/water.html [2.4.2005].

[460] vgl. Hoffmann, H.: Heilarbeit mit Tachyon-Energie. In: Visionen 1/2000, S. 43.

[461] vgl. Stiftung Warentest (Hrsg.): Die Andere Medizin. Berlin, 1996, S. 242f.

[462] vgl. Eberhard, L.: Heilkräfte der Farben. München, 1954.

[463] vgl. ebenda.

[464] vgl. Schiegl, H.: Colortherapie. Freiburg, 1979.

[465] vgl. Stiftung Warentest (Hrsg.): Die Andere Medizin. Berlin, 1996, S. 245.

[466] vgl. Wagener-Gimeno, A.: Die Pentagramm- und Karmadiagnose: Ein Schlüssel zu ganzheitlicher Gesundheit. Freiburg, 1999, S. 169f.

[467] vgl. Ghadiali, D.: Spectro-Chrome Metry Encyclopedia. Malaga (USA) 1992, zit. in: Sonnenschmidt, R.: Farb- und Musiktherapie für Tiere: Leitfaden für die tägliche Praxis. Stuttgart, 2000, S. 38.

[468] vgl. Becvar, W.: Naturheilkunde für Hunde: Grundlagen, Methoden, Krankheitsbilder. Stuttgart, 1994, S. 70.

[469] vgl. Wagener-Gimeno, A.: Die Pentagramm- und Karmadiagnose: Ein Schlüssel zu ganzheitlicher Gesundheit. Freiburg, 1999, S. 244.

[470] Sonnenschmidt, R.: Farb- und Musiktherapie für Tiere: Leitfaden für die tägliche Praxis. Stuttgart, 2000, S. 34f.

471  ebenda, S. 27.

472  vgl. Evans-Wentz, W.-Y.: Das Tibetanische Totenbuch oder die Nachtoderfahrungen auf der Bardo-Stufe. Düsseldorf, 2003. (Die 1927 von dem Theosophen Walter-Yeeling Evans-Wentz vorgestellten Texte [tibet.: Bardo Thödol] reichen angeblich bis ins achte Jahrhundert u.Z. zurück. Der okkultgläubige Psychoanalytiker Carl-Gustav Jung schrieb einen eigenen Kommentar dazu, der das Bardo Thödol in Esoterikkreisen sehr populär werden ließ.)

473  ebenda, S. 78f.

474  raum&zeit-akademie: Ausbildungsprogramm. Wolfratshausen, o.J. [versandt 12/2004], S. 3. (vgl. auch http://217.160.88.14/textpool_13/detail.php?nr=1348&kategorie=textpool_03 [06.12.2004]).

475  Sonnenschmidt, R.: Farbtherapie. In: www.zooplus.de/zooclub.asp?t=408 [9.3.2005].

476  vgl. www.j-lorbeer.de/index.htm [8.6.2005].

477  vgl. z. B. Krämer, D.: Esoterische Therapien. Band 2. Interlaken, 1995, S. 70.

478  vgl. Stiftung Warentest (Hrsg.): Die Andere Medizin. Berlin, 1996, S. 245.

479  vgl. Krämer, D.: Esoterische Therapien. Band 2. Interlaken, 1995, S. 71.

480  vgl. Roberts, M.: Das Neue Lexikon der Esoterik. München, 1995, S. 179f.

481  vgl. Krämer, D.: Esoterische Therapien. Band 2. Interlaken, 1995, S. 53.

482  ebenda, S. 86.

483  ebenda, S. 217.

484  ebenda, S. 179f.

485  vgl. Sonnenschmidt, R.: Farb- und Musiktherapie für Tiere: Leitfaden für die tägliche Praxis. Stuttgart, 2000, S. 143f.

486  vgl. Becvar, W.: Naturheilkunde für Hunde: Grundlagen, Methoden, Krankheitsbilder. Stuttgart, 1994, S. 72f.

487  www.tiervitalzentrum.de/seiten/main_therapie_03.html [15.4.2005].

488  vgl. www.toolsforexploration.com/sound.html [4.4.2005].

489  Braindog. In: www.healthbalance.ch/HP/Links/Shop01.php?info=NEU [21.3.2005].

490  vgl. Berger, L./Pieper, W.: Brain-Tech: Mind Machines und Bewußtsein. Lörbach (E.i.S.), 1989.

491  Stielau, G.: Warum wirken die 'BrainDog'-Klänge beruhigend? (Interview). In: www.bergamasker-hunde.ch/Resources/presse2.pdf. [4.4.2005] (vgl. auch Gesellschaft für Mentalsysteme, Berlin, www.brain-sound.com).

492  vgl. Bambeck, J./Wolters, A.: Mind-Machines: Wirkungsloses Pulsen im Hinterkopf. In: Psychologie Heute, 11/1990, S. 82f.

493  aus: Werbetexte für CDs von Aeoliah, Deuter, van Someren. Pranahaus, 2/2003, S. 120f.

494  vgl. Goldner, C.: Subliminal-Kassetten. In: Kern, G./Traynor, L.: Die esoterische Verführung: Angriffe auf Vernunft und Freiheit. Aschaffenburg, 1995, S. 159f.

495  vgl. Essener Friedensbruderschaft: Schöpferkraft der Farben. Freiburg, 1994.

496  vgl. Strebel, R.: Die Individuelle Therapie. Baden, 2005, S. 134.

497  vgl. Buresch, G.: Farblichttherapie. In: Drexler, B./Herrberg, H. (Hrsg.): 20 bewährte Naturheilverfahren. Wien, 1997, S. 121.

498  vgl. Krämer, D.: Esoterische Therapien. Band 2. Interlaken, 1995, S. 87.

499  vgl. Stiftung Warentest (Hrsg.): Die Andere Medizin. Berlin, 1996, S. 245.

500  vgl. www.24open.ch/shops/tachyonen/index.html [2.4.2005].

501  Knöpfel, N.: Farbtherapie für Tiere. In: www.ex-rennpferde.ch/5251.htm [9.3.2005].

502  vgl. Sonnenschmidt, R.: Farb- und Musiktherapie für Tiere: Leitfaden für die tägliche Praxis. Stuttgart, 2000, S. 55.

503  vgl. Mandel, P.: Praktisches Handbuch der Farbpunktur. Bruchsal, 1986.

504  vgl. Mandel, P.: Die Farbpunktur: Mit Licht und Farbe heilen (Werbebroschüre). Bruchsal, o.J.

505  vgl. Mandel, P.: Praktisches Handbuch der Farbpunktur. Bruchsal, 1986.

506  vgl. Mandel, P.: Praktisches Handbuch der Farbpunktur. Bruchsal, 1993 (5. Aufl.), S. 186f.

507  Me-Te-Pro (Werbebroschüre). Bruchsal, o.J. (Die Preise variieren je nach Vertriebskanal ganz erheblich).

508  Mandel, P.: Praktisches Handbuch der Farbpunktur. Bruchsal, 1993 (5. Aufl.), S. 41.

509  ebenda.

510  vgl. www.tier-heilpraktikerin.de/haupt.htm [26.4.2005].

[511] vgl. Stiftung Warentest (Hrsg.): Die Andere Medizin. Berlin, 1996, S. 238f.

[512] vgl. ebenda, S. 245f.

[513] vgl. Oepen, I. (Hrsg.): An den Grenzen der Schulmedizin: Eine Analyse umstrittener Methoden. Köln-Lövenich, 1985, S. 46f.

[514] vgl. Gertler, A./Spitschuh, F.: Akupunktur: Neue Fakten contra alte Thesen. In: Oepen, I./Sarma, A. (Hrsg.): Paramedizin: Analysen und Kommentare. Münster, 1998, S. 64f.

[515] vgl. www.farb-therapie.ch [20.5.2004].

[516] Wilczynski, H.: Fragen an den Heilpraktiker. In: Profil 2/1993, S. 7f.

[517] vgl. Wall, V.: Aura Soma: Das Wunder der Farbheilung. Frankfurt, 1990.

[518] vgl. Bind-Klinger, A.: Die Aura-Soma Meisteressenzen. Rafing, 1996 (2. Aufl.).

[519] vgl. www.therapie.hathor.ch/ (Die in der Aura-Soma-Humanheilpraxis in erster Linie zu Diagnosezwecken eingesetzten 94 Fläschchen mit verschiedenfarbigen Öl-Wasser-Gemischen kommen in der Tierheilpraxis praktisch nicht vor; ebensowenig die 14 Meister-Quintessenzen.)

[520] vgl. Stiftung Warentest (Hrsg.): Die Andere Medizin. Berlin, 1996, S. 245f.

[521] z. B. Sator, G.: Feng Shui: Leben und Wohnen in Harmonie. München, 1996.

[522] vgl. Wong, E.: Feng-Shui: Die chinesische Kunst, Lebensräume harmonisch zu gestalten. Berlin, 1997, S. 72f.

[523] vgl. Guiley, R.: Encyclopedia of Mystical & Paranormal Experiences. London, 1991, S. 200f.

[524] vgl. Rossbach, S.: Feng Shui: The Chinese Art of Placement. New York, 1983.

[525] Li, P.T./Yeap, H.: Feng shui einfach gemacht. München, 1996, S. 53, zit. in: Aldinger, G.: Feng shui in modernen westlichen Gesellschaften. In: Skeptiker, 4/1998, S. 141.

[526] vgl. www.feng-shui.de/anwendung/beratung/fernberatung/default.htm [24.2.2005].

[527] vgl. Othegraven, v., H.: Feng Shui im Pferdestall. Olten, 2000.

[528] vgl. Daniels, A.: Feng Shui für Katzen und ihre Menschen. München, 2000.

[529] zit. in: Feng-Shui in Katzenkorb und Hamsterkäfig: Alte Weisheiten für das Wohlbefinden Ihres Vierbeiners nutzen. In: www.fressnapf.de/magazin/zeitung/0602/4.0014.html [22.2.2005].

[530] vgl. Knauss, H.: Feng Shui für Heimtiere. München, 2000.

[531] Feng-Shui in Katzenkorb und Hamsterkäfig: Alte Weisheiten für das Wohlbefinden Ihres Vierbeiners nutzen. In: www.fressnapf.de/magazin/zeitung/0602/4.0014.html [22.2.2005]. Das *Fressnapf Journal* wird von der Futtermittel- und Zubehörkette *TiernahrungsGmbH* vertrieben.

[532] vgl. Feng Shui 1 / Grundlagen. In: Ein Herz für Tiere, 1/2003 (in: www.herz-fuer-tiere.de/CoCoCMS/generator/viewDocument.php?page=592 / 594 [20.5.2005]).

[533] Schär, S.: Globuli für die Kuh und Nadeln für die Katz. In: schweizwelt spezial: alternative Tiermedizin. In: 3sat vom 20.3.2005. (vgl. auch www.3sat.de/SCRIPTS/print.php?/url=/sfdrs/77398/indexhhtml [21.3.2005]).

[534] vgl. Lovelock, J.: Das Gaia-Prinzip. München, 1991.

[535] vgl. Tiergesundheitszentrum Uzwil. In: www.healtbalance.ch [21.3.2005].

[536] vgl. www.feng-shui.de/aktuelles/seminare/meisterkurse/mjyu_fern/default.htm [24.2.2005].

[537] www.animalmundi.de/seminar/termine/2005/06feng/inhalte/info1.html[24.2.2005].

[538] vgl. Graupner, H.: Der Sphinx schwinden die Kräfte. In: Süddeutsche Zeitung vom 15.4.2004, S. 3.

[539] zit. in: Schwabe, K.: Homöopathie. In: Böning, R./Neuwald, B. (Hrsg.): Handbuch für Ganzheitliche Therapie und Lebenshilfe. Gschwend, 1999, S. 404.

[540] vgl. Jütte, R.: Geschichte der Alternativen Medizin: Von der Volksmedizin zu den unkonventionellen Therapien von heute. München, 1996.

[541] Krüger, C.: Homöopathie für Mensch und Tier. In: www.hfmt.de/6 [20.7.2004].

[542] vgl. Prokop, O.: Homöopathie: Was leistet sie wirklich? Frankfurt/Main, 1995, S. 28f.

[543] vgl. Oepen, I./Schaffrath, B.: Homöopathie heute. In: Skeptiker, 2/1991, S. 40.

[544] vgl. Burkhard, B.: Kostenentwicklung im Gesundheitswesen unter besonderer Berücksichtigung unkonventioneller Verfahren. In: Versicherungsmedizin, 45/1993, zit. in: Prokop, O.: Homöopathie: Was leistet sie wirklich? Frankfurt/Main, 1995, S. 26.

[545] vgl. Oepen, I./Schaffrath, B.: Homöopathie heute. In: Skeptiker, 2/1991, S. 38.

[546] vgl. Wagner, M.: Homöopathie: 'Neue Wissenschaft' oder 'New Age'. In: Kern, G./Traynor, L. (Hrsg.): Die esoterische Verführung: Angriffe auf Vernunft und Freiheit. Aschaffenburg, 1995, S. 178.

547  vgl. Gardner, M.: Fads and Fallacies in the Name of Science. New York, 1957, zit. in: Prekop, O.: Homöopathie: Was leistet sie wirklich? Frankfurt/Main, 1995, S. 27.

548  vgl. www.homoeopathieforschung.de/canium.htm (3.8.2004).

549  vgl. Julian, O.-A.: Materia Medica der Nosoden. Stuttgart, 2004. (Die Herstellung homöopathischer Präparate aus tierischen oder menschlichen Ausgangssubstanzen wurde in den zurückliegenden Jahren arzneimittelrechtlich stark beschränkt. Allerdings nur in der BRD, nicht im benachbarten Ausland: die jeweiligen Präparate können problemlos von dort [oder weltweit per Internet] bezogen werden. Der Einsatz der Präparate ist nicht eingeschränkt.)

550  vgl. Schwartze-Grossmann, G.: Arzneimittelbesprechung: Medorrhinum. In: www.naturheilkunde-online.de/ naturheilkunde/fachartikel/medorrhinum.html [28.11.2004].

551  vgl. Schneider. P.: Die Vetokehl®-Therapie in der Tierheilkunde. In: www.semmelweis.com/buecher/Vet-Brosch.htm [17.3.2005].

552  vgl. Erdmann, E.: Schamanenmedizin in der Positivliste. In: Frankfurter Allgemeine Zeitung vom 30.12.2002. (Professor Erdmann, Direktor der Klinik III der Universität Köln, übersetzte den homöopathischen Begriff „Anus bovis" in seinem FAZ-Beitrag korrekt mit „Arschloch der Kuh"; siehe auch: www.ariplex.com/ ama/ama_posi.htm [10.7.2004]).

553  Hahnemann, S.: Organon original: Organon der Heilkunst. Berg/Starnberg, 1985, zit. in. Oepen, I. / Schaffrath, B.: Homöopathie heute. In: Skeptiker 2/1991, S. 39.

554  Bei manchen Autoren wird die Q-/LM-Potenz auf der Grundlage einer bereits vorgenommenen C3- beziehungsweise C30-Potenz hergestellt, das Verdünnungsverhältnis ist also (auch wenn es faktisch nicht die geringste Rolle spielt) noch höher als angegeben (vgl. Wiest, J.: Homöopathie und Tiermedizin. In: Burgard, H. et al.: Naturheilverfahren in der Veterinärmedizin. Hannover, 1991, S. 15).

555  vgl. Lambeck, M.: Irrt die Physik? Über alternative Medizin und Esoterik. München, 2003, S. 66f.

556  vgl. Dill, A.: Zahlengefühl: Glücksache? In: Skeptiker 3/1991, S. 59.

557  zit. in: Prokop, O.: Homöopathie: Was leistet sie wirklich? Frankfurt/Main, 1995, S. 37.

558  Kirch, R.: Homöopathie für Mensch und Tier. In: www.bunkahle.com/Homoeopathie/Homoeopathie.htm [10.7.2004].

559  vgl. Hopf, W./Binder, H.: Homöopathie - eine Irrlehre? In: Binder, H.: Macht und Ohnmacht des Aberglaubens. Pähl, 1992, S. 41f.

560  Fuchs, K.-H.: Vitalisieren: Informieren mit der Lebensenergie. In: Vit-Theragon. München, o.J.

561  Schabert, H.-P.: Nosoden und Globuli zu Hause kopieren mit dem Kompaktverstärker Nosofax 1R10. In: www.nosofax.de [27.11.2004].

562  vgl. Burkhardt-Neumann, C.: Ähnlichkeit macht stark: Homöopathie und Selbstheilung bei seelischen Krankheiten. München, 2000 (Klappentext).

563  Schwabe, K.: Homöopathie. In: Böning, R./Neuwald, B. (Hrsg.): Handbuch für Ganzheitliche Therapie und Lebenshilfe. Gschwend, 1999, S. 405.

564  vgl. Westerhuis, A.: Homöopathie für Hunde. München, 2000, S. 143f.

565  ebenda, S. 84f.

566  ebenda, S. 89f. (vgl. auch Brambach. J.: Systemische Materia Medica. In: Systemische AufstellungsPraxis 2/2004, S. 23).

567  vgl. Akademie für Naturheilkunde: Studienprogramm. Bad Bramstedt, o.J. [versandt 7/2004], S. 7.

568  ebenda, S. 17.

569  Millemann, J. (Hrsg.): Materia Medica der homöopathischen Veterinärmedizin. Stuttgart, 2002; Deiser, R.: Alphabetisches Repertorium der homöopathischen Tiermedizin. Stuttgart, 2004.

570  vgl. www.supra-cell.de/deutsch/d_pro3.htm [18.1.2005].

571  vgl. Schneider, P.: Vetokehl®-Handbuch der isopathisch-homöopathischen Tierarzneimittel. Hoya, 1998. (vgl. auch: www.semmelweis.com/buecher/VetBrosch.htm#Vetokehl_Therapie [15.2.2005]).

572  vgl. Westerhuis, A.: Homöopathie für Hunde. München, 2000, S. 13f.

573  z.B. www.der-dobermann.de/alt/index2834.htm (vgl. auch: Homöopathie für Hunde und andere Haustiere. In: www.heilkundenet.de/html/body_hinweis2.html [1.7.2005]).

574  Dauborn, S.: Lehrbuch für Tierheilpraktiker. Stuttgart, 2004 (2. Aufl.), S. 499f.

575 Hansen, I.: Erste Hilfe mit Naturheilmitteln: Behandeln mit Homöopathie und Bachblüten. Cham, 2000, S. 12f.

576 Drossard, M./Letschert, U.: Naturheilkunde für Kleintiere. Darmstadt, 1995, S. 13.

577 Akademie für Naturheilkunde: Studienprogramm. Bad Bramstedt, o.J. [versandt 7/2004], S. 6.

578 vgl. Raba, P.: Thuja Occidentalis: der abendländische Lebensbaum. In: ders.: Göttliche Homöopathie: Vom notwendigen Erwachen im 3. Jahrtausend. Murnau-Hechendorf, 2000, zit. in: Paracelsus-Report 3/2000, S. 32f.

579 vgl. ebenda.

580 vgl. Kirch, R.: Homöopathie für Mensch und Tier. In: www.bunkahle.com/Homoeopathie/Homoeopathie.htm [10.7.2004].

581 vgl. Westerhuis, A.: Homöopathie für Hunde. München, 2000, S. 13f.

582 Schmidt, A.: Unangenehme Urlaubsgefährten – und wie man sie wieder loswird. In: LebensArt, 5/1998, S. 30.

583 vgl. Dauborn, S.: Lehrbuch für Tierheilpraktiker. Stuttgart, 2004 (2. Aufl.), S. 301f.

584 z.B. Delarue, F./Delarue, S.: Impfungen – Der unglaubliche Irrtum. München, 2004 (vgl. auch www.impfkritik.de [18.2.2005]).

585 vgl. Krüger, C./Krüger, K.: Impfungen – das heikle Thema – auch bei Tieren. In: Homöopathie aktuell, 2/1999 (auch in: www.barfers.de/impf/volksverdummung.htm [19.2.2005]).

586 Zur Kritik an der Impfgegnerschaft vgl. www.gwup.org/skeptiker/archiv/2003/4/impfkritik.html (vgl. auch www.kidmed.de/forum/board.php?boardid=1&time=1058538280 und www.ariplex.com/ama/ama_imp2.hatm [19.2.2005]). Dass Impfmaßnahmen dem aktuellsten Stand wissenschaftlicher Erkenntnis angepasst werden müssen – beispielsweise wird diskutiert, die bisher jährlich zu wiederholende Tollwutimpfung bei Hunden künftig nur noch alle drei Jahre zu wiederholen –, ist selbstverständlich (vgl. www.haustierimpfungen.de/faq.htm [15.5.2005]).

587 vgl. Antivivisektion e.V. In: www.tierversuchsgegner.org/impfen [19.2.2005].

588 Gesundheit und Impffreiheit für Tiere e.V. In: www.impffreiheit.de [19.2.2005].

589 vgl. Becvar, W.: Naturheilkunde für Hunde: Grundlagen, Methoden, Krankheitsbilder. Stuttgart, 1994, S. 246. (vgl. auch www.elvdal.de/homop_impfen.htm [10.4.2005]).

590 vgl. www.claudias-haus-der-heilung.info/tierheilpraxis/c09fe19519089bf04/c09fe1951908b8e10/index.html [2.5.2005].

591 vgl. www.heilpraxis-bauer.de/mittel.htm#Pkt%206 [2.5.2005].

592 vgl. Oepen, I./Schaffrath, B.: Homöopathie heute. In: Skeptiker 2/1991, S. 40.

593 vgl. Maddox, J./Randi, J./Steward, W.: 'High dilution' experiments a delusion. In: Nature 334/1988, S. 287f.

594 vgl. Randi, J.: Science and the Chimera. Vortrag an der Neurologischen Klinik des Universitätsspitals Zürich (Videofilm), 1993 (vgl. auch: www.randi.org/jr/02-02-2001.html [28.7.2004]).

595 Betrugsabsicht wurde und wird Beneviste ausdrücklich nicht unterstellt.

596 Akademie für Naturheilkunde: Studienprogramm. Bad Bramstedt, o.J. [versandt 7/2004], S. 6.

597 vgl. Carroll, R.: Homeopathy. In: www.skeptic.com/homeo.html [28.7.2004].

598 vgl. Oepen, I./Schaffrath, B.: Homöopathie heute. In: Oepen, I./Sharma, A. (Hrsg.): Paramedizin: Analysen und Kommentare. Münster, 1998, S. 38f.

599 vgl. Habermann, E. et al.: Kein Freibrief für Mistel. In: Skeptiker 2/1995, S. 65f.

600 vgl. www.bunkahle.com/Aktuelles/Gesundheitswesen/Homoeopathieverbot.html [12.7.2004].

601 Marburger Erklärung: Homöopathie als Irrlehre und Täuschung des Patienten. In: Deutsche Apothekerzeitung, Nr. 11/1993, zit. in: Prokop, O.: Homöopathie: Was leistet sie wirklich? Frankfurt/Main, 1995, S. 103f.

602 Wolf, R./Windeler, J.: Erfolge der Homöopathie: nichts als Placebo-Effekte und Selbsttäuschung? Chancen und Risiken der Auenseitermedizin. In: Shermer, M./Traynor, L. (Hrsg.): Heilungsversprechen. Alternativmedizin zwischen Versuch und Irrtum. Skeptisches Jahrbuch III. 2. Aufl., Aschaffenburg, 2004, S. 139.

603 vgl. Homöopathie nach Hahnemann. In: Paralexx Files, o.O., 2002 (einsehbar unter: www.kidmed.de/forum/showtopic.php?threadid=5398&time= [12.1.2005]).

604 vgl. Köbberling, J.: Der Wissenschaft verpflichtet. In: Skeptiker 1/1998, S. 4f.

605 vgl. Koch, T.: Placebowirkung bei Tieren. In: Interne Praxis 24/1984, S. 587f.

606 Raslan, A.: Klassische Homöopathie. In: www.ganzheitsmedizin.de/aerzte/plz3/raslan1/homoep.htm [10.7.2004].

607  vgl. Vithoulkas, G.: Homöopathie: Medizin der Zukunft. In: Wege zum Leben, 2/97, S. 10f.

608  Linde, K. et al.: Are the clinical effects of homeopathy placebo effects? A meta-analysis of placebo-controlled trials. In: Lancet 350 vom 20.9.1997, S. 834f. (vgl. auch: www.homoeopathie.de/forsch.html [20.7.2004]).

609  Strubelt, O./Claussen, M.: Ist Homöopathie mehr als Placebo? In: Skeptiker 1-2/1999, S. 40f.

610  z.B. Freihoff, D.: Auf der Suche nach dem Geheimnis der Homöopathie. In: Rundum gesund. WDR vom 20.11.2003.

611  vgl. Barret, S.: Overview of Homeopathic Research. In: www.homeowatch.org/research/overview.html [16.7.2004].

612  vgl. Tillmanns, A.: Homöopathische Wirkung: Hat Wasser ein Gedächtnis? In: Bild der Wissenschaft vom 13.6.2003.

613  vgl. www.uni-leipzig.de/presse2003/homoeopathie.html [20.7.2004].

614  Die Hopff-Prokop-Erklärung, zit. in: Prokop, O.: Homöopathie: Was leistet sie wirklich? Frankfurt/Main, 1995, S. 99f.

615  vgl. Behrmann, R.: Alternativmedizin. In: www.kidmed.de/forum/board.php?boardid=10&time=1089234881; Vahle, W.: Die Homöopathie ist ein großer Irrtum. In: www.hno-vahle.de/Homoeo_Statement.pdf [16.7.2004].

616  Stickler, G.: Pädiatrische Praxis der Homöopathie (Rezension des Wiesenauer-Lehrbuches). In: Monatsschrift für Kinderheilkunde 5/1991, zit. in: Prokop, O.: Homöopathie: Was leistet sie wirklich? Frankfurt/Main, 1995, S. 76f.

617  vgl. Fortier-Bernoville, A./Grimmer, A.: Die homöopathische Behandlung von Krebs. In: Schriftenreihe der Clemens-von-Bönninghausen-Stiftung, Bd. 17. München, 1996.

618  vgl. Eggert, M. et al.: The End of Homoeopathy. In: The Lancet 366 vom 27.8.2005, S. 690f.

619  vgl. Wolter, H.: Klinische Homöopathie in der Veterinärmedizin. Heidelberg, 1996.

620  Gutge-Wickert, A.: 'Da gibt es tausend Dinge' (Interview). In: Tageszeitung vom 13.8.2001, S. 15.

621  vgl. Körbler, E./Hoegl, H.: Forschungsprojekt Wünschelrute. Sauerlach, 1991.

622  vgl. Snellgrove, B.: Kirlian-Photographie. In: Hill, A. (Hrsg.): Illustriertes Handbuch alternativer Heilweisen. Freiburg, 1980, S. 48f. (vgl. auch www.homoeopathie-basel.ch/infobroschuere_homoeopathie.htm [20.7.2004]).

623  vgl. Bunkahle, A.: Astrologie und Homöopathie. In: www.bunkahle.com/Homoeopathie/Homschulen.htm [10.7.2004]; Brambach. J.: Aufstellungen und Homöopathie. In: Systemische AufstellungsPraxis 2/2004, S. 18f.

624  vgl. Wiest, L./Varga v. Kibed, M.: Homöopathische Systemaufstellungen. In: Weber, G. (Hrsg.): Praxis des Familien-Stellens: Beiträge zu Systemischen Lösungen nach Bert Hellinger. Heidelberg, 2000, S. 446f. (3. überarb. Auflage).

625  Online-Akademie für klassische Homöopathie: Studienprogramm 2004. In: www.homoeopathie-kurs.de/ Tierhomoeopathie.html [20.7.2004].

626  Bildungswerk für therapeutische Berufe (BTB): Studienprogramm. Remscheid, o.J. [versandt 2/2005], S. 43f. (vgl. auch: www.NatureMed.de).

627  Schulungszentrum für biologische veterinäre Medizin, Homöopathie und Akupunktur sowie Ernährungslehre: Studienprogramm. Stuttgart, o.J. [versandt 3/2004].

628  Consilicum Animalicum: Merkblatt. Stuttgart, o.J. [versandt 3/2004].

629  raum&zeit-akademie: Ausbildungsprogramm. Wolfratshausen, o.J. [versandt 12/2004], S. 11f. (vgl. auch http://217.160.88.14/textpool_13/detail.php?nr=1348&kategorie=textpool_03 [06.12.2004]).

630  Akademie für Naturheilkunde: Studienprogramm. Bad Bramstedt, o.J. [versandt 7/2004], S. 17f. (vgl. auch www.atm.de).

631  Akademie für Tiernaturheilkunde: Fernstudienprogramm. Wald (CH), o.J. [versandt 7/2004], S. 7f. (vgl. auch www.atn-ag.ch).

632  Vennemann, M.: Stellungnahme des Leiters der ZFU Köln zu dem Beitrag „Geistige Tiefflieger" (taz 23.9.1994). In: Die Tageszeitung vom 20.10.1994, S. 24.

633  animalmundi – Schule der Tierhomöopathie: Studienprogramm. Egestorf, 5/2004 (vgl. auch www.animalmundi.com [15.7.2004]).

634  vgl. Stiftung Warentest (Hrsg.): Die Andere Medizin. Berlin, 1996, S. 247f.

[635]   vgl. Straten, M.: Irisdiagnose. In: Hill, A.: (Hrsg.): Illustriertes Handbuch alternativer Heilweisen. Freiburg, 1980, S. 39f.

[636]   vgl. Knipschild, P.: Irisdiagnose unter der Lupe. In: Oepen, I./Sharma, A. (Hrsg.): Paramedizin: Analysen und Kommentare. Münster, 1998, S. 74f.

[637]   vgl. Bettschart, R. et al.: Bittere Naturmedizin. Köln, 1996, S. 887f.

[638]   Broy, J.: Repertorium der Irisdiagnose. Augsburg, 1983.

[639]   vgl. Straten, M.: Irisdiagnose. In: Hill, A.: (Hrsg.): Illustriertes Handbuch alternativer Heilweisen. Freiburg, 1980, S. 39f.

[640]   vgl. www.tierheilpraktikerin-c-s.de/1138670.htm [5.3.2005].

[641]   vgl. Oepen, I. (Hrsg.): An den Grenzen der Schulmedizin: Eine Analyse umstrittener Methoden. Köln-Lövenich, 1985, S. 34f.

[642]   vgl. Mandel, P.: Ophtalmotrope Genetische Therapie. In: www.esogetics.com/german/ogt.htm [8.3.2005].

[643]   vgl. Enby, E. et al.: Die revolutionären medizinischen Entdeckungen von Professor Dr. Günther Enderlein. Hoya, 1998 (vgl. auch: dies.: Professor Enderleins Leben und der Ursprung der Sanum-Therapie. Sanum-Post, 55/2001. In: www.semmelweis.com/sanumpost/55/enby.pdf [16.4.2005]).

[644]   zit. in: Schneider, P.: Tierärztliches Repetierbuch der isopathisch-homöopathischen Regulationstherapie. In: www.semmelweis.com/buecher/VetRez.htm#Isopathische_Therapieform [16.4.2005].

[645]   ebenda.

[646]   zit. in: ebenda.

[647]   vgl. www.sanum.de (vgl auch Fries, W.: www.neurodermitis.ch/Therapien/sanum_therapie.html [16.4.2005]).

[648]   vgl. www.dunkelfeld-blutuntersuchung.de [16.4.2005].

[649]   vgl. Prof. Enderleins kleines Lexikon. In: www.dunkelfeld-blutuntersuchung.de/nuke/html/modules.php?name=Encyclopedia&op=content&tid=40 [16.4.2005].

[650]   vgl. Dauborn, S.: Lehrbuch für Tierheilpraktiker. Stuttgart, 2004 (2. Auflage), S. 489.

[651]   vgl. Diamond, J.: Your Body Doesn't Lie: Behavioral Kinesiology. New York, 1980.

[652]   Münchner Institut für Angewandte Kinesiologie: Jahresprogramm 1991/92, S. 5.

[653]   Sonnenschmidt, R.: Tierkinesiologie: Methoden der ganzheitlichen Systemdiagnose. Stuttgart, 1999, S. 20.

[654]   vgl. Sonnenschmidt, R.: Tierkinesiologie: Methoden der ganzheitlichen Systemdiagnose. Stuttgart, 1999, S. 50.

[655]   ebenda, S. 20.

[656]   vgl. Sorsche, M.: Unseren Tieren zuhören: Aus der Praxis der Tierkinesiologie. Haundorf, 2001.

[657]   Kopischke, A.: Zugelaufener Kater (Fallbeispiel). In: Sonnenschmidt, R.: Tierkinesiologie: Methoden der ganzheitlichen Systemdiagnose. Stuttgart, 1999, S. 175.

[658]   Braemer, C.: 12-jähriger Wallach (Fallbeispiel). In: Sonnenschmidt, R.: Tierkinesiologie: Methoden der ganzheitlichen Systemdiagnose. Stuttgart, 1999, S. 164f.

[659]   vgl. Kübler, H.: Lebertumor (Fallbeispiel). In: raum&zeit, spezial 11, Wolfratshausen, 2003, S. 151.

[660]   vgl. Stiftung Warentest (Hrsg.): Die Andere Medizin. Berlin, 1996, S. 265.

[661]   vgl. www.holistische-kinesiologie.de/ausweiterbildung/tierkin.htm [8.5.2005].

[662]   Sonnenschmidt, R.: Tierkinesiologie: Methoden der ganzheitlichen Systemdiagnose. Stuttgart, 1999, S. 29.

[663]   vgl. Domberg, A.: Emotionale Stressablösung. In: raum&zeit, spezial 11, Wolfratshausen, 2003, S. 159.

[664]   ebenda, S. 160f.

[665]   vgl. Pichler, Ö.: Außergewöhnliche Persönlichkeiten: Dr. Rosina Sonnenschmidt. In: raum&zeit, spezial 11, Wolfratshausen, 2003, S. 106f.

[666]   vgl. Tierkinesiologie: Die geheime Sprache der Muskeln. In: Fressnapf Journal 3/2003, S. 21f.

[667]   vgl. http://new.mypetstop.com/SWI_GER/Katzen/Lifestyle/Berufe+rund+ums+Tier/Tierkinesiologe.htm [27.7.2004]. Neben Tierkinesiologie wird nur noch TTouch beworben.

[668]   vgl. Franz, W.: Handbuch der Kirlian-Photographie. Stuttgart, 1987.

[669]   vgl. Snellgrove, B.: Kirlian-Photographie. In: Hill, A. (Hrsg.): Illustriertes Handbuch alternativer Heilweisen. Freiburg, 1980, S. 48f.

[670]   vgl. Bettschart, R. et al.: Bittere Naturmedizin. Köln, 1996, S. 889f.

[671]   vgl. Federspiel, K./Lackinger-Karger, I.: Kursbuch Seele. Köln, 1996, S. 530.

[672]   z. B. Krippner, S.: The Kirlian Aura: Photographing the Galaxies of Life. GardenCity (USA), 1974.

673  Hubert, B.: Bachblüten für Pferde. In: Pferdezeitung 162, vom 4.5.2002 (vgl. auch http://pferdezeitung.com/162.02/Gesamttext [5.3.2005]).

674  vgl. AuraLightReading. Rastede, o.J.

675  vgl. Aurafotografie mit der Aura Camera 3000. Pfedelbach-Gleichen, o.J.

676  vgl. Wolf, R.: Aurafotografie. In: Skeptiker 3/1998, S. 128.

677  vgl. Institut für multidimensionales BewusstSein: Aura-In-Motion. In: Böning, R./Neuwald, B. (Hrsg.): Handbuch für Ganzheitliche Therapie und Lebenshilfe. Gschwend, 1999, S. 615.

678  vgl. www.vitrotron.de/Tierheilkunde/Systeme_fur_Tiere/systeme_fur_tiere.html [30.4.2005].

679  vgl. Elec-System als Wegweiser der Magnetfeldtherapie (Infomaterial). Wiesbaden, o.J.; Vademecum Pulsatron Magnetfeldtherapie (Infomaterial). Pfaffen-Schwabenheim, o.J., zit. in: Kröling, P.: Magnetfelder in der Medizin. In: Oepen, I. (Hrsg.): An den Grenzen der Schulmedizin: Eine Analyse umstrittener Methoden. Köln-Lövenich, 1985, S. 286f.

680  vgl. www.biomedicine-info.com/geschichte_emrs.php [30.4.2005].

681  Kröling, P.: Magnetfelder in der Medizin. In: Oepen, I. (Hrsg.): An den Grenzen der Schulmedizin: Eine Analyse umstrittener Methoden. Köln-Lövenich, 1985, S. 285f.

682  www.bemer3000.com/sys/index.php?id=80 [6.6.2005].

683  www.thp-muenchen.de/Heilmethoden.html#Bemer3000 [6.6.2005].

684  LG Freiburg/Br.: Az. 12 0 103/01 vom 12.11.2001.

685  vgl. www.santerra.net/index_de.php [28.4.2005].

686  vgl. www.biomedic-media.com bzw. www.biomedicine-info.com [30.4.2005].

687  www.aktuelles-lexikon.de/themen/magnetfeldtherapie.htm [28.4.2005].

688  vgl. www.magnoflex.de/shop/index.php [30.4.2005].

689  vgl. Stiftung Warentest (Hrsg.): Die Andere Medizin. Berlin, 1996, S. 234f.

690  Thorstensen, K.: Magnetfeldtherapie für Hunde. In: zooplus.de: Der große Katalog für Hunde. Unterföhring, 2004/05, S. 94.

691  Becvar, W.: Naturheilkunde für Hunde: Grundlagen, Methoden, Krankheitsbilder. Stuttgart, 1994, S. 75f.

692  www.vita-life.com/Content.Node2/deutsch/produkte/mahe_gesundheit-aus-der-natur.php [30.4.2005].

693  vgl. Dauborn, S.: Lehrbuch für Tierheilpraktiker. Stuttgart, 2004 (2. Aufl.), S. 491.

694  vgl. Zimmermann, S.: Behandlung nach den Mondphasen. In: www.naturheilkunde-fuer-tiere.de/mond.htm [14.12.2004].

695  Stein, P.: Therapie nach Mondphasen. In: www.ag-thp.de/modules.php?op=modload&name=News&file=article&sid=41&mode=thread&order=0&thold=0 [6.6.2005].

696  vgl. Graf, C.: Leben mit dem Mond. München, 1995.

697  vgl. Thun, M./Heinze, H.: Mondrhythmen im siderischen Umlauf und Pflanzenwachstum. Forschungsring für Biologisch-Dynamische Wirtschaftsweise. Dornach, 1979.

698  vgl. Rotton, J./Kelly, I.: Much Ado About the Full Moon: A Meta-Analysis of Lunar Lunacy Research. In: Psychological Bulletin 97, 1985.

699  vgl. Kirch, R.: Homöopathie für Mensch und Tier. In: www.bunkahle.com/Homoeopathie/Homoeopathie.htm [10.7.2004].

700  vgl. Wolff, O.: Das Bild des Menschen als Grundlage der Heilkunde (Bd. 2). Stuttgart, 1991, S. 272f.

701  vgl. Zimmermann, S.: Behandlung nach den Mondphasen. In: www.naturheilkunde-fuer-tiere.de/mond.htm [14.12.2004].

702  Linditsch, J.: Mond-ABC: Tips und Tricks für den Alltag. München, 1996, S. 99.

703  vgl. Graf, C.: Leben mit dem Mond. München, 1995, S. 12.

704  vgl. Wunder, E.: Geburtshelfer Mond? Zum paranormalen Überzeugungssystem des Lunatismus und seiner empirischen Überprüfung. In: Skeptiker 2/1995, S. 52f.

705  vgl. Paungger, J./Poppe, T.: Das Mondjahr. München, 2004 (vgl. auch www.paungger-poppe.com/ [8.1.2005]).

706  vgl. auch Goldner, C.: Die Psychoszene. Aschaffenburg, 2000, S. 322f.

707  vgl. Neuraltherapie. In: www.m-ww.de/enzyklopaedie/diagnosen_therapien/neuraltherapie.html [1.4.2005].

708  vgl. Huneke, W.: Die Neuralmedizin - ein Überblick am Beispiel der Gelenkerkrankungen. In: Hippokrates 12/1965, S. 465f.

709  vgl. Internationale medizinische Gesellschaft für Neuraltherapie nach Huneke e.V.: Indikationen. In: www.ignh.de/index.php?content=indikationen [1.4.2005].

710  vgl. Wolff, U.: Zwischen Empirie und Spekulation. Kritische Anmerkungen zur Neuraltherapie nach Huneke. In: Der Landarzt 23/1972, S. 1045f.

711  vgl. Seithel, R.: Neuraltherapie: Grundlagen-Klinik-Praxis. Stuttgart, 1983.

712  z.B. Huneke, H.: Fallbeispiele zur Neuraltherapie nach Huneke. In: Ärztezeitschrift-Naturheilverfahren, 37/1996, S. 656f.

713  vgl. Stiftung Warentest (Hrsg.): Die Andere Medizin. Berlin, 1996, S. 198f.

714  vgl. z.B. Forth, W. et al.: Allgemeine und spezielle Pharmakologie und Toxikologie. Mannheim, 1987, S. 495f. (5. Aufl.).

715  Zohmann, A: Die Neuraltherapie. In: Burgard, H et al.: Naturheilverfahren in der Veterinärmedizin. Hannover, 1991, S. 85f.

716  vgl. Stiftung Warentest (Hrsg.): Die Andere Medizin. Berlin, 1996, S. 199.

717  ebenda, S. 89.

718  Dauborn, S.: Lehrbuch für Tierheilpraktiker. Stuttgart, 2004 (2. Aufl.), S. 493.

719  vgl. Ströbl, S.: Das Geheimnis des Namens. In: www.seele-der-tiere.de [15.5.2005].

720  vgl. Wagener-Gimeno, A.: Die Pentagramm- und Karmadiagnose: Ein Schlüssel zu ganzheitlicher Gesundheit. Freiburg, 1999, S. 38f.

721  vgl. Ströbl, S.: Das Geheimnis des Namens. In: www.seele-der-tiere.de [15.5.2005].

722  vgl. Wagener-Gimeno, A.: Die Pentagramm- und Karmadiagnose: Ein Schlüssel zu ganzheitlicher Gesundheit. Freiburg, 1999, S. 36.

723  ebenda, S. 39f.

724  Kritzinger, H.: Numerologie. In: Luczyn, D.: Esoterik-Führer: Ein aktueller Leitfaden durch das Esoterik-Labyrinth. Niedertaufkirchen, 1993, S. 119.

725  vgl. www.seminare-roggendorf.de/seminarangebote/nummerologie.htm [15.5.2005].

726  vgl. Stiftung Warentest (Hrsg.): Die Andere Medizin. Berlin, 1996, S. 217f.

727  vgl. Block S: Sieg über das Altern: Frischzellentherapie heute. Düsseldorf, 1978.

728  Deutsches Ärzteblatt, 73/1976, S. 1819, zit. in: Oepen, I.: Paramedizinische Verfahren in Diagnostik und Therapie. In: dies. (Hrsg.): An den Grenzen der Schulmedizin. Köln-Lövenich, 1985, S. 43.

729  Stein, P.: Die Zytoplasmatische Therapie. In: www.tierheilpraxis-stein.de/zytoplasmatischetherapie.htm [24.3.2005].

730  www.tier-heilpraktikerin.de/Therapie/tumor1.htm [25.4.2005].

731  Zwilling, B.: Die „zytoplasmatische" Therapie in der Tiermedizin. In: www.tier-heilpraktikerin.de/Therapie/zythop.htm (identisch in: Cramm, E.v.: Zytoplasmatische Therapie in der Tiermedizin. In: www.ggtm.de/200_natur_zyto.htm) [25.4.2005].

732  vgl. www.vitorgan.de [24.3.2005].

733  vgl. Wiebicke, G.: Praktische und rechtliche Grundlagen der Organotherapie. In: Burgard, H. et al.: Naturheilverfahren in der Veterinärmedizin. Hannover, 1991, S. 78f.

734  vgl. Bohl, J. et al.: Komplikationen nach Zelltherapie. In: Zeitung für Rechtsmedizin 103/1989, S. 1f.

735  vgl. Hoffmann, J.: Über die Zytoplasmatische Therapie: Kritische Analyse einer umstrittenen Methode. München, 1988.

736  vgl. www.tierheilpraxis-prester.de/main/ablauf.php_[16.3.2005].

737  vgl. Bundesgesetzblatt Jg. 1994 Teil 1: Ausbildungs- und Prüfungsordnung für Physiotherapeuten (PhysThAPrV) vom 6.12.1996. In: www.physio.de/zulassung/pruefung-pt.htm [25.2.2005].

738  www.beepworld.de/members58/stammel/fallbeispiele.htm [25.2.2005]

739  www.tierphysio.de/Ursachen/Behandlung/behandlung.html [25.2.2005].

740  Steinmetz, J.: Heilende Hände für Hund & Co. In: Neue Westfälische vom 1.2.2003.

741  vgl. Massage für das Pferd und Gymnastik für den Dackel. In: Gazette vom 4.11.1999 (vgl. www.tierphysio-therapie-kesting.de/gazette19991104.htm) [25.2.2005].

742  Institut Kappel: Studienprogramm (Tiermassage). Wuppertal, o.J. [versandt 3/2004].

743  Die Selbstbeschränkung des *Schweizerischen Verbandes für Tierphysiotherapie*, zu seiner verbandseigenen Ausbildung ausschließlich Tierärzte mit praktischer Erfahrung, Humanärzte mit physikalisch-medizinischer

und/oder physiotherapeutischer Aus- oder Zusatzausbildung und ausgebildete Humanphysiotherapeuten zuzulassen, ist nach schweizerischem Recht nicht verbindlich (und vermutlich der Grund dafür, dass der Verband nur knapp zwei Dutzend Mitglieder und keinen weiteren Mitgliedsverein aufweist) (vgl. www.tierphysiotherapie.com/ReglGA_05HP.pdf [20.8.2004]).

744 Freies und Privates Ausbildungsinstitut für Alternative Tierheilkunde. Studienplan zur Ausbildung Tierphysiotherapeut. Gelsenkirchen, o.J. [versandt 3/2004].

745 vgl. Richter, B.: Praxis für Tier-Physiotherapie (Werbefaltblatt), Dorfen, o.J. (siehe auch www.Hundebehandlung-Richter.de [20.7.2004]).

746 Richter, B.: Krankenymnastik für Hunde. In: www.zooplus.de/zooclub.asp?t=300 [9.3.2005].

747 Blümchen, K.: Hundemassage. Kirchlengern, 2003, S. 8f.

748 ebenda, S. 10.

749 www.tierphysiotherapie.de/Information/information.html [15.10.2004].

750 vgl. Blümchens Hundekrankengymnastik (Programm). In: www.hundekrankengymnastik.com/index2.htm [1.3.2005].

751 Blümchen gibt an, (human)physiotherapeutisch qualifiziert zu sein und zahlreiche Fortbildungen absolviert zu haben; nähere Angaben hierzu finden sich jedoch nicht.

752 vgl. equinus (Ausbildungsprogramm). In: www.equinus.de/ausbildung.html [1.3.2005].

753 Akademie für Naturheilkunde: Studienprogramm. Bad Bramstedt, o.J. [versandt 7/2004], S. 22.

754 vgl. Cherkins, D. et al.: A Review of the Evidence for the Effectiveness, Safety and Cost of Acupuncture, Massage Therapy ans Spinal Manipulation for Back Pain. In: Annals of Internal Medicine 3/2003, S. 898f. (siehe auch Alternativmedizin und Rückenschmerz: Viele Studien, wenig Konkretes. In: www.multimedia.de/public/html/hosmm/Nnew/OPFIN000X/05_aktuell/05_journalclub/077_alternativ.html [25.7.2004]).

755 Akademie für Naturheilkunde: Studienprogramm. Bad Bramstedt, o.J. [versandt 7/2004], S. 22.

756 ebenda, S. 21.

757 www.praxispohl.de/Tierphysiotherapie/tierphysiotherapie.html [25.2.2005].

758 Freies und Privates Ausbildungsinstitut für Alternative Tierheilkunde. Studienprogramm. Gelsenkirchen, o.J. {versandt 3/2004}.

759 ebenda.

760 Die Falschbehauptung wurde dem FAT mit Bescheid der Bezirksregierung Münster vom 2.12.2004 untersagt (Az 63.01.07-/04).

761 vgl. www.tierphysiotherapeuten-fat.de/start.htm [1.3.2005].

762 vgl. www.dgt-ev.de/impressum.htm [1.3.2005].

763 Hasse-Schwenkler, K.: Physiotherapie für Hunde. Mürlenbach/Eifel, 2003, S. 18.

764 Es steht zu vermuten, dass die Autorin sich mithin bei Scheunert, A./Trautmann, A./Wittke, G.: Lehrbuch der Veterinär-Physiologie (Berlin, 1987) und/oder bei Nickel, R./Schummer, A./Seiferle, E.: Lehrbuch der Anatomie der Haustiere, 5 Bde. (Stuttgart, 1992) bedient hat.

765 Hasse-Schwenkler, K.: Physiotherapie für Hunde. Mürlenbach/Eifel, 2003, S. 27.

766 ebenda, S. 74.

767 ebenda, S. 103.

768 ebenda, S. 110.

769 ebenda, S. 111f.

770 ebenda, S. 12.

771 Kleven, H.: Physiotherapie für Pferde. Warendorf, 2000.

772 Ertl, R.: Praktische Pferdemassage. Brunsbeck, 2000.

773 Alexander, C.-S.: Physikalische Therapie für Kleintiere. Stuttgart, 2000.

774 Mühlbauer, B.: Hunde richtig massieren: Akupressur, Massage & mehr. Lüneburg, 2001.

775 vgl. www.welter-boeller.de [2.3.2005].

776 vgl. www.aft-interaktiv.de/index.php?menu=1.

777 www.aft-interaktiv.de/index.php?menu=3&artikel=3&seite=1&intern=nein.

778 vgl. Flintrop, J.: Allensbach-Studie „Naturheilmittel 2002": Die Selbstmedikation boomt. In: Deutsches Ärzteblatt 17/99 vom 26.4.2002, S. A-1127 (vgl. auch www.deutschesaerzteblatt.de/v4/archiv/artikel.asp?id= 31330 [2.5.2005]).

779   Trippel, K.: Pflanzliche Medizin. In: dies.: Alternative Medizin (Teil 1). In: Stern, 3/2004 (Sonderdruck), S. 4.

780   vgl. www.hexal-natuerlich.de/index.php?hxsessid=7f9e8c731a5d792546b158f0c5556656 [2.5.2005]. (Die Anwendungsbereiche sind nur beispielhaft aufgeführt.)

781   vgl. Oppliger, P.: Naturheilkunde: Geheimnisse der natürlichen Heilkräfte, ihre Wirkungsweisen und Anwendungen. Aarau, 2002, S. 91 [Kursivsetzung CG].

782   vgl. Hertzka, G./Strehlow, W.: Die Große Hildegard-Apotheke. Freiburg, 1995 (5. Auflage).

783   vgl. Stiftung Warentest (Hrsg.): Die Andere Medizin. Berlin, 1996, S. 125.

784   zit. in: Skeptiker, 1-2/1999, S. 66.

785   vgl. Unschuld, P.: Chinesische Medizin. München, 1997, S. 87f.

786   z. B. Treben, M.: Heilkräuter aus dem Garten Gottes. München, 1987 (5. Auflage).

787   vgl. Stiftung Warentest (Hrsg.): Die Andere Medizin. Berlin, 1996, S. 117.

788   z. B. Becvar, W.: Naturheilkunde für Hunde: Grundlagen, Methoden, Krankheitsbilder. Stuttgart, 1994, S. 22f.

789   Es wird hierbei u. a. auf einen Bestseller von Maria Treben Bezug genommen: Gesundheit aus der Apotheke Gottes. Gröbming, 2000.

790   vgl.      www.claudias-haus-der-heilung.info/tierheilpraxis/c09fe19519089cf07/c09fe1951908dfb2b/index.html [2.5.2005].

791   vgl. Durst-Benning, P.: Kräuterapotheke für Hunde. Augsburg, 2004, S. 24f.

792   vgl. http://found.at/aloevera/abc.asp [8.1.2005].

793   vgl. Durst-Benning, P.: Kräuterapotheke für Hunde. Augsburg, 2004, S. 18f.

794   vgl. Schilcher, H.: Phytotherapie: Möglichkeiten und Grenzen. In: Deutsche Apothekerzeitung 1/1988, S. 2f.

795   vgl. Durst-Benning, P.: Kräuterapotheke für Hunde. Augsburg, 2004, S. 26f.

796   vgl. Farkas, B.: Angewandte Radiästhesie: Pendel und Wünschelrute in der Praxis. Freiburg, 1990.

797   vgl. Nielsen, G./Polansky, J.: Die Magie des Pendels. München, 1978, S. 11.

798   vgl. Tansley, D.: Medizinische Radiästhesie. In: Hill, A.: (Hrsg.): Illustriertes Handbuch alternativer Heilweisen. Freiburg, 1980, S. 164f.

799   vgl. ebenda, S. 165.

800   Nielsen, G./Polansky, J.: Die Magie des Pendels. München, 1978, S. 7.

801   vgl. ebenda, S. 97f.

802   vgl. Tansley, D.: Medizinische Radiästhesie. In: Hill, A.: (Hrsg.): Illustriertes Handbuch alternativer Heilweisen. Freiburg, 1980, S. 163.

803   vgl. Lonegreen, S.: Das Buch zum Pendelset. München, 1996 (6. Auflage).

804   vgl. Randi, J.: The Matter of Dowsing. In: Swift, Vol. 2, 1/1999 (vgl. auch www.randi.org/library/dowsing/index.html [2.2.2005]).

805   Reimann, W.: Das siderische Pendel. In: Prokop, O.: Medizinischer Okkultismus. Jena, 1964, zit. in: Stumpf, H.-G.: Entgeistert: Übersinnliches, Übernatürliches. München, 1991, S. 51.

806   vgl. Hines, T.: Pseudoscience and the Paranormal. Buffalo, 1988, zit. in: Schick, T./Vaughn, L.: How to Think about Weird Things: Critical Thinking for a New Age. Mountain View (USA), 1995, S. 247.

807   vgl. Moll, J.: Wünschelruten und Erdstrahlen. In: Kern, G./Traynor, L. (Hrsg.): Die esoterische Verführung: Angriffe auf Vernunft und Freiheit. Aschaffenburg, 1995, S. 261f.

808   vgl. Osterhausen, U./Osterhausen, F.: Die Heilkraft in Dir: Ein Programm über geistige Heilweisen. München, 1996.

809   vgl. Ehlers, H.-J.: Heilen mit Lebens-Energie: Sensitive Radionik: Der Mensch ersetzt das Gerät. In: raum&zeit, spezial 11, Wolfratshausen, 2003, S. 83f.

810   vgl. Strebel, R.: Die Individuelle Therapie. Baden, 2005, S. 122. (Strebel firmiert zwar als Humanheilpraktiker, gibt indes an, auch Tiere heilpraktisch zu behandeln.)

811   Sonnenschmidt, R.: Vögel: Die ärmsten unter den Haustieren und wie man ihnen am besten helfen kann. In: raum&zeit, spezial 11, Wolfratshausen, 2003, S. 28.

812   vgl. Farkas, B.: Angewandte Radiästhesie: Pendel und Wünschelrute in der Praxis. Freiburg, 1990.

813   vgl. Sonnenschmidt, R.: Mentales Heilen: Medizin der Zukunft. In: raum&zeit, spezial 11, Wolfratshausen, 2003, S. 98f.

814   z. B. Edelmann, N.: Untersuchungen zur Wünschelrute in Finnland. In: Skeptiker 4/1989, S. 9f.

815   vgl. Schwing, C.: Entmystifizierung. In: Skeptiker 1/1989, S. 4f.

816   vgl. König, R. et al.: Wünschelruten-Test in Kassel. In: Skeptiker 1/1994, S. 4f.

817   vgl. www.chrismon.de/ctexte/2001/6/phenom.pdf [2.2.2005].

818   vgl. Löb, H.: Gibt es Erdstrahlen? Kommentar zum 'Wünschelruten-Report' aus physikalischer Sicht. In: Skeptiker 4/1989, S. 14f.

819   Die Ergebnisse des vom Bundesministerium für Forschung und Technologie geförderten und in der Eso-
       terikszene viel zitierten „Münchner Wünschelruten-Projekts" von 1988, das „echte", wenn auch nur margina-
       le Fähigkeiten von Rutengängern nicht ausschließt, haben sich längst als unhaltbar herausgestellt (vgl. Moll,
       J. et al.: 'Der Wünschelruten-Report': Stellungnahme der 'Gesellschaft zur wissenschaftlichen Untersuchung
       von Parawissenschaften' [GWUP]. In: Skeptiker 4/1989, S. 1f.; vgl. auch Lambeck, M.: Irrt die Physik? Über
       alternative Medizin und Esoterik. München, 2003, S. 119f.).

820   vgl. Schwing, C.: Das Geschäft mit der Angst. In: Skeptiker, 1/1989, S. 10f.

821   naturwissen GmbH: Lebensenergie aus Licht (Werbung). In: raum&zeit, spezial 11, Wolfratshausen, 2003,
       S. 125.

822   vgl. Federspiel, K./Lackinger,-Karger, I.: Kursbuch Seele. Köln, 1996, S. 513.

823   vgl. Sonnenschmidt, R.: Tierkinesiologie: Methoden der ganzheitlichen Systemdiagnose. Stuttgart, 1999,
       S. 128f.

824   vgl. www.esoshop.com [4.2.2005].

825   vgl. ebenda.

826   Radiästhetische Geräte & Pendel/Milewski (Werbematerial). Aufsess, o.J.

827   Institut für Parapsychologie & Grenzwissenschaften: Parapsychologie (Studienprogramm). Eggenfelden, o.J.
       (vgl. auch www.parapsychologie-studium.com/cgi-bin/lehrgang/parapsychologie/parapsychologie_de.cgi?Azz-
       751039889zzA+/cgi-bin/grenzwissenschaften_de.cgi+/cgi-bin/lehrgang/heimstudium_de.cgi [4.2.2005]).

828   Grüter-Niederberger, G.: Ganzheitliche Lebensberatung. Steinhausen (CH). In: www.bethli-grueter.ch/pen-
       del.html [4.2.2005].

829   vgl. naturwissen Ausbildungszentrum für Lebens-Energie: Lebens-Energie-Berater/in für Tiere (Ausbildungs-
       programm). Wolfratshausen, o.J. [versandt 1/2005] (vgl. auch www.natur-wissen.com).

830   vgl. Marquardt, H.: Reflexzonentherapie am Fuße. In: Böning, R./Neuwald, B. (Hrsg.): Handbuch für Ganz-
       heitliche Therapie und Lebenshilfe. Gschwend, 1999, S. 81f.

831   vgl. Bayly, D.: Reflexzonenlehre. In: Hill, A.: (Hrsg.): Illustriertes Handbuch alternativer Heilweisen.
       Freiburg, 1980, S. 61f.

832   vgl. Peschek-Böhmer, F.: Urin-Therapie: Ein Tabu wird gebrochen. München, 1995 (4. Auflage), S. 76f.

833   Mühlbauer, B.: Hunde richtig massieren: Akupressur, Massage & mehr. Lüneburg, 2001, S. 48.

834   vgl. Fussreflexzonenmassage. In: Paralexx Files, o.O., 2002 (einsehbar unter: www.kidmed.de/forum/show-
       topic.php?threadid=5398&time= [20.3..2005]).

835   vgl. www.lehrinstitut-luck.de [20.3.2005].

836   vgl. Braemer, C.: Die ganzheitliche Diagnose der Aurikulomedizin nach Dr. Paul Nogier. In: Sonnen-
       schmidt, R.: Tierkinesiologie: Methoden der ganzheitlichen Systemdiagnose. Stuttgart, 1999, S. 140f.

837   Mühlbauer, B.: Hunde richtig massieren: Akupressur, Massage & mehr. Lüneburg, 2001, S. 53f.

838   vgl. www.tiertherapeutin-muehlbauer.de/tiertherapie/inhalt.htm [20.3.2005]. Frau Mühlbauer betreibt eine
       Humanheilpraxis mit angeschlossener Tiertherapiepraxis.

839   vgl. Ray, B.: Das Offizielle Reiki Handbuch. St. Petersburg (USA), o.J.

840   vgl. Luczyn, D.: Esoterik-Führer: Ein aktueller Leitfaden durch das Esoterik-Labyrinth. Niedertaufkirchen,
       1993, S. 125.

841   vgl. Sommer, D.: Das Reiki-Lexikon. München, 1996, S. 38.

842   Ray, B.: Das Offizielle Reiki Handbuch. St. Petersburg (USA) o.J., S. 30.

843   vgl. Warnecke, E.: Reiki: Der zweite Grad. München, 1995.

844   Luijerink, A./Staveren, M.: Reiki: kurz & praktisch. Freiburg, 1996, S. 104.

845   vgl. Sommer, D.: Das Reiki-Lexikon. München, 1996, S. 17.

846   Lisiecki, C.: Reiki und Tiere. In: www.hundeglueck.com/reiki.htm [5.3.2005].

847   ebenda.

848   Mühlendahl, A. zit. in: Sandmeyer, P.: Reiki: Kraftstoff aus dem Kosmos. In: Stern, 10/1993, S. 88.

849 Hoffmann, B.: Reiki: die sanfte Zusatztherapie für Hunde, Katzen und andere Tiere. In: www.zooplus.de/zooclub.asp?t=3688 [9.3.2005].

850 Mühlbauer, B.: Hunde richtig massieren: Akupressur, Massage & mehr. Lüneburg, 2001, S. 75.

851 ebenda, S. 76f.

852 www.ganzheitlicher-tierheiler.de/Foxterrier.htm (.../Lamm.htm) [13.3.2005].

853 vgl. Institut Kappel: Reiki für Tiere. Wuppertal, o.J. [versandt 3/2004], o.S.

854 vgl. Akupressur-Shiatsu. In: Paralexx Files, o.O., 2002 (einsehbar unter: www.kidmed.de/forum/showtopic.php?threadid=5398&time= [12.1.2005]).

855 Hannay, P.: Shiatsu für Hunde. Mürlenbach/Eifel, 2003, S. 2.

856 Hannay, P.: Shiatsu für Pferde. Brunsbeck, 2000.

857 Mühlbauer, B.: Hunde richtig massieren: Akupressur, Massage & mehr. Lüneburg, 2001.

858 Institut Kappel: Energiebahn-Meridiane beim Tier. In: Tiermassage/Kleintiere (Fernlehrgang). Wuppertal, o.J. [versandt 3/2004], S. 185.

859 ebenda, S. 184.

860 vgl. Strohm, E.: Kuatsu: Die asiatische Kunst der Wiederbelebung. Basel, 1996.

861 vgl. www.arolo-tifar.de/Grundw/Chakra/kuatsu.htm [13.3.2005].

862 Deshimaru, T.: Zen in den Kampfkünsten Japans. Weidenthal, 1979, S. 119f.

863 vgl. Stürmer, E.: Asiatische Heilkunst. Augsburg, 1996, S. 172f.

864 Institut für Tierheilkunde. Studienprogramm. Viernheim, o.J. (versandt 4/2004).

865 ebenda.

866 vgl. www.osteopathiezentrum.de/index_lehr.htm [1.10.2005]

867 vgl. Unschuld, P.: Chinesische Medizin. München, 1997, S. 89f.

868 vgl. www.emofree.com/ [11.5.2005].

869 vgl. Pies, J.: Immun mit kolloidalem Silber. Kirchzarten, 2003.

870 zit. in: Filz, A.: Kolloidales Silber. In: www.bio-therapie.com/Heilmethoden/Kolloidales%20Silber.html [14.3.2005].

871 vgl. Kühni, W./Holst, W.v.: Kolloidales Silber als Medizin. Baden (CH), 2005.

872 vgl. Barrett, S.: Kolloidales Silber: Risiko ohne Nutzen. In: Quackwacht (Quackwatch/BRD). In: www.neuropsychiater.org (auch: www.quackwatch.com/01QuackeryRelatedTopics/PhonyAds/silverad.html [14.3.2005]).

873 vgl. Burgdorfer, W.: Kolloidales Silber. In: www.lymenet.de/shgs/corryw/KolloidSILVER.pdf [1.8.2005].

874 Filz, A.: Kolloidales Silber. In: www.bio-therapie.com/Heilmethoden/Kolloidales%20Silber.html [14.3.2005].

875 vgl. Hoffmann, M.: Kolloidales Silber. In: www.manfred-christa-hoffmann.de/ks.html [14.3.2005].

876 vgl. ebenda.

877 zit. in: ebenda.

878 Filz, A.: Kolloidales Silber. In: www.bio-therapie.com/Heilmethoden/Kolloidales%20Silber.html [14.3.2005].

879 vgl. Arndt, U.: Anti-Aging: Die Energie ewiger Jugend. In: Esotera, 1/2000, S. 10f.

880 vgl. www.ipn.at/ipn.asp?ADB [20.3.2005].

881 vgl. Pranahaus (Versandkatalog). Freiburg, 1/2005, S. 114.

882 vgl. Casagrande, C./Casagrande, D.: Spagyrik: Paracelsus-Medizin im Alltag. München, 2000.

883 vgl. Stiftung Warentest (Hrsg.): Die Andere Medizin: Nutzen und Risiken sanfter Heilmethoden. Berlin, 1996, S. 186f.

884 Spagyrik. In: Paralexx Files, o.O., 2002 (einsehbar unter www.kidmed.de/forum/showtopic.php?thread%5B-threadid%5D=3733&post_start=825 [12.3.2005].

885 vgl. www.phoenix-laboratorium.de/ (auch www.pharmacie.de/info/homoeopathie/spagyrik.html [13.3.2005]).

886 vgl. Vollwerth, S.: Spagyrik. In: www.vollwerth-apotheke.de/spagyrik.php [13.3.2005].

887 vgl. www.tierheilpraktiker-reuber.de [13.3.2005].

888 vgl. Stiftung Warentest (Hrsg.): Die Andere Medizin: Nutzen und Risiken sanfter Heilmethoden. Berlin, 1996, S. 187.

889 Fa. Heinz Clustermedizin: Intelligente Lösungen für die Zukunft. In: http://home.t-online.de/home/clusterbasis/ [13.3.2005].

890 vgl. ebenda.

891 www.bnm.de/frame/bnm.htm [13.3.2005].

892 vgl. Stiftung Warentest (Hrsg.): Die Andere Medizin: Nutzen und Risiken sanfter Heilmethoden. Berlin, 1996, S. 187.

893 Bundesministerium für Verbraucherschutz, Ernährung und Landwirtschaft: Verordnung über Nahrungs-ergänzungsmittel und zur Änderung der Verordnung über vitaminisierte Lebensmittel" vom 24.5.2004. In: http://217.160.60.235/BGBL/bgbl1f/bgbl104s1011.pdf [2.5.2005]. (Die Verordnung dient der Umsetzung der Richtlinie 2002/46/EG des Europäischen Parlaments und des Rates vom 10. Juni 2002 zur Angleichung der Rechtsvorschriften der Mitgliedstaaten über Nahrungsergänzungsmittel [ABl. EG Nr. L 183 S. 51].)

894 Alsa-Hundewelt: Versandkatalog. Ihlow, 2004/05, S. 35.

895 vgl. ebenda, S. 36f.

896 vgl. Waterworld (Werbetext). Diessen, 1997.

897 vgl. Alsa-Hundewelt: Versandkatalog. Ihlow, 2004/05, S. 38f.

898 vgl. Pollmer, U./Warmuth, S.: Lexikon der populären Ernährungsirrtümer. Frankfurt/Main, 2000, S. 225.

899 vgl. www.claudias-haus-der-heilung.info/tierheilpraxis/c09fe19519089bf04/c09fe1951908b9513/index.html [2.5.2004].

900 vgl. Ostendorf, G.-M.: Ayurveda: Altindische Medizin im New-Age-Zeitalter. In: Skeptiker 2/1990, S. 9.

901 vgl. Ein Pulver gegen den Krebs. In: Esotera 1/1990, S. 22f.

902 vgl. Netzhammer, M.: Heilen mit Arsen und Quecksilber. In: Dao 3/2000, S. 59f.

903 vgl. Clifford, T.: Tibetan Buddhist Medicine and Psychiatry: The Diamond Healing. Delhi, 1994.

904 Tibetan Medical & Astrological Institute of H.H. the Dalai Lama: Ratna Samphel/Chakril Chenmo: Con-sumer's Instructions. Dharamsala, o.J. [übersetzt aus dem Englischen durch den Verfasser].

905 vgl. Unschuld, P.: Chinesische Medizin. München, 1997, S. 87f.

906 vgl. Mohr, B.: Atomphysiker Merkl destilliert Sonnenstrahlen. In: Mensch & Sein, 6/1999, S. 2.

907 vgl. Huesmann, G.: Schwarzbuch Wundermittel. Stuttgart, 2000, S. 10f.

908 vgl.: Gericke, C.: Der Hokuspokus mit dem Hai. In: Tierrechte 2/2003, S. 17.

909 zit. in: ebenda.

910 Lahn-Apotheke Marburg: Presserklärung vom 29.6.1995.

911 vgl. Huesmann, G.: Schwarzbuch Wundermittel. Stuttgart, 2000, S. 14.

912 vgl. Die Kraft der Kerne. In: Esotera 6/1997, S. 34f.

913 GreenPower: Dr. Hittrichs Gesundheitsratgeber 2/2005, S. 14.

914 Huesmann, G.: Schwarzbuch Wundermittel. Stuttgart, 2000, S. 8.

915 vgl. Ferreira, P./Hendel, B.: Wasser und Salz: Urquell des Lebens. Herrsching, 2001.

916 vgl. Bayerisches Landesamt für Gesundheit und Lebensmittelsicherheit: Alles nur Kochsalz? LGL nimmt 'Himalayasalz' genauer unter die Lupe. In: www.lgl.bayern.de/de/left/presse/2003/038-03.htm [10.4.2005].

917 vgl. Kamphuis A: Himalaja-Salz. In: Skeptiker 1/2002, S. 14f.

918 vgl. Sauer, P.: Tierheilpraktiker-Lehrbuch (Teil 1/2). Zwickau, 2004, S. 3.

919 vgl. Dykes, M./Meier, P: Ascorbic acid and the common cold. Evaluation of its efficacy and toxicity. In: Journal of the American Medical Association, 1/1975, S. 1073f.

920 vgl. Omen, G. et al.: Effects of a combination of beta carotene and vitamin A on lung cancer and cardiovas-cular disease. In: New England Journal of Medicine, 334/1996, S. 1150f.

921 vgl. Müller-Oerlinghausen, B. et al.: Handbuch der unerwünschten Arzneimittelwirkungen. München, 1999, S. 494f.

922 z. B. Mendel, D.: Teebaumöl-Handbuch für Mensch und Tier. Sternfeld, 1999.

923 Wittek, C.: Von Apfelessig bis Teebaumöl: Hausmittel und Naturheilkräfte für Pferde. Stuttgart, 2005.

924 vgl. Müller-Oerlinghausen, B. et al.: Handbuch der unerwünschten Arzneimittelwirkungen. München, 1999, S. 494f.

925 Durst-Benning, P.: Hausmittel für Hunde: Natürlich pflegen und heilen. München, 1999, S. 39.

926 vgl. Müller-Oerlinghausen, B. et al.: Handbuch der unerwünschten Arzneimittelwirkungen. München, 1999, S. 494f.

927 vgl. Lakotta, B.: 'Das geht Sie gar nichts an': Biografische Annäherung an Bert Hellinger. In: Goldner, C. (Hrsg.): Der Wille zum Schicksal: Die Heilslehre des Bert Hellinger. Wien, 2003, S. 12f.

928 vgl. Barth, C.: *Über alles in der Welt* – Esoterik und Leitkultur: Eine Einführung in die Kritik irrationaler Welterklärungen. Aschaffenburg, 2003, S. 125f.

929 vgl. Hilgers, M.: Der Pseudotherapeut: Klinische Argumente gegen Hellinger. In: Goldner, C. (Hrsg.): Der Wille zum Schicksal: Die Heilslehre des Bert Hellinger. Wien, 2003, S. 53f.

930 Rüggeberg, A./Rüggeberg, S.: Werkstattbericht zur Mitwirkung von Tieren in Familienaufstellungen. In: Praxis der Systemaufstellung, 2/2003, S. 85f.

931 ebenda.

932 ebenda, S. 86.

933 vgl. Sonnenschmidt, R.: Das Tier im Familiensystem: Psychologischer Leitfaden für Tierarzt und Tierhalter. Stuttgart, 2003, S. 29.

934 ebenda, S. 3.

935 www.corinna-grund.com/Corinna.htm [27.4.2005].

936 vgl. www.animalmundi.com/seminar/termine/2005/04fami/index.html [4.4.2005].

937 vgl. Tachyonen: Brücke zwischen Wissenschaft und Spiritualität. In: LebensArt 3/1999, S. 32.

938 vgl. Opitz, C.: Unbegrenzte Lebenskraft durch Tachyonen: Der Weg zu körperlicher Heilung und geistiger Entwicklung. Freiburg, 1999 (5. Auflage).

939 Hoffmann, H.: Heilarbeit mit Tachyon-Energie. In: Visionen 1/2000, S. 42.

940 Advanced Tachyon Technologies. In: Tachyon-Info. Waldfeucht, o.J.

941 vgl. ebenda.

942 vgl. Witschonke, S.: Tachyon-Energie: Eine Therapieform der Zukunft. In: Prisma 1/1997, S. 38.

943 vgl. VES-TA-Tachyonen-Energie: Energie&Tier. In: www.tachyonen-energie.de/webshop [2.4.2005].

944 vgl. Fostac-Tachyonen-Produkte: Produkte für Tiere. In: www.fostac.ch [2.4.2005].

945 vgl. Hoffmann, H.: Heilarbeit mit Tachyon-Energie. In: Visionen 1/2000, S. 43.

946 vgl. Tachyon-Institut für Spiritualität und Wissenschaft: Tachyon Praciticner Training. In: www.tachyon-train.com/gerpracticioners.htm [2.4.2005].

947 vgl. www.claudias-haus-der-heilung.info/tierheilpraxis/c09fe19519089cf07/c09fe1951908da419/index.html [2.5.2005].

948 vgl. Oepen, I. et al. (Hrsg.): Lexikon der Parawissenschaften: Astrologie, Esoterik, Okkultismus, Paramedizin, Parapsychologie kritisch betrachtet. Münster, 1999, S. 294f.

949 vgl. Drexler, B./Herrberg, H. (Hrsg.): 20 bewährte Naturheilverfahren. Wien, 1997, Klappentext.

950 vgl. www.teslaplatten.ch/ [2.4.2005].

951 vgl. www.hakakehl.de/ [2.4.2005].

952 Smith, P.: Gespräche mit Tieren. Frankfurt/Main, 1995 (Neuauflage: Weilersbach, 2004).

953 Smith, P.: Tierkommunikation (Interview). In: www.tier-kommunikation.de/interv.htm [11.5.2005].

954 Die Originalausgabe erschien unter dem Titel *Dogs That Know When Their Owners Are Coming Home*. London, 1999.

955 vgl. Wiseman, R./Watt, C.: Rupert Sheldrake and the Objectivity od Science. In: Skeptical Inquirer 5/1999, S. 61f.

956 Smith, P.: Tierkommunikation (Interview). In: www.tier-kommunikation.de/interv.htm [11.5.2005].

957 ebenda.

958 ebenda.

959 vgl. www.tierkommunikation.de/Tierkommunikation/was_ist_tierkommunikation.htm [11.5.2005].

960 Simon, D.: Animal communication (Gesprächsprotokolle). In: www.tierdolmetscher.de/gespraechsproto-kolle.htm [11.5.2005].

961 www.tierdolmetscher.de/tierkommunikation.htm [11.5.2005].

962 Weerasinghe, G.: Tierkommunikation (Seminare). In: www.arthealing.de/neu/index.php?sp=de&x=sem [11.5.2005].

963 zit. in: Mantou, J.: Gudrun Weerasinghe: eine tierisch charmante Dolmetscherin. In: Neue Esotera 9/2003 (auch: www.arthealing.de/neu/index.php?sp=de&x=int&int=6 [11.5.2005].

964 Bei Silberschnur erschien 2003 das Weerasinghe-Werk *Mit Tieren kommunizieren*, das 2001 unter dem Titel *Die Botschaft meines Hundes* im selben Verlag schon einmal herausgekommen war. (Verlagsbegründer und -leiter Tom Hockemeyer, bekannt als Reinkarnationstherapeut unter dem Namen „Trutz Hardo", wurde 1998 antisemitischer Volksverhetzung wegen zu einer hohen Geldstrafe verurteilt: in einem seiner eigenen Bücher [*Jedem das Seine*, Neuwied, 1996] hatte er den Holocaust als „karmische" Notwendigkeit gerecht-

fertigt [AG Neuss, Az.: Z 2101 IS 1974/97]; vgl. Schweidlenka, R.: Esoterik und Rechtsextremismus. In: www.kult-co-tirol.at/text/anal_f01_07.htm [10.5.2005]).

965 Simon, D.: Tierhomöopathie. In: www.tierdolmetscher.de/tierhomoeopathie.htm [11.5.2005].

966 Rolf-Schneider-Seminare: Ausbildung zum Tierkommunikationstrainer (Programm). In: www.naturheilkundeschule.de/?lnk=weiterbildung_tierheilpraktiker_start [26.1.2005].

967 vgl. AnimalSpirit: Ausbildung zum Tierkommunikator. In: www.animalspirit.ch/as/tk/tk_text.htm [12.5.2005].

968 vgl. Miller, N.: Alle Tiere reden. In: www.nairamiller.de/html/tierkomu.html [20.5.2005].

969 Uhde, H.: Kommunizieren mit Tieren. In: www.kommunizieren-mit-tieren.de/00005.html [10.5.2005].

970 ebenda.

971 Solisti-Mattelon, K./Mattelon, P.: Spirituelle Partnerschaft mit Haustieren. München, 2000, S. 76f.

972 Uhde, H.: Kommunizieren mit Tieren. In: www.kommunizieren-mit-tieren.de/00005.html [10.5.2005].

973 Wiesmann, P.: Tierkommunikation. In: www.tierkommunikator.com/ausbildung.html [11.5.2005].

974 vgl. Hund, W.: Okkultismus: Materialien zur kritischen Auseinandersetzung. Mülheim/Ruhr, 1996.

975 Tatsächlich hat Randi bereits seit 1964 ein Preisgeld ausgesetzt für den Nachweis eines beliebigen paranormalen Phänomens unter kontrollierten Bedingungen, erst seit 1997 indes beläuft es sich auf 1 Million US-Dollars. Zu den in Frage kommenden Phänomenen zählen nach Randi u. a. Akupunktur, Angewandte Kinesiologie, Astrologie, Aurasehen, Außersinnliche Wahrnehmung, Channeling, Geistchirurgie, Geistheilung, Gesichtslesen, Graphologie, Handlesen, Hellsehen, Homöopathie, Kommunikation mit Toten, Levitation, Numerologie, Pendeln, Präkognition, Psychokinese, Psychometrie, Reflexologie, QiGong, Telepathie, Therapeutic Touch, Wahrsagen (vgl. James Randi Educational Foundation: One Million Dollar Paranormal Challenge. In: www.randi.org/research/index.html [10.5.2005]).

976 vgl. Unschuld, P.: Chinesische Medizin. München, 1997, S. 7f.

977 Mechler, A.: Akupunktur. In: Drexler, B./Herrberg, H. (Hrsg.): 20 bewährte Naturheilverfahren. Wien, 1997, S. 9.

978 Westermayer, E.: Theorie und Grundlagen der Akupunkturmethode. In: Burgard, H. et al.: Naturheilverfahren in der Veterinärmedizin. Hannover, 1991, S. 23.

979 Sprissler, B./Rohr, W. v.: Das Praxisbuch der Traditionellen Chinesischen Medizin. Stuttgart, 2004, S. 11f.

980 Mechler, A.: Akupunktur. In: Drexler, B./Herrberg, H. (Hrsg.): 20 bewährte Naturheilverfahren. Wien, 1997, S. 10f.

981 Sauer, P.: Tierheilpraktiker-Lehrbuch (Teil 2). Zwickau, 2004, S. 85.

982 vgl. Stux, G.: Was ist Energiemedizin? In: www.akupunktur-aktuell.de/fb0014_1.htm [26.4.2005].

983 Samel, G.: Tibetische Medizin: Diagnosemethoden und Therapien auf einen Blick. München, 1998, S. 34 (Tibetische und TCM-Pulsdiagnostik sind weitgehend identisch).

984 vgl. ebenda, S. 35.

985 vgl. z. B. www.1stchineseherbs.com/chinese_bulk_herbs_a-c.htm [2.4.2005].

986 vgl. www.lian-chinaherb.ch/index.cfm?fuseaction=resources.12913&lan=de [2.4.2005].

987 vgl. Westermayer, E.: Theorie und Grundlagen der Akupunkturmethode. In: Burgard, H. et al.: Naturheilverfahren in der Veterinärmedizin. Hannover, 1991, S. 27.

988 vgl. Sprissler, B./Rohr, W. v.: Das Praxisbuch der Traditionellen Chinesischen Medizin. Stuttgart, 2004, S. 50f.

989 vgl. Rose-Neil, S.: Akupunktur. In: Hill, A.: (Hrsg.): Illustriertes Handbuch alternativer Heilweisen. Freiburg, 1980, S. 56f.; Stux, G.: Akupunktur: Grundlagen - Techniken - Anwendungsgebiete. München, 1996.

990 vgl. Bahr, R.: Wissenschaftliche Akupunktur. München, 1977.

991 vgl. Becvar, W.: Naturheilkunde für Hunde: Grundlagen, Methoden, Krankheitsbilder. Stuttgart, 1994, S. 77.

992 Westermayer, E.: Theorie und Grundlagen der Akupunkturmethode. In: Burgard, H. et al.: Naturheilverfahren in der Veterinärmedizin. Hannover, 1991, S. 32.

993 vgl. Prokop, O./Dotzauer, F.: Die Akupunktur. Stuttgart, 1979.

994 vgl. Kasper, M.: Goldakupunktur oder Golddraht-Implantation. In: www.tierhilfswerk.at/goldakupunktur.htm [26.4.2005].

995 vgl. Schulze-Kamen, E.: Goldakupunktur. In: www.ggtm.de/200_natur_gold.htm [16.5.2005].

996 vgl. www.ncbi.nlm.nih.gov/entrez/query.fcgi?cmd=Retrieve&db=PubMed&list_uids=11688748&dopt=Abstract [20.5.2005].

997 vgl. Sprissler, B./Rohr, W. v.: Das Praxisbuch der Traditionellen Chinesischen Medizin. Stuttgart, 2004, S. 113f.

998 vgl. Stiftung Warentest (Hrsg.): Die Andere Medizin. Berlin, 1996, S. 258f.

999 vgl. Kothbauer, O. et al.: Grundlagen der Veterinärakupunktur. Wels, 1990 (2. Auflage).

1000 vgl. Westermayer, E.: Theorie und Grundlagen der Akupunkturmethode. In: Burgard, H. et al.: Naturheilverfahren in der Veterinärmedizin. Hannover, 1991, S. 27f.

1001 vgl. Braemer, C.: Die ganzheitliche Diagnose der Aurikulomedizin nach Dr. Paul Nogier. In: Sonnenschmidt, R.: Tierkinesiologie: Methoden der ganzheitlichen Systemdiagnose. Stuttgart, 1999, S. 140f.

1002 Dauborn, S.: Lehrbuch für Tierheilpraktiker. Stuttgart, 2004 (2. Aufl.), S. 489.

1003 Ambronn, U. et al.: Ohrakupunktur in der Veterinärmedizin. Stuttgart, 2001.

1004 vgl. Braemer, C.: Die ganzheitliche Diagnose der Aurikulomedizin nach Dr. Paul Nogier. In: Sonnenschmidt, R.: Tierkinesiologie: Methoden der ganzheitlichen Systemdiagnose. Stuttgart, 1999, S. 144f.

1005 vgl. Gertler, A./Spitschuh, F.: Akupunktur: Neue Fakten contra alte Thesen. In: Oepen, I./Sarma, A. (Hrsg.): Paramedizin: Analysen und Kommentare. Münster, 1998, S. 64f. (vgl. auch Araujo, M: Does the choice of placebo determine the results of clinical studies on acupuncture? In: Forschung Komplementärmedizin, 5/1998 [Suppl. 1], S. 8f.).

1006 zit. in: Westermayer, E.: Theorie und Grundlagen der Akupunkturmethode. In: Burgard, H. et al.: Naturheilverfahren in der Veterinärmedizin. Hannover, 1991, S. 38.

1007 vgl. Task Force For Veterinary Scince: Acupuncture Abstracts. In: www.vet-task-force.com/Medline2.htm [20.5.2005].

1008 vgl. Barret, S.: Acupuncture, Qigong and 'Chinese Medicine'. In: www.quackwatch.org/01Quackery-RelatedTopics/acu.html [26.4.2005].

1009 vgl. Röttger K: Patientenaufklärung in der Komplementärmedizin am Beispiel der Akupunktur. In: Schmerz 13/1999, S. 97f.

1010 vgl. www.abz-west.de/seminare/tierakupunktur.html [1.7.2005].

1011 www.agtcm.de/index.asp?ID=3&Sort=04&AB_ID=153 [1.7.2005]. (Der 14-Monate-Lehrgang dauert angeblich von 4.6.2005 bis 29.4.2006. Im Folgeprogramm wurde die irreführende Beschreibung korrigiert.)

1012 vgl. www.abz-west.de/seminare/tierakupunktur.html bzw. www.akupunktur-seminare.de/akupunktur.html [26.4.2005].

1013 Tellington-Jones: A Training Approach for the Body, Mind and Spirit of Animals. In: www.tteam-ttouch.com/ttouch.shtml [16.2.2005, übersetzt durch den Verf.].

1014 Tierarztpraxis Bräuningshof. In: www.die-tierischen.de/site/framesets/001_praxis.htm?02_4_7_c_ ttouch.-htm?../subnav/subnav_pferde.htm [16.2.2005].

1015 Tellington-Jones, L.: TTouch für Hunde. Stuttgart, 2004, S. 17

1016 ebenda, S. 53.

1017 vgl. Mühlbauer, B.: Hunde richtig massieren: Akupressur, Massage & mehr. Lüneburg, 2001, S. 68.

1018 http://new.mypetstop.com/SWI_GER/Katzen/Lifestyle/Berufe+rund+ums+Tier/TTouch.htm [27.7.2004]. Neben TTouch wird nur noch Tierkinesiologie beworben.

1019 Dauborn, S.: Lehrbuch für Tierheilpraktiker. Stuttgart, 2004, S. 489 (2. Aufl.).

1020 vgl. Sauer, P.: Tierheilpraktiker-Lehrbuch (Teil 2). Zwickau, 2004, S. 90.

1021 Gut, T.: Hundetraining - TT.E.A.M. In: www.waldschrat-adventure.de/seiten/hunde/2_5.htm [16.2.2005].

1022 Dauborn, S.: Lehrbuch für Tierheilpraktiker. Stuttgart, 2004 (2. Aufl.), S. 491.

1023 Urintherapie. In: http://beeps.de/naturax/t_urintherapie.asp [2.1.2005].

1024 vgl. Höting, H.: Lebenssaft Urin. München, 1994.

1025 vgl. Naturarzt 3/1995, S. 5.

1026 Dauborn, S.: Lehrbuch für Tierheilpraktiker. Stuttgart, 2004 (2. Aufl.), S. 313.

1027 vgl. Urintherapie. In: http://beeps.de/naturax/t_urintherapie.asp [2.1.2005].

1028 vgl. Hopff, W: Urin als Medikament? In: Skeptiker, 2/1995, S. 61f. (vgl. auch Arznei-Telegramm 6/1996, S. 61, zit. in: Skeptiker 3/1997, S. 110).

1029 vgl. Peschek-Böhmer, F.: Urintherapie: Ein Tabu wird gebrochen. München, 1995 (4. Auflage), S. 12f.

1030 vgl. Dufour, A: Geschichte der Urologie. In: Toellner R: Illustrierte Geschichte der Medizin, Bd. 3. Salzburg, 1990, S. 1409.

1031 Hobert, I.: Das Handbuch der natürlichen Medizin. Kreuzlingen, 1997, S. 175. (Hoberts urintherapeutische Empfehlungen sind ursprünglich für den Humanbereich gedacht.)

1032 Dauborn, S.: Lehrbuch für Tierheilpraktiker. Stuttgart, 2004 (2. Aufl.), S. 313.

1033 Pulsar: Zeitschrift für aktives Bewußtsein, Altes Wissen und Neue Wege 1/1999, zit. in: Awadalla, E.: Kraftorte – Geldquellen: Österreichischer Sekten- & Esoterikatlas. Wien, 2000, S. 166.

1034 vgl. Revenstorf, D.: Psychotherapeutische Verfahren: Verhaltenstherapie. Stuttgart, 1989 (2. überarb. Auflage).

1035 vgl. Entschließung der Delegiertenversammlung der Bundestierärztekammer zum Thema „Teletakt" vom 28.11.1996. In: www.beepworld.de/members48/tierforumextra/teletakt.htm / Tierärztliche Vereinigung für Tierschutz e.V.: Zur Anwendung von elektrischen Hundeerziehungsgeräten (Merkblatt 2). Bramsche 2/1997 (www.tierschutz-tvt.de/merkblatt51.pdf [16.5.2005]).

1036 vgl. www.hundebedarf-bode.de; www.sporthund.de/produkte/teleimpuls/ [16.5.2005]. In Österreich sind elektrische „Erziehungsgeräte" verboten.

1037 Nouc, W.: Die Dogge. Berlin, 1997 (5. Auflage), S. 57f. (Nouc war lange Jahre Zuchtbuchführer, Zuchtleiter und Präsident des Deutschen Doggen-Club 1888 e.V., dazu „Spezialrichter für Deutsche Doggen" und Präsident der Fédération Europäischer Clubs für Deutsche Doggen.)

1038 vgl. Pochhammer, G.: Dressur-Fortur. In: St. Georg, 8/2005, S. 3f.

1039 vgl. Specht, A.: Gewalt hat ausgespielt. In: Wuff, 2/2003 (vgl. auch: www.wuff.de/artikel.php?artikel_id=62&PHPSESSID=ab80bbe354cf3b97ed2d6bca36917fde [30.7.2005]).

1040 Dauborn, S.: Lehrbuch für Tierheilpraktiker. Stuttgart, 2004 (2. Aufl.), S. 7.

1041 Becvar, W.: Naturheilkunde für Hunde: Grundlagen, Methoden, Krankheitsbilder. Stuttgart, 1994, S. 34.

1042 ebenda, S. 46.

1043 Tierpsychologischs Zentrum München. In: www.seele-der-tiere.de [15.5.2005].

1044 Pfeiffer, G.: Ganzheitliche Verhaltenstherapie. In: www.ggtm.de/200_natur_ganz.htm [16.5.2004].

1045 Institut Kappel: Praxis der Tierpsychologie: Der Hund als Angstbeisser. In: www.tierpsychologie-online.de/01873392a307b650b.html [14.5.2005].

1046 vgl. www.atn-ag.ch/modules.php?name=Sections&sop=viewarticle&artid=3 [15.5.2005]. (Die Angaben im Netz weichen von denen des ATN-Schulprospektes teils erheblich ab.)

1047 Grob, J.: Dogline als Hotline (Interview). In: Journal der Akademie für Tiernaturheilkunde 16/2002, S. 40.

1048 www.tierpsychologin-meissner.de/pageID_1113036.html [10.6.2005].

1049 http://buchner-tierpsychologie.de/26021.html [10.6.2005].

1050 www.vox.de/28508_35315.php [20.6.2005].

1051 www.wdr.de/tv/couchfuerallefelle/flash.phtml [20.6.2005].

1052 www.katzenpsychologie.com [30.7.2005.]

1053 Hund, Katze, Couch. In: Focus TV Extra vom 9.4.2005.

1054 vgl. www.paracelsus.de/seminardetails/detailbeschreibung.asp?id=54244; ...a_sosemi.asp?sosenr=56410; ...a_sosemi.asp?sosenr=54418 [15.5.2005].

1055 vgl. Deutsche Paracelsus-Schulen für Naturheilverfahren: Seminarprogramm (Tierpsychologie). Koblenz, 1/2005, S. 75.

1056 vgl. www.dgvt.de/artikel.php?cID=312#7 [17.5.2005].

1057 www.turner-iet.ch [1.8.2005]. (Die Kursdauer ist im Programm sehr verwirrlich dargestellt, sie kann nach oben oder unten abweichen.)

1058 vgl. Verband der HaustierPsychologen e.V.: www.tierpsychologie.de; www.tierpsychologie.at [20.4.2004].

1059 www.tierpsychologin-meissner.de/pageID_113028.html [10.6.2005].

1060 vgl. Lexikon der Paramedizin. In: Paralexx Files, o.O., 2002 ( die Paralexx-Texte sind mehrheitlich einsehbar unter www.kidmed.de/forum/showtopic.php?threadid=5398&time= [8.1.2005]). Die Auflistung erhebt keinen Anspruch auf Vollständigkeit.

1061 Die Kritik am Sortiment des Sonntag-Verlages bezieht sich ausdrücklich nicht auf das sonstige Programm der Thieme-Gruppe.

1062 vgl. Sonntag-Verlag (Programm). In: www.medizinverlage.de/titel/sonntag/fb_000401.html [15.2.2005].

1063 Dauborn, S.: Lehrbuch für Tierheilpraktiker. Stuttgart, 2004 (2. Auflage).

[1064] ebenda, S. 23. (Unter Urodelen sind Molche und Salamander zu verstehen; Myocammata sind bestimmte Bindegewebsstrukturen [der Ausdruck existiert nur im englischen], Myomere sind bestimmte Muskelbänder.)

[1065] ebenda, S. 255.

[1066] ebenda, S. 285.

[1067] ebenda, S. 306f.

[1068] ebenda, S. 437f.

[1069] ebenda, S. 489f.

[1070] ebenda, S. 464 (richtige Antworten: c. 13 / Pansen / Netzmagen, Haube, Retikulum / Blättermagen, Psalter, Omasus / Labmagen, Abomasus).

[1071] Sauer, P.: Tierheilpraktiker-Lehrbuch (Teil 1/2). Zwickau, 2004 (ein Teil 3 „Führung einer Tierheilpraxis" ist angekündigt).

[1072] ebenda, S. 3.

[1073] Becvar, W.: Naturheilkunde für Hunde: Grundlagen, Methoden, Krankheitsbilder. Stuttgart, 1994, S. 11.

[1074] ebenda, S. 46f.

[1075] ebenda, S. 164f.

[1076] ebenda, S. 248f.

[1077] ebenda, S. 246.

[1078] ebenda, S. 11.

[1079] vgl. Haag, G.: Naturheilpraxis für Hunde. Mürlenbach, 2004.

[1080] Schoen, A./Wynn, S. (Hrsg.): Naturheilverfahren in der Tiermedizin: Grundlagen und Praxis der Klein- und Großtierbehandlung. München, 2004.

[1081] z. B. Gurney, C.: Die Sprache der Tiere: In 7 Schritten zum Animal Communicator. Stuttgart, 2005.

[1082] Bettschart, R./Kofler, B.: Tiere sanft behandeln: Alternative, ganzheitliche und natürliche Medizin für Hunde, Katzen, Nager und Pferde. Köln, 1997.

[1083] z. B. Spangenberg, R.: Hundekrankheiten erkennen und behandeln. München, 2003.

[1084] Hertwig, A.: Hale Bob: ein Pferd führt auf dem Weg ins Licht: Ein praktischer Führer zur geistigen Arbeit mit Tieren. Seeon, 2004.

[1085] vgl. www.adt-fvdh.de/verband/adt/bot.htm#Grundsaetze [16.5.2005].

[1086] vgl.www.adt-fvdh.de/adt_beitraege_long.php?ansehen=12 [16.5.2005].

[1087] vgl. www.dgt-ev.de/dgt.htm [16.5.2005].

[1088] vgl.www.thp-verband.de/info/kooperationsverein.htm [16.5.2005].

[1089] vgl. www.tierheilpraktiker-union.de/index.html [16.5.2005].

[1090] Journal der Akademie für Tiernaturheilkunde, 16/2002, S. 38. (Die Akademie für Tiernaturheilkunde benützt zwei unterschiedliche Kürzel: ATN für die Akademie selbst, ATM für deren Träger: Lehreinrichtung für Alternative Tiermedizin GmbH.)

[1091] ebenda.

[1092] vgl. f-n-thp.de/information/infouindex.htm [16.5.2005].

[1093] vgl. www.biokanol.de/seminartermine.pdf [16.5.2005].

[1094] vgl. www.ggtm.de/ [16.5.2005].

[1095] 5. Internationaler Kongress Ganzheitliche Tiermedizin (Programm). Nürnberg, 1.-3.4.2005. In: www.um-weltakademie.de/tml/ {[16.5.2005].

[1096] www.thp-verband.de/info/berufsordnung.htm [16.5.2005].

[1097] www.thp-verband.de/service/ausbildung/ausbildung.htm [16.5.2005].

[1098] vgl. ebenda.

[1099] In Österreich sind die Paracelsus-Schulen nicht vertreten.

[1100] vgl. VDT (Werbebroschüre). Koblenz, o.J. (vgl. auch www.tierheilpraktiker.de).

[1101] vgl. Deutsche Paracelsus-Schulen für Naturheilverfahren: Studieninformation der Ausbildung zum/zur Tierheilpraktiker/in. Koblenz, o.J. [versandt 9/2004].

[1102] vgl. Deutsche Paracelsus-Schulen für Naturheilverfahren: Seminarprogramm (Tierpsychologie). Koblenz, 1/2005, S. 75.

[1103] Deutsche Paracelsus-Schulen für Naturheilverfahren: Seminarprogramme. Koblenz, 1-2/2004.

[1104] Verband deutscher Tierheilpraktiker e.V.: Schreiben vom 13.10.2004.

[1105] vgl. www.freie-tierheilpraktiker.de [16.5.2005].

[1106] Es sind damit *nicht* notwendigerweise die namentlich aufgeführten Vereine und Verbände gemeint.

[1107] vgl. Oepen, I.: Harmonie zwischen Körper und Geist: Ein neuer Therapiebegriff oder Irreführung? In: Oepen, I./Sharma, A. (Hrsg.): Paramedizin: Analysen und Kommentare. Münster, 1998, S. 22f.

[1108] Eine Ausnahme stellen allenfalls qualifiziert vorgenommene Physiotherapie und Rationale Phytotherapie dar.

[1109] www.ganzheitliche.tierheilkunde.online.ms [12.3.2005].

[1110] www.good-old-fellows.de/thp-fischer.de/index.html [12.3.2005].

[1111] www.ganzheitlicher-tierheilpraktiker.de/ [12.3.2005].

[1112] vgl. Pichler, G./Pürstlin, A.: Tierbesitzer Vorsicht! Tierheilpraktiker sind illegal. In: members.aon.at/pferd/downloads/VJ%2012%2004%20Tier-Heilpraktiker.pdf (vgl. auch Österreichische Tierärztekammer: Tierheilpraktiker in Österreich ungesetzlich. Pressemitteilung vom 23.12.2002. In: www.tieraerztekammer.at (zit. in: www.ariplex.com/ama/ama_at01.htm [24.2.2005]).

# Register